国家出版基金项目
NATIONAL PUBLICATION FOUNDATION

"十三五"国家重点出版物出版规划项目
矿山医学系列丛书

矿工营养健康指南

NUTRITION AND HEALTH GUIDELINES FOR MINERS

国家出版基金项目
NATIONAL PUBLICATION FOUNDATION

"十三五"国家重点出版物出版规划项目
矿山医学系列丛书

矿工营养健康指南

NUTRITION AND HEALTH GUIDELINES FOR MINERS

丛 书 主 编　袁聚祥
分 册 主 编　唐咏梅　关维俊
分 册 主 审　宁鸿珍
分册副主编　马玉霞　李　云　刘海燕
分 册 编 委　（按姓名汉语拼音排序）
关维俊（华北理工大学公共卫生学院）
侯丽颖（华北理工大学公共卫生学院）
李　云（华北理工大学公共卫生学院）
刘海燕（华北理工大学公共卫生学院）
马玉霞（河北医科大学公共卫生学院）
钱庆增（华北理工大学公共卫生学院）
唐咏梅（华北理工大学公共卫生学院）
赵雅宁（华北理工大学护理与康复学院）
朱骄锋（国药同煤总医院）

北京大学医学出版社

KUANGGONG YINGYANG JIANKANG ZHINAN

图书在版编目（CIP）数据

矿工营养健康指南 / 唐咏梅，关维俊主编. —北京：北京大学医学出版社，2021. 10

（矿山医学系列丛书 / 袁聚祥主编）

ISBN 978-7-5659-2014-1

Ⅰ. ①矿… Ⅱ. ①唐… ②关… Ⅲ. ①矿工 - 营养卫生 - 指南 Ⅳ. ① R153.4-62

中国版本图书馆 CIP 数据核字（2019）第 166318 号

矿工营养健康指南

主　　编：唐咏梅　关维俊
出版发行：北京大学医学出版社
地　　址：（100191）北京市海淀区学院路38号　北京大学医学部院内
电　　话：发行部 010-82802230；图书邮购 010-82802495
网　　址：http://www.pumpress.com.cn
E-mail：booksale@bjmu.edu.cn
印　　刷：北京金康利印刷有限公司
经　　销：新华书店
责任编辑：陈　奋　　**责任校对：**靳新强　　**责任印制：**李　啸
开　　本：889 mm × 1194 mm　1/16　　**印张：**25.75　　**字数：**709 千字
版　　次：2021年10月第1版　2021年10月第1次印刷
书　　号：ISBN 978-7-5659-2014-1
定　　价：190.00 元

矿山医学系列丛书
编审委员会

丛书主编简介

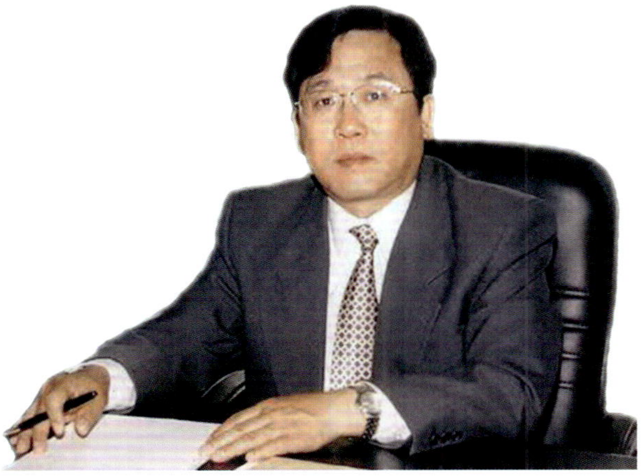

袁聚祥，曾任华北煤炭医学院院长，华北理工大学校长、党委副书记。现任华北理工大学公共卫生学院教授，华北理工大学和中国医科大学博士生导师。享受国务院政府特殊津贴专家，原煤炭部部级专业技术拔尖人才，河北省省管优秀专家，匈牙利佩奇大学名誉教授。任中华预防医学会煤炭系统分会主任委员，中国煤炭教育协会副理事长，河北省健康管理学会副主任委员。

长期从事公共卫生与预防医学领域科学研究、人才培养和社会服务工作。已培养硕士研究生 156 名，博士研究生 12 名。发表论文 170 篇，其中被 SCI 收录 36 篇。主编国家规划教材 3 部，出版专著 5 部，承担国家级项目、行业项目和地方项目 20 余项，获得各级科技进步奖 10 余项。

主要研究方向为职业流行病学，包括对煤矿工人健康危害严重的职业病和工作有关疾病的防治工作。首次提出了尘肺流行病学的概念，创建了尘肺流行病学学科，培养了第一批尘肺流行病学专业硕士研究生。在此基础上，针对行业和地方的需要，对钢铁、煤炭和石油行业的职业病和工作有关疾病进行了职业流行病学研究，出版了我国第一部煤矿职业流行病学专著，为我国煤炭等行业制定职业病防治策略，预防职业病的发生，延缓职业病患者的病情，保护工人健康提供了可靠的科学依据和一手资料。

分册主编简介

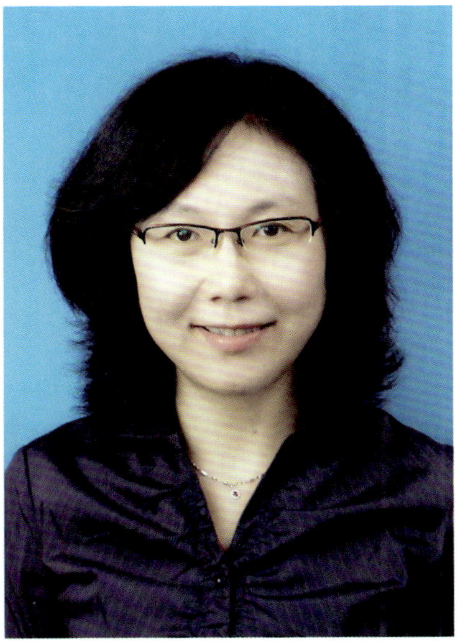

唐咏梅，教授，注册营养师，现任华北理工大学公共卫生学院营养与食品卫生学学科主任。兼任中国营养学会特殊营养分会副主任委员、中华预防医学会自由基预防医学专业委员会委员、河北省营养学会常务理事及基础营养分会副主任委员、《中国公共卫生》杂志特约审稿专家等。

主要从事营养与食品卫生学的教学与科研工作，研究方向为特殊人群营养与健康研究，特别是在特殊职业人群营养需要和营养干预方面有丰富的研究经验。主持完成国家级、省级和市级课题等科研 15 项，主持制定国家卫生行业标准 1 项，发表论文 100 余篇，参编著作或教材 12 部；获省级教学成果二等奖 1 项、省部级科技进步三等奖 2 项、市级科技奖 5 项。获全国优秀教师、河北省新世纪“三三三人才工程”人选、唐山市自然科学学科领军人物等荣誉称号。

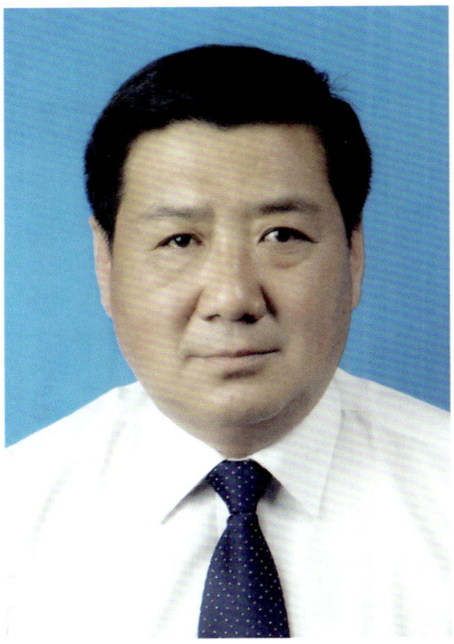

关维俊，教授，现任河北省煤矿卫生与安全实验室主任。兼任中华预防医学会煤炭系统分会常务委员、河北省预防医学会理事、河北省突发公共卫生事件应急处理专家、唐山市健康教育专家。

主要从事职业卫生监测与评价、职业卫生服务研究、职业人群健康管理研究。近五年参加国家级 / 省部级科研课题 10 余项，国际合作科研项目 1 项、市级科研项目 5 项；获省级科技进步奖 2 项，市级科技进步奖 5 项，科技成果 10 余项；在全国性期刊发表科技论文 40 余篇；编写著作 5 部。

丛书序

从中华人民共和国成立后组建的中国煤炭工业部，到现在的国家矿山安全监察局，都充分体现了党中央国务院一直以来对矿山安全生产、矿工职业病防治和矿山创伤救治的高度重视。1963 年在原有的开滦高级护士学校、阜新卫生学校、唐山卫生学校基础上合并成立了本科类的唐山煤矿医学院，并于 1984 年更名为华北煤炭医学院，这是专门服务于煤炭行业的高等医学院校。随着国家体制改革的进行——中国煤炭工业部的撤销以及原国家安全生产监督管理总局的建立，华北煤炭医学院也实行了省部共建，以地方管理为主的模式，隶属河北省。2010 年 5 月，经教育部批准，华北煤炭医学院与河北理工大学合并组建了河北联合大学，并于 2015 年 2 月更名为华北理工大学。不管体制如何变化，我们始终担负着矿工职业病防治和矿山创伤救治的培训和科研任务。为此，原国家安全生产监督管理总局与河北省人民政府专门签署了省部共建协议书，明确了省部共建人才培养、科学研究、智力支撑和服务行业的协议内容。

50 多年来，华北理工大学在矿工职业病防治和矿山创伤救治教学、科研方面取得了世界领先且具有中国特色的成绩，为煤矿的安全生产做出了巨大的贡献，曾经出版过《煤矿创伤学》《实用矿山医疗救护》《瓦斯爆炸伤害学》《脑外伤新概念》《煤工尘肺病理图谱》《煤矿职业危害预防控制指南》等专著，都是针对我国作为煤炭生产和消费大国、矿山安全和健康形势严峻的特点而编著的。

为了适应我国职业卫生与安全工作的需要，提高我国职业卫生与安全水平，创造生产安全、对矿工健康有利的环境，创建我国职业卫生与安全的医学防治体系，普及科学知识，在北京大学医学出版社领导的支持下，华北理工大学组织多个专业的医学专家和学者编写了这套“矿山医学系列丛书”，并成功申请到国家出版基金的资助。

本丛书共分 3 卷 14 册：第一卷为“矿山基础医学”，包括《矿山创伤基础医学》《矿山尘肺基础医学》《矿山职业病基础医学》和《煤工尘肺病理学》；第二卷为“矿山临床医学”，包括《矿山创伤应急救援与医疗技术》《实用矿山创伤医疗救治》《实用瓦斯爆炸伤害救治》《矿山创伤心理救援》《矿山救援与自救互救》；第三卷为“矿山公共卫生学”，包括《矿山职业流行病学》《矿山化学中毒》《矿山企业健康教育与健康促进》《矿山职业病危害预防与控制》《矿工营养健康指南》。

为了编写好本套丛书，我们专门成立了丛书编审委员会，在统一风格的基础上，各司其职，创新性地完成编写任务。另外，我们还邀请原国家安全生产监督管理总局副局长杨元元、原中国煤炭工业协会副会长赵岸青等担任顾问；邀请程爱国、李世波教授等知名专家审稿，以保证丛书质量，在此一并表示衷心感谢！

此套丛书系国内首创，虽然已针对丛书的理论体系、章节内容、涵盖范围进行了多次讨论，广泛征求各位专家的意见，但由于作者的水平有限，仍感不能完全充分满足国家职业卫生与安全形势发展的需要，有不当之处，敬请斧正！

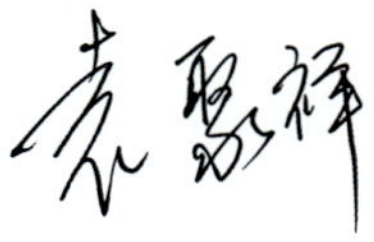

2020 年 10 月于唐山

前 言

矿山生产属于高危职业，矿工健康安全问题一直备受关注。随着科学技术的发展，综合机械化采矿设备已被广泛使用，煤矿现代化生产环境已有较大改善，这对矿山生产安全与矿工健康方面有重要的作用。随着人民整体生活水平和生活质量的提高，矿工的生命安全保证已不仅仅是作业环境安全，还有饮食健康的保障。如果说，越来越先进的作业设备能保障矿工安全生产出更多的“工业粮食”，那么营养膳食是增强矿工脑力、体力作业能力和环境耐受能力，提高健康水平的物质保障，是决定工作效率的关键要素。同时，营养膳食也可以预防和避免一些职业伤害的发生。

营养是一切生命活动的物质基础，改善人体膳食营养状况是提高健康水平和作业能力的重要途径。良好的营养支持在矿工的日常生产、特殊情况的应激及自救中发挥不可替代的作用。矿工是矿山开采的主力军，也是特殊职业人群的主要群体之一。在特殊的作业环境下，机体高度应激状态和代谢的增强等适应性改变导致机体对营养有特殊的要求。矿工在日常开采中，经常接触到粉尘、噪声、振动、高温、高湿、有毒有害气体、放射性污染、电离辐射、不良工作体位等各种对机体健康有害的化学和物理因素；再加上矿工长期较少接触阳光，缺乏紫外线照射等，致使矿工营养素消耗多、营养素需要量增加；矿工的倒班作业及进餐不规律等情况，也会使作业期间营养物质摄入不足和（或）作业后的能量摄入过多，严重影响机体营养物质的正常代谢，更容易使机体从生理改变过渡到临床亚健康状态，以致发生病理改变。多项研究已表明，食物中的很多生物活性物质对提高矿工的机体免疫与应激能力、脑功能与体能力，防治特殊作业环境下发生的职业病有重要作用。21 世纪以来，开展了对矿难获救矿工的营养评估和营养支持的研究。食物是营养物质的来源，由于特殊的作业环境和性质，矿工食品安全问题也容易发生。矿工的饮食一旦受到危害因素污染，食品质量和营养价值就会降低，会对矿工造成不同程度的危害。因此，了解和研制适合于矿工的食品类型、加工技术及矿难自救食品，提供矿难救助营养支持，在现代开采工业中显得更为重要。合理的膳食结构、足够的营养补给和食品安全卫生可以有效延缓甚至避免某些伤害的发生。

保证矿工健康的关键是矿工健康意识的提高和管理方法的改进。流行病学分析证实，健康的生活方式对于疾病预防控制是最有效的，在生活方式中，合理营养和健康的饮食习惯是预防关键控制点，营养健康指导教育是改进人群生活方式和膳食模式的最佳途径。为了达到提高矿工健康水平、减轻矿工作业所致健康危害的目的，需要提供具有广泛指导意义和高效益预防效果的营养与健康膳食指南。近年，国家对人群营养、饮食与健康更加重视。2010 年，原卫生部印发了《营养改善工作管理办法》，以促进营养改善工作。2014 年颁布了《中国食物与营养发展纲要（2014—2020 年）》，以保障食物有效供给，优化食物结构，强化居民营养改善工作。2015 年实施了新的《中华人民共和国食品安全法》，被称为史上最严的食品安全法，对特殊食品实行严格的监督管理。2016 年，国务院办公厅印发《"健康中国 2030" 规划纲要》，之后制定并印发了《中国防治慢性病中长期规划（2017—2025 年）》。2017 年，国务院办公厅印发了《国民营养计划（2017—2030 年）》。这些规划坚持综合防控为导向，突出解决重点、难点问题，无论是在微观层面，还是在宏观层面，都为矿工等特殊作业群体的营养健康改善提供了政策环境和指导素材，也预示了编写《矿工营养健康指南》的必要性。

为了广泛和深入认识营养与矿工健康、营养与矿山突发事件的重要关系，分析和展望矿工营养食品研究的前景，保障矿工等特殊职业人群的健康和提高生产力，我们组织编写了《矿工营养健康指南》一书。全书分为 13 章，包括绪论，人体构成及食物的消化吸收，营养物质及活性成分的基本需要，食物中有效成分的特殊功能，各类食物的营养价值，矿工对营养的特殊需求，营养不平衡对健康的影响，矿工平衡膳食指导和教育，矿工食品与供膳，矿工食品安全危害及其预防，矿工食源性疾病及其预防，食品新技术在矿工食品中的应用，以及矿难突发应急情况下的营养支持。全书具有针对性和实用性，围绕当前现代化机械化矿山开采技术环境下的矿工食物营养保障特点而撰写，汇集了国内外人群，特别是特殊职业人群食物营养保障的最新研究成果和策略，把矿工特殊作业环境的营养保障、供膳和矿工食品安全作为重点进行阐述。同时该书也是我国第一部系统阐述营养与矿工健康、营养与安全救治的专业性著作。相信《矿工营养健康指南》一书的出版，对进一步认识营养对维持矿工健康，提高矿山生产力、提高当代矿工和管理人员健康素质具有重要意义，也希望借此推动矿工营养研究和矿工食品后勤建设。

《矿工营养健康指南》一书是集体智慧的结晶。本书的编写和出版得到了北京大学医学出版社的领导和编辑人员、主编所在单位华北理工大学的领导的大力支持，本书凝聚了所有参编人员的辛勤劳动，在此致以衷心的感谢。本书也引用了顾景范、赵法伋、郭俊生、郭长江、糜漫天等从事特殊人群营养研究及赵金垣等从事职业人群健康研究的前辈和专家的文献成果，引用的主要参考文献已在文中和书后标注和列出；在此对被本书引用文献的所有作者表示深深的谢意。在此也非常感谢华北理工大学袁聚祥、冯福民、宁鸿珍、周瑞华等老师对本书提出的宝贵修改意见。虽然我们为本书的编写尽了最大的努力，但是，受专业水平所限，书中难免存在缺点或不当之处，恳请同行专家和使用本书的读者们提出宝贵的批评意见。

主编

2020 年 8 月

目 录

第一章

绪　论

第一节　食物营养与矿工健康

营养物质是人体构成和新陈代谢的必需因素；在生命活动过程中，机体需要不断摄取食物而获得物质基础。大量资料表明，环境因素可影响机体的生理状况和代谢，并与多种疾病的发生有着密切的关系。矿工是特殊作业环境群体，机体对环境因素的反应会造成代谢紊乱和对某些营养素需要量的增加；营养不良的矿工更容易受到有害因素的损伤。营养物质来源于各种食物，合理的饮食营养能提高机体对有害物质的抵抗能力。

一、合理营养对健康的促进

营养（nutrition）是指机体通过摄取食物，经过体内消化、吸收和代谢，利用食物中对身体有益的物质作为构建机体组织器官、满足生理功能和体力活动需要的过程。人类在生命活动过程中需要从外界环境中摄取食物，从中获得生命活动所需的营养物质即营养素。人体所需的营养素有糖类、脂类、蛋白质、矿物质、维生素及水等，其中不能在体内合成而必须从食物中获得的营养素称为必需营养素。营养素在体内的作用包括提供生活、劳动和组织细胞活动所需的能量，构成机体成分用于组织代谢更新和生长发育，构成具有调节功能的活性物质。除此之外，现代营养学又把植物性食物中具有生理调节功能的物质也包括在食物有效成分中，称为植物化学物（phytochemicals），具有抗氧化、免疫调节、抗微生物、降胆固醇和抗癌等多种生物学作用[1]。

现代人类食物的三要素包括营养、感官良好和卫生安全。营养学（nutrition science）研究食物中有益成分、人体利用其维持和促进健康，以及改善措施；食品卫生学（food hygience）研究食品中可能存在的、危害人体健康的有害因素及其预防措施。两个分支学科互相紧密联系在一起；研究对象都是食物与人，共同目的是保护健康、提高劳动效率、控制疾病和延长寿命。平衡膳食（balanced diet）是指满足合理营养要求的膳食；合理营养要求膳食提供的营养素要全面、平衡、适度。平衡膳食不在于多，而在于“全”，要“平衡”；要求营养素的摄入量要适度，既不过剩，也不缺少。合理膳食能提供种类齐全、数量充足、比例合适的营养素，而且提供的各种营养素之间、提供能量与身体消耗之间的关系平衡；保证食物安全无害，不产生近期危害，也不存在远期或潜在危害；还要经过合理的烹调加工，以减少营养素损失，增进食欲，促进消化，满足饱腹感；同时还要有合理的进餐制度和适宜的三餐能量比，以及合理的进食习惯和良好的进餐环境。

营养与人的生命密切相关。合理的营养能够增强人体的健康，增加对疾病预防和抵抗的能力。对患者根据病情合理安排膳食，进行辅助治疗，可以起到控制病情，改善机体代谢情况，增强抵抗力，促使疾病好转或痊愈。随着人们生活水平的提高，平均寿命的延长，疾病谱也随之发生改变，无论是健康人群还是疾病患者均对饮食与营养提出了新的要求。如何通过合理营养和营养支持促进健康、预防疾病和加速疾病康复，是人们的迫切愿望。合理膳食能够促进儿童生长发育和智力发展，维持身体健康，防止发生疾病，提高学习效率和工作能力，以及提高生命质量和延长寿命。

越来越多的研究表明[2]，环境应激与高血压、心血管病及癌症等疾病的发生有关，改善营养是防治某些疾病的有效途径。在机体对外环境反应、适应过程中起重要作用的神经递质、激素、细胞因子的生成及其生物效应均取决于机体的营养状况。在应激状态下，由于食欲缺乏、进食量减少、代谢紊乱及机体对某些营养素需要量的增加，容易发生营养缺乏症；营养不良的人往往比营养状况良好的人更容易受到有害因素的损伤。多种有害化学物质影响酶的活性，导致代谢紊乱、组织蛋白质和多种维生素的损耗量增加，可以引起继发性营养不良。调查研究也表明，在同样不利的环境下，由于生理及营养状况的不同，个体受环境因素影响导致危害的程度有很大差别，营养不良可使机体对多种有害化学物质的敏感性增加，解毒功能降低，机体功能和代谢的调控系统及器官（肝、肾、造血器官等）更易受到损害。一些研究也提示增加膳食营养有助于减少某些职业病的发生；合理的饮食营养则能提高机体对有害物质的抵抗和解毒功能。

二、营养与特殊环境的机体反应

特殊营养学是营养学的研究内容之一，也涉及环境医学学科；以饮食营养和环境中机体之间的相互关系为重点，研究特殊环境、特种作业人员的主要营养问题及其营养改善和防治措施。大量的研究资料说明，环境因素的变化直接影响机体的生理状况和代谢，并与多种疾病的发生有密切的关系[3]，如高温作业时，蒸发散热调节体温，水、矿物质和多种水溶性维生素的丢失；噪声环境损伤听觉功能，也对神经内分泌系统、心血管系统和代谢产生影响。煤矿工人长期暴露于煤矿生产性粉尘，对机体影响最大的是呼吸系统损害，包括尘肺及其他职业性肺部疾病等。因此，作用于机体的环境因素既包括污染环境的有害因素，也包括对机体生理和代谢有影响的因素；而机体的环境应激（environmental stress）适应与营养有重要关系。机体在维持其内环境的稳定状态的同时，还要与环境之间进行能量、物质和信息交换，这些是维持机体结构及机体生存和发展的条件。在生命活动过程中，环境因素对机体的作用与机体对环境因素的反应总是同时存在。在应激状态下，一方面蛋白质分解增加，另一方面代谢产物的蓄积和激素类对腺苷酸环化酶（adenylate cyclase）的活化，从而促进与机体功能细胞基因相关联的脱氧核糖核酸（DNA）、核糖核酸（RNA）和蛋白质的合成。应激反应的作用既是动员机体的潜力应对急需以维持内环境的稳定，也是机体在变化环境中逐渐使机体对新环境的适应。健康的维持或病变的发生体现了机体是否对环境的适应。适度的环境应激是促进机体防御体系和适应能力发展的重要条件。

为了适应内外环境的变化，机体对各种物质代谢的调节反映在细胞水平、激素水平和整体水平。食物营养是构成机体的物质基础，生命活动能量的来源。酶是细胞内一切物质代谢的催化剂，影响着代谢的强度、方向和速度。机体在应激时通过多种酶的作用，能量代谢加速，体内储存的糖原很快耗尽，此时由蛋白质分解形成的氨基酸通过糖异生作用转变为葡萄糖，以供应脑细胞和红细胞等能量的需要来维持生命。机体能适应外环境的变化，使内环境重新维持稳态的过程依赖于生理功能和代谢的调节控制系统。下丘脑将内脏活动与其他生理功能包括躯体运功和情绪反应等联系整合，从而对体温、内分泌、生物节律、摄食行为、情绪控制等生理过程进行调节。大脑细胞的主要功能是通过神经递质传递信息。有些神经递质的前体不能在脑细胞内合成，必须通过食物摄取，如色氨酸是 5- 羟色胺的前体，酪氨酸（或苯丙氨酸）是多巴胺和去甲肾上腺素的前体，卵磷脂和胆碱是乙酰胆碱的前体。这些神经递质的前体在血液的含量受食物供给量的影响。神经递质的合成与代谢需要各种辅因子，如维生素 A 参与神经元的代谢，对视网膜功能有重要的作用；维生素 D 通过对钙、磷代谢的作用影响脑功能；维生素 E 在代谢过程中是重要的生物抗氧化剂，有保护细胞膜完整性的作用；B 族维生素如维生素 B_1、B_2、B_6、烟酸和泛酸等在体内以辅酶的形式参与碳水化合物、脂肪和蛋白质的代谢；维生素 B_{12} 和叶酸参与甲基转移和 DNA 的合成；维生素 C 在神经递质合成等体内羟化反应中起着重要作用。在应激或精神高度紧张的情况下，机体对多种维生素的需要量增加。

体内有多种内分泌腺和内分泌细胞分泌激素（hormone），如甲状旁腺素、胰高血糖素、胰岛素、肾上腺素、增压素和神经肽等，这些激素参与水和电解质平衡、酸碱平衡、体温、血压和三大宏量营养素的代谢等调节过程，也参与外环境因素引起的应激反应，以调整机体功能和维持内环境稳态。大量研究资料表明，机体内、外环境及饮食营养影响神经内分泌系统功能。长时间的饥饿、能量 - 蛋白质营养不良或营养素间比例不平衡均会引起神经内分泌系统的反应。葡萄糖是大脑活动和红细胞活动的唯一能量来源。在应激初期，机体受儿茶酚胺和糖皮质激素的作用，糖原分解和糖原异生增强，随着血糖升高，胰岛素的分泌也增加；之后由于胰高血糖素、生长激素分泌增加，机体的能量消耗转向主要靠脂肪的分解代谢来维持；脂肪的分解代谢的增强会使脂质过氧化物的生成增加。胰岛素利于葡萄糖的利用，而胰岛素分泌受多种因素控制。在生理情况下，血糖是促进胰岛素分泌的主要因素；缺锌时胰岛素的分泌可减少，机体对胰岛素素的敏感性降低；三价铬、烟酸和氨基酸是构成葡萄糖耐量因子的成分，能增强胰岛素的生物学效应。蛋白质、核苷酸、磷脂、类固醇和钙离子等也与内分泌及生物膜功能之间有非常密切的联系。

免疫系统既有抵御病原微生物和抗感染的基本功能，也有消除体内衰老、损伤和突变的细胞以维持机体内环境稳定的功能。当机体受到外环境刺激时，细胞或体液介导的免疫反应被激活，免疫细胞分泌细胞因子；同时内分泌系统中的多数激素可使淋巴细胞增殖能力、抗体生成和吞噬功能减弱。免疫功能是反映机体营养状况较为敏感的指标。当机体处于营养缺乏的亚临床状态时，虽然机体的生命活动器官功能及某些生化指标尚可处于正常范围，而免疫功能则可表现出各种异常的变化[4]。Sidell 研究发现[5]，维生素 A 能够增强人胸腺细胞和 T 细胞上的 IL-2 受体（α 链和 β 链）的表面表达及转录水平表达，从而增强 T 细胞的活化和生长；同时维生素 A 对自然杀伤细胞（NK 细胞）和单核 - 吞噬细胞都有显著影响。有研究发现[6]，维生素 A 可通过影响免疫球蛋白类别转化，产生高亲和力的抗体，促进体液免疫。维生素 C 通过使免疫功能和体内抗感染细胞活性的增加来帮助免疫系统抗病毒和细菌的感染。白细胞是免疫系统中最主要的部分，它含有高浓度的维生素 C，机体受到感染时，维生素 C 的浓度降低，康复后恢复正常。维生素 C 缺乏时，机体淋巴组织的发育及其功能的维持、白细胞对细菌的反应及吞噬细胞的吞噬功能均受抑制。有研究表明[7]，从白细胞中失去的维生素 C 越多，则感冒的程度越严重；在感染期间，白细胞非常活跃地吸收经口服而摄入的维生素 C。动物实验表明[8]，补充维生素 C 和维生素 E 可显著提高小鼠 IL-2 生成率和 NK 细胞活性。IL-2 是重要的 T 细胞生长因子，其分泌增加可恢复 T 细胞增殖，IL-6 水平升高可刺激巨噬细胞和 T 细胞中的 HIV 复制，从而使整个免疫反应正常化。在脑血管病的发生与发展的过程中，维生素 C

与免疫也有着密切的关系；刘楠等研究发现[9]，由于脑组织缺血使得神经内分泌激素和神经介质释放入血液循环减少，免疫调节功能大幅度下降，使 T 细胞亚群发生变化；应用大剂量维生素 C（5 g）后，C3、C4、$CD3^+$、$CD4^+$ 明显升高，而 $CD8^+$ 降低。大量的实验研究表明[8,10]，维生素 E 不足或过量会抑制免疫功能，使机体对病原的易感性增加。当维生素 E 缺乏时，机体的细胞免疫，体液免疫及非特异性免疫均呈现出不同程度的降低或抑制，而补充适量的维生素 E 能够使免疫功能得以改善或恢复。动物实验证实，锌、铁等微量元素均与 T 淋巴细胞的增殖分化和增加分泌性抗体产生等多项免疫功能有关[11-12]。营养素摄入不足导致的变化过程中，免疫功能的改变在早期即发生，从而增加对感染的易感性。有研究报道[13]，儿童膳食中锌、铁摄入量与其血浆含量呈正相关；通过多因素分析锌、铁摄入量对儿童反复呼吸道感染的发生及血清 $CD4^+$、IgA、IgM 水平均有影响，锌摄入量对 $CD4^+/CD8^+$ 也有影响。

三、营养与自由基稳态性

目前的研究表明[14]，自由基和人类健康及几乎所有常见疾病有密切关系，在许多疾病的发生、发展过程中，自由基对机体的损伤起着重要作用。影响体外自由基生成最常见因素是物理因素，如高温的“热解”、紫外线引起的“光解”、电离辐射引起的“辐解（radiolysis）”；其次是化学反应发生的单电子转移，如铁的氧化。生物体每时每刻都在摄取氧，有 1% ～ 3% 可直接转化为超氧化物自由基及其衍生物，统称“活性氧”（reactive oxygen species，ROS）。ROS 具有强氧化性，如超氧阴离子自由基（$\cdot O_2^-$）、羟基自由基（·OH）、氢过氧基（$\cdot HO_2$）、烷氧基（·RO）、烷过氧基（·ROO）和铁酰血红蛋白基（$\cdot X\text{-}[Fe^{4+}=O]$），以及氮的氧化物活性氮（RNS）和 ROS 与卤化物的反应产物活性卤（RHS）等。在机体内所有氧化反应过程均涉及活性氧生成，如线粒体生物氧化过程，过氧化物酶产生 H_2O_2 过程，花生四烯酸代谢生成前列腺素衍生物过程等；体内一些非酶反应过程也涉及 ROS 生成，如 Fe^{2+} 转化为 Fe^{3+} 时产生$\cdot O_2^-$，体内成分如蛋白质、脂类或低分子化合物如甘油醛、半胱氨酸和黄素核苷酸等，在氧的存在下发生自动氧化生成$\cdot O_2^-$；而脂质过氧化反应是最严重的细胞损伤机制。由于体内的自由基反应来自活性远比氧更强的含氧化物 ROS，所以体内的自由基损伤常称为氧化损伤或氧化应激（oxidative stress）、氧化胁迫。

生物体的衰老过程是机体组织细胞不断产生氧自由基的累积性后果，自由基可氧化细胞中多种物质，损害生物膜，使蛋白质和核酸等大分子交联，并可导致 DNA 突变，诱发肿瘤形成；寿命长的脊椎动物，体内氧自由基产生率均较低；而自由基抑制剂及抗氧化剂则可延长细胞和动物的寿命。近年研究证实[13]，衰老时机体的氧化还原失衡（偏向氧化状态）可导致炎症因子如 NF-κB、IL-1β、IL-6、TNF-β、COX-2 等的表达上调，而能量限制则能减轻 ROS 的生成和炎症过程。原发性缺血后的微循环衰竭导致大量 ROS 生成是缺血再灌注损伤的主要原因，这为脑卒中、心肌梗死及各种缺血性疾病等疾病的防治水平的提升提供了重要的理论基础。大量研究提示[15-16]，除衰老和衰老性疾病的发生发展与炎症有密切关系外，慢性炎症是退行性疾病的特点。基因水平的研究工作揭示，ROS 可作为信号分子参与促炎细胞因子表达调控，后者反过来又诱导细胞生成 ROS。近年逐渐发现“氧化应激”或“氧化胁迫”可能是几乎所有疾病发生发展环节的重要机制。这些理论为推进衰老和衰老性疾病（如心脑血管疾病、阿尔茨海默病、帕金森病、糖尿病、肺纤维化、骨质疏松症等）的机制研究提供了重要理论依据。

人体内清除自由基体系即抗氧化能力包括抗氧化剂和抗氧化酶等防御体系；线粒体酶防御系统如过氧化氢酶（CAT）、谷胱甘肽过氧化物酶（GHS-Px）、超氧化物歧化酶（SOD）和辅酶 Q_{10}（CoQ_{10}）

等，抗氧化物质如维生素 C、维生素 E、β- 胡萝卜素、硒、谷胱甘肽、辅酶 A、氨基酸和蛋白质，以及生物活性物质如番茄红素、多酚类化合物等，均具有强抗氧化性，起到清除自由基，预防脂质过氧化，保护细胞免受自由基损害的作用。天然抗氧化剂的开发最初多集中于维生素 C、维生素 E、胡萝卜素（caro-tene）、番茄红素（lycopene）、叶黄素（lutein）、茶多酚（tea polyphenols）等传统天然抗氧化物质的研究，尤以茶多酚的研究最为活跃。另一类多酚类化合物原花青素（procyanidins）的研究也颇有成就，法国科学家从海岸森林的松树皮中提取原花青素制成抗氧化专利产品“碧萝芷（pycnogenol）”，风靡全球，被广泛用于各种疾病及衰老的防治。此后，探索范围日趋广泛，黄酮类（如大豆、银杏）、皂苷类（如人参、洋参等）及各国特有动植物成分的研究均已有研究报道。我国在抗氧化类中草药的研究开发方面尤显突出，如山楂黄酮（hawthorn flavones）的研究开发即是我国特有的探索领域；有关丹参酮（tanshinones）、银杏黄酮（ginkgetin）的研究也有一定深度，且已开发为各种药品在临床广泛应用；近年更致力于白芦藜醇（resveratrol）的研究，发现其在我国分布较广的蓼科植物虎杖中含量丰富，更具开发前景[17]。

在生物进化中，机体适应外界环境的不断变化必须保持内环境的稳衡性动态。在生理情况下，氧代谢中产生的自由基可发挥其生理作用，并在抗氧化酶与抗氧化剂组成的抗氧化系统作用下被清除，否则自由基可损伤重要生物大分子，但其损伤可被修复；因此，自由基稳衡性动态可维持于正常水平。但在辐射损伤、粉尘 H_2O_2 存在下产生的·HO、碳氧化物引起的缺氧激活黄嘌呤氧化酶生成自由基等病理情况下，体内自由基稳衡性动态异常，又几乎是疾病进程的标志或结果。矿工作业环境接触的电离辐射及粉尘、高温和噪声等非电离辐射，均可使有机分子的化学键发生断裂，生成活泼的自由基和氢过氧化物。在需氧生物的体内存在着自由基稳衡性动态与营养物质及其代谢有密切关系。生理情况下自由基产生量比较稳定，而营养缺乏或营养不良可增加其产生量。活性氧与活性氮是氧代谢中以氧与氮为中心的自由基及其活性衍生物。因此，自由基的产生量必然与营养物质的有氧代谢正常与否密切相关；在营养素与抗氧化剂摄入适宜的条件下，机体内氧自由基的产生量才会稳定于氧摄入量的 1% ~ 3%。由于清除自由基系统成分来源于营养素与抗氧化剂，因此，机体营养缺乏导致清除自由基能力降低，如蛋白质 - 能量营养不良可使非蛋白结合铁增加，造成活性氧产量增高；饥饿诱发营养不良使大鼠肝中抗氧化剂减少，GSH 水平下降，肝中氧自由基释放量增加；低蛋白可使实验动物肺部的 GSH 水平下降，加重实验性氧中毒条件下的肺损伤。营养适宜和其代谢正常可维持自由基产生与清除的正常平衡和内环境稳态[18]。

四、矿工工作及对营养的需求特点

营养与健康的关系是 21 世纪本领域的研究热点，重点研究对象是存在高危因素的特殊人群。矿工是我国主要的特殊职业人群，各种矿产的开采包括凿岩、爆破、坑道掘进、支柱、矿物采掘、装载及运输等环节，在此过程中，工人经常接触到各种对机体健康有害的物理因素和化学因素。我国煤炭开采过程中的生产性粉尘、噪声、振动、高温、高湿、有毒有害气体、放射性污染、电离辐射、不良工作体位等，几乎涵盖了世界上煤炭开采中所有的职业危害，对矿工的健康和生命构成巨大威胁。同时矿工长期在井下作业，较少接触阳光中紫外线照射，使其缺乏某些营养素。由于井下作业的特殊性，矿工基础生理代谢增高，能量消耗增大，水盐代谢紊乱，导致机体生理活动的异常变化。为提高矿工的机体免疫力，防治在井下特殊环境和作业条件下发生的多种职业病、营养缺乏症及其他常见病、多发病，在不断改善劳动条件的同时，根据矿工的特殊营养需求，合理调配膳食，有选择地补充营养具有重要意义。

特殊营养学主要研究环境因素对机体生理和代谢作用，饮食营养对机体适应与耐受能力的影响，机体对饮食营养的需求，以及合理的营养素参考摄入量、膳食构成和营养保障措施。我国矿工一般劳动强度大，作业持续时间长，并且所接触的职业危害中大多数可使机体代谢增强，故能量供给量要求高；由于矿工劳动强度大、蛋白质分解代谢增强，蛋白质和个别氨基酸有提高机体免疫和抵抗力作用，因而蛋白质的需要量要增加。食物中的各种营养素和生物活性物质能增强人体呼吸道的防御功能，有利于将吸入的绝大部分粉尘阻止并排出体外；而蛋白质、维生素和微量元素对免疫细胞的增殖分化有积极地促进作用。矿工长期吸入粉尘容易引发肺组织的纤维化，逐步发展成全身性疾病即硅肺（矽肺）。维生素 C 作为可以抑制硅肺发展的关键元素，在硅肺的早期就会导致人体内维生素 C 代谢发生紊乱，此时机体对维生素 C 需求量也会增加。另外，在工人膳食中相应地补充 B 族维生素如维生素 B_1、B_6 和烟酸也会很好地防治硅肺；这些维生素不仅能够改善肺部血液的循环，还可对中枢神经系统功能起到恢复作用。矿工井下作业劳动强度大、紧张、出汗多，水溶性维生素 B_1、B_2 和 C 排出量增多；井下劳动日照时间少，光线比较暗，需要暗视力强，对维生素 A 和 D 的需要量增加；在高温作业时，随着大量出汗引起的钠、钾、钙、镁等无机元素和水分的丢失，在补充水和盐时，应用多种电解质的饮料，有利于提高机体的耐热能力和预防水、电解质平衡失调。在生产过程中吸入的粉尘和接触的有毒有害物质，如电离辐射等，容易导致机体的氧化损伤，通过食物摄取抗氧化剂如维生素 E、类胡萝卜素、维生素 C、硒和谷胱甘肽，以及具有抗氧化作用的植物化学物如多酚、黄酮类和硫化物等生物活性物质，具有清除自由基、预防脂质过氧化和保护细胞免受氧化损伤的作用。

第二节　矿工食物营养的发展及展望

一、人群及矿工营养的发展

营养物质是人体构成和新陈代谢必不可少的元素。人们很早就具有了食物中缺乏营养就无法正常生活和生存这一最基本和朴素的营养学观点，但早期更多的是实践性经验的积累。医学始祖古希腊名医希波克拉底（Hippocrates，公元前 460—公元前 377）提出，食物中的特殊成分对维持生命是必不可少的，健康只有通过适宜的饮食和卫生才能得到保障。我国的中医古籍中虽然无“营养学”一词，但有“食养”之称，认为食养居术养、药养等养生之首。自古以来，“药食同源”“食疗”等一系列养生保健理论已成为人们摄食养生中普遍认同的观点。两千多年前西汉时代编写的《黄帝内经·素问》中阐述“五谷为养，五果为助，五畜为益，五菜为充，气味合而服之，以补精益气”，诠释了食物对疾病防治和健康促进的作用，被称为是世界上最早的膳食指南。随着科学的不断发展，人们逐渐掌握了食物营养对人体生命过程的作用规律，使营养学日趋充实。以后边缘学科的发展也为营养学家进一步揭示营养与人类健康展现了广阔的前景。近代营养学奠基于 18 世纪中叶，欧洲的文艺复兴、产业革命促进了化学、物理学、生物化学和生理学等基础学科的发展，为营养学的发展打下了理论和实验研究的基础。第二次世界大战后，营养学进入了立足于实验技术而发展的鼎盛时期。分子生物学的划时代进展，为营养学进一步向微观方向发展提供了理论基础[19]。20 世纪中后期，通过肠内营养和肠外营养有效改善重症患者状况，使救治成功率显著提高；各种营养制剂的研制使临床营养工作得到迅速的发展。同时，通过 WHO 和联合国粮食及农业组织（Food and Agriculture

Organization of the United Nation，FAO）的不断努力及各国政府改善国民营养的决策出台，营养学的宏观研究也取得了很大的进展，在全球营养工作的宏观调控及营养学的宏观研究中起到十分重要的作用。近年来，公共营养领域逐渐扩大到修订膳食营养素参考摄入量（dietary reference intake，DRI）、调查与监测人群营养状况、调整膳食结构、开展营养教育与咨询、实施营养改善项目、开发利用食物新资源、制订膳食指南和营养改善政策与法规等方面[20-21]。人群营养改善需要一个长期的过程，2014 年国务院办公厅印发了《中国食物与营养发展纲要（2014—2020 年）》，2016 年 8 月国务院办公厅印发《“健康中国 2030”规划纲要》；之后制定并印发了《中国防治慢性病中长期规划（2017—2025 年）》。2017 年 7 月国务院办公厅印发了《国民营养计划（2017—2030 年）》。这些规划坚持综合防控为导向，突出解决重点难点问题，完善了有利于慢性病防治的政策环境。特殊人群营养的研究是营养学的研究重点之一，其研究对象是处于特殊环境和特殊作业下的群体，主要是以在特殊环境下生活和作业的人群为研究对象，既包括了解各类人群的营养状况，提高人口素质，为增强未来国力和经济发展做好人力资源保障，也包括研究在炎热、寒冷、高原缺氧等特殊生活环境中，以及在野战、运动、辐射、接触毒物等特殊作业条件下的特殊人群的合理营养问题。特殊营养学在婴幼儿、孕产妇、老年人等特殊生理人群的营养保健方面的研究开展较早，而如煤矿、钢铁、铅和苯作业工人等特殊职业人群的营养需求和营养问题的研究起步相对晚些。在 20 世纪 30 年代，我国营养学处在发展初期，国民经济水平低下且人民生活贫困，此期的主要营养问题是摄入不足，开展的营养工作主要是营养缺乏病防治及婴幼儿保健，并开展了包括少数工人与士兵等人群的营养调查。新中国成立初期，结合当时的国家经济建设与国防建设的需要等国情，仍以预防营养缺乏病为主，进行了抗美援朝志愿军的营养调查，并针对战士维生素 A 缺乏所致夜盲症和核黄素缺乏引起的部队流行性阴囊皮炎进行了治疗，并对西藏筑路部队进行高原营养研究，这些营养调查和营养缺乏的防治工作为我国特殊职业人群的营养研究工作奠定了基础[22-23]。

矿工营养属于特殊职业人群营养学的范畴。特殊环境下作用于机体的物理性因素主要包括气候环境的异常、辐射、狭小环境、重力环境和夜班作业昼夜节律的颠倒等时间节律性的变化；特殊环境下作用于机体的化学性因素包括通过呼吸、胃肠或皮肤作用于机体的各种金属类及非金属类无机或有机化合物。许多作业的环境因素常常是复合的，如在高温车间，有时也有化学性毒剂的危害；在高原地区作业，有缺氧和寒冷的问题，同时有紫外线照射过强的影响。因此，针对特殊人群采取的营养和膳食措施需符合特殊环境要求。矿工是矿山开采的主力军，也是特殊职业人群的主要群体之一，这一群体的卫生保障中的饮食营养工作将发挥重要作用。所以，矿工特殊营养问题应受到重视，以保证身体健康，提高生产效率。长期以来，特殊营养学对于营养科学在理论和实践方面都得到新的提高。1959 年我国进行了第一次全国营养调查，其间也曾对 14 个工种的作业人员进行营养调查，并制订了保健膳食草案。20 世纪 60 年代以后，随着工业建设和国防建设的发展，特殊营养的研究逐渐展开，进行了高温作业工人的营养问题研究、运动员及重体力劳动人员的营养研究。1986 年 11 月在西安召开了第一届全国特殊营养学术会议，成立了第一届特殊营养专业组，该专业组于 2002 年 9 月升格为中国营养学会特殊营养分会。在矿工营养研究方面，1959 年在北方进行了掘进矿工的能量消耗调查；1984 年在开展了对矿工的营养调查的基础上，进行了矿工保健面包的配方设计和分析；1999—2002 年有研究对煤矿井下工人营养状况与水盐代谢情况的调查，了解工人膳食中能量、钙、锌和维生素 B_2 和维生素 C 等营养素的摄取量不足问题。由于在热环境下劳动，大量排汗是体内矿物质如钠、钾、钙等丢失的重要原因，在此基础上，研制了矿工保健饮料，以安梨汁为主要原料，配以具有抗氧化作用的茶多酚，以及煤矿工人在高温、高湿环境下容易丢失的无机盐和多种维生素研制而成。21 世纪以来，开展了对矿难获救矿工的营养评估和营养支持的研究。

二、特殊人群营养的展望

针对特殊职业人群，特别是矿工人群的营养问题，今后还要进一步做以下几方面的研究和探讨。

(1) 经常对特殊环境条件下的作业人群进行营养与健康调查；以往对于军队和运动员的调查工作较多，而对于厂矿企业的调查较少。目前各种设备与技术的更新常影响工人作业环境因素的变化，一般对劳动卫生保护比较关注，而对饮食营养容易忽略。需要采用适宜的调查方法，选择能反应群体饮食状况与对特殊环境反应的指标进行调查、评价与监测。

(2) 采取营养学与特殊环境相关学科结合的方法如劳动生理学、毒理学、流行病学、神经生物学等，探讨饮食营养与特殊环境作业如煤矿井下作业等的关系。了解相关学科的知识与研究进展，特别是新兴的"应激医学""自由基医学"等领域，可为在特殊环境作业人群的研究思路上提供创新线索。

(3) 充分运用分子生物学、细胞生物学、医学免疫学及稳定同位素等新技术，研究营养与食物对增强机体在特殊环境下的适应性和耐受性及其机制。如营养干预如何通过神经传导、激素调控、免疫调节、抗氧化途径，在维持和恢复机体生理功能与代谢稳态中发挥作用。

(4) 结合我国国情，探讨食物中植物化学物及其他生物活性因子在饮食营养改善特殊环境下应激反应的作用及其机制；尽量应用食物本身作为膳食补充剂；明确活性成分的构效关系，找出有效剂量及最大允许剂量；并与已知营养素比较，了解与其他食物成分及药物的相互作用。

(5) 根据 2005 年国际营养学界发表的《吉森宣言》中提出新营养科学的概念，即"营养学在保留其生物科学的内容基础上，须将研究领域拓宽到社会和环境方面，营养学与经济、农业、食品工业的关系更加密切，为政府落实研究结果而制定的法规提供有力的依据"。为此，需要研究落实特殊环境下的营养保障措施应采取的组织形式、监测手段、监管标准甚至对政策法规的建议。

(6) 为了适应特殊营养学学科建设的需要，应加强培训与宣传教育。营养专业人员要加强与特殊环境相关的基础医学和预防医学的学习，充实新的基础知识和先进技术。对从事特殊环境作业的人员和相关管理人员要宣传特殊营养的重要性，有针对性地制定各类特殊作业人员的膳食指南[24]。

目前，矿工在煤矿生产环境下劳动，机体高度应激状态和代谢的增强等适应性改变导致机体对营养有特殊的要求。矿工由于其营养消耗多、营养需求量增加，再加上进餐时间不规律、倒班作业等因素，以及接受营养教育渠道少等原因，都对矿工营养状况产生严重影响。矿工还会同时罹患微量营养素缺乏和能量、脂肪营养"过剩"两种营养不平衡疾病，更容易使机体从生理改变过渡到亚临床状态，以致促成病理改变。流行病学调查分析证实，不健康的生活方式是慢性病发病的主要危险因素，也是预防控制最能有效果和高效益的方面；而生活方式中合理营养和健康的饮食习惯是预防关键控制点；营养健康指导教育是改进人群生活方式和膳食模式的最佳有效途径。近年来，矿工作业环境及生活水平发生了很大变化，需要结合目前的生产环境，在了解人群营养状况基础上，参考我国居民的食物消费结构并借鉴国外营养标准体系，制定出与国际接轨、科学合理、实用可行的营养健康指导体系，为提高特殊作业人群健康水平、减轻矿工作业所致健康危害，提供具有广泛和高效预防效果的营养与健康膳食指南。

三、食物营养的安全保障

人群的营养保障是通过食物摄取，食品卫生与安全是食物选择的前提。食品在给人类提供营养的同时，也可能存在不安全因素。食品卫生学是研究食品中存在的可能威胁人体健康的有害因素及其预防措施。从应用方面，营养学可以指导群体和个体合理地安排饮食，防病保健，指导国家的食物生产、加工，达到改善国民体质、促进社会经济发展的目的。而食品卫生学保证食品卫生质量，保护食用者安全。矿工作为特殊环境下的作业人群，在日常工作中会面对很多职业危害，噪声、振动、高温、粉尘及有害气体等有害因素在长期的接触中通过皮肤黏膜、呼吸道或神经系统等作用于人体，积累到一定程度可引发机体损伤。合理的膳食结构与食品安全卫生可以有效延缓，甚至避免某些伤害的发生。人类的食品卫生知识源于对食品与自身健康关系的观察和思考。现代食品卫生学起源于19世纪。食品的腐败是由微生物作用所致，这一概念的提出和沙门菌的发现是现代食品卫生学发展的里程碑。第二次世界大战后，随着全球经济的复苏，现代工业有了飞速发展，造成的环境污染问题日益突出，使食品也受到了严重的污染，发达国家在食品污染方面进行了大量研究。20世纪90年代以后，食品工业现代化生产使食品安全的潜在风险明显增加。由于许多新的污染物逐渐被发现，食品污染事件不断发生，于是产生了以保证不会损害消费者健康为基本准则的食品安全概念。2000年，世界卫生大会通过了《食品安全决议》，制订了全球食品安全战略，将食品安全列为公共卫生的优先领域。我国在总结30多年食品卫生工作经验的基础上，1982年颁布了《中华人民共和国食品卫生法（试行）》，1995年正式颁布《中华人民共和国食品卫生法》。2009年，我国颁布施行《中华人民共和国食品安全法》，对整个食品安全监督格局与食品产业有较大的调整并有重大影响。2015年10月新修订的被称为史上最严的《中华人民共和国食品安全法》开始实施，并于2021年4月第二次修正，对切实维护好百姓的饮食安全，保障好餐桌健康起到重要作用。随着食品卫生基础理论研究和对食品卫生认识的不断深入，食品质量安全控制技术也得到不断完善，良好操作规范（good manufacture practice，GMP）、卫生标准操作程序（sanitation standard operation procedure，SSOP）、危害分析和关键控制点（hazard analysis and critical control point，HACCP）作为食品安全生产的有效控制手段得到了广泛应用。

矿工作为一个特殊的职业群体，所面临的食品安全问题更突出、更严重。由于矿工特殊的作业环境和性质，导致其就餐不便，常常携带一些冷菜冷饭或预包装食品下井，所以矿工食品安全问题更容易发生。矿工饮食一旦受到食品安全危害因素污染，就会降低食品质量和营养价值，对矿工造成不同程度的危害。因此，防止食品污染，远离食品安全危害，是保证矿工饮食安全和身体健康的关键。

（唐咏梅）

参考文献

[1] 孙长颢．营养与食品卫生学．北京：人民卫生出版社，2012：135-160．

[2] 顾景范．现代临床营养学．北京：科学出版社，2009：348-361．

[3] 顾景范，郭长江．特殊营养学．北京：科学出版社，2009：4-10．

[4] Villamor E，Fawzi WW．Effects of vitamin A supplementation on immune responses and correlation with clinical outcomes．Clinical Microbiology Reviews，2005，18（3）：446-464．

[5] Sidell N，Kummer U，Aframian D，et al．Retinoid regulation of interleukin-2 receptors on human T-cells．Cell Immunol，1997，179（2）：116-125．

[6] Ballow K，Xiang S，Wang W，et al．The effects of retinoic acid on immunoglobulin synthesis：role of interleukin-6．J Chin Immunl，1996，16（3）：171-179．

[7] 王志文，尹富玲．维生素 C 帮助免疫系统抵抗疾病．生物学杂志，1994，14（1）：46．
[8] 朱长林，张文彬，孙鹏，等．维生素 C 与维生素 E 的联合免疫调节及抗氧化作用．中国临床康复，2006，10（36）：120．
[9] 刘楠，郑安，黄华品，等．老年脑梗塞患者免疫功能变化初探．实用老年医学，1995，9（1）：36-37．
[10] Wang Y，Huang DS，Liang B，et al．Nutritional status and immune responses in mice with murine AIDS are normalized by vitamin E supplementation．J Nutr，1994，124（10）：2024-2032．
[11] Srigiridhar K，Nair KM．Iron-deficient intestine is more susceptible to peroxidative damage during iron supplementation in rats．Free Radic Biol Med，2006，25（6）：660-665．
[12] Naziroglu M，Butterworth P．Protective effects of moderate exercise with vitamin C and E on blood anti-oxidative defense mechanism in rats with streptozotocin-induced diabetes．Can J Apple Physiol，2005，30（2）：172-185．
[13] 唐咏梅，杨猛，刘辉，等．学龄儿童微量元素锌、铁膳食水平与感染易感性关系．中国公共卫生，2013，29（7）：975-978．
[14] 柯跃斌，郑荣梁．自由基毒理学．北京：人民卫生出版社，2012：11-28．
[15] Sultana R，Perluigi M，Butterfield DA．Oxidatively modified proteins in Alzheimer's disease（AD），mild cognitive impairment and animal models of AD：role of Abeta in pathogenesis．Acta Neuropathol．2009，118（1）：131-150．
[16] Hawkins CL，Morgan PE，Davies MJ．Quantification of protein modification by oxidants．Free Radical Biology and Medicine，2009，46（8）：965-988．
[17] 赵金垣．自由基医学实践中的常见问题 // 中华预防医学会自由基预防医学分会 2013 年秋季学术交流会论文集，2013，11：1-4．
[18] 方允中，郑荣梁．自由基生物学理论与应用．北京：科学出版社，2008：980-1004．
[19] 赵法伋，郭俊生．分子营养学概述．营养学报，2006，28（1）：1-3．
[20] 钱信忠．在国际营养学会议开幕式上的讲话．营养学报，2011，33（3）：222-224．
[21] 中国营养学会．中国居民膳食指南 2016．北京：人民卫生出版社，2016：270．
[22] 顾景范．我国现代营养学早期发展史．营养学报，2006，28（2）：100-103．
[23] 顾景范．特殊营养学的发展与展望 // 中国营养学会第七届特殊营养学术会议资料汇编，2009：1-9．
[24] 于志深．我国特殊营养研究的近况和展望．营养学报，1991，13（4）：368-371．

第二章

人体构成及食物的消化吸收

第一节　机体组成和物质基础

食物是构成人体成分的基本物质来源，人体构成指标在很大程度上反映了机体的营养状况及食物摄入状况。

一、人体构成

人体是由多种成分构成的复杂有机体，从组成人体的营养成分来看，人体主要由以下几种营养素组成：蛋白质、脂类、糖类、水、矿物质维生素等。组成人体的各种物质有一定的比例，水占人体的60%～65%，蛋白质占15%～18%，脂类占10%～15%，糖类占1%～2%，矿物质占3%～4%，这些物质在新陈代谢中还能合成许多重要物质，其结构非常复杂。从组成人体的元素来看，人体含有80余种元素，其中氧、氢、碳、氮约占人体总重量的96%，其中氧含量约为65%，碳含量约为18%，氢含量约为10%，氮含量约为3%，钙含量约为2%，磷含量约为1%，其他元素在体内所占的比例很小。从生理结构来看，人体是一个以细胞为基本构成单位，由组织、器官、系统等组成的生命体。营养素组成细胞，细胞形成组织，组织构成系统。膳食中营养素的摄入水平会影响人体成分的构成，同时，通过测量人体成分也可反映人体的营养状况。人体成分在不同的年龄和不同生理时期，也会呈现一定的变化。矿工如果在高温条件下劳动，机体为维持正常体温而大量排汗，并随着汗液蒸发丢失大量的矿物质和水溶性维生素，如果水分及营养素补充不足或过多，都会使机体适应性变化超过正常限度。

二、人体成分

人体成分可以分为水和电解质、脂肪组织（fat mass，FM）和去脂肪组织（fat free mass，FFM）3个部分。去脂肪组织也被称为瘦体质（lean body mass，LBM）。

（一）细胞内外的水和电解质

一名体重为 70 kg 的正常成人（年龄＜ 50 岁），体内水分含量约为 42 kg，其中约 2/3（28 kg）存在于细胞内，称为细胞内液；其余（约 14 kg）分布在细胞外，称为细胞外液。细胞内液中主要的阳离子为钾离子，其余还有少量的钠离子和镁离子。细胞外液中主要的阳离子为钠离子，阴离子为氯离子。通常情况下，细胞内液和细胞外液的单位渗透压浓度相等。

人体中的水分不仅构成身体成分，还具备调节生理功能的作用。人体一旦失去体内水分的 10%，生理功能即会发生严重紊乱；失去体内水分的 20%，人很快就会死亡。

（二）体脂

机体内 90% 的脂肪储存在皮下，其余在腹腔及肌肉间的筋膜层。脂肪在体内的分布受年龄、性别和遗传因素影响。

人类出生时脂肪组织含量相当高，在婴儿早期脂肪组织还进一步增加，从婴儿晚期到儿童中期，相对体脂含量下降，而去脂肪组织则不断增加。伴随着青春期的到来，男孩脂肪比例与其身材大小成比例，并且去脂肪组织显著增加，而女孩的去脂肪组织增加较少，但脂肪组织却有明显的增加[1]。

成年女性的脂肪组织含量比男性高，而去脂肪组织比男性低[2]。女性体内储存的脂肪占体重 15% 左右，而男性体内的脂肪占体重的 12% 左右。男性和女性脂肪分布的部位也有所不同，女性的胸部、臀部和大腿分布的脂肪比男性多，男性的脂肪倾向于分布在腹部，呈向心性分布[2]。女性体内的高脂肪含量，致使她们忍耐饥饿的能力比男性强；男性虽然总脂肪含量比女性低，但他们的向心性脂肪分布，而腹腔内脂肪比皮下脂肪更容易分解，形成游离脂肪酸进入门静脉，容易引起高脂血症、高胰岛素血症及高血压的发生，因此男性患心血管疾病的危险更高。

（三）去脂肪组织

去脂肪组织是指人体去除了脂肪的其他成分，包括骨骼、肌肉、血液等。从去脂肪组织的组成看，包含 72.5% 的水，20.5% 的蛋白质，以及 69 mmol/kg 体重的钾。

1．骨骼　人体骨骼约占体重的 14%，男性稍高于女性。骨骼因含有纤维胶原蛋白而有韧性，这些胶原周围为排列有序的矿物质，使骨骼具有一定的硬度。成人体内含有约 1 kg 的钙，99% 存在于骨骼和牙齿中；骨中还含有大约 500 g 的磷[3]。

骨骼的发育能够在一定程度上反映机体营养状态。儿童慢性营养不良会使骨化中心发育延迟；严重而长期的营养不良，将导致长骨生长缓慢。

2．肌肉　人体肌肉有 3 种类型：骨骼肌、平滑肌和心肌。正常成人骨骼肌占体重的 40%，平滑肌占 10%，心肌主要形成心脏各腔室。肌肉中含有一定量的水分、蛋白质和钾。骨骼肌的能量消耗随运动而变化：机体在不运动的情况下，骨骼肌的能量消化低于心脏、肝、肾和大脑；在体力活动时，骨骼肌的能量消耗则显著高于上述器官[3]。

3．血液　正常成人体内大约含有 5 L 的血液，其中 55% 为血浆，45% 为血细胞比容。血循环中 99% 的红细胞是成熟型。成熟的红细胞其血红蛋白可自由携带氧，100 ml 血液中可携带氧气 20 ml[3]。

第二节　食物中营养物质的消化吸收

生命依赖于不断新陈代谢，在代谢过程中摄取各种营养物质。人体所需的营养物质包括蛋白质、脂类、碳水化合物（糖类）、维生素、无机盐和水，这些营养素均来自食物。前 3 种营养素结构复杂，分子量大，不能直接被吸收，必须经过消化系统的加工、处理，即将大块的、不溶于水的大分子食物变成小块的、溶于水的分子量较小的物质，然后通过特有的吸收功能和运输机制将消化产物运输到人体的每一个细胞。如果消化系统出现了任何故障，即使摄入足量的食物，也会导致营养不良的发生。

一、人体消化系统概述

消化系统包括消化道和消化腺两大部分。消化道是指从口腔到肛门的一条长而盘曲的肌性管道。根据位置、形态、功能不同，可分为：口腔，咽，食管，胃，小肠（十二指肠、空肠和回肠），大肠（盲肠、阑尾、结肠、直肠和肛管）。通常把从口腔到十二指肠的这部分管道称为上消化道，空肠及以下部分称为下消化道。

消化腺按体积的大小和位置不同，可分为大消化腺和小消化腺两种。大消化腺位于消化管壁外，成为一个独立的器官，所分泌的消化液经导管流入消化管腔内，如大唾液腺、肝和胰腺，是体内主要的消化腺。小消化腺位于消化管壁内，如唇腺、颊腺、舌腺、食管腺、胃腺和肠腺等。消化腺都有导管与消化道相通，使分泌的消化液能流入消化道。消化腺分泌的消化液由水、无机盐和少量有机物组成，其中最重要的成分是具有蛋白质性质的消化酶。

消化系统的基本功能是摄取食物，进行物理和化学性消化，经消化道黏膜上皮细胞进行吸收，最后将食物残渣形成粪便排出体外。

消化道是人体最大的器官之一，由于拥有较大的表面积，消化道的分泌、消化、吸收、细胞再生等生理和新陈代谢功能十分活跃。

小肠上皮细胞 3 ~ 5 天更新一次，之后它们会脱落到肠腔中并“循环利用”，小肠上皮细胞具备完备功能的时间只持续 2 ~ 3 天。

显而易见，健康的身体依赖于健康而功能完备的消化道。由于消化道的新陈代谢活动异常活跃及其自身的营养需求，消化道和身体其他大多数组织相比，对于微量营养素、蛋白质、能量缺乏更为敏感。

小肠大约 45% 的能量需求和结肠大约 70% 的能量需求都是通过肠腔营养物质传递供应的。饥饿持续短短几天后，消化道便开始萎缩。其表面积显著减少，分泌功能、合成功能、血液流速和吸收能力全部降低。恢复食物摄取后，即使没有摄取足够能量的食物，仅几天后也会使细胞增殖，消化道功能恢复正常。人类消化道功能达到最佳状态取决于不间断摄入健康食物而非间断挨饿[4]。

二、食物的消化

食物通过消化道的运动和消化液的作用被分解为可吸收成分的过程为消化，即食物在消化道内进行分解的过程。

食物的消化包括以下几种。

1. 机械性消化 靠消化道的运动把大块食物磨碎，称为机械性消化或物理性消化。

2. 化学性消化 通过消化液及消化酶的作用把食物中的大分子物质分解成可被吸收的小分子物质称为化学性消化。

酶是体内某些细胞所产生的有机催化剂，能在正常体温状态下加速生化反应。当食物通过消化道时，所发生的化学变化与酶的活性有关。许多消化酶都是以非活性形式存在，这种状态的酶称为酶原。在激活剂如不同 pH、金属离子和另一些酶的作用下，这些酶原开始活化，履行它们特有的消化功能。主要有唾液淀粉酶、胃蛋白酶、胰蛋白酶、胰脂肪酶、胰淀粉酶、肠脂肪酶、蔗糖酶、麦芽糖酶等。

3. 微生物消化 是指动物消化道内共生的微生物对食物中的营养物质进行分解的过程。微生物消化主要发生在人体的大肠部位。

（一）各种消化液的成分及作用

1. 唾液的成分及作用 唾液（saliva）是腮腺、颌下腺、舌下腺和小唾液腺分泌液的混合液，为无味的黏稠液体，每天的分泌量为 1 ~ 1.5 L。基础情况下唾液呈弱酸性，pH 为 6.6 ~ 7.1，分泌量大时 pH 可达 8.0。其中水分约占 99%，有机物主要为黏液蛋白、唾液淀粉酶、舌脂肪酶、溶菌酶、免疫球蛋白 A（IgA）、乳铁蛋白等。唾液中还含有少量的无机盐（Na^+、K^+、Ca^{2+}、Cl^-、HCO_3^- 及微量 CNS^-），另有少量气体如 N_2、O_2 和 CO_2 等。

唾液的作用有以下几个方面。

（1）湿润口腔和食物，便于说话和吞咽。

（2）溶解食物并不断移走味蕾上的食物微粒，从而能不断尝到食物的味道，引起味觉。

（3）清洁和保护口腔的作用。

（4）抗菌作用。唾液中的溶菌酶、IgA、硫氰酸盐、乳铁蛋白等具有杀菌或抑菌的作用。

（5）消化作用。唾液淀粉酶可使淀粉水解成麦芽糖，食团进入胃以后，食团内部的唾液淀粉酶的活性仍可维持一段时间；舌脂酶可分解食物中的脂肪。

2. 胃液的成分及作用 纯净的胃液是无色的酸性液体，pH 为 0.9 ~ 1.5，正常成人每日分泌量为 1.5 ~ 2.5 L。胃液的成分除水分外，还主要由盐酸、胃蛋白酶原、黏液、HCO_3^- 和内因子组成。

（1）盐酸：包括游离酸和与蛋白质结合的结合酸，由胃腺壁细胞分泌，只有胃中才有此酸性分泌液。

盐酸的主要作用：①激活胃蛋白酶原，使之转变成有活性的胃蛋白酶，并为胃蛋白酶提供适宜的酸性环境，以利于其水解蛋白质。②分解食物中的结缔组织和肌纤维，使食物中的蛋白质变性，易于被消化。③抑制和杀灭随食物进入到胃内的细菌。④与 Fe^{2+}、Ca^{2+} 结合，形成可溶性盐，促进它们的吸收。⑤盐酸进入小肠后能刺激胰液和小肠液的分泌，并引起胆囊收缩排出胆汁。

（2）胃蛋白酶原：胃蛋白酶原有Ⅰ型和Ⅱ型两种，由主细胞和黏液细胞分泌，两型功能相同。胃蛋白酶原刚分泌出来时无活性，在盐酸作用下被激活（最适 pH 为 2 ~ 3），是胃液中的主要消化酶，能将蛋白质进行初步水解，主要水解由苯丙氨酸或酪氨酸组成的肽键，对亮氨酸或谷氨酸组成的肽键也有一定作用。

（3）黏液和 HCO_3^-：由胃黏膜表面的上皮细胞和胃腺中的黏液细胞分泌。主要成分是糖蛋白，其次为黏多糖等大分子。在正常情况下胃黏膜表面常覆盖一层黏液，弱碱性，可中和盐酸和减弱胃蛋白酶的消化作用，可保护胃黏膜，使其免于受到盐酸和蛋白酶的消化作用。同时，黏液还有润滑作用，可减少胃内容物对胃壁的机械损伤，对胃有保护作用。

（4）内因子：由壁细胞分泌的分子量约为 55 000 的一种糖蛋白，它能与食物中的维生素 B_{12} 结合并促进其吸收。胃切除者必须由胃肠外补充维生素 B_{12}。

3. 胆汁的成分及作用 肝细胞持续生成和分泌胆汁，胆汁进入肝内的胆小管，然后汇入较大的胆管，最后经胆总管进入十二指肠；在消化间期，胆汁经胆囊管进入胆囊并被储存，于消化期再排入十二指肠。胆汁对于脂肪的消化和吸收具有重要作用。此外，机体通过分泌胆汁还可排泄多种内源性和外源性物质，如胆固醇、胆色素、碱性磷酸酶、肾上腺皮质类固醇和其他类固醇激素，以及某些药物和重金属等。

正常成人每天分泌胆汁 600 ~ 1200 ml，胆汁呈金黄色，pH 为 7.8 ~ 8.6。储存在胆囊（30 ml）中的胆汁，排出量与食物成分相关（蛋白质类食物胆汁排出量高、脂肪类食物排出量中等、糖类食物排出量较低）。

胆汁中除 97% 为水分外，还含有胆盐、胆色素、磷脂、胆固醇及黏蛋白等，无机物除水外，有 Na^+、K^+、Ca^{2+}、HCO_3^-，胆汁中不含消化酶。弱碱性的胆汁有中和部分进入十二指肠的胃酸的作用。

（1）胆盐：占胆汁中固体成分的 50%，肝细胞利用胆固醇合成胆汁酸，包括胆酸、鹅脱氧胆酸，两者均为初级胆汁酸。在结肠内细菌的作用下，分布转化为脱氧胆酸和石胆酸，两者均为次级胆汁酸。在肝中，初级胆汁酸与甘氨酸和牛磺酸结合，形成甘氨酸胆酸、牛磺胆酸、甘氨鹅脱氧胆酸和牛磺鹅脱氧胆酸。在碱性胆汁中，再与 Na^+ 和 K^+ 结合，形成胆盐，主要是钠盐。胆盐随胆汁排到小肠后，约有 95% 在回肠末端被吸收入血，经门静脉进入肝，再组成胆汁排入肠内，这个过程称为胆盐的肠肝循环。

胆盐对脂肪的消化吸收起重要作用，在十二指肠，胆盐围绕脂肪微粒呈单层排列，使之分散于水溶液中，形成混悬液（乳化作用）。这种状态增加了脂肪与脂肪酶作用的面积，有利于脂肪的分解。胆盐形成了混合微胶粒，使不溶于水的脂肪酸、一酰甘油、脂溶性维生素等处于溶解状态，并可将它们转运到小肠黏膜纹状缘而被吸收。如果胆汁缺乏，40% 的脂肪将不能被消化吸收，而从粪便中排出，甚至引起脂肪泻。

（2）磷脂：主要是卵磷脂，占胆汁固体成分的 30% ~ 40%，也是双嗜性分子，因此也有乳化脂肪的作用，并参与混合微胶粒的形成，磷脂越多，能溶解于微胶粒中的胆固醇也越多。

（3）胆固醇：为体内脂肪代谢的产物之一，占胆汁固体成分的 4%，它不溶于水而溶解于微胶粒的内部。如果胆汁中的胆固醇含量超过微胶粒的溶解能力，即胆固醇过饱和，则易于在胆汁中形成胆固醇结晶，后者在胆道或胆囊中可促进胆固醇结石的形成。

（4）胆色素：占胆汁固体成分的 2%，是血红蛋白的代谢产物，主要的胆色素是胆红素。

4．胰液的成分及作用　胰液是无色无臭的碱性液体，pH 为 7.8 ~ 8.4。分泌量为 1 ~ 2 L/d。胰所分泌的消化液通过胰管直接进入小肠。

胰液的成分包括水、无机物和有机物。无机物主要由小导管的上皮细胞分泌，有 Na^+、K^+、Cl^- 和 HCO_3^- 等离子。胰液中的有机物主要是消化酶，其种类繁多，包含有分解三大产能营养素的各种酶，如蛋白水解酶、脂肪酶、淀粉水解酶及核酸水解酶等。

胰液是最为重要的一种消化液，其蛋白水解酶使蛋白质分解为多肽和氨基酸，多肽可再被羧基肽酶、弹性蛋白酶进一步分解。胰淀粉酶可将淀粉、糖原及大多数其他糖类水解为二糖及少量三糖，但不能水解膳食纤维。胰脂肪酶可将中性脂肪水解为脂肪酸、一酰甘油及甘油。胰液中还含有胆固醇酯水解酶和磷脂酶 A_2，前者水解胆固醇酯，生成胆固醇和脂肪酸，后者水解磷脂，生成溶血磷脂和脂肪酸。

5．小肠液的成分及作用　小肠液由十二指肠腺和小肠腺分泌，为 pH 为 7.5 ~ 8.0 的弱碱性液体。成人每天分泌 1 ~ 3 L。小肠中除含有多种黏蛋白、肠激酶外，还含有多种消化酶，此外还常混有脱落的上皮细胞、白细胞和微生物等。

在小肠黏膜上皮细胞表面，特别是绒毛的上皮细胞表面含有各种消化酶，如肠肽酶、肠淀粉酶、肠脂肪酶、蔗糖酶、麦芽糖酶、异麦芽糖酶、乳糖酶。小肠液可进一步分解肽类、二糖和脂类使其成为可被吸收的物质。如蔗糖酶分解蔗糖；麦芽糖酶分解麦芽糖；乳糖酶分解乳糖。小肠本身对食物的消化是在小肠上皮细胞的纹状缘或上皮细胞内进行的，上皮细胞表面的消化酶可随脱落的细胞进入肠腔内，但对小肠内营养成分的消化不起作用。

6．大肠液的成分及作用 大肠内含有许多大肠腺，可分泌大量黏液。此外，大肠上皮细胞还分泌水、K^+、HCO_3^-，因此大肠液是一种碱性液体，pH 为 8.3 ~ 8.4，主要成分为黏液蛋白，具有保护黏膜和润滑粪便的作用。

大肠液中含酶很少，没有明显的消化作用。大肠内容物主要受到细菌的分解作用。细菌所含的酶能分解食物残渣和植物纤维素，对糖类和脂肪进行发酵式分解，对蛋白质进行腐败式分解。正常情况下，机体一方面通过肝对这些毒物进行解毒作用，另一方面通过大肠将这些毒物排出体外。大肠内细菌还能合成少量维生素 K 和某些 B 族维生素，其中一部分可被人体吸收，对机体的营养和凝血有一定的生理意义。大肠长约 1.5 m，主要部分为盲肠、结肠、直肠。食物从胃到小肠末端的移动需 30 ~ 90 min，而通过大肠则需 1 ~ 7 d。

（二）各类食物的消化

食物中的大多数营养素是以不能直接产生能量或合成机体组成成分的原料形式存在。因此，消化过程的任务是将大分子的有机营养素转变为小分子化合物。

1．消化过程概述

（1）口腔内的消化：消化过程从口腔开始。食物在口腔内停留的时间为 15 ~ 20 s，食物在这里被咀嚼、磨碎，并与唾液混合形成食团，而后被吞咽。口腔中的唾液具有较弱的化学性消化作用。

（2）胃内消化：胃是消化道中最膨大的部分，具有暂时储存食物和消化食物的功能。其位置和形状随人的体形、体位及胃内充盈度不同而有所改变。当中等度充盈时，胃的大部分位于正中线左侧，小部分位于右侧。成人的胃容量为 1 ~ 2 L。胃的消化功能包括胃液的化学性消化和胃运动的机械性作用，使进入胃内的半固体食团被胃液水解和胃运动所研磨，形成食糜，此后逐次少量地通过幽门被排入十二指肠。

膳食中的蛋白质消化从胃开始，其中胃酸使蛋白质变性，蛋白质空间结构被破坏，更有利于酶的作用，被胃酸激活的胃蛋白酶也开始水解蛋白质。食物通过胃的速度主要取决于饮食的营养成分。各种食物通过胃的速度不同，糖类（碳水化合物）通过胃的速度要比蛋白质或脂肪快些，而脂肪速度最慢，水可以直接通过胃到达小肠，这使食物具有不同的饱腹感。正常成人食物通过胃的时间为 4 ~ 6 h。

（3）小肠内消化：小肠与胃的幽门末端相连，长 6 ~ 7 m，分为十二指肠、空肠和回肠 3 部分。小肠黏膜不仅具有环状皱褶，还拥有大量绒毛及微绒毛，绒毛为小肠黏膜的微小突出结构，扩大了小肠的有效吸收面积（200 ~ 400 m^2），使食物停留时间较长。这些微绒毛形成了粗糙的界面，上面含有高浓度的消化酶。小肠的不断运动使食物和分泌物混合在一起，同时暴露出新的绒毛表面以便吸收营养。

小肠是食物消化和吸收最重要的部位，小肠内的消化也是整个消化过程最重要的阶段。大部分消化过程在十二指肠和空肠上段完成，在物质到达空肠中段时，营养物质的吸收就已基本完成。

来自胃中的酸性食糜进入十二指肠，在这里与十二指肠液和来自胰腺和胆道的分泌的消化液混合。来自胰腺的消化液富含碳酸氢盐，酸性食糜被中和，使小肠和胰腺所分泌的酶能够更加有效地发挥作用。

部分被消化的食物（首先是脂肪和蛋白质）进入小肠会刺激多种激素的释放，从而刺激酶、消化液的分泌，完成食糜的消化。

小肠内的肠内容物以每分钟 1 cm 的速度移动，大概花费 3 ~ 8 h 穿过整个肠道到达回盲肠末端。回盲末端和幽门一样，充当“刹车”的角色，它可以调节肠内容物进入结肠的运动。受损的或者无功能的回盲末端会导致大量的液体和酶作用物进入结肠，并且增加远端小肠内细菌过量的机会。

(4) 大肠内消化：人类大肠内没有重要的消化作用，但大肠内的细菌可以发酵未被消化的糖类等，也可以合成少量的营养素，但合成的量很少，仅占机体每日需要量的一小部分。

2．产能营养素的消化

(1) 糖类的消化：膳食中的糖类主要为淀粉，存在于所有谷类食物中，其次为蔗糖及牛奶中的乳糖。食物中糖类经消化道各种酶的作用水解成单糖后才被吸收。

在咀嚼过程中糖受到唾液淀粉酶的作用。淀粉酶被氯离子激活，其最适 pH 为 6.9。淀粉酶能将淀粉分解成糊精。由于食物在口腔中停留的时间很短，淀粉不可能完全分解。唾液淀粉酶在胃中继续起作用，直到胃液盐酸渗入到食糜中使之失活为止，此时有 50% ~ 60% 的淀粉已被分解。

胰液和肠液中也含有淀粉酶，此外还有另一种淀粉酶，能将糊精分解成麦芽糖，麦芽糖又被麦芽糖酶分解成葡萄糖。最后全部低聚糖（如双糖）也都被转化为单糖。在此过程中所需的酶主要存在于小肠黏膜中，当双糖通过肠黏膜时，这些酶才发生作用。

人群中存在不同程度的因乳糖的分解能力弱或缺失而产生乳糖不耐受性问题，乳糖未经分解吸收而进入大肠，继而在肠细菌作用下产酸、产气引发胃肠不适、胀气，甚至是痉挛和腹泻。原因可能有：成人随年龄增长乳糖酶量分泌减少、先天性乳糖酶分泌障碍、药物使用或肠道疾病阻碍乳糖酶分泌等。

淀粉按其消化程度可分为 3 个类型：①易消化的淀粉，可被酶消化，在小肠内完全被吸收；②缓慢消化的淀粉，在小肠中缓慢消化但完全吸收；③抗性淀粉，仅部分在小肠内消化吸收，其余则在结肠内经微生物发酵后吸收[5]。

大豆及豆类制品中含有棉籽糖和水苏糖，人体没有分解以上糖类的酶类，它们在大肠微生物的作用下发酵产酸产气，故称之为胀气因子[6]。大豆经过加工成豆腐、腐乳等豆制品时，胀气因子可被除去。肠道内没有分解膳食纤维的酶类，因此食物中的膳食纤维不能被消化吸收，但其吸水性强，可以促进胃肠蠕动，降低胆固醇水平，排除肠道毒素，降低血糖等。

(2) 脂肪的消化：食物进入口腔后，脂肪的消化就已开始。唾液腺分泌的脂肪酶可水解部分食物脂肪，对成人来说，这种消化能力很弱，而婴儿口腔中的脂肪酶则可有效地分解奶中短链和中链脂肪酸。脂肪在胃里的消化也有限，主要消化场所是小肠。食糜进入十二指肠后，由于其对胃肠道的刺激引起胆囊收缩，胰液中的胰脂肪酶被胆汁激活。胆汁本身有表面活化剂的作用，将脂肪乳化，三酰甘油的表面积增大，有利于胰脂肪酶和肠脂肪酶将三酰甘油水解。在十二指肠内，脂肪在胰脂肪酶作用下开始被大量消化，并由小肠脂肪酶继续作用直至消化完毕。脂肪最终的消化产物为游离脂肪酸和甘油单酯。

(3) 蛋白质的消化：蛋白质的分解也是经过许多步骤完成的。食物中的蛋白质在胃中与胃蛋白酶发生接触，胃蛋白酶对蛋白质进行初步消化，使蛋白质的结构变松。此外，胃液盐酸还能使蛋白质变性。在胃中只有不足 15% 的蛋白质被分解成氨基酸，食糜通过胃进入小肠后蛋白质才开始被大量消化。由胰腺分泌的胰蛋白酶和糜蛋白酶将蛋白质分解为氨基酸和部分二肽及三肽，然后被小肠黏膜细胞吸收，在小肠黏膜刷状缘中肽酶的作用下，进入黏膜细胞的二肽、三肽进一步分解为氨基酸单体。

胃蛋白酶作用的专一性较低，而胰液中的酶则有较高的选择性。胰蛋白酶作用于碱性氨基酸，如赖氨酸、精氨酸羧基端的肽键；糜蛋白酶主要作用于芳香族氨基酸的肽键；弹性蛋白酶主要作用于脂肪族氨基酸的肽键等[7]。

三、食物的吸收

食物经过消化后，各种营养物质的分解产物、水、无机盐和维生素，以及大部分消化液即可通过消化道黏膜上皮细胞进入血液和淋巴中，这个过程称为吸收。

（一）吸收的部位

在口腔内，没有营养物质被吸收。胃的吸收能力也很差，因为胃黏膜无绒毛，且上皮细胞之间连接紧密，仅吸收少量高度脂溶性的物质如乙醇及某些药物。小肠吸收的物质种类多、数量大，是吸收的主要部位。大肠能吸收水和无机盐。

小肠的强吸收功能取决于小肠具备的有利吸收的条件。

（1）在小肠内，糖类、蛋白质、脂类已被消化为可吸收的物质。

（2）小肠的吸收面积大。

（3）小肠绒毛的结构特殊，有利于吸收。绒毛内有毛细血管、毛细淋巴管（乳糜管）、平滑肌纤维及神经纤维网，消化期间小肠绒毛的节律性伸缩与摆动，可促进绒毛内血液和淋巴流动。

（4）食物在小肠内停留的时间较长，能被充分吸收。

（二）吸收的途径与机制

1．吸收的途径 小肠内的吸收主要通过跨细胞和细胞旁两条途径。

（1）跨细胞途径：肠腔内的物质通过小肠绒毛上皮细胞的顶端膜进入细胞内，再通过基底侧膜进入细胞外间隙，最后进入血液或淋巴。

（2）细胞旁途径：肠腔内的物质通过小肠上皮细胞间的紧密连接进入细胞间隙，再进入血液。

2．吸收的机制 细胞膜是细胞与周围环境之间的屏障，各种离子和水溶性分子都很难穿越脂质双层和疏水区，不同理化性质的营养素在穿越细胞膜时需要有不同的转运机制。

（1）单纯扩散：由物质浓度大的一方移向浓度小的一方，不需能量供应，是一种简单的穿越细胞膜的物理扩散。扩散的方向和速度取决于该物质在膜两侧浓度差和膜对该物质的通透性。O_2、CO_2、N_2 等小分子的扩散速度很快；水、乙醇、尿素、甘油等极性小分子，扩散速度略慢；较大的极性分子，如葡萄糖则很难以单纯扩散的方式直接通过细胞膜。

（2）膜蛋白介导的跨膜转运：带电离子和分子量稍大的水溶性分子，其跨膜转运需要由膜蛋白的介导来完成。由膜蛋白介导的跨膜转运可分为被动转运和主动转运两大类。被动转运过程不需要消耗能量，是物质顺浓度梯度或电位梯度进行的跨膜转运；主动转运是在消耗能量情况下逆浓度梯度或电位梯度的跨膜转运。

（3）入胞和出胞：小分子物质可以通过上述物理扩散或经膜蛋白的介导穿越细胞膜，而大分子物质或物质团块不能直接穿越细胞膜，它们要借助于细胞膜的“运动”，以入胞或出胞的方式完成跨膜转运。

出胞是指胞质内的大分子物质以分泌囊泡的形式排出细胞的过程。入胞是指大分子物质或物质的团块借助于与细胞膜形成吞噬泡或吞饮泡的方式进入细胞的过程。

（三）小肠的吸收功能

通常情况下，小肠每日可吸收数百克的糖，100 g 以上的脂肪，50 ~ 100 g 的氨基酸，50 ~ 100 g 的无机盐和 6 ~ 8 L 的水。小肠的吸收潜力很大，当机体需要时，以上各种物质的吸收量可增加数倍。

小肠是营养物质吸收的主要场所，食物进入胃之前没有被吸收，胃只能吸收少量的水分和乙醇等，大肠仅吸收少量的水分和无机盐。一般情况下，人体每天约有 1500 ml 的液体食物，还包括 6 ~ 8 L 的消化液在小肠中吸收。小肠强吸收功能取决于小肠的长度、管腔上的环状皱褶及其上的绒毛和微绒毛。

1．糖的吸收　食物中的糖类需分解为单糖后才能被吸收，只有少量的二糖可被吸收，肠道中的单糖主要是葡萄糖、半乳糖和果糖。各种单糖的吸收速度有很大的差别，其中以半乳糖和葡萄糖的吸收速度最快，果糖次之，甘露糖最慢。

葡萄糖和半乳糖的吸收是逆浓度梯度进行的主动转运，其能量来自钠泵的活动。在肠绒毛上皮细胞的顶端有 Na^+- 葡萄糖和 Na^+- 半乳糖同向转运体，可将葡萄糖或半乳糖逆浓度梯度转运至细胞内，然后在基底侧膜通过易化扩散进入细胞间液。果糖通过肠绒毛上皮细胞顶端膜上的非 Na^+ 依赖性转运体转运入细胞，它不伴随 Na^+ 同向转运，是一种不耗能的被动过程，因此，果糖的吸收速率比葡萄糖和半乳糖慢，仅为葡萄糖吸收速率的一半。进入细胞内的果糖大部分转化为葡萄糖，然后进入细胞间液。

2．蛋白质的吸收　食物中的蛋白质在肠道中分解为氨基酸和寡肽后才能被吸收，吸收部位主要在小肠。

与葡萄糖的吸收相似，氨基酸的吸收也与钠同向转运，但所涉及的转运体远比单糖复杂。在小肠上皮细胞顶端膜上，目前已知至少有 7 种不同的氨基酸转运体，且需要 Na^+、K^+ 等参与。小肠内的寡肽（2 ~ 6 个氨基酸组成的肽）也可被上皮细胞摄取。上皮细胞顶端膜上存在二肽和三肽转运系统，称为 H^+- 肽同向转运体，可逆浓度梯度将寡肽同向转运入细胞。进入细胞的二肽和三肽可被二肽酶和三肽酶进一步分解为氨基酸，后者经基底侧膜上的氨基酸载体转运出细胞，进入血液循环。

婴儿的肠上皮细胞可通过入胞和出胞的方式吸收适量未被消化的蛋白质。如初乳中的免疫球蛋白 A（IgA）可以通过这种方式进入婴儿血液循环，产生被动免疫。但随着年龄的增长，小肠吸收完整蛋白质的能力下降，外来蛋白质被吸收后，不仅无营养价值，而且还可引起过敏反应。

3．脂类的吸收　在小肠内，脂类的消化产物脂肪酸、一酰甘油、胆固醇、溶血卵磷脂等很快与胆汁中的胆盐结合形成水溶性混合微胶粒，然后通过肠黏膜上皮细胞的静水层到达微绒毛，在这里，脂类的消化产物逐渐从混合微胶粒中释放出来，顺浓度梯度扩散入上皮细胞，胆盐则留在肠腔内，形成新的混合微胶粒，反复转运脂类消化产物，最后在回肠被吸收。在肠上皮细胞内，脂质消化产物在滑面内质网发生酯化，形成三酰甘油、胆固醇酯及卵磷脂，然后它们与肠上皮细胞合成的载脂蛋白结合，形成乳糜微粒，再以出胞的方式进入细胞外组织间隙，最后扩散到淋巴管。

少于 10 ~ 12 个碳原子的中、短链脂肪酸水溶性强，可直接经肠上皮细胞扩散进入绒毛内的毛细血管而不进入淋巴管。由于动植物油中一般为含有 15 个以上碳原子的长链脂肪酸，脂肪的吸收以淋巴途径为主。

正常成人可吸收 95% 以上被消化的脂类，婴儿吸收脂类的能力较低，只吸收 85% ~ 90%。

正常情况下，胆固醇易于在肠道中被吸收，但植物固醇难以吸收，植物固醇可竞争性抑制胆固醇的吸收。

4．水的吸收　成人每天摄入 1 ~ 2 L 水，每日分泌的消化液为 6 ~ 8 L，因此消化道每天吸收的液体总量达 8 L 左右。水的吸收是被动的，在各种溶质中，尤其是 NaCl 的主动吸收所产生的渗透压是水吸收的动力。由于营养物质及电解质的吸收，造成肠内容物低渗，从而促进水从肠腔经跨细胞途径和细胞旁途径转入血液。

5．无机盐的吸收

（1）钠的吸收：成人每日摄入 5 ~ 8 g 的 Na^+，每日从消化液分泌到肠道中的 Na^+ 为 20 ~ 30 g，肠道中 97% ~ 99% 的钠被吸收回血液，因此，肠道每日吸收的钠达 25 ~ 35 g。

小肠黏膜对钠的吸收为主动转运过程，由于肠上皮细胞基底侧膜上的 Na^+-K^+ 泵的活动所造成的

细胞内低 Na^+ 浓度，促进肠腔内的 Na^+ 顺浓度差进入细胞。

Na^+ 在肠上皮细胞顶端膜通过转运体进入细胞时，往往和葡萄糖、氨基酸和 HCO_3^- 同向转运，所以钠的吸收可为上述物质的吸收提供动力。

（2）铁的吸收：铁的吸收是一个主动过程，吸收铁的部位主要在十二指肠和空肠。铁的吸收过程包括上皮细胞对肠腔中铁的摄取和向血浆中的转运，吸收过程均需要消耗能量。在上皮细胞的顶端膜上存在铁的载体，即转铁蛋白，它对 Fe^{2+} 的转运效率比 Fe^{3+} 高 2 ～ 15 倍，所以 Fe^{2+} 更容易被吸收。维生素 C 能将 Fe^{3+} 还原为 Fe^{2+}，胃酸可使铁溶解并使之维持于可被吸收的离子状态，故维生素 C、胃酸有促进铁吸收的作用。

铁进入细胞后，只有一小部分通过基底侧膜被主动转运出细胞，并进入血液；而大部分则被氧化成 Fe^{3+}，并与细胞内的脱铁蛋白结合成铁蛋白，储存于细胞内作为铁的储备。肠上皮细胞内铁蛋白水平与机体内的铁量呈正相关，当铁过多时，上皮细胞内的铁蛋白含量就会增多；如果细胞内铁蛋白大量积聚，可造成组织细胞的损伤。

铁的吸收量极其有限，正常成人每日吸收铁量约 1 mg，仅占膳食中铁含量的 5% ～ 10%。铁的吸收与人体对铁的需要量有关，孕妇、儿童及急性失血者对铁的吸收量可增加 2 ～ 5 倍。

（3）钙的吸收：钙的吸收部位主要是小肠，其中以十二指肠的吸收能力为最强。食物中的结合钙需转变为离子钙才能被吸收。

钙的吸收是一个主动转运过程，在小肠黏膜细胞的微绒毛上存在着一种钙结合蛋白，与 Ca^{2+} 有很强的亲和力。每分子的钙结合蛋白可运载 4 个 Ca^{2+} 进入胞质。在细胞内，Ca^{2+} 可储存在线粒体内，并可随时被转运出细胞，进入细胞内的 Ca^{2+} 可通过位于基底侧膜上的钙泵或 Na^+-Ca^{2+} 交换体被转运出细胞进入细胞间隙，然后再进入血液。此外，肠腔内的 Ca^{2+} 也可通过上皮细胞顶端膜的 Ca^{2+} 通道进入细胞，或由细胞旁途径被吸收。

从食物中摄取的钙，30% ～ 80% 在肠内被吸收。影响钙吸收的主要因素有维生素 D 和机体对钙的需要状况。其他如食物中的钙和磷的适当比例、肠内一定的酸度、乳酸、某些氨基酸（如色氨酸、赖氨酸和亮氨酸）等都可以促进钙的吸收。食物中的草酸、植酸和脂肪酸等均可与 Ca^{2+} 形成不溶解的化合物，从而影响钙的吸收。

6．维生素的吸收　大部分维生素在小肠的上段被吸收，只有维生素 B_{12} 在回肠被吸收。大多数水溶性维生素 B_1、B_2、B_6、烟酸、维生素 C、生物素和叶酸是通过依赖于 Na^+ 的同向转运体被吸收的。维生素 B_{12} 需先与内因子结合成复合物后，再到回肠被主动吸收。脂溶性维生素 A、D、E、K 的吸收与脂类消化产物的吸收相同。

（四）大肠的吸收功能

大肠长约 1.5 m，包括盲肠、结肠和直肠。每日有 1000 ～ 1500 ml 的小肠内容物进入大肠，其中的电解质大部分被吸收，只有 100 ml 左右的液体和 1 ～ 5 mmol Na^+ 和 Cl^- 随粪便排出。结肠内容物以 5 cm/h 的速度缓慢移动，一些残留维生素会被吸收。如果粪便在大肠内停留时间延长，则几乎所有的水都可被吸收，从而粪便变得坚硬。

大肠黏膜具有高度主动吸收 Na^+ 的能力，Na^+ 的主动吸收导致 Cl^- 的被动同向转运。Na^+ 和 Cl^- 的吸收导致水渗透性吸收增加。大肠吸收 Cl^- 时，通过 Cl^--HCO_3^- 逆向转运，伴有 HCO_3^- 的分泌，HCO_3^- 可中和结肠内细菌产生的酸性产物。

1．肠道菌群的作用　肠道菌群是由数以百计的菌种组成的。婴儿刚刚出生时肠道是无菌的，但很快各种微生物就会进入肠道，在婴儿开始吃固体食物之前，乳酸菌是肠道菌群的主要组成部分。随后，大肠埃希菌处于支配地位，但乳酸杆菌也出现在大多数人的粪便中。

通常情况下，由于盐酸是杀菌剂，所以胃内几乎没有细菌的活动。当盐酸分泌量减少时，可能会降低抑菌作用，导致胃黏膜的炎症，或者增加小肠出现细菌过度增长的风险。

细菌的活动在大肠内。结肠内的细菌导致气体（如氢、二氧化碳、氮、甲烷和一些其他的气体）和有机酸（如乙酸、丙酸、丁酸和乳酸）的产生。细菌活动也可能导致一些潜在有毒物质的产生，如氨、吲哚、胺类，以及酚类化合物，如吲哚-3-乙酸、酪胺、组胺及甲酚等[8-9]。气体和有机酸是粪便有气味的原因。食物的构成可以改变粪便菌群，但这种改变取决于肠道原本的菌群种类。增加益生元，如某些糖、抗性淀粉和膳食纤维等的摄入，会引起微生物总量的增加，如果双歧杆菌、乳酸杆菌和肠道固有菌群增加，会对机体有益。

主要由肉类、脂肪和简单碳水化合物组成的低膳食纤维饮食，会导致腐败菌的增多，如梭状芽孢杆菌和变形杆菌属的比例增加。含有高含量益生菌的食品被认为对人体健康有益，并且可以对抗致病菌的危害。

肠道菌群继续消化那些未被消化的物质，在这个过程当中，细菌合成了几种营养素[10-11]，如维生素K、维生素B_{12}、硫胺素和核黄素等。这些营养素在不同程度上被胃肠道黏膜细胞利用，但是远远不能满足人体营养素的需要。

肠道菌群有助于消化那些没有被吸收或没有被消化的碳水化合物，也有助于将膳食纤维转变为短链脂肪酸和气体。肠道细菌发酵和利用碳水化合物终产物的过程称为结肠废物利用。肠道细菌发酵残余的碳水化合物、多种类型的纤维和一些氨基酸可以有以下几方面的益处：①重新利用少量的产能残余物；②增加短链脂肪酸的生成，短链脂肪酸可以为大肠细胞提供能量；③促进结肠细胞增殖和分化；④降低未被吸收的碳水化合物的渗透负荷；⑤促进电解质和水的吸收[12]。正常情况下，结肠每天可以发酵20～25 g碳水化合物，但机体重新利用这些碳水化合物的能力很有限。在结肠中，过量的碳水化合物和膳食纤维可以引起腹胀、疼痛和偶尔的腹泻，尤其是在一次大量摄入的情况下这种现象更为突出。

2．粪便构成 每日从水果、蔬菜和全谷类食物中摄入20～35 g的膳食纤维，将有利于：①维持大肠表皮细胞正常；②防止大肠内压力过大；③防止便秘和其他可能的肠道疾病。

粪便通常由75%的水和25%的固体组成，但这个比例变化很大。大约1/3由细菌的尸体构成，无机物和脂肪占20%～40%，蛋白质占2%～3%，其他包括未消化的膳食纤维、脱落的上皮细胞和消化液的成分等。

排便次数个体间有一些差异，从每日3次到每3日一次或更久。正常的粪便重量在100～200 g的范围内，从口腔到肛门的通过时间可能为18～72 h。富含水果、蔬菜和全谷类食物的膳食通常会缩短胃肠道内的运输时间，会导致排便次数增加，粪便更软，体积更大。

四、矿工作业环境对消化吸收的影响

环境因素的变化可以直接影响机体的生理状况和代谢。矿工特殊的作业环境和劳动过程，决定了矿工在劳动生产过程中经常接触到多种职业危害，如粉尘、噪声、振动、高温、高湿、有毒有害气体、放射性污染、电离辐射等，这些有害因素在长期的接触中，主要通过皮肤黏膜、呼吸道或神经系统等作用于人体，对机体新陈代谢产生一定影响。由于新陈代谢是维持机体生存和发展必不可少的条件，人体是靠不断从外环境获取营养物质并在物质与能量的转化和耗散过程中才能维持其存在的结构，所以维持代谢的平衡，需要消耗大量的营养素。

由于矿工长期井下作业的特殊性，矿工基础生理代谢增高，能量消耗增大，水盐代谢紊乱，导致机体生理活动的异常变化。井下作业劳动强度大，能量及各种营养素消耗多。高温使交感肾上腺系统广泛兴奋，消化系统功能呈现明显抑制反应，出现消化液的分泌量减少、胃液酸度降低、胃肠排空速度改变，皮肤血管扩张而内脏血流量减少，从而引起消化功能和食欲明显减弱。同时饮水中枢的兴奋也会使食物中枢抑制，影响食欲。饭后不久即开始作业，不能保证胃肠道血液充分供给，不利于消化和吸收，同时由于出汗多，氯离子损失多，加之大量饮水冲淡胃液，降低了消化功能。

（马玉霞）

参考文献

[1] Haschke F. Body composition during adolescence. //98th Ross Conference on Pediatric Research，Body Composition in Infants and Children. Columbus，OH：Ross Laboratories，1989：76-83.

[2] Norgan NG. The beneficial effects of body fat and adipose tissue in humans. Int J Obes，1997，21（9）：738-746.

[3] 孙长颢. 营养与食品卫生学. 6 版. 北京：人民卫生出版社，2007：13-15.

[4] Bengmark S，Jeppsson B. Gastrointestinal surface protection and mucosal reconditioning. JPEN J Parenter Enteral Nutr，1995，19（5）：410-415.

[5] 吕溢，孙明堂，顾景范. 糖类的消化、吸收和代谢. 北京：人民卫生出版社，2004：234-237.

[6] 顾景范，杜寿玢，郭长江. 现代临床营养学. 2 版. 北京：科学出版社，2009：20-21.

[7] 孙长颢. 营养与食品卫生学. 7 版. 北京：人民卫生出版社，2012：164-178.

[8] Geypens B，Claus D，Evenepoel P，et al. Influence of dietary protein supplements on the formation of bacterisl metabolites in the colon. Gut，1997，41（1）：70-76.

[9] MacFarlane GT，Macfarlane S. Human colonic micro biota：ecology physiology and metabolic potential of intestinal bacteria. Scand J Gastroenterol Suppl，1997，222（1）：3-9.

[10] Hill MJ. Intestinal flora and endogenous vitamin synthesis. Eur J Cancer Prev，1997，6（suppl 1）：S43-45.

[11] Stevens EC，Hume ID. Contributions of microbes in vertebrate gastrointestinal tract to production and conservation of nutrients. Physiol Rev，1998，78（2）：393-427.

[12] Mortensen PB，Clausen MR. Short-chain fatty acids in the human colon：relation to gastrointestinal health and disease. Scand J Gastroenterol Suppl，1996，216（1）：132-148.

第三章

营养物质及活性成分的基本需要

食物是人类赖以生存的物质基础，机体摄取食物、利用食物中的营养物质，以维持机体的各种生理功能。食物中含有的各种具有营养功能的成分称为营养素，在传统意义的营养中，营养素是指蛋白质、脂类、糖类、维生素、矿物质和水。随着营养学研究的进展，人们逐渐认识到食物中除了传统意义上的营养素外，食物中还含有另外一些有益健康的成分，如植物化学物等。无论是传统概念上的营养素，还是食物中的活性成分，它们对维持机体健康均具有重要意义。

矿工从事的是特殊工作，他们对营养的需要有其特殊要求。矿工的工种不同，他们所处的环境也不同，生产环境中既可能有生产性粉尘、振动和噪声、有毒有害物质、电离辐射等，又可能面临高温高湿、低照度环境。因此，在营养素的需要上，既要考虑维持机体生理功能的需要，也要考虑各种特殊作业环境对机体生理、生化、物质代谢等方面的影响。通过对特殊因素的研究，为矿工提供科学的膳食，以减轻各种不利环境对机体的不良作用，保障矿工的身体健康[1]。

矿工对营养素的特殊需求详见第六章。

第一节　概　述

一、营养素的种类和分类

食物中具有营养功能的物质称为营养素，即通过食物获取并能在人体内被利用，具有供给能量，构成组织及调节生理功能的物质。

来自食物的营养素种类繁多，人类所需的营养素有 50 多种，根据其化学性质和生理作用可分为六大类，即蛋白质（protein）、脂类（lipids）、糖类（carbohydrate）、矿物质（minerals）、维生素（vitamins）和水（water）。

根据人体对各种营养素的需要量或体内的含量多少，可将营养素分为宏量营养素（macronutrients）和微量营养素（micronutrients）。

1．宏量营养素　人体需要量较大的营养素称为宏量营养素，包括糖类、脂类和蛋白质，这 3

种营养素经体内氧化可以释放能量，又称产能营养素。除了以上 3 种营养素以外，水也属于宏量营养素。

2．微量营养素 人体需要量较小的营养素称为微量营养素，包括矿物质和维生素。根据体内的含量不同，矿物质又可分为常量元素（macroelements）和微量元素（microelements），维生素则根据其溶解性分为脂溶性维生素和水溶性维生素。

除了营养素外，在植物性食物中还含有一类对人体有益的活性成分，它们具有保护人体、预防心血管疾病、预防癌症等慢性非传染性疾病的作用，这类生物活性物质统称为植物化学物。这是植物在代谢过程中产生的次级代谢产物，种类繁多，主要包括类胡萝卜素、植物固醇、皂苷、芥子油苷、多酚、蛋白酶抑制剂、单萜类、植物雌激素、硫化物、植酸等几大类。

天然食物中还存在一些人类营养过程中具有特定作用的有机化合物，如肉碱、半胱氨酸、牛磺酸、谷氨酰胺等。合成这些物质的原料有的是必需营养素，例如肉碱合成的前体物质是必需氨基酸赖氨酸和蛋氨酸；蛋氨酸和丝氨酸通过转硫作用可生产半胱氨酸，半胱氨酸是合成辅酶 A、牛磺酸和无机硫的前体。这些有机物在体内大多数可以合成，但在某些特殊条件下，其合成数量和速度不能满足人体需要，需要从食物中补充。

二、人体的营养需要

（一）营养素的生理功能

营养素的生理功能主要表现为以下 3 个方面。

（1）作为能源物质，供给人体所需要的能量。

（2）供给身体生长、发育和修补组织所需要的原料，构成机体组织成分。

（3）调节机体生理功能。

各类营养素在人体中都有其特定的生理功能，各类营养素之间相互联系、相互配合、错综复杂地维护着人体一切生理活动的正常进行。如蛋白质以构成机体组织为主，脂肪和糖类以供给机体能量为主，维生素则以调节代谢为主。食物所含的营养素各不相同，任何一种食物都不能在质和量上满足人类营养的全部需要，必须通过各种食物相互搭配才能达到合理营养的要求，长期食用单一品种的食物会对机体健康产生不良影响。

（二）营养素的需要量和营养素供给量

1．营养素的需要量（nutritional requirement）

（1）定义：个体对某种营养素的需要量是指机体为维持适宜的营养状况在一定时期内平均每日必须获得的该营养素的最低量。

个体对某种营养素的需要量因年龄、性别、生理特点、劳动状况等多种因素的差异而不同[2]。即使在个体特征一致的群体中，由于个体生理功能的差异，需要量各不相同。适宜的营养状况是指机体处于良好的健康状态并且能够维持这种状态。

（2）不同水平的营养素需要量：由于对“良好的健康状态”有不同的理解，所以人们为维持健康，对于某种营养素也可以有不同的水平。联合国粮食及农业组织和世界卫生组织联合专家委员会提出了 3 个不同水平的营养素需要量[3]。

①基本需要量：是指为预防临床可查知的功能损害所需要的营养素量。机体在满足基本需要量的情况下，临床上不会出现缺乏症的显著症状。

②储备需要量：是指维持组织中储存一定水平的该营养素的需要量。机体在满足储备需要量的

情况下，不仅可以满足基本需要量，而且还有一定水平的储备，这种储备在必要的情况下可用来满足机体的基本需要。

③预防出现明显临床缺乏病的需要量：这个水平的需要量比基本需要量的水平更低。

2．营养素供给量（recommended dietary allowance，RDA） 也称膳食营养供给量建议。在我国称为推荐的每日膳食营养素供给量，也有学者称其为营养素供给量标准，是针对特定人群制订的每日必须由膳食提供各类营养素的摄取标准。它是在生理需要量的基础上，考虑了人群的安全率、饮食习惯、食物消化吸收、烹调加工中的损失和社会及经济条件等因素而制定的适宜数值，此供给量能满足97.5%人群的需要。它是各国行政当局或营养权威学术团体根据营养科学的发展，结合若干具体情况向人们提出的社会各人群一日膳食中应含有的能量和各种营养素种类、数量的建议，是一个人群的概念。

3．膳食营养素参考摄入量（dietary reference intake，DRI） DRI是为了保证人体合理摄入营养素，避免缺乏和过量，在每日膳食中营养供给量（RDA）的基础上发展起来的，是一组每日平均膳食营养素摄入量的参考值。RDA是以预防营养缺乏病为目标而提出的人体所需要一日膳食中能量及营养素的种类和数量。随着经济的发展和膳食模式的改变，营养相关性慢性疾病患病率逐年上升，成为严重威胁人类健康的主要问题之一，营养素和膳食成分影响着一些慢性病的发生和发展，这对营养素的摄入标准提出新要求，因此，在标准制定时，不仅要考虑到预防营养缺乏的需要，还要考虑到预防慢性疾病的风险的需要，DRI正是在这样的情况下提出的。2000年10月，中国营养学会颁布了中国居民DRI[3-4]，包括估计平均需要量（estimated average requirement，EAR）、推荐摄入量（recommended nutrient intake，RNI）、适宜摄入量（adequate intake，AI）和可耐受最高摄入量（tolerable upper intake lever，UL）4个营养素水平指标。

随着营养学的发展，DRI的内容也逐渐增加，2013年，我国营养学家对DRI进行了修订，增加了与慢性非传染性疾病有关的3个指标：宏量营养素可接受范围（acceptable macronutrient distribution ranges，AMDR）[5]，预防非传染性慢性病的建议摄入量（proposed intakes for preventing non-communicable chronic diseases，PI-NCD），简称建议摄入量（PI）和特定建议值（specific proposed levels，SPL）。

（1）平均需要量（EAR）：是指满足某一特定性别、年龄及生理状况群体中50%个体需要量的摄入水平，也是制订推荐摄入量的基础，可用于评价或计划人群的摄入量。

（2）推荐摄入量（RNI）：是指满足某一特定性别、年龄及生理状况群体中97%～98%个体需要量的摄入水平。RNI相当于传统每日膳食营养素供给量，作为个体每日摄入该营养素的目标值。

（3）适宜摄入量（AI）：是指具有预防些疾病功能的摄入水平，是基于对健康人群所进行的观察或实验研究，而得出的具有预防某种慢性病功能的摄入水平。它的数值一般大于EAR，也可能大于RNI。在缺乏肯定的资料作为EAR和RNI的基础时，AI可作为营养素供给量目标，成为保证食用者健康的依据。

（4）可耐受最高摄入量（UL）：是指对某一特定人群中几乎所有个体的健康都无任何不良反应和危险的每日最高营养素摄入水平，它是平均每日摄入营养素的最高限量。目的是为了限制来自膳食和强化食物及膳食补充剂的某一营养素的总摄入量，以防止该营养素引起的长期食用人群的不良作用。

（5）宏量营养素可接受范围（AMDR）：是指脂肪、蛋白质和糖类理想的摄入量范围，该范围可以提供人体对这些必需营养素的需要，并且有利于降低慢性病的发生危险，常用占总能量摄入量的百分比（%）表示。

蛋白质、脂肪和糖类都属于在人体内代谢过程中能够产生能量的营养素，因此被称为产能营养素（energy source nutrient）。它们属于人体的必需营养素，而且它们三者的摄入比例还影响微量营养素的摄入情况。另一方面，当产能营养素摄入过量时又可能导致机体能量储存过多，增加非传染性慢性疾病（noncommunicable chronic disease，NCD）的发生风险。因此，有必要提出 AMDR，以预防营养素缺乏，同时减少摄入过量而导致慢性病的风险。

AMDR 显著的特点之一是具有上限和下限。其下限（L-ADMR）用于满足对能量的需求及预防缺乏；其上限（U-ADMR）用于预防慢性非传染性疾病。如果一个个体的摄入量高于或低于推荐的范围，可能引起罹患慢性病的风险增加，或导致必需营养素缺乏的可能性增加[6]。

（6）预防非传染性慢性病的建议摄入量（PI-NCD 或 PI）：膳食营养素摄入量过高或过低导致慢性病一般涉及肥胖、糖尿病、高血压、血脂异常、脑卒中、心肌梗死及某些癌症。PI-NCD 是以非传染性慢性病（NCD）的一级预防为目标，提出的必需营养素的每日摄入量。当 NCD 易感人群某些营养素的摄入量接近或达到 PI 时，可以降低他们发生 NCD 的风险。

（7）特定建议值（SPL）：近几十年的研究也证明了除营养素以外的某些膳食成分，其中多数属于植物化合物，具有改善人体生理功能、预防慢性病的生物学作用。“中国居民 DRI”提出的特定建议值（SPL），是指某些疾病易感人群膳食中这些成分的摄入量达到或接近这个建议水平时，有利于维护人体健康。

第二节 蛋 白 质

蛋白质（protein）是构成机体细胞、组织和器官的成分，也是一切生命的物质基础，没有蛋白质就没有生命。

在人体内的所有物质之中，除了水以外，干物质的质量一半左右都是蛋白质（protein）。成人肌肉组织干重的 3/4 是蛋白质，脑及神经的干重的近一半为蛋白质。人体已知的 1000 多种酶是由蛋白质构成的。无论是简单的低等生物，还是复杂的高等生物，其复杂的生命活动，都是由组成生物体的蛋白质分子活动来体现的。从原始的单细胞到人体的组织器官，一切有生命的地方都有蛋白质。

一、氨基酸和肽

蛋白质是生物大分子，其基本组成单位是氨基酸，各氨基酸由肽键（酰胺键）连接在一起。由于氨基酸的排列顺序、链的长短、空间结构不同，构成了无数种功能各异的蛋白质。

（一）氨基酸及其分类

组成生物蛋白质的氨基酸有 20 种，可分为四大类：其一为脂肪族氨基酸，包括甘氨酸、丙氨酸、缬氨酸、亮氨酸、异亮氨酸、丝氨酸、苏氨酸、半胱氨酸、蛋氨酸（甲硫氨酸）、天（门）冬氨酸、天（门）冬酰胺、谷氨酸、谷氨酰胺、精氨酸、赖氨酸 13 个氨基酸和 2 个氨基酸的酰胺衍生物；其二是芳香族氨基酸，即苯丙氨酸和酪氨酸；其三是杂环氨基酸，包括组氨酸和色氨酸；其四是杂环亚氨基酸，即脯氨酸。

天然蛋白质中的所有氨基酸都是 L 型氨基酸。虽然蛋白质中不含有 D 型氨基酸，但是，在某些微生物和植物体中常含有 D 型氨基酸。根据氨基酸结构中羧酸的位置可以分为 α- 氨基酸、β- 氨基酸、γ- 氨基酸等。根据氨基酸溶解后的酸碱性可以分为酸性氨基酸、中性氨基酸、碱性氨基酸。根据氨基酸所带电荷的极性可以分为非极性氨基酸、不带电荷的极性氨基酸和带电荷的极性氨基酸。

1．必需氨基酸（essential amino acid，EAA） 是指人体自身不能合成或合成速度不能满足机体需要，必须从食物中摄取的氨基酸。构成人体蛋白质的氨基酸有 20 种，其中有 8 种是必需氨基酸，它们分别是：赖氨酸、色氨酸、苯丙氨酸、蛋氨酸、苏氨酸、异亮氨酸、亮氨酸、缬氨酸。对婴幼儿来说，组氨酸也是必需氨基酸。

2．条件必需氨基酸[7]（conditional amino acid） 半胱氨酸与酪氨酸在体内分别由蛋氨酸和苯丙氨酸转变而成，如果膳食中能够提供半胱氨酸和酪氨酸，则人体对蛋氨酸和苯丙氨酸的需要可分别减少 30% 和 50%，所以半胱氨酸与酪氨酸分别有节省蛋氨酸或苯丙氨酸的作用，故与苯丙氨酸或蛋氨酸合并计算，它们也被称为半必需氨基酸（semiessential amino acid）。另外，在特定的生理、病理条件下，谷氨酰胺、精氨酸、甘氨酸和脯氨酸的合成速度也不能满足机体的需要[8-9]，也被称为条件必需氨基酸。

3．非必需氨基酸（nonessential amino acid） 是指人体可以自身合成，不一定需要从食物中直接供给的氨基酸。

（二）氨基酸模式、限制氨基酸和蛋白质的分类

1．氨基酸模式 人体蛋白质及食物蛋白质在必需氨基酸的种类和含量上存在着差异，在营养学上常用氨基酸模式（amino acid pattern）来反映这种差异。其计算方法是将该种蛋白质中的色氨酸含量定为 1，分别计算出其他必需氨基酸的相应比值，这一系列的比值就是该种蛋白质的氨基酸模式。

当食物蛋白质氨基酸模式与人体蛋白质越接近时，必需氨基酸被机体利用的程度也越高，食物蛋白质的营养价值也相对越高。反之，食物蛋白质中限制氨基酸种类较多时，其营养价值相对较低。

鸡蛋蛋白质与人体蛋白质必需氨基酸模式最接近，常常把鸡蛋蛋白质作为参考蛋白（reference protein）。

2．限制氨基酸 有些食物蛋白质中虽然含有种类齐全的必需氨基酸，但其必需氨基酸模式与人体蛋白质氨基酸模式差异较大，其中某一种或某几种必需氨基酸含量过低，就会影响（限制）其他氨基酸的利用，造成蛋白质营养价值降低，这些含量相对较低的必需氨基酸被称为限制氨基酸（1imiting amino acid）。根据必需氨基酸缺乏程度不同，可称为第一、第二限制氨基酸。

植物性食物中的蛋白质往往相对缺少赖氨酸、苏氨酸、色氨酸、蛋氨酸等，所以其营养价值相对较低。为了提高植物蛋白的营养价值，常常将富含某种氨基酸的食物与缺乏某种氨基酸的食物互相搭配而混合食用，使混合蛋白质的必需氨基酸含量更接近合适比值。从而提高混合蛋白质的生物学价值，这种不同食物间相互补充其必需氨基酸不足的作用称为蛋白质的互补作用（complementary action）。

3．蛋白质的分类 在营养学上，常常根据蛋白质所含的必需氨基酸种类是否齐全及比例是否合理，将蛋白质分为三大类。

（1）完全蛋白质（优质蛋白质）：是一种质量优良的蛋白质，所含必需氨基酸种类齐全，数量充足，比例适宜，用此类蛋白质作为膳食蛋白质唯一来源时不但能维持人体的生命和健康，还能促进生长与发育。鸡蛋蛋白质中含有人体所需的 8 种必需氨基酸，数量充足，组成比例非常接近人体需要。鱼、畜禽肉、奶类、大豆蛋白质中所含必需氨基酸种类也很齐全，因此也是完全蛋白质。

（2）半完全蛋白质：此类蛋白质所含必需氨基酸种类齐全，但相互间比例不合适，有的过多，有的过少，氨基酸组成不平衡，即所含必需氨基酸中含有限制性氨基酸。如果该种蛋白质是人体蛋白质的唯一来源，只能维持生命，不具有促进生长的功能。如小麦、大麦中的醇溶蛋白等。

（3）不完全蛋白质：这是一类缺乏数种必需氨基酸的蛋白质，如果用它作为唯一的膳食蛋白质来源，既不能维持机体健康也不能促进其生长，也不能维持正常的机体生长，从而会出现日趋消瘦的情况。如玉米中的玉黍醇蛋白、软骨、韧带、肌腱之类的动物结缔组织和肉皮之中的明胶等。

在我们日常饮食中，大多数动物蛋白质如肉、禽、鱼、蛋、奶及植物蛋白中的大豆蛋白，一般都是完全蛋白质或优质蛋白质，而植物蛋白质大多数缺乏赖氨酸、蛋氨酸、苏氨酸和色氨酸中的一种或多种，不如动物蛋白质好，是不完全蛋白质。

（三）肽类

蛋白质水解后的次级结构称为肽。含 10 个以上氨基酸残基的肽称为多肽，含 10 个以下氨基酸残基的肽称为寡肽，含 3 个或 2 个氨基酸残基的肽称为三肽或二肽。

研究发现，有些活性肽直接可以从肠道吸收进入血液，发挥其重要的功能，如参与机体免疫调节、促进矿物质吸收、降血压、清除自由基等。

二、蛋白质的生理功能

（一）构成人体组织成分

蛋白质是生命的物质基础，占人体体重的 15% ～ 18%，占人体干重的 50% 左右，是构成人体细胞组织最重要的材料，人体的一切细胞组织都由蛋白质组成。蛋白质还是人体内必需氮元素的唯一来源。

（二）促进生长发育

机体储存蛋白质的量很少，在营养充足时，也不过只有体蛋白总量的 1% 左右。正常人体内全部蛋白质每日有 3% 左右会进行更新，因此必须每天从食物中补充蛋白质，维持机体组织更新与修复。

（三）参与机体生理功能的调节过程

体内许多具有重要生理调节功能的微量物质本身就是蛋白质，如酶、激素、抗体、担负运输功能的血红蛋白、脂蛋白和铁蛋白等，以及调节渗透压的白蛋白。另外，信息的传递和记忆的本质都与蛋白质有关。在生命活动中，将氧气供给全身组织，同时将新陈代谢所产生的二氧化碳排出体外的运输工具就是血红蛋白。而血红蛋白又是红细胞的主要成分，也是红细胞行使特异功能的物质基础。血浆中有多种蛋白质，对维持血液的渗透压、维持细胞内外的压力平衡起着重要作用。血浆中含有的抗体，主要是丙种球蛋白，是一种具有防御功能的蛋白质，如果人体缺少它，就会受到细菌或病毒侵袭而患病。在物质代谢中，都需要酶系统的催化或调节，而酶的本质就是蛋白质。在调节代谢过程中，蛋白质以酶和激素的形式出现，发挥了生命活动中的“指挥员”作用。

（四）供给能量

在一般情况下，机体的能量不是主要由蛋白质提供的，但在组织细胞不断更新过程中，蛋白质分解成氨基酸后，有一小部分不再被利用而分解产能；也有一部分被吸收的氨基酸，由于摄入过多或不符合体蛋白合成的需要而氧化产能。人体每天所需能量有 10% ～ 15% 来自蛋白质。在特殊情况下，如果糖和脂肪摄入不足时，机体只能利用蛋白质产生能量。

（五）参与机体活动

心脏搏动、呼吸运动、胃肠蠕动及日常各种劳动等，都离不开肌肉的收缩，肌肉是由各种肌蛋白构成的，如肌球蛋白、肌丝蛋白等，肌肉的收缩离不开这些具有肌肉收缩功能的蛋白质。

三、蛋白质的消化、吸收和代谢

蛋白质消化的主要场所在小肠。由胰腺分泌的胰蛋白酶和糜蛋白酶使蛋白质在小肠中被分解为氨基酸和部分二肽和三肽，再被小肠黏膜细胞吸收、代谢。机体每天由于皮肤、毛发和黏膜的脱落，妇女月经期的失血，以及肠道菌体死亡排出等，损失约 20 g 蛋白质，这种氮排出是机体不可避免的氮消耗，称为必要的氮损失。理论上只要从膳食中获得相当于必要的氮损失的量，即可满足人体对蛋白质的需要，维持机体的氮平衡。当摄入氮和排出氮相等时，为零氮平衡。如摄入氮多于排出氮，则为正氮平衡，而摄入氮少于排出氮时，为负氮平衡。

四、食物蛋白质营养学评价

评价食物蛋白质的营养价值，对于食品品质的鉴定、新的食品资源的研究和开发、指导人群膳食等许多方面都是十分重要的。各种食物中蛋白质的含量、氨基酸模式等都不一样，人体对不同的蛋白质的消化、吸收和利用程度也存在差异，所以营养学上主要从食物蛋白质含量、被消化吸收的程度和被人体利用程度 3 个方面全面进行评价。常用的指标如下。

（一）蛋白质的含量

虽然蛋白质的含量不等于质量，但是没有一定数量，再好的蛋白质其营养价值也有限。所以蛋白质含量是食物蛋白质营养价值的基础。食物中蛋白质含量测定一般使用微量凯氏定氮法，测定食物中的氮含量，再乘以由氮换算成蛋白质的换算系数，就可得到食物蛋白质的含量。

（二）蛋白质消化率

蛋白质消化率（digestibility）不仅反映了蛋白质在消化道内被分解的程度，同时还反映消化后的氨基酸和肽被吸收的程度。

$$\text{蛋白质消化率（\%）} = \frac{\text{吸收氮}}{\text{摄入氮}} \times 100\%$$

其中，吸收氮 = 摄入氮 - 粪氮。

在进行消化率的计算时，考虑到粪氮中还包含有粪代谢氮，因此在计算过程中应去除粪代谢氮部分，该计算结果才真正反映了食物蛋白质被消化的程度，称为蛋白质的真消化率（true digestibility）。

$$\text{蛋白质真消化率（\%）} = \frac{\text{摄入氮} - (\text{粪氮} - \text{粪代谢氮})}{\text{摄入氮}} \times 100\%$$

在实际应用中，往往不考虑粪代谢氮，这种消化率称为表观消化率（apparent digestibility）。

$$\text{蛋白质表观消化率（\%）} = \frac{\text{摄入氮} - \text{粪氮}}{\text{摄入氮}} \times 100\%$$

（三）蛋白质利用率

1．蛋白质生物价（biological value，BV） 是反映食物蛋白质消化吸收后，被机体利用程度的指标，生物价的值越高，则表明其被机体利用程度越高，最大值为 100。计算公式如下。

$$蛋白质生物价=\frac{储留氮}{吸收氮}\times 100\%$$

其中，储留氮 = 吸收氮 –（尿氮 – 尿内源性氮）；吸收氮 = 摄入氮 –（粪氮 – 粪代谢氮）。

2．蛋白质净利用值（net protein utilization，NPU） 是反映食物中蛋白质被利用程度的指标，它综合考虑了食物蛋白质消化和利用两个方面，因此更为全面。理论上讲，蛋白质净利用值在 0 ～ 100。计算公式如下。

$$蛋白质净利用值=消化率\times 生物价=\frac{储留氮}{摄入氮}\times 100\%$$

3．蛋白质功效比值（protein efficiency ratio，PER） 是用处于生长阶段中的幼年动物在实验期内，其体重增加和摄入蛋白质的量的比值用于反映蛋白质的营养价值的指标。

$$蛋白质功效比值=\frac{动物体重增加（g）}{摄入食物蛋白质（g）}$$

4．氨基酸评分（amino acid score，AAS） 也称蛋白质化学评分，该方法是用被测食物蛋白质的必需氨基酸评分模式和推荐的理想的模式或参考蛋白质的模式进行比较，可反映蛋白质构成和利用率的关系，AAS 值的范围在 0 ～ 1。

$$氨基酸评分=\frac{被测蛋白质每克氮（或蛋白质）中氨基酸（mg）}{理想模式或参考蛋白质中每克氮（或蛋白质）中氨基酸（mg）}$$

5．蛋白质消化率校正的氨基酸评分（protein digestibility corrected amino acid score，PDCAAS） 氨基酸评分的方法比较简单，缺点是没有考虑食物蛋白质的消化率。为此，美国食品药品管理局（FDA）提出了一种新的评价方法，即 PDCAAS。这种方法可替代蛋白质功效比值，对除孕妇和婴儿以外的所有人群的食物蛋白质进行评价。PDCAAS 值的范围在 0 ～ 1。

$$蛋白质消化率校正的氨基酸评分=氨基酸评分\times 蛋白质真消化率$$

食物蛋白质营养价值的评价除上述方法和指标外，还有包括相对蛋白质值、净蛋白质比值、氮平衡指数等。

五、蛋白质营养不良及营养状况评价

蛋白质缺乏在成人和儿童中都有发生，但以处于生长阶段的儿童更为敏感。蛋白质缺乏常伴有能量不足，故称为蛋白质 - 能量营养不良，临床表现有水肿型和消瘦型两种。反映体内蛋白质营养水平的常用指标主要为血清白蛋白和血清运铁蛋白等。

六、蛋白质的参考摄入量

蛋白质的生理需要量应以维持成人氮平衡为准。在 2017 年版的《中国居民膳食营养素参考摄入量》中，中国居民蛋白质推荐摄入量（RNI）为成年男子 65 g，成年女子 55 g。考虑到矿工除了劳动强度大以外，在经常接触的职业危害中，有的可增强机体蛋白质的分解代谢，或者增加氮的体外排出，或者提高某些生理活性物质的生物合成和个别氨基酸的特殊需要，因而使蛋白质的总需要量增加。所以，矿工的蛋白质供给量应适当提高为 120 g，使蛋白质供给能量约为 480 kcal，占到一日总摄入能量的 12% 以上，并应使动物性及大豆蛋白质等优质蛋白的比重占 1/3 ～ 1/2 为宜。

七、蛋白质的食物来源

蛋白质广泛存在于动植物食物中，能为机体提供丰富的必需氨基酸的优质蛋白质，主要存在于动物性食品、大豆及其制品中，植物蛋白质以大豆含量为最高，肉类则以鸡肉含动物蛋白量为最高。干贝是水生动物中含蛋白质最高的食品，其次为鲤鱼、牛肉、羊肉、猪肉、鸡蛋。瘦肉含有蛋白质 16% ～ 20%，鱼类 10% ～ 12%，蛋类 12%，牛奶 3.0%，大豆 30% ～ 40%，粮食 8% ～ 10%。谷类食品蛋白质的含量虽然不高，但谷类食品每日摄入量大，从而成为膳食蛋白质的重要来源，但由于谷类蛋白质多为不完全蛋白质，所以要适当增加动物和大豆蛋白质的比例，以补充其赖氨酸缺乏和不足。一般来讲，动物性食品消化率较高，奶类的消化率为 97% ～ 98%，蛋类为 98%，肉类为 92% ～ 94%；植物性蛋白质由于被纤维包围，不易与消化酶接触，所以消化率较低。大豆整粒进食的消化率仅为 60%，而加工成豆腐则消化率可提高至 80%。我国居民牛奶和大豆的消费量都很低，应大力提倡在我国居民膳食中增加奶类、豆类及其制品的消费量。

第三节 脂 类

脂类（lipids）是一类混合有机化合物，包括脂肪（fat）和类脂（lipoids）。前者主要是脂肪和油，是体内重要的储能和供能物质，约占体内脂类总量的 95%；后者种类很多，其中主要有磷脂、固醇、糖脂和脂蛋白等，约占体内脂类总量的 5%。

一、脂类的分类和化学性质

脂类主要由碳、氢、氧 3 种元素组成，有的还含有氮、磷和硫。脂类的化学结构差异很大，但它们都有一个共同特性，即不溶于水，而溶于乙醚、三氯甲烷（氯仿）、苯等非极性溶剂中，应用这类溶剂可将脂类化合物从细胞和组织中提取出来。脂类是生物体中所有能够溶于有机溶剂的多种化合物的总称，它们在化学结构上本不属于一类化合物，虽然在分子组成上大都是脂肪酸与多元醇所组成的酯，但有些是异戊二烯的聚合物，有些脂类化合物分子结构中还具有亲水的极性端和疏水的脂链（或脂环）结构。

（一）脂肪

脂肪又称三酰甘油（triglyceride），是由 1 分子的甘油和 3 分子的脂肪酸结合而成。膳食脂肪主要为三酰甘油。脂肪酸可分为饱和脂肪酸、单不饱和脂肪酸和多不饱和脂肪酸。多不饱和脂肪酸中的亚油酸（18 碳乙烯酸）和 α- 亚麻酸在体内不能合成，必须由食物供给，故称为必需脂肪酸（essential fatty acid，EFA）。通常含有 4 ～ 12 个碳的脂肪酸都是饱和脂肪酸，碳链更长时可出现 1 个甚至多个双键，成为不饱和脂肪酸。不饱和脂肪酸中由于双键的存在可出现顺式及反式的立体异构体。天然的不饱和脂肪酸几乎都是以不稳定的顺式异构体形式存在。脂肪酸的构型对熔点会有很大的影响，如顺式油酸熔点为 14℃，而反式油酸则高达 44℃。人体组织中的脂肪以软脂酸（棕榈酸

$C_{16:0}$）和油酸（$C_{18:1}$）为主要组成成分，其他动物也类似，但牛、羊的脂肪中硬脂酸（$C_{18:0}$）含量高，而油酸和亚油酸含量少。因此，不能依靠脂肪酸的组成来判断种属。

（二）类脂

类脂包括磷脂（phosphatide）和固醇类（sterols）。磷脂按其组成结构可分为两类：一类是磷酸甘油酯，另一类是神经鞘酯，而磷酸甘油酯主要与营养有关。机体主要的神经鞘酯是神经鞘磷脂（sphingomyelin），其分子结构中不含甘油，但含有脂肪酰基、磷酸胆碱和神经鞘氨醇。固醇类为一些类固醇激素前体，如 7- 脱氢胆固醇即为维生素 D_3 的前体。胆固醇（cholesterol）是人体中主要的固醇类化合物，人体内的胆固醇有些已经酯化，即形成胆固醇酯。动物性食物所含的胆固醇，有些也是以胆固醇酯的形式存在的，所以膳食中含有的是胆固醇和胆固醇酯的混合物。人体组织中最常见的胆固醇酯为胆固醇的油酸酯和胆固醇的亚油酸酯。这些酯类在血浆脂蛋白、肾上腺皮质和肝中都大量存在。低密度脂蛋白（LDL）中约有 80% 的总胆固醇是以胆固醇酯的形式存在；高密度脂蛋白（HDL）中则含 90%。在动脉粥样硬化病灶中，堆积在动脉壁的脂类以胆固醇酯最多。胆固醇酯作为体内固醇类物质的一种储存形式，也是人体组织中非极性最大的脂类。胆固醇酯在细胞膜和血浆脂蛋白之间或在各种血浆脂蛋白之间，都不容易进行交换，与游离的胆固醇不同。植物中不含胆固醇，但含有的其他固醇类物质通称为植物固醇，植物固醇与胆固醇的固醇环状结构完全一样，区别仅在于侧链构型和固醇环成键模式[10-11]。与胆固醇相比，植物固醇难以吸收，血浆水平也低；另外，植物固醇能够取代肠内微团上的胆固醇，因此它们可以降低胆固醇的吸收率。

二、必需脂肪酸

必需脂肪酸是指人体不可缺少而自身又不能合成，必须通过食物供给的脂肪酸。亚油酸和 α- 亚麻酸是人体必需的两种脂肪酸。事实上，n-3 和 n-6 系列中许多脂肪酸如花生四烯酸、二十碳五烯酸、二十二碳六烯酸等都是人体不可缺少的脂肪酸，但人体可以利用亚油酸和 α- 亚麻酸来合成这些脂肪酸。

必需脂肪酸主要有以下功能。

1．构成磷脂的重要组成成分 磷脂是细胞膜的主要结构成分，它是膜磷脂具有流动性的物质基础，因此必需脂肪酸与细胞膜的结构和功能直接相关。

2．合成前列腺素的前体物质 前列腺素具有多种生理功能，如使血管扩张和收缩、神经刺激的传导、影响肾对水的排泄等，奶中的前列腺素可以防止婴儿消化道损伤等。近年来，研究认为必需脂肪酸有减少血栓形成和血小板凝聚的趋势，可能与必需脂肪酸作为前列腺素和凝血素的前体有关。

3．参与胆固醇的代谢 体内约 70% 的胆固醇与必需脂肪酸酯化成酯，在低密度脂蛋白和高密度脂蛋白中，胆固醇和亚油酸形成亚油酸胆固醇酯，然后被转运和代谢。高密度脂蛋白可将胆固醇运往肝而被代谢分解，其他 n-3 和 n-6 系列的多不饱和脂肪酸，如二十碳五烯酸、二十二碳六烯酸也被认为具有降血脂的作用。

4．参与合成类花生酸物质 类花生酸是指二十碳三烯酸、二十碳四烯酸、二十碳五烯酸在环氧化酶和脂氧合酶的作用下生成的一系列氧化产物，如前列腺素、血栓素、白三烯等，这些类花生酸是很多生化过程的重要调节剂，在协调细胞间生理作用中起重要作用，如调节血压和血脂、调节血栓的形成及调节机体对伤害、感染的免疫反应等。

必需脂肪酸缺乏，可引起生长迟缓、生殖障碍、皮肤损伤，以及肾、肝、神经和视觉方面的多种疾病。而过多多不饱和脂肪酸的摄入也可使体内有害的氧化物、过氧化物等增加，同样对身体可产生多种慢性危害。

三、脂类营养价值的评价

食用脂肪营养价值的高低，主要取决于脂肪的消化吸收率、必需脂肪酸的含量及脂溶性维生素的含量等。

（一）必需脂肪酸（EFA）的含量

脂肪中 EFA 的含量越多，则其营养价值越高。一般而言，植物油中含量多，但椰子油除外；动物油中含量较少，但鱼油除外。脂肪中必需脂肪酸含量较高，其脂肪的营养价值也越高。含必需脂肪酸较多的脂肪有：向日葵油 52% ~ 64%，豆油 56% ~ 63%，棉籽油 35% ~ 96%，花生油 13% ~ 27%。一般说来，动物脂肪含必需脂肪酸少，其营养价值不如植物油。

（二）消化吸收率

脂肪一般不溶于水，经胆汁的乳化作用后才能消化吸收和利用；脂肪的消化率与其熔点有密切关系，熔点较低的脂肪酸容易消化，因为进入十二指肠的脂肪必须是液体乳糜状态才能被吸收，所以熔点接近体温或低于体温的脂肪，消化率越高，营养价值也越高。一般植物油的熔点低于一般脂肪，从而吸收率较高。而动物油属于硬脂，消化率也较低。正常情况下，脂肪的吸收率约为 95%，尽管不饱和脂肪的吸收率高于饱和脂肪，但从实际情况来看，这些差异并不大[12]。

（三）脂溶性维生素的含量

蛋、奶、肝和鱼肝油富含维生素 A、D，植物油中富含维生素 E。动物的储备脂肪几乎不含维生素，而肝中含有丰富的维生素 A、D，奶和蛋黄中的维生素 A、D 也很丰富；植物油中虽然维生素 A、D 较为缺乏，但维生素 E 的含量较动物高出很多。

四、脂类的生理功能

（一）储存和供给能量

中性脂肪是食物中效率较高的能源，也是人体中储能的最好形式，经脱氢氧化后释放大量的能量。脂肪是机体储存能量的仓库，体内的脂肪是产能效率最高的一种热源物质。每克脂肪在体内经过氧化可给机体提供约 38 kJ 的能量，比等量的蛋白质或糖类的供能量大 1 倍多，所以脂肪在供能方面比蛋白质和糖类都优越，储存脂肪是储存能量的一种方式。体内营养过多时，过剩的糖、蛋白质等可转变成脂肪的形式储存起来，一旦营养缺乏，则又可把脂肪转化为糖类供人体之需，因此，胖人比瘦人能够更耐饥饿和更耐消耗。体内把糖类转变成脂肪形式储存能量的好处是体积小、含水少。

（二）构成机体组织

中性脂肪构成皮下和脏器周围脂肪，起保温、支撑作用；磷脂和固醇是细胞膜的主要成分，参与固醇类激素的合成。脂肪是构成人体细胞的主要成分，类脂中的磷脂、糖脂和胆固醇是组成人体细胞膜类脂层的基本原料，脂类中的胆固醇、磷脂与蛋白质结合，构成细胞的各种膜，脂类为神经和大脑的重要组成部分，胆固醇还是合成激素的原料。这些类脂物质在维持机体细胞生理功能和参与神经传导过程中均起着重要作用。

（三）提供必需脂肪酸，调节生理功能

必需脂肪酸有调节人体生理功能的作用，如它能促进人体发育，维持皮肤和毛细血管的健康，对皮肤有保护作用，参与磷脂的合成，构成细胞膜和线粒体膜；增加乳汁的分泌，减轻放射线照射

所造成的皮肤损伤，降低血胆固醇和三酰甘油含量，减少血小板黏附性作用，具有防止血栓形成和血小板凝聚的作用，有助于防止冠状动脉粥样化性心脏病的发生；参与前列腺素和精子的形成。是合成前列腺素的前体，亚油酸缺乏时，会发生皮肤病（如皮肤湿疹、鳞屑样皮炎），导致生长发育缓慢，出现脱发、毛发干燥或断裂，育龄男女青年严重缺乏亚油酸，可导致生育异常及乳汁分泌减少等现象。

（四）促进脂溶性维生素吸收利用，增加食欲和饱腹感

脂肪能协助脂溶性维生素的吸收，如维生素 A、D、E、K 及胡萝卜素等，必须溶解在脂肪里才能被运输和吸收，如果没有脂肪，这些脂溶性维生素就无法正常地被吸收和利用。

（五）维持体温，保护脏器

脂肪是热的不良导体，分布在皮下的脂肪可减少体内热量的过度散失，对维持人的体温和御寒起着重要的作用，所以胖人一般较耐寒。分布在器官、关节和神经组织等周围的脂肪组织，起着隔离层和填充衬垫的作用，可以保护和固定器官，如肾周围脂肪少就易发生肾下垂，所以肾下垂多发于瘦人。

综上所述，脂肪对于维持机体正常的生命活动具有重要的作用，是人体不可缺少的营养素。害怕发胖而拒食含脂肪较多的食物的做法是不对的；同样，“贪图口福，嗜食膏粱厚味”（肥胖、细粮泛指美味饭菜。意思是吃饭不节制，过多摄入含脂肪多的食物）的做法也是不可取的。按照我国居民的膳食习惯，脂肪的供给量应占总能量的 20% ～ 30%。一名 65 kg 体重，从事一般体力劳动的成年男子，每天至少要从食品中获得 50 g 脂肪才能满足机体对脂肪的需要。

五、脂类的参考摄入量

人们膳食中脂肪的含量受民族、地方习惯和气候等因素的影响而有所差别，脂肪的适宜摄入量（AI）以脂肪产能占总能量的百分比计，成人为 20% ～ 30%。其中饱和脂肪酸产生能量所占的比例应低于 10%；单不饱和脂肪酸未提出 AI 值，但其宏量营养素可接受范围（AMDR）应大于能量摄入量的 15%；n-6 多不饱和脂肪酸 AI 为 4%，AMDR 为 2.5% ～ 9%；n-3 多不饱和脂肪酸的 AMDR 为 0.5% ～ 2.0%，其中 α- 亚麻酸的 L-AMDR 为 $>$ 0.5%。根据一些营养调查资料，由于矿工井下作业特点，矿工也往往存在摄取脂肪偏低的情况。脂肪为高能量食物，有较强的饱腹作用，通过适当缩小食物的体积，对增强膳食的感官性质、刺激食欲有重要意义。矿工的脂肪产能占一日总能量的百分比不低于 23% 较为合理。

六、脂类的食物来源

膳食中的脂肪主要来自植物性和动物性两类食物。植物性脂肪来自花生、大豆、棉籽、菜籽、芝麻等油料作物、坚果及谷类胚芽，不饱和脂肪酸含量高。动物性脂肪来自猪油等动物油脂、奶油、蛋黄、骨髓等，主要含饱和脂肪酸，但鱼类含有较多的多不饱和脂肪酸。含磷脂比较多的食物为蛋黄、肝、大豆、麦胚和花生等。动物脑、肝、肾等内脏和蛋类都含有丰富的胆固醇，肉类和奶类中也含有一定量的胆固醇类物质。

第四节 糖 类

糖类是一大类有机化合物。1844 年，俄罗斯化学家 Schmidt 指出，糖类含有一定比例的 C、H、O 三种元素，其中 H 和 O 的比例恰好与水相同，为 2∶1，类似于碳和水的化合物，故称此类化合物为碳水化合物（carbohydrate），这一名称一直沿用至今。

随着对糖类的研究进展，逐步发现这类化合物的 C∶H∶O 的比例并不全部都是 1∶2∶1，如糖醇和一些多糖，因此，有科学家建议对糖类更准确的定义应该是以单体或聚合体形式存在的多羟基的醛、酮、醇或酸。

糖类是人类能量的主要来源，20 世纪 90 年代末期以来，随着人们对糖尿病等慢性病研究的深入和对膳食治疗的认识，糖类所有的作用均来源于它的两大特性：小肠消化和结肠发酵。小肠消化与血糖和供能有关，发酵与其肠道健康等功能有关。据此，一些新术语如膳食纤维、抗性淀粉、益生元、血糖生成指数等纷纷被提出，这些新术语体现了科学界对不同种类糖类吸收利用差异上的认识。

一、糖类的分类

糖类是一大类化合物，目前有多种分类方法。

（一）根据化学结构和生理作用分类

综合物理结构、化学特点、生理和营养学的考虑，通常把糖类分为糖、寡糖和多糖 3 类。

1. 糖 根据联合国粮农组织（FAO）/ 世界卫生组织（WHO）的定义[13]，“糖（sugar）”是对单糖、双糖和糖醇的统称。

（1）单糖：是最简单的糖，通常条件下不能再被直接水解为分子更小的糖。单糖是构成各种寡糖和多糖的基本组成单位，每分子含有 3 ~ 9 个碳原子。按碳链中碳原子的多少，可分为丙糖、丁糖、戊糖、己糖、庚糖、辛糖及壬糖。己糖和戊糖在自然界中分布最广，含量最多；丙糖、丁糖和庚糖多以中间代谢物的形式存在；辛糖和壬糖则比较少见。单糖具有醛基或酮基。有醛基的称为醛糖，有酮基者称为酮糖。

（2）双糖：是两个相同或不同的单糖分子上的羟基脱水生成糖苷，而形成的糖分子。自然界最常见的双糖是蔗糖及乳糖。此外，还有麦芽糖、海藻糖、异麦芽糖、纤维二糖、壳二糖等。

（3）糖醇：是单糖的重要衍生物，常见有山梨醇、甘露醇、木糖醇、麦芽糖醇等。糖醇与其他糖类不同，它们不易消化，血糖生成指数低，产能相对缓慢。与其他糖类相比，糖醇的另一个特点是不易引起龋齿[14]。

2. 寡糖 又称低聚糖，由 3 ~ 9 个单糖分子通过糖苷键构成的聚合物，根据糖苷键的不同而有不同的名称。FAO 根据专家建议，定义糖单位≥ 3 和＜ 10 聚合度为寡糖和糖的分界点。目前已知的几种重要寡糖有棉籽糖、水苏糖、异麦芽低聚糖、低聚果糖等，这些寡糖的甜度通常只有蔗糖的 30% ~ 60%。

（1）棉籽糖（raffinose）：又称蜜三糖，是一种三碳糖。几乎和蔗糖一样广泛分布于多种植物的种子、果实、花及根茎中。甘蔗和棉籽中含量尤多。棉籽糖由 D- 半乳糖、D- 葡萄糖、D- 果糖各 1 分子而组成，前两者以 α-1，6 糖苷键相连，后两者借 1，2- 半缩醛缩合的糖苷键相连，棉籽糖是一种无还原性的糖。

（2）水苏糖（stachyose）：是一种四糖，在食物中通常多与蔗糖和棉籽糖同时存在。食物中的水苏糖是由 2 分子的 D- 半乳糖、1 分子的 D- 葡萄糖及 1 分子的 D- 果糖组成。

（3）低聚果糖（fructooligosaccharide）：又称寡果糖或蔗果三糖族低聚糖，是由蔗糖分子的果糖残基上结合 1 ~ 3 个果糖而组成。低聚果糖主要存在于日常食用的水果、蔬菜中，如洋葱、大蒜、香蕉等。天然的和微生物酶法得到的低聚果糖大多是直链状，在蔗糖分子上以 β-1 ~ 3 个果糖分子结合成的蔗果三糖、蔗果四糖和蔗果五糖。低聚果糖的甜度为蔗糖的 30% ~ 60%，难以被人体消化吸收，被认为是一种水溶性膳食纤维，但易被大肠双歧杆菌利用，是双歧杆菌的增殖因子。此外，低聚果糖不能被突变链球菌作为发酵底物生成不溶性葡聚糖，不提供口腔微生物沉淀、产酸、腐蚀的场所，故可作为预防龋齿甜味剂。

（4）大豆低聚糖（soybean oligosaccharide）：是大豆中可溶性糖的总称，主要由水苏糖、棉籽糖和蔗糖组成。除大豆外，在扁豆、豌豆、绿豆和花生等中均有大豆低聚糖存在。其甜味特性接近于蔗糖，甜度为蔗糖的 70%，但能量仅为蔗糖的 50% 左右。大豆低聚糖也是肠道双歧杆菌的增殖因子，可作为功能性食品的基料，可以部分代替蔗糖应用于酸奶、冰淇淋、糕点、糖果等食品中。

在小肠中，寡糖几乎不被消化，它们与膳食纤维的作用极为相似，部分寡糖可刺激肠内有益菌群的生长。另外，由于寡糖几乎不影响食品的性状和风味，所以它们是制作健康食品的首选甜味剂[15]。

3．多糖 是指由大于或等于 10 个单糖分子脱水缩合，并借 1，4- 或 1，6- 糖苷键彼此连接而成的高分子聚合物。多糖在性质上与单糖和低聚糖不同，一般不溶于水，无甜味，不形成结晶，无还原性。在酶和酸的作用下，水解成单糖残基不等的片段，最后成为单糖。

根据营养学上的分类方法，多糖可分为淀粉和非淀粉多糖。

（1）淀粉（starch）：是人类的主要食物，存在于谷类、根茎类等植物中，由葡萄糖聚合而成，因聚合方式不同分为直链淀粉和支链淀粉。直链淀粉是 D- 葡萄糖残基以 1，4 糖苷键连接而成的线性结构，组成支链淀粉的葡萄糖残基有 200 ~ 980 个，直链淀粉遇碘产生蓝色反应，且易于“老化”，形成难以消化的抗性淀粉。支链淀粉呈枝杈状结构，由 600 ~ 6000 个葡萄糖残基组成，支链淀粉遇碘产生棕色反应，且易于“糊化”，从而提高消化率。

（2）非淀粉多糖（non starch polysaccharides，NSP）：大多由植物细胞壁成分组成，包括纤维素、半纤维素、果胶等；还有非细胞壁物质，如植物胶质、海藻胶类和菊粉等。这类物质也被称为膳食纤维。木质素虽然不是糖类，但因检测时不能分离出木质素，故也将其包括在膳食纤维中。纤维素是植物细胞壁的主要成分，由数千个葡萄糖通过 β-D（1，4）糖苷键连接起来的直链淀粉。半纤维素是由五碳糖和六碳糖连接而成的支链淀粉，谷类中的可溶性半纤维素称为“戊聚糖”。果胶是存在于水果中的多糖，它含有甲基化羧基的果胶酸。

人体消化液中缺乏消化非淀粉多糖的酶类，不能使之变成单糖而被吸收利用，但肠道中存在多种非致病性细菌，它们能产生水解纤维素和果胶的各种酶，可将其分解被人体间接吸收。但人体肠道中含此类细菌不多，靠这种作用利用纤维素及果胶的能力微乎其微。

抗性淀粉（resistant starch，RS）是膳食纤维的一种，人类小肠不能对它们进行消化和吸收。

（二）糖类其他分类方法

1．根据糖类能否被消化分类 可分为可消化的糖类和不可消化的糖类。这个概念由可利用的糖类和不可利用的糖类演变而来。可利用的糖类是指能够被人体消化、吸收和利用的糖类，包括淀粉和可溶性糖类；不可利用的糖类是指不能被人体消化、吸收和利用的糖类，包括纤维素和半纤维素。但随着营养科学研究的进展，人们认识到糖类的“被利用”不只是通过被消化吸收提供能量这样一种方式，不能在小肠中被消化的糖类，经过结肠时部分被细菌发酵，产生短链脂肪酸，或者帮助益生菌生长，为机体提供其他方面的生理功能。

2．益生元（prebiotics） 是指不被人体消化系统消化和吸收，能够选择性地促进宿主肠道内原有的一种或几种有益细菌（益生菌）生长繁殖的物质。通过益生菌的生长繁殖，抑制有害菌的生长，从而达到调整肠道菌群，促进机体健康的目的。乳果糖、异麦芽低聚糖等是益生元的代表物质。

3．食物血糖生成指数 食物血糖生成指数（glycemic index，GI）是评价食物引起餐后血糖反应的一个生理指标，能真实地反映机体对食物中糖类的利用程度和食物摄入后对人体血糖的影响。

$$GI=\frac{\text{含一定量糖类（50 g）的被测食物餐后 2 h 血糖曲线下面积}}{\text{等量葡萄糖（50 g）餐后 2 h 血糖曲线下面积}}\times 100\%$$

食物糖类经消化吸收后使血糖明显升高，餐后血糖升高速度的快慢对不同健康水平和生理需要不同的人有着重要的意义。GI ＞ 70 为高 GI 食物，如面包、馒头、大米、面条、烙饼、南瓜、油条、小米、西瓜等；GI 在 56 ～ 69 者为中 GI 食物，如熟土豆、荞麦面条、糯米、大麦粉、玉米粉、菠萝等；GI ＜ 55 为低 GI 食物，如荞麦、藕粉、山药、豆类、苹果、猕猴桃、柑橘、葡萄、柚子、梨等。

二、糖类的生理功能

糖类是组成人体的重要成分之一，占人体干重的 2%。

（一）提供能量

糖类是人类最广泛、最经济、最主要的能量来源，是人生命活动和劳动做功所需能量的主要供给者。在正常情况下，60% ～ 70% 的能量是靠糖类供应的。糖类在体内消化吸收完全，是最主要最经济的供能营养素，1 g 糖类在体内氧化可产生约 16.7 kJ（4 kcal）的能量。糖原是糖类在体内的储存形式，主要存在于肝和肌肉中，当机体需要能量时可迅速分解。并且糖类是心脏、大脑、红细胞、白细胞等重要组织细胞的唯一能量来源。

（二）构成机体组织的主要成分，参与生命过程

核糖与脱氧核糖是核酸的必要组分，糖蛋白、糖脂构成细胞膜，黏蛋白（氨基多糖）形成结缔组织。糖类是构成机体的重要物质，并参与细胞的许多生命活动。糖是神经和细胞的重要组成物质。所有神经组织和细胞粒中都含有糖类，作为控制和代替遗传物质的基础——脱氧核糖核酸和核糖核酸都含有核糖。糖也是细胞的组成成分之一，机体的所有组织和细胞中都含有糖。

（三）抗生酮作用

脂肪在体内代谢产生的乙酰基必须要先与由糖类代谢产生的草酰乙酸结合，才能进入三羧酸循环彻底氧化。如果膳食中糖类的摄入不足，产生的草酰乙酸不足，可以导致体内的脂肪氧化不完全继而产生过量的酮体，引起酮血症。因此，食物中充足的糖类可以防止体内过量酮体的生成，糖类的这种作用称为抗生酮作用（antiketogenesis）。

（四）节约蛋白质作用

通常情况下，糖类是机体能量的主要来源。当糖类摄入不足时，机体为了满足自身对葡萄糖的需要，则通过糖原异生作用利用蛋白质产生葡萄糖。过多的食物蛋白质做能量的来源是对蛋白质资源的浪费，动用体内组织器官中的蛋白质更会影响机体的健康。因此，充足的糖类摄入可以减少蛋白质的消耗，糖类的这种作用称为节约蛋白质作用（protein-sparing action）。

（五）改善食物的色、香、味、型

利用糖类的各种性质可以加工成各种色、香、味、型不同的食品，既可增进食欲，又能丰富人们的饮食口味。

（六）解毒功能

糖类经糖醛酸途径可生成的葡萄糖醛酸，这是一种重要的结合解毒剂，在肝中与多种有害物质结合，并通过这个过程而起到解毒作用。

（七）增强肠道功能

非淀粉多糖、抗性淀粉、功能性低聚糖等在小肠内难以被消化和吸收，但可在结肠中被发酵，发酵后产生短链脂肪酸，能够促进结肠中双歧杆菌、乳酸杆菌等肠道益生菌的生长和繁殖，维持结肠黏膜上皮细胞的正常生长和代谢。膳食纤维可增加饱腹感，促进肠道蠕动，防止便秘和痔的发生，延缓糖的吸收，降低血糖和血胆固醇，还可能具有预防结肠癌的作用。

三、糖类的参考摄入量

2017 年《中国居民膳食营养素参考摄入量》建议，1 岁以上的所有人群总糖类摄入量可接受的范围应占膳食总能量的 50% ~ 65%；限制纯能量食物如食糖的摄入量，每天不超过总能量的 10%。膳食调查表明，井下作业矿工工间餐往往仅以谷类食物为主，会存在摄取糖类过高而其他营养素偏低的情况，建议将矿工糖类提供能量降至占一日总能量的 65% 较为适宜。

四、糖类的食物来源

膳食中淀粉的来源主要是粮谷类和薯类食物。粮谷类一般含糖类 60% ~ 80%，薯类为 15% ~ 29%，豆类为 40% ~ 60%。单糖和双糖的来源是蔗糖、糖果、甜食、糕点、甜味水果、含糖饮料和蜂蜜等。谷类、薯类、蔬菜、水果中含有丰富的膳食纤维，奶类及其制品是乳糖的唯一来源。

第五节　能　量

人体通过摄取食物中的产能营养素来获取能量，以维持机体各种生理功能和生命活动。正常情况下，人体内应保持能量平衡。但能量平衡受很多因素的影响，既包括外界环境因素，如摄食行为、气温变化、体力活动等，也包括内环境因素，如激素、受体、神经 - 体液系统等。

一、人体对能量的需要

人体的能量来源于蛋白质、脂肪和糖类，1 g 蛋白质可产生 16.8 kJ（4 kcal）能量，1 g 脂肪可产生 37.8 kJ（9 kcal）能量，1 g 糖类可产生 16.8 kJ（4 kcal）能量。上述三大物质所产生的能量值称为能量系数。

人体的能量需要与其消耗相一致。人体每日能量的消耗主要用于基础代谢、体力活动和食物热效应。

（一）基础代谢

基础代谢是指维持生命的最低能量消耗，人体在安静和恒温条件下，禁食 12 h 后，静卧、放松而又清醒时的能量消耗。此时能量仅用于维持体温、呼吸、血液循环、各器官组织和细胞基本功能等最基本的生命活动的需要。

基础代谢的水平用基础代谢率（basal metabolic rate，BMR）来表示，是指单位时间内人体基础代谢所消耗的能量，即每小时每平方米体表面积（或每千克体重）的能量消耗。

BMR 在个体间的差异很大，主要与机体的构成，内分泌和遗传等因素有关，影响基础代谢率的因素包括以下几方面。

1．体表面积 基础代谢率的大小与体表面积成正比，体表面积越大，向外界环境散热越快，基础代谢越高。因此，同等体重情况下瘦高者基础代谢高于矮胖者。

2．机体构成 体内的瘦体质是代谢的活性组织，其能量消耗明显高于脂肪组织。人体瘦组织（包括肌肉、心脏、肝和肾等）消耗的能量占基础代谢的 70% ～ 80%，所以瘦体质质量大、肌肉发达者，基础代谢水平高。

3．生理病理状态和激素水平 男性的基础代谢水平比女性高 5% ～ 10%。婴儿和青少年的基础代谢相对较高，随着年龄的增长基础代谢水平不断下降，30 岁之后每 10 年下降 2%，更年期后下降较多，能量消耗减少。另外，一些特殊生理状态下，如妊娠期、哺乳期基础代谢也较高。

4．内分泌因素 许多激素对细胞代谢起调节作用，甲状腺素、肾上腺素和去甲肾上腺素等分泌异常时能使能量代谢增强，直接或间接影响人体基础代谢的消耗。

5．应激状态 一切的应激状态，如发热、创伤、心理应激等均可使基础代谢升高。

6．生活或工作环境 气候条件可影响基础代谢水平，如高温、寒冷等，同时，大量摄食、精神紧张均可以增高基础代谢水平。另外，在禁食、饥饿或少食时，基础代谢水平可相应降低。

（二）体力活动

日常体力活动是影响人体能量消耗的主要因素，也是人体控制能量消耗、保持能量平衡和维持健康重要部分。通常情况下，体力活动所消耗的能量占人体总能量消耗的 15% ～ 30%。体力活动所消耗能量多少与肌肉发达程度、体重、活动时间、强度等因素有关。

（三）食物热效应

食物热效应（thermic effect of food，TEF）是指人体在摄食过程中，所引起的额外能量消耗。人体在摄食后，食物中营养素消化、吸收一系列活动及营养素和营养素代谢产物之间相互转化过程所消耗的能量，又称为食物特殊动力作用（specific dynamic action，SDA）。

食物中不同产能营养素的食物热效应不同，以蛋白质的食物热效应最高，为本身产生能量的 30% ～ 40%；脂肪的食物热效应最低，为 4% ～ 5%；糖类为 5% ～ 6%。摄食越多，能量消耗越多；进食快者比进食慢者食物热效应高，进食快时中枢神经系统更活跃，激素和酶的分泌速度快、数量多，吸收和储存的速率更高，其能量消耗也相对更多。

（四）生长发育

婴幼儿和儿童阶段生长发育需要的能量包括机体生长发育中形成新的组织所需的能量及进行新陈代谢所需的能量。如新生儿按千克体重计算，相比成人消耗多 2 ～ 3 倍的能量，幼儿和儿童在发育阶段能量消耗也增加。

二、能量的参考摄入量

膳食能量需要量根据年龄及体力活动不同而不同，我国成年居民膳食能量需要量见表 3-1。

表 3-1 中国成年居民膳食能量需要量

年龄	能量（kcal/d）					
	身体活动水平（轻）		身体活动水平（中）		身体活动水平（重）	
	男	女	男	女	男	女
18 ~	2250	1800	2600	2100	3000	2400
50 ~	2100	1750	2450	2050	2800	2350

摘自：WS/T 578.1-2017：中国居民膳食营养素参考摄入量第一部分：宏量营养素。

以上能量需要量是针对一般人群推荐的，没有考虑特殊人群，对于在高温、低温环境工作的人群等，应根据特殊作用环境的不同，适当地增减。2001 年中国营养学会专家委员会在制订《中国居民膳食营养素参考摄入量》时，将中国居民劳动强度分为轻、中、重 3 级，其中将矿工的劳动强度归为重体力活动。根据中国居民成人膳食能量需要量估算值并考虑到矿工劳动强度大，作业持续时间长，其所接触的职业危害中大多使机体能代谢增强，故认为将能量供给量暂定 4000 kcal 较为合宜。以此为基础，根据实际情况可适当进行增减。

三、能量的食物来源

机体能量的来源主要取决于膳食中的蛋白质、脂肪和糖类的含量，三大产能营养素的能量供给应当有适当的比例，中国营养学会的建议为：糖类占 50% ~ 65%，脂肪占 20% ~ 30%。

四、能量平衡

健康成人摄入的能量应和消耗量保持平衡，能量摄入量少于消耗量，则导致体重减轻；能量摄入量大于消耗量，则引起体重超重或肥胖。能量摄入量和消耗量是否平衡，可以通过以下指标判断。

（一）体重指数

体重指数（body mass index，BMI）是评价 18 岁以上成人群体营养状况的常用指标。

$$BMI = \frac{\text{体重（kg）}}{[\text{身高（m）}]^2}$$

中国人的判断标准为：小于 18.5 kg/m^2 为消瘦，18.5 ~ 23.9 kg/m^2 为正常，24 ~ 27.9 kg/m^2 为超重，大于 28 kg/m^2 为肥胖。

（二）腰围

腰围（waist circuit，WC）是确定腹部肥胖的简便实用方法，我国的判断标准为：男性≥ 85 cm 为中心性肥胖；女性≥ 80 cm 为中心性肥胖。

（三）脂肪含量

按体内脂肪百分比计算，男性≥ 25%、女性≥ 30% 则可诊断为肥胖。

第六节　矿　物　质

人体组织内含有 90 多种元素，与地球表层元素组成基本一致。已发现有 20 多种元素是维持机体正常生理功能必需的。

一、概述

除了碳、氢、氧、氮以有机物的形式存在之外，其余各元素均为无机形式的矿物质，因此也常被称为无机盐。体内的矿物质约占人体重量的 5%，按照 1996 年 FAO/IAEA/WHO 的定义：在人体组织中含量＞ 250 μg/g 的元素称为常量元素或宏量元素，有钙（Ca）、磷（P）、钾（K）、钠（Na）、硫（S）、氯（Cl）、镁（Mg）7 种；含量少于体重 0.01% 的元素称为微量元素或痕量元素。该专家委员会 1990 年界定：铁（Fe）、碘（I）、锌（Zn）、硒（Se）、铜（Cu）、钼（Mo）、铬（Cr）、钴（Co）8 种为人体必需微量元素；锰（Mn）、硅（Si）、镍（Ni）、硼（B）、钒（V）5 种为人体可能必需的微量元素；氟（F）、铅（Pb）、镉（Cd）、汞（Hg）、砷（As）、铝（Al）、锡（Sn）、锂（Li）等为具有潜在毒性但低剂量时可能具有必需功能的微量元素。

把元素定义为必需或者有毒可能并不恰当，因为任何一种物质都有潜在的毒性，关键在于人群所暴露的剂量。

我国人群较易缺乏的矿物质有钙、铁、锌及碘、硒等。2013 年中国营养学会对《中国居民膳食营养素参考摄入量》进行了修订，对绝大多数矿物质元素制定了平均摄入量（EAR）和（或）适宜摄入量（AI）和（或）推荐摄入量（RNI）和（或）预防非传染性慢性病的建议摄入量（PI）等，而对一些过量可能引起毒副作用的矿物质元素还制定了可耐受最高摄入量（UL）。

有些矿物质因为在食物中含量较高而不易缺乏，但在高温环境下，由于大量出汗，水分和矿物质会随着汗液大量丢失，从而造成缺乏。在汗液中含量较高的矿物质有钠、钾、钙、镁、铁等。在矿工接触的主要职业危害中与无机盐代谢的联系一般较少，较突出的是高温作业时，随着大量出汗而引起无机元素的丢失。汗液中主要无机元素的浓度分别为：氯 320 mg/100 ml、钠 200 mg/100 ml、钾 20 ～ 100 mg/100 ml、钙 2.1 ～ 2.8 mg/100 ml、镁 1.0 mg/100 ml、铁 0.04 mg/100 ml，还有其他微量元素。因此，普遍主张在补充水和盐时，应用富含多种电解质的饮料有利于提高机体的耐热能力和预防水、电解质平衡失调。

（一）矿物质的特点

1．矿物质在体内不能合成，必须通过食物和饮水摄取　体内的矿物质不能自行消失，但每天都有一定量的矿物质经新陈代谢随尿、粪便、汗液、毛发、指甲及上皮细胞脱落而排出体外，也可随月经、哺乳等过程排出。当摄入量不能满足需要，机体处于缺乏状态时，可造成机体很多组织和器官的功能障碍。因此，为了满足机体的需要，矿物质必须不断地从膳食中得到补充。

2．体内分布极不均匀　矿物质在体内分布极不均匀，如钙 99% 分布在骨骼和牙齿中，铁集中分布在红细胞，碘集中在甲状腺，钴集中在造血器官，锌集中在肌肉组织中等。体内矿物质的含量随着年龄的增长而增加，但各元素间的比例变化不大。

3．矿物质之间存在协同或拮抗作用　体内的各种矿物质在吸收和分布上存在复杂的相互作用，尤其是吸收过程，彼此之间相互影响，在二价的矿物质中表现的最明显。如摄入过量的锌可拮抗铁的吸收和利用；锌与铜的化学性质相似，在肠黏膜或金属硫蛋白上有共同的结合部位，相互抑制其吸收和利用。

4．微量元素易产生毒性作用 某些微量元素的需要量少，且生理作用剂量与中毒剂量很接近，摄入过多易产生毒性作用，如硒易因摄入过量而引起中毒，故强化时量不宜过多。

（二）矿物质的主要生理作用

1．构成人体组织的重要成分 如钙、磷、镁是骨骼和牙齿的主要成分，铁是血红蛋白的主要成分，磷是核酸的基本成分。

2．具有生理调节作用 矿物质在体液中，与蛋白质一起调节细胞膜的通透性，控制水分的分布，维持渗透压的平衡，防止组织水肿；酸性元素和碱性元素配比适当，可维持酸碱平衡。各种无机离子对神经肌肉的兴奋性有不同的影响，如钙、镁离子的浓度增高可使神经肌肉的兴奋性降低，钠、钾离子的浓度增高可使兴奋性增高，它们共同维持神经肌肉兴奋性的正常。

3．酶、激素、维生素、蛋白质和核酸的组成成分 参与酶的激活，如过氧化氢酶含有铁；谷胱甘肽过氧化物酶含有硒；甲状腺酶含有碘；维生素 B_{12} 含有钴；磷是核酸的重要组成部分；镁离子能激活磷酸酯酶；锰离子能激活异构橼酸酶等，它们都是核糖核酸聚合酶的激活剂。

二、钾

钾是人体的重要阳离子之一。正常成年男性体内总钾含量平均为 45 mmol/kg，女子为 32 mmol/kg。体内钾主要存在于细胞内，约占总量 98%，其他存在于细胞外。血液中的钾浓度很低，为 3.5 ~ 5.0 mmol/L。体内 70% 的钾储存在于肌肉中，10% 存在于皮肤，红细胞内占 6% ~ 7%，骨内占 6%、大脑占 4.5%、肝占 4.0%。

（一）钾的吸收与代谢

钾在肠道中很容易被吸收，吸收量与摄入量成正比。肠道中的钾 90% 被吸收，10% 经粪便排泄。正常情况下，钾在血循环中的浓度相当稳定，进入机体中的钾大部分很快被细胞吸收。肾是钾最主要的排泄器官，任何原因导致的肾功能下降均可能造成钾的过量潴留和血钾浓度过高。

（二）钾的生理作用

1．参与糖类、蛋白质的代谢 葡萄糖和氨基酸经过细胞膜进入细胞合成糖原和蛋白质时，必须有适量的钾离子参与。三磷腺苷的生成过程也需要一定量的钾。

2．维持神经肌肉的应激性和正常功能 细胞内的钾离子和细胞外的钠离子联合作用，可激活 Na^+-K^+-ATP 酶，产生能量，维持细胞内外钾钠离子浓度差梯度，发生膜电位，使膜有电信号能力，膜去极化时在轴突发生动作电位，激活肌肉纤维收缩并引起突触释放神经递质。当血钾降低时，膜电位上升，细胞膜极化过度，应激性降低，发生松弛性瘫痪。当血钾过高时，可使膜电位降低，可致细胞不能复极而应激性丧失，其结果也可发生肌肉麻痹。

3．维持心肌的正常功能 心肌细胞内外的钾浓度对心肌的自律性、传导性和兴奋性有密切关系。钾缺乏时，心肌兴奋性增高；钾过高时又使心肌自律性、传导性和兴奋性受抑制；两者均可引起心律失常。

4．维持细胞正常的渗透压和酸碱平衡 钾主要存在于细胞内，维持细胞内渗透压。钾离子能通过细胞膜与细胞外的氢离子和钠离子交换，起到调节细胞内外酸碱平衡的作用。当细胞失钾时，细胞外液中钠与氢离子可进入细胞内，引起细胞内酸中毒和细胞外碱中毒；反之，细胞外钾离子内移，氢离子外移，可引起细胞内碱中毒与细胞外酸中毒。

5．降低血压 许多研究已经发现，血压与膳食钾、尿钾、总体钾或血清钾呈负相关。补钾对高血压及正常血压者有降低作用。其作用机制可能与钾直接促进尿钠排出，抑制肾素 - 血管紧张素系统和交感神经系统，改善压力感受器的功能，以及直接影响周围血管阻力等因素有关。

（三）钾缺乏症

正常膳食者不易缺钾，疾病或其他原因长期禁食或少食、静脉补液内少钾或无钾、高温作业重体力劳动大量出汗、大量丢失钾而摄入不足时易发生钾缺乏症。缺钾可使神经肌肉、消化、心血管、泌尿、中枢神经等系统发生功能性或病理性改变。主要表现为肌肉无力和瘫痪、心律失常、横纹肌溶解症及肾功能障碍等。

1．肌肉无力　一般从下肢开始，表现为站立不稳，无力或登楼困难，随着钾缺乏的加重，可影响到躯干、上肢肌力，甚至影响呼吸肌，导致呼吸衰竭。肌无力同时伴有肢体麻木、肌肉压痛，肠道肌肉也可受到影响，表现为厌食、恶心、呕吐、气胀，严重者可发展为肠麻痹和肠梗阻，胃酸分泌减少。

2．心律失常　包括房性或室性期前收缩、窦性心动过缓、阵发性心房性、交界性心动过速、房室传导阻滞，严重时可见室性心动过速、心室扑动或颤动。

3．横纹肌溶解症　常见于严重缺钾时发生，在肌肉收缩时，肌肉组织相对缺血，可出现横纹肌溶解，肌球蛋白大量从肾排出，有时可诱发急性肾衰竭。

4．长期缺钾，可出现肾功能障碍　表现为多尿、夜尿、口渴、多饮等，尿量多而比重低，由于失钾，可发生低钾低氯性碱中毒。由于肾小管上皮细胞内缺钾，钠离子吸收时与氢交换相对增多，引起酸性尿。病理检查可见肾小管上皮细胞空泡变性，间质淋巴细胞浸润，严重时有纤维性变等。

（四）钾的膳食参考摄入量和食物来源

中国居民膳食常量元素参考摄入量中，钾的适宜摄入量（AI）在成人为 2000 mg/d，建议摄入量（PI）为 3600 mg/d。

大多数食物都含有钾，但蔬菜和水果是钾最好的来源。每 100 g 谷类中含钾 100 ～ 200 mg，豆类中 600 ～ 800 mg，蔬菜和水果中 200 ～ 500 mg，肉类中含量为 150 ～ 300 mg，鱼类中 200 ～ 300 mg。每 100 g 食物含量高于 800 mg 以上的食物有紫菜、黄豆、冬菇、赤小豆等。

三、钠

钠是人体不可缺少的常量元素，相对原子质量为 23。钠性质非常活泼，自然界未发现有纯钠的存在，均以化合物形式分布。食盐（NaCl）是人体获得钠的主要来源。

（一）钠的吸收与代谢

人体钠的主要来源为食物。钠在小肠上部吸收，吸收率极高，几乎可全部被吸收，故粪便中含钠量很少。被吸收的钠，部分通过血液输送到胃液、肠液、胆汁及汗液中。每日从粪便中排出的钠不足 10 mg。在正常情况下，钠主要从肾排出，如果出汗不多，也无腹泻，98% 以上摄入的钠自尿中排出，排出量在 2300 ～ 3220 mg。钠与钙在肾小管内的重吸收过程发生竞争，故钠摄入量高时，会相应减少钙的重吸收，而增加尿钙排泄。因尿钙丢失约为钙潴留的 50%，故高钠膳食对骨丢失有很大影响。

钠还从汗中排出，不同个体汗液中钠的浓度变化较大，平均含钠盐（NaCl）2.5 g/L，最高可达 3.7 g/L。在热环境下，中等强度劳动 4 h，可使人体丢失钠盐 7 ～ 12 g。

（二）钠的生理作用

1．调节体内水分与渗透压　钠主要存在于细胞外液，是细胞外液中的主要阳离子，约占阳离子总量的 90%，与对应的阴离子构成的渗透压，在细胞外液中也占总渗透压的 90% 左右。钠对细胞外液渗透压调节与维持体内水量的恒定极其重要。此外，钾在细胞内液中同样构成渗透压，维持细胞内水分的稳定。钠、钾含量的平衡，是维持细胞内外水分恒定的根本条件。

2．维持酸碱平衡 钠在肾小管重吸收时与 H^+ 交换，清除体内酸性代谢产物（如 CO_2），保持体液的酸碱平衡。钠离子总量影响着缓冲系统中碳酸氢盐的消长，因而对体液的酸碱平衡有重要作用。

3．钠泵 钠钾离子的主动运转，由 Na^+-K^+-ATP 酶驱动，使钠离子主动从细胞内排出，以维持细胞内外液渗透压平衡。钠对 ATP 的生成和利用、肌肉运动、心血管功能、能量代谢都有关系，钠不足可影响其作用。此外，糖代谢、氧的利用也需有钠的参与。

4．维持血压 正常人群调查与干预研究证实，膳食中钠的摄入与血压有关。血压随着年龄增高，有学者认为，这种增高中有 20% 可能归因于膳食中食盐的摄入。每摄入 2300 mg 的钠，可致血压升高 2 mmHg，中等程度减少膳食钠的摄入量，可使高于正常血压者血压下降。

5．增强神经肌肉兴奋性 钠、钾、钙、镁等离子的浓度平衡时，对于维护神经肌肉的应激性都是必需的，满足需要的钠可增强神经肌肉的兴奋性。

（三）钠缺乏症

在一般情况下，人体内钠不易缺乏，但在某些情况下易出现，如禁食、少食，膳食钠限制过严，摄入量非常低时；高温、重体力劳动、过量出汗、胃肠疾病、反复呕吐、腹泻（泻药应用）使钠过量排出丢失时；某些疾病，如 Addison 病引起肾不能有效保留钠时；胃肠外营养缺钠或低钠时；利尿药的使用抑制肾小管重吸收钠而使钠丢失等，造成体内钠含量的降低，而未能弥补丢失的钠时。血浆钠＜ 135 mmol/L 时，即为低钠血症。

钠缺乏在早期症状不明显，表现为倦怠、淡漠、无神，甚至起立时晕倒。失钠达 0.5 g/kg 体重以上时，可出现恶心、呕吐、血压下降、痛性肌肉痉挛，尿中无氯化物检出。当失钠达 0.75 ～ 1.2 g/kg 体重时，可出现恶心、呕吐、视物模糊、心率加快、脉搏细弱、血压下降、肌肉痉挛、疼痛反射消失，甚至淡漠、木僵、昏迷、外周循环衰竭、休克，终因急性肾衰竭而死亡。

（四）钠的膳食参考摄入量和食物来源

中国居民膳食常量元素参考摄入量中，钠的参考摄入量在成人中随着年龄的增长而下降，18 ～ 50 岁 AI 为 1500 mg/d；50 ～ 65 岁 AI 为 1400 mg/d；65 ～ 80 岁 AI 为 1400 mg/d；80 岁以上 AI 为 1300 mg/d。

钠普遍存在于各种食物中，一般动物性食物钠含量高于植物性食物，但人体钠的来源主要为食盐（钠）及加工、制备食物过程中加入的钠或含钠的复合物（如谷氨酸钠、小苏打即碳酸氢钠等），如酱油、盐渍或腌制肉或烟熏食品、酱咸菜类、发酵豆制品、咸味休闲食品等。此外，有些地区饮用水的钠含量很高，可高达 220 mg/L（一般含钠量＜ 20 mg/L）。

四、钙

钙（calcium）是人体内含量最多的无机元素，正常人体内含有 1000 ～ 2000 g，相当于体重的 1.5% ～ 2.0%。钙是构成人体骨骼和牙齿的主要成分，体内的钙约 99% 集中在骨骼和牙齿中，其余 1% 的钙存在于软组织、细胞外液和血液中，这部分钙被通称为混合钙池，它在维持正常生理活动中起重要作用。

（一）钙的吸收与代谢

钙的吸收主要在小肠上段，以需要能量的主动转运吸收为主，钙摄入量较高时也可通过被动扩散方式吸收。当机体对钙的需要量高或摄入量较低时，肠道对钙的吸收为主动吸收，当钙的摄入量较高时，大部分由被动的离子扩散方式吸收。

影响钙吸收的因素如下。

1．机体因素　钙的吸收率受年龄的影响，随着年龄增长吸收率降低。如婴儿吸收率＞50%，儿童约为40%，成人为20%，老年人仅为15%左右。钙的吸收受机体对钙的需要程度的影响。如妊娠期和哺乳期，钙的吸收率可达30%～60%。钙盐在水中溶解率范围很宽（0.1～10.0 mmol/L），但并不影响钙的吸收[16]。另一项研究显示，只要钙盐与食物同时摄入，胃酸分泌减少症也不会降低钙的吸收[17]。

2．膳食因素　植物性食物中含有较多的草酸、植酸、磷酸，均可与钙形成难溶的钙盐，从而影响钙的吸收。抑制钙吸收的最强的因素为草酸根，草酸钙的溶解度为0.04 mmol/L，远远低于其他钙盐[16]。植酸与钙结合以后不能在肠道完全解离，且分子量太大而不能通过细胞旁路被完整吸收，是中等强度的抑制因子。面包在发酵过程中，植酸复合物被酶水解，降低了植酸对钙吸收的影响。膳食纤维与植酸结合在一起成为钙吸收的抑制因子，纯化的纤维对钙吸收没有影响[18]。维生素D可诱导钙结合蛋白的生成，促进钙吸收；乳糖经发酵后产酸，降低肠道pH，与钙形成乳酸钙可增强钙的吸收；部分酪蛋白和乳清多肽可防止钙被磷酸盐沉淀[19]，因而促进钙吸收；胰岛素和低聚果糖在动物生长期可增加钙吸收和沉积[20-21]。

3．其他因素　一些抗生素如青霉素、氯霉素、新霉素有促进钙吸收的作用。

钙主要经肠道和泌尿系统排泄，经汗液也有少量排出，高温作业者汗中排出的钙可占总排出钙的30%。乳母通过乳汁每日排出150～300 mg钙。人体每日摄入钙的10%～20%从肾排出，80%～90%经肠道排出，后者包括食物中、消化液中未被吸收的钙和肠黏膜上皮细胞脱落损失的钙，其排出量随食物中钙的含量及机体吸收状况的不同而有较大的变化。

（二）钙的生理作用

1．构成骨骼和牙齿　骨骼和牙齿中的主要成分是钙的磷酸盐，以晶状的羟磷灰石［$Ca_{10}(PO_4)_6(OH)_2$］或无定形磷酸钙［$Ca_3(PO_4)_2$］的形式存在，成熟骨中羟磷灰石的含量较多；新沉积的骨矿物质中磷酸钙较多，随着年龄的增长而逐渐减少。

2．维持神经与肌肉的活动　包括神经肌肉的兴奋性、神经冲动的传导、心脏的搏动等。钙离子可与细胞膜上的蛋白和某些阴离子基团结合，当钙离子从钙结合部位释放时，可调节钠、钾等离子的通透性，参与神经信号传递物质释放等以维持神经肌肉的正常生理功能。

3．调节体内某些酶的活性　钙离子对许多参与细胞代谢的酶都有调节作用，如直接参与ATP酶、某些蛋白质分解酶、脂肪酶等活性的调节；激活多种酶如腺苷酸环化酶、鸟苷酸环化酶和钙调蛋白等，调节代谢过程及一系列细胞内的生命活动。

4．参与血凝过程　钙作为凝血因子参与血细胞的凝集过程，可催化凝血酶原变为凝血酶，将纤维蛋白原转变成不溶性的纤维蛋白。

（三）钙缺乏症

钙缺乏症是较常见的营养性疾病，主要表现为骨骼的病变。儿童时期生长发育旺盛，对钙需要量较多，如长期摄钙不足，加上蛋白质和维生素D缺乏，可引起生长迟缓，新骨结构异常，骨钙化不良，骨骼变形，发生佝偻病。常多见于2岁以下婴幼儿，特别是早产儿和孪生儿。在成人中可导致骨质疏松症或骨质软化。

（四）钙的膳食参考摄入量和食物来源

《中国居民膳食营养素参考摄入量》建议，钙的RNI分别是：18～50岁为800 mg/d；50岁以上者为 1000 mg/d。而最高限量值（UL）为：4 岁以上的所有人群均为 2000 mg/d。

钙的最好来源为乳类及乳制品，其不仅钙含量丰富，而且又易于被吸收利用，是婴儿的良好钙源，如人乳每百克含钙 30 mg，牛乳每百克含钙 110 mg。除此以外，我国膳食中钙的主要来源是蔬菜和豆类，如甘蓝、小青菜、大白菜、小白菜及豆类制品。此外，虾片、芝麻酱、骨头汤、核桃、海带、紫菜等含钙也很丰富。食用骨粉、鱼粉含钙量可达 20%，也是钙的良好来源。

五、铁

铁（iron）是人体必需微量元素之一，在人体内的总量为 4 ～ 5 g。体内的铁分为功能铁和储存铁。功能铁包括血红蛋白铁、肌红蛋白铁、血红素酶类、辅助因子和运输铁。人体内血红蛋白铁占铁总量的 65% ～ 70%，肌红蛋白铁约占 5%，含铁酶类所含的铁约占 1%，总量为 6 ～ 8 mg，常被称为组织铁，其功能极为重要；约有 4 mg 作为运输铁而与血浆中的运铁蛋白相结合。储存铁以铁蛋白的形式存在于不同器官中，其中 60% 存在于肝中，40% 分布在肌肉组织和网状内皮系统的细胞中。肝组织中 95% 的储存铁以铁蛋白形式存在于肝细胞中，5% 以血铁黄素的形式存在于 Kupffer 细胞的溶酶体残存物中。

（一）铁的吸收与代谢

食物中的铁吸收主要在十二指肠和空肠上端，而小肠下段和结肠只能吸收微量的铁。食物铁可分为血红素铁和非血红素铁两类[22]，它们以不同的机制被吸收。非血红素铁主要是三价铁，需在胃中经过胃酸的作用使之溶解和离子化，变成亚铁离子，并通过与枸橼酸和抗坏血酸等物质螯合，从而在上消化道保持可溶状态，才能被肠黏膜所吸收。非血红素铁主要存在于植物性食物中，其吸收率很低，为 1% ～ 5%。

血红素铁主要存在于动物性食物，是存在于血红蛋白及肌红蛋白中与原卟啉结合的铁。此种类型的铁不受植酸、磷酸等物质的影响，而以原卟啉铁的形式直接被肠黏膜上皮细胞吸收，然后在黏膜细胞内分离出铁，并和脱铁蛋白结合。其吸收率较非血红素铁高，吸收过程不受其他膳食因素的干扰，吸收率可达到 20% ～ 25%。

影响铁吸收的因素如下。

1．机体因素 在铁需要量增加的状况下，如贫血、妊娠期、生长发育等，机体对铁的吸收率增加。胃肠道 pH 对铁复合物的形成及溶解性有一定作用，影响铁的吸收。

2．其他膳食成分 主要影响非血红素铁的吸收。蛋白质类食物能够刺激胃酸分泌，从而促进铁吸收；某些氨基酸，如组氨酸、赖氨酸、胱氨酸、蛋氨酸、酪氨酸与铁螯合成可溶性单体，可提高铁的吸收；维生素 C 和铁螯合后保持其溶解状态，可有效促进铁吸收；维生素 A、叶酸、维生素 B_{12}、B_2 等营养素对铁的吸收起到重要协助作用。抑制非血红素铁吸收的物质包括植酸、多酚和单宁酸，它们和二价铁或三价铁紧密结合，阻碍了铁的吸收。

3．膳食铁的存在形式 血红素铁不受植酸、磷酸等物质的影响，而以原卟啉铁的形式直接被肠黏膜上皮细胞吸收，生物利用率高；而非血红素铁需先被还原成二价铁才能被吸收，且会受到膳食其他因素的影响，因此吸收率低。

人体铁的日排出量为 0.95 ～ 1.02 mg，其中肠道排出 0.6 mg，尿 0.1 mg，皮肤损失 0.2 ～ 0.3 mg。女性平均每天铁排出量约为 1.5 mg。

（二）铁的生理作用

血红蛋白、肌红蛋白、细胞色素酶及某些呼吸酶中都含有铁，通过这些功能蛋白质参与体内氧和二氧化碳的转运、交换和组织呼吸过程。血红蛋白能与氧可逆地结合，当血液流经氧分压较高的肺泡时，血红蛋白能与氧结合成氧合血红蛋白；而当血液流经氧分压较低的组织时，氧合血红蛋白又离解而成血红蛋白和氧，从而完成将氧从肺泡运送至组织的任务。肌红蛋白能在肌肉组织内储存氧，细胞色素能在细胞呼吸过程中起转运电子的作用。铁与红细胞的形成和成熟有关，铁在骨髓造血组织中进入幼红细胞内，与卟啉结合形成铁血红素，后者再与珠红蛋白合成血红蛋白。缺铁时，新生的红细胞中血红蛋白量不足，可以影响 DNA 的合成和幼红细胞的分裂增殖，还可以使红细胞复制能力降低、寿命缩短，自身溶血增加。此外，铁还有许多重要的生理功能，如催化促进 β- 胡萝卜素转化为维生素 A，嘌呤与胶原的合成，抗体的产生，脂类在血液中转运及药物在肝的解毒等。铁与免疫的关系也比较密切，可以提高机体的免疫功能，同时也可能提高机体的抗感染能力。

（三）铁缺乏症

铁缺乏由轻到重一般可分为 3 个阶段，第一阶段为铁储存减少（iron deficiency store，IDS）期，仅有铁储存减少，表现为血清铁蛋白含量降低，此阶段尚不会引起不良的生理学后果，第二阶段为红细胞生成缺铁（iron deficiency erythropoiesis，IDE）期，其特征是血清铁蛋白、血清铁、运铁蛋白饱和度等都下降，而红细胞游离原卟啉含量升高，但因血红蛋白尚未下降，故称为无贫血的铁缺乏期。第三阶段为缺铁性贫血（iron deficiency anemia，IDA）期，此时血红蛋白和血细胞比容均下降，贫血的严重程度取决于血红蛋白减少的程度。

缺铁性贫血能引起机体工作能力的明显下降，研究发现儿童铁缺乏可引起心理活动和智力发育的损害及行为改变。此外，还会出现心慌、气短、头晕、眼花、精力不集中，儿童易烦躁，学习能力下降等症状。

（四）铁的膳食参考摄入量和食物来源

《中国居民膳食营养素参考摄入量》建议，成人铁的 RNI 男性为 12 mg/d，女性为 20 mg/d，50 岁以上男女铁的 RNI 均为 12 mg/d。我国参考美国等国外以胃肠反应为关键效应制定铁的 UL，成人铁的 UL 为 42 mg/d。

各种食物中都含有铁，但含量和分布极不均衡，吸收率相差也极大，动物性食品中铁吸收率均高于 10%，植物性食品中的铁吸收率＜ 10%。动物食品中的肝、动物全血、瘦肉、蛋黄、鱼类及其他水产品中含量较多，植物食品以豆类、硬果类、叶菜和山楂、草莓等水果中含铁量较多。此外，葛仙米、发菜、干蘑菇、黑木耳、紫菜、海带、青虾等也含有丰富的铁元素。成人吃普通的膳食一般不易发生铁的缺乏。但单纯以人乳和牛乳营养来源的幼儿，就容易发生缺铁性贫血。因所有的乳汁中含铁都很少，故幼儿还应该通过乳汁以外的食物补充铁。

六、锌

在各微量元素中，锌在体内的含量仅次于铁，在人体内分布广泛，60% 在肌肉，22% ～ 30% 在骨骼，8% 在皮肤和毛发，4% ～ 6% 在肝，2% 在胃肠道、胰腺，1.6% 在中枢神经系统，全血中 0.8%，血浆＜ 0.1%。成年男子体内锌总量约为 2.5 g，成年女子总量约为 1.5 g，95% 以上的锌存在于细胞中，60% ～ 80% 存在于细胞液中[23]。

（一）锌的吸收与代谢

锌广泛存在于各种食物当中，锌通过消化和吸收被人体所利用。小肠是锌吸收的主要器官，锌进入小肠黏膜细胞后和黏膜内低分子量的金属硫蛋白结合。血液中白蛋白将锌通过血液循环运输到体内各个部位。小肠所吸收的锌有来自食物的外源性锌，又有来自唾液、胆汁、肠液、胰液分泌入肠的内源性锌。粪便是锌排泄的主要途径，粪便中主要是肠道内未吸收的锌及少量为内源性分泌的锌，内源性锌的排泄量随肠道吸收和代谢需要之间的平衡关系而变化，这种变化也是保持体内锌平衡的主要机制之一。因此，当体内锌处于平衡状态时，约有 90% 摄入的锌由粪便排出，其余部分由尿、汗、毛发等途径排出。

（二）锌的生理作用

锌具有三大基本功能：催化功能、结构功能和调节功能。通过这 3 种功能，锌在人体发育、认知行为、创伤愈合、味觉和免疫调节等方面发挥重要作用[24]。

1．酶和酶的激活剂 锌是植物、动物和微生物体内多种酶的组成成分[25]，金属酶、碳酸酐酶、碱性磷酸酶、乳糖脱氢酶、羧肽酶、胸腺嘧啶激酶中都有锌作为其组分，特别是 DNA 聚合酶、RNA 聚合酶活性的发挥有赖于锌的存在。

2．促进生长发育和组织再生 锌在体内参与 DNA 合成、细胞增殖、蛋白质代谢、酶活性及激素的生物学作用等。锌与骨骼发育及骨质代谢有关，还是脑中含量最多的微量元素，一些参与脑代谢的重要氧化酶都含有锌，尤其是锌为 DNA 修复和转录的有关酶所必需，因此锌与记忆力和学习能力有关。性器官的正常发育也需要锌。

3．锌与食欲 维持正常味觉及消化功能有关的味觉素是含有锌离子的多肽，唾液中磷酸酶活性、口腔黏膜增生角化及唾液分泌也与锌相关。锌参与味蕾细胞转化；锌能直接影响消化酶的活性，使消化功能发生变化；锌还影响胰岛素的合成、储存、分泌，使血糖浓度升高，以上作用直接影响人的食欲。

4．锌与维生素 A 的代谢 维生素 A 主要储存于肝内，当机体需要时由肝将维生素 A 酯水解成为维生素 A，并经血液转运到各组织细胞，发挥其生理作用。视网膜和肝的维生素 A 还原酶是一种含锌的醇脱氢酶，参与维生素的合成，缺锌时此酶活性降低，肝中维生素 A 不能动员，而维生素转运蛋白合成障碍，造成维生素 A 的利用障碍。

5．锌与免疫功能 锌对中枢和外周免疫器官均有影响，可影响胸腺细胞的 DNA 含量和前体细胞的生长、分裂、分化，影响胸腺细胞的成熟和胸腺上皮功能。此外，锌对外周免疫器官脾的重量和脾的细胞指数也有影响。锌通过作用于免疫器官，进而影响外周 T 细胞的成熟，同时与免疫细胞的凋亡也有关系。

6．锌与膜的稳定性 细胞膜系结构中有大量含锌的酶及蛋白质，因此锌对细胞内外各种代谢活动及其功能起着重要的调节作用。锌通过抑制和消除过多的自由基破坏细胞膜、核膜、线粒体膜、溶酶体膜，减少或防止细胞上的不饱和脂肪酸发生过氧化反应，阻止产生有害的脂质过氧化物，稳定细胞膜系的结构和功能。锌还可以拮抗铅、镉等对细胞的损伤。

（三）锌缺乏症

饮食中锌含量过低，锌的吸收减少或经肠道、尿道和皮肤排泄过多等均可以导致锌缺乏。缺锌使生长发育延缓或停滞，机体免疫力降低，记忆力和学习能力下降。缺锌还可以导致食欲缺乏、性成熟和第二性征发育不良及障碍、睾丸萎缩、肝脾大、皮肤粗糙等。先天性锌吸收不良引起的锌缺乏，致肠病性肢端皮炎表现为皮肤损害和免疫功能损伤（表现为易感染），补充锌可使两者逆转。

（四）锌的参考摄入量和食物来源

《中国居民膳食营养素参考摄入量》建议，成年男性锌的 RNI 定为 12.5 mg/d，女性为 7.5 mg/d；成年男女的 UL 值均为 40 mg/d。

锌的食物来源广泛，但食物中锌的含量差别很大，由于在食物中锌的存在形式不同使得其吸收率也有很大的差异。动物性食品尤其是海产品，如牡蛎、鱼贝类含锌最丰富，瘦肉、内脏、奶类、蛋次之。植物性食品中也含有锌，如干豆、谷类和蔬菜，但吸收率低。

七、碘

碘是人体不可缺少的微量元素，是甲状腺激素的重要组成成分。

（一）碘的吸收与代谢

碘在人体的总量有 20 ~ 50 μg。水、空气中含有的微量碘，也可以被人体吸收。人从食物、水、食盐与空气中每日摄取的碘总量为 100 ~ 300 μg，主要以碘化物的形式由消化道吸收，肺、皮肤及黏膜也可吸收极微量的碘。人体碘 80% ~ 90% 来自食物，10% ~ 20% 来自饮水。食物中碘存在形式为有机碘和无机碘两种。食物和水中的碘主要为无机碘化物，经口进入人体后，在胃及小肠上段被迅速、完全吸收，一般在进入人胃肠道后 1 h 内大部分被吸收，3 h 内几乎完全被吸收。有机碘在消化道被消化、脱碘以后，以无机碘形式被吸收；与脂肪结合的有机碘可以不经过肝，由乳糜管直接吸收；甲状腺激素约有 80% 可直接吸收；与氨基酸结合的碘可直接被吸收。膳食中的碘吸收迅速而完全，每日平均有 100 ~ 200 μg 无机碘化物被吸收。被吸收的碘很快被运至血浆，进入循环后碘离子与蛋白质松散结合，遍布于全身的细胞外液，并且在一些组织中浓集，如肾、唾液腺、胃黏膜、泌乳的乳腺、脉络膜丛和甲状腺。蛋白质、能量不足时，妨碍胃肠道内碘的吸收。

人体内的碘主要储存在甲状腺，储存至一定量后，多余的碘主要从尿排出。在碘供应充足的情况下，人体排出的碘几乎等于摄入的碘。肾排出的碘占总排出量的 80% 以上（其中 90% 以上为无机碘，10% 以下为有机碘）。粪中的碘主要是未被吸收的有机碘，占总排出量的 10% 左右，肺及皮肤排出的碘较少，但大量出汗时可达到总排出量的 30%。乳母每日可通过乳汁排出 30 μg 的碘。

（二）碘的生理作用

碘在人体内主要参与甲状腺激素的生成，通过甲状腺素体现其生理作用。目前尚未发现碘的独立作用。甲状腺激素调节和促进代谢，与生长发育关系密切。

1．促进生物氧化，调节氧化磷酸化过程及能量转换　蛋白质、脂肪、糖类三大营养物质最后在线粒体通过三羧酸循环的生物氧化彻底释放能量。一部分能量通过磷酸化过程储存在三磷腺苷（ATP），以便提供维持机体正常活动所需能量，如肌肉活动、合成代谢、腺体分泌及神经活动等，另一部分则直接转变为能量。

2．促进蛋白质的合成、调节蛋白质合成和分解　甲状腺素有促进蛋白质合成的作用，这一作用对人体的生长发育有重要生理意义。甲状腺素对蛋白质代谢的作用首先因体内甲状腺素是否缺乏而不同：当体内缺乏甲状腺素时，甲状腺素有促进蛋白质合成的作用；当体内不缺乏甲状腺素时，过多的甲状腺素反而引起蛋白质分解。其次，还因蛋白质的摄入量不同而不同，当膳食摄入的蛋白质不足时，甲状腺素促进蛋白质的合成；当摄入充足时，则促进蛋白质分解。因此甲状腺素有调节蛋白质分解和合成的作用。

3．促进糖类和脂肪代谢　在糖类和脂肪代谢中，甲状腺素除能促进三羧酸循环的生物氧化外，还能促进糖类的吸收、加速肝糖原分解，促进周围组织对糖类的利用，通过肾上腺促进脂肪的分解和氧化、调节血清中胆固醇和磷脂的浓度。

4．调节水、盐代谢　甲状腺素有促进组织中水、电解质进入血液并从肾排出的作用。

5．促进维生素的吸收和利用　甲状腺素能：①促进烟酸的吸收和利用；②促进胡萝卜素转为维生素 A；③促进核黄素合成黄素腺嘌呤二核苷酸等。

6．活化许多重要酶，促进物质代谢　体内有约 100 种酶可以被甲状腺素活化，包括细胞色素酶系、琥珀酸氧化酶系和碱性磷酸酶等。这些酶对促进生物氧化和物质代谢都有重要的作用。

7．促进生长发育 甲状腺素能促进神经系统的发育、组织的发育和分化、蛋白质合成。这些作用在胚胎发育期和出生后的早期尤为重要。

（三）碘缺乏症

碘缺乏可危及人和动物的生长发育，由碘缺乏引起的疾病统称为碘缺乏病，这是人类最重要、最常见的疾病之一[26]。人群中缺碘可引起甲状腺肿的流行；孕妇严重缺碘可影响胎儿神经、肌肉的发育，引起胚胎期和围产期死亡率上升；婴幼儿缺碘可引起生长发育迟缓，智力低下，严重者发生呆小症（克汀病）。

（四）碘的参考摄入量和食物来源

根据《中国居民膳食营养素参考摄入量》的建议，成人每日的碘推荐摄入量（RNI）为 120 μg，可耐受的最高摄入量（UL）为 600 μg。

食物中的含碘量随着环境含碘量不同而有很大差异，含碘高的食物主要是海产的动植物，如海带、紫菜、海蜇、海虾、海蟹等。谷物食物中含碘最低，如小麦含碘 15 μg/kg，蔬菜中含量较高，为 200 μg/kg。

八、硒

人体含硒总量为 14 ～ 20 μg，广泛分布于除脂肪之外的所有组织中。以肝、肾、胰、心、脾、视网膜、虹膜、晶状体、牙釉质和指甲中含量为多。人体组织中的硒一般以硒蛋白或含硒酶的形式存在。各种组织器官中的硒含量与膳食摄入量及所处的地理环境有关。1957 年，Schwarz 和 Foltz[27] 首次发现硒是动物必需的微量元素，1973 年，Rotruck 发现硒是谷胱甘肽过氧化酶的必要组分[28]，在同时期，中国克山病防治研究组发现克山病地区的人群均处于低硒状态，补硒能有效地预防克山病急性发作，首次证实硒是人体必需微量元素[29]。

（一）硒的吸收与代谢

硒主要在小肠（包括十二指肠、空肠和回肠）中被吸收，吸收率为 60% ～ 80%。因其存在的化学结构不同、化合物溶解度不同，其吸收率也不相同。蛋氨酸硒较无机形式的硒更容易吸收，溶解度大的硒化合物比溶解度小的更容易吸收。维生素 E、C、A 可促进硒的吸收利用，汞、砷、镉、铁、锌、铜等元素和产生超氧离子的药物均可降低硒的利用率。在血液循环中硒与血浆蛋白结合通过血浆运载。硒从红细胞中游离出来的过程取决于细胞中适宜的谷胱甘肽水平，硒主要是用来合成含硒酶——谷胱甘肽过氧化物酶，并通过其发挥生物功能。当较多的膳食硒摄入后，血红蛋白和白蛋白中的硒是相应增加的，这提示血红蛋白和白蛋白起着硒库作用，可作为硒储备需要量和硒中毒的有用指标。硒代谢后大部分经尿排出，尿硒是判定体内硒的营养状况的良好指标，硒的其他排出途径为粪和汗。

（二）硒的生理作用

硒在人体内主要作用为抗氧化，硒还具有较强的抗肿瘤作用，并在免疫功能的正常发挥、碘的代谢（作为甲状腺素代谢相关酶的组成部分）及拮抗重金属的毒性等方面有重要作用。

1．抗氧化作用 作为谷胱甘肽过氧化物酶的重要组成成分，在人和动物体内起抗氧化作用。每摩尔的谷胱甘肽过氧化物酶含 4 个原子的硒。谷胱甘肽过氧化物酶在体内的主要作用是催化过氧化氢还原为水。由于谷胱甘肽过氧化物酶有抗氧化作用，它能使细胞膜中的脂类免受过氧化氢和其他过氧化物的作用，从而保护了细胞膜和细胞。

2．促进生长　硒对于人的生长亦有作用，有研究证明硒对二倍体人纤维细胞的生长是必需的。

3．保护心血管和心肌的健康　许多调查发现，血硒高的地区的人群心脑血管发病率较低。动物实验证明，硒对心肌纤维、小动脉及微血管的结构及功能具有重要作用。缺硒后脂质过氧化反应增强，造成生化紊乱，引起心肌纤维坏死，心肌小动脉及毛细血管损伤。

4．拮抗体内重金属的毒性作用　硒和金属有很强的亲和力，是一种天然的对抗重金属的解毒剂，在生物体内能与金属相结合，形成金属 - 硒 - 蛋白质复合物而使金属得到解毒和排泄。硒还可以降低黄曲霉毒素 B_1 的急性毒性损伤，降低肝中心小叶坏死的程度和死亡率。

5．保护视觉器官的功能和视力　亚硒酸钠可使神经性的视觉丧失得到改善，含有硒的谷胱甘肽过氧化物酶和维生素 E 可使视网膜的氧化损伤降低。黄斑部的退变可因增加谷胱甘肽过氧化物酶而使视力得到恢复。

6．抗肿瘤作用　流行病学资料和动物实验的结果均显示硒具有抗肿瘤活性[30]。硒能明显增强正常人及肿瘤患者红细胞免疫黏附肿瘤细胞的能力，选择性抑制癌细胞生长。硒能通过抗氧化作用阻抑致癌物与宿主细胞相结合，并能抑制细胞内溶酶体酶系统的活力，加强机体的解毒作用。硒能保护遗传物质，可以刺激免疫球蛋白及抗体产生，增加机体免疫功能，增强机体对疾病的抵抗力等作用。

（三）硒缺乏症

硒缺乏对我国人民影响最严重的是克山病，临床上可见其主要症状为心肌扩大、心脏功能失代偿，心力衰竭或心源性休克、心律失常、心动过速或过缓，严重时可有房室传导阻滞、期前收缩等。由于血硒的下降，谷胱甘肽过氧化物酶的活力下降，机体抗氧化能力降低，免疫功能下降，导致对人体健康的危害。

（四）硒的参考摄入量与膳食来源

《中国居民膳食营养素参考摄入量》建议，成人的硒 RNI 为 60 μg/d。由于人体对硒的需要量与中毒剂量非常接近，因此成人 UL 为 400 μg。

海产品和动物的肝、肾及肉类是硒的良好来源；谷类和其他种子中硒的含量取决于生长环境中土壤硒的含量，因环境的不同而差异较大；大蒜、洋葱中含量丰富，蔬菜和水果的含硒量甚微。

第七节　维 生 素

维生素（vitamin）是维持机体生命活动所必需的一类低分子有机化合物。维生素的种类很多，结构及理化特点各不相同，以本体或可被人体利用的前体形式存在于膳食中。它们既不产生能量，也不是构成机体组织的原料，人体对其需要量也很少，体内不能自行合成，必须由食物供给，对于维持人体正常生长发育和调节生理功能却起着十分重要的作用，是人体绝对不可缺少的一类营养素。

维生素的种类很多，化学结构差异很大，功能又千差万别，目前主要按溶解性质将其分为脂溶性维生素和水溶性维生素两大类。脂溶性维生素包括维生素 A、D、E、K 等。水溶性维生素包括 B 族维生素和维生素 C。

维生素为体内重要的生理活性物质。多种维生素作为辅酶或酶的辅基，对一些特定的生化反应起催化作用，从而广泛参与各种物质代谢和生物合成。有的维生素则对提高机体免疫和防御功能起重要作用。矿工作业环境中经常接触的各种职业危害，大都影响到多种物质的代谢，其中也包括一些维生素的代谢。另外，高温作业的大量出汗导致水溶性维生素的排出和丢失，从而增加了这些维生素的消耗量和需要量。故对矿工各种维生素的供给量应全面考虑而予以适当提高。可根据矿工接触职业危害的种类和程度，以及随出汗丢失情况而选择其低限或高限。

一、维生素 A

维生素 A 亦称视黄醇或抗干眼维生素，是人类发现的第一个维生素，也是机体最容易缺乏的一种维生素。

（一）维生素 A 的吸收与代谢

食物中维生素 A 主要有两种形式，来源于动物性食品的维生素 A 酯和来源于植物性食品的类胡萝卜素，主要是 β- 胡萝卜素。在胃中经蛋白酶消化作用，从食物中释放出来。维生素 A 和类胡萝卜素都属于脂溶性物质，在小肠内与其他脂类一起经胆汁和胰脂肪酶的作用水解成视黄醇和相应的脂肪酸，维生素 A 通过小肠绒毛上皮细胞被吸收，接着被重新酯化后随乳糜微粒而进入淋巴系统。维生素 A 主要以主动吸收的方式被机体吸收，其特点是必须有载体参加，并有能量消耗，但吸收率高，而且吸收速度比较快。正常情况下，摄入生理剂量的维生素 A，其吸收率为 70% ~ 90%。维生素 A 在体内储存较好，营养良好者 80% ~ 90% 的维生素 A 储存在肝中。虽然肝中储存大量维生素 A，并且消耗的速度很慢，但机体内维生素 A 的代谢是很活跃的，在肝和外周组织间的再循环很快。类胡萝卜素的吸收和转运受很多因素的影响，食物基质以及类胡萝卜素的物理状态是影响其生物利用率最主要的因素，膳食脂肪是影响其吸收的另一个重要因素，每餐至少 3 ~ 5 g 脂肪对类胡萝卜素的吸收是必需的[31]。

（二）维生素 A 的生理作用

1．维持正常的视觉 维生素 A 能促进视觉细胞内感光物质的合成和再生。人视网膜的杆状细胞内含有感光物质视紫红质，它是 11- 顺式视黄醛和视蛋白相结合的产物，但视紫红质被光照射时，可引起一系列的变化，最后 11- 顺式视黄醛转变成全反式视黄醛，并与视蛋白分离。这一过程中引发神经冲动，上传到视神经，因此人能够看到物体，这一过程称为光适应。当人从亮处走到暗处时，因视紫红质消失，最初看不清楚任何物体，经过一段时间待视紫红质再生到一定水平时才逐渐恢复视觉，这一过程称为暗适应。当维生素 A 不足时，视紫红质的再生速度缓慢，暗适应时间会延长。

2．维持上皮细胞的正常生长和分化 维生素 A 在维持上皮细胞的正常生长和分化起重要作用，可刺激抑制基因的表达，起到调控细胞分化的作用。维生素 A 不足或缺乏时，可导致机体的屏障（如肺、肠道、阴道、泌尿道、膀胱上皮）作用削弱，易于感染。

3．促进生长发育和维持生殖功能 生殖组织和哺乳动物的胚胎发生依赖于 RAR 受体进行基因调节，维生素 A 对这些组织具有极其重要的作用[32-34]。对于胚胎发育是必需的，与某些基因的表达有关，这些基因表达决定了机体各部分发育的顺序。缺乏维生素 A 可引起食欲缺乏，生长迟缓，骨骼和牙齿发育不良。

4．调节机体免疫功能 维生素 A 可以参与机体免疫系统的功能，缺乏可使机体特异性和非特异性免疫功能降低，对细菌、病毒和寄生虫感染的易感性增加，呼吸道或消化道感染能够加重机体维生素 A 缺乏的状况。

5．抑制肿瘤作用 维生素 A 在调节上皮细胞增生和正常分化方面有重要作用，可降低机体对某些化学性致癌物的敏感性；类胡萝卜素（包括叶黄素和番茄红素等）可捕获能引起细胞癌变的自由基和单线氧，提高机体的抗氧化能力。人群流行病学研究发现，膳食中高维生素 A 和类胡萝卜素摄入可降低肺癌、皮肤癌等上皮癌的危险性。

6．其他功能 维生素 A 还参与精子形成及味觉、食欲和生长等多项与细胞分化有关的生理功能。

（三）维生素 A 缺乏症

维生素 A 缺乏已经被明确界定为公共卫生重大营养问题[34]，全球约有 10 亿人患有维生素 A 缺乏症，其中亚洲和非洲孕妇和儿童的维生素 A 缺乏症患病率最高[35]。

维生素 A 缺乏最早的症状是暗适应能力的下降，严重者可致夜盲症。维生素 A 缺乏可引起干眼症，严重者可发生角膜软化、溃疡和穿孔，导致失明。儿童维生素 A 缺乏最重要的临床诊断体征为毕脱斑（Bitot’s spots），为贴近角膜两侧和结膜外侧因干燥而出现的皱褶，角膜上皮堆积，形成大小不等的形似泡沫的白斑。

维生素 A 缺乏还会引起机体不同组织上皮干燥、增生和角化，特别是儿童和老人，容易引起呼吸道炎症。另外，维生素 A 缺乏时，儿童生长发育迟缓。

（四）维生素 A 的膳食参考摄入量和食物来源

膳食或食物中全部具有维生素 A 活性的物质常用视黄醇当量（retinol equivalent，RE）表示，膳食中总维生素 A 当量（μgRE）= 维生素 A（μg）+ 类胡萝卜素（μg）×0.167+ 其他维生素 A 原（μg）×0.084。《中国居民膳食营养素参考摄入量》的维生素 A 推荐摄入量（RNI）为：成年男性 800 μgRE/d，女性 700 μgRE/d；可耐受最高摄入量（UL）为 3000 μgRE/d。

矿工大量时间从事井下作业，日照时间少，地下坑道中光线比较暗，需要暗视力强，故从膳食中供给一定量维生素 A 对工人健康是有益和必要的。富含维生素 A 的食物有动物肝、蛋黄、奶及奶制品、鱼肝油及鱼卵。富含类胡萝卜素的食物有深色（如深红色、橙色、深绿色）食物，如胡萝卜、红心甜薯、菠菜、苋菜、杏、芒果等。维生素 A 供给量中，最好有 1/3 以上来自动物性食物。

二、维生素 D

维生素 D 又称抗佝偻病维生素，包括 D_2（钙化醇 calciferol）与 D_3（胆钙醇 cholecalciferol），分别由麦角固醇和 7- 脱氢胆固醇经紫外线照射转变而成。维生素 D 在体内需经肝、肾羟化成 1,25-$(OH)_2D_3$，方有生理活性。由于机体在皮肤中通过紫外线的照射可以合成维生素 D，因此有学者认为，维生素 D 不属于维生素的范畴，而是一种类固醇激素[36]。

（一）维生素 D 的吸收与代谢

人类可从两个途径获得维生素 D，即通过膳食获取及在皮肤内由维生素 D 原形成。经膳食摄入的维生素 D_3（动物食物来源）和维生素 D_2（植物食物来源）主要在空肠、回肠与脂肪一起被吸收入血。从膳食和皮肤两条途径获得的维生素 D_3 与血浆 α- 球蛋白结合输送到肝，在肝内经维生素 D_3-25- 羟化酶催化生成 25-OH-D_3，然后再被转运至肾，在 25-OH-D_3-1- 羟化酶和 25-OH-D_3-24- 羟化酶的催化下，生成 1, 25-$(OH)_2$-D_3 和 24，25-$(OH)_2$-D_3。血浆中的维生素 D 结合蛋白（DBP）携带这两种二羟基代谢物到达小肠、骨骼、肾等靶器官中，与核受体结合后发生相应的生物学效应。在体内，维生素 D 主要储存在脂肪组织和骨骼肌中，肝、大脑、肺、脾、骨骼和皮肤中也存在少量。维生素 D 主要在肝代谢，形成极性较强的代谢产物与葡萄糖苷酸结合后随胆汁排入肠中，尿中也可以有少量排出。

（二）维生素 D 的生理作用

维生素 D 主要以 1, 25-$(OH)_2$-D_3 的形式在小肠、肾、骨骼等靶器官起到维持细胞内外钙浓度，促进钙、磷的吸收和利用，调节钙磷代谢，促进骨骼和牙齿正常生长和钙化等作用。

1．维持血钙水平 维生素 D 与甲状旁腺激素（PTH）共同作用维持血钙水平稳定。当血钙水平降低时，促进钙在肾小管的重吸收，将钙从骨骼中动员出来，在小肠促进钙结合蛋白的合成，增加钙的吸收；当血钙过高时，促进甲状旁腺产生降钙素，阻止钙从骨骼中的动员，增加钙、磷经尿中排出。

2．促进骨、软骨及牙齿的矿化 维生素D可以通过不同的途径增加机体对钙、磷的利用，促进骨、软骨及牙齿的矿化，并不断更新以维持正常生长，预防儿童佝偻病和成人骨质软化症。

3．促进小肠钙吸收 小肠腔内的维生素D可促进小肠黏膜上皮中钙结合蛋白的合成，从而可促进钙的吸收。

4．促进肾对钙、磷的重吸收 维生素D能直接作用于肾，促进肾小管对钙、磷的重吸收，减少丢失。

5．调节基因转录 由于维生素D是脂溶性的，所以1, 25-$(OH)_2$-D_3的作用机制与许多小分子亲脂性物质（如视黄酸、甲状腺素、雌激素、糖皮质激素等）相似，通过与核受体结合后启动各种生物学效应。此外，维生素D还具有免疫调节功能，可改变机体对感染的反应。

6．免疫调节作用 近年的研究发现，维生素D是一种新的神经内分泌-免疫调节激素，对细胞免疫具有重要的调节作用，但对体液免疫没有直接的影响。主要表现为对单核-巨噬细胞、T淋巴细胞、B淋巴细胞、胸腺细胞增殖分化及细胞功能具有重要的影响。维生素D缺乏可引发自身免疫疾病，而高剂量的1, 25-$(OH)_2$-D_3可以预防自身免疫疾病。

近年来大量研究发现，人体低维生素D水平与高血压、糖尿病、心脑血管疾病及某些恶性肿瘤的发生密切相关，也与部分传染病如流感和结核病的发病相关。

（三）维生素D缺乏症

维生素D缺乏在世界范围内还很常见，特别是在冬季日光照射欠佳的季节[37]。一些特殊职业，比如低照度的矿工，维生素D主要来源于膳食供应，食物中的维生素D含量很难满足机体的需要，易造成缺乏。我国居民维生素D缺乏症较常见，特别是儿童[38]。维生素D缺乏症同钙缺乏症。

（四）维生素D的参考摄入量和食物来源

《中国居民膳食营养素参考摄入量》中维生素D的RNI为：65岁以下的所有人群为10 μg/d，65岁以上的人群为15 μg /d；成人UL为50 μg/d。

维生素D可用IU或μg来表示，1 IU维生素D_3=0.025 μg维生素D_3。

人体获得充足有效的维生素D_3的最经济方式是经常晒太阳，在阳光不足或空气污染严重的地区，也可采用紫外线灯做预防性照射。成人只要经常接触阳光，在普通膳食条件下一般不会发生维生素D缺乏。矿工大量时间从事井下作业，日照时间少，故从膳食中供给一定量维生素D对工人健康是有益和必要的。维生素D在一般食物中含量都比较低，动物性食物是维生素D的主要来源，鱼肝油中维生素D含量最丰富，蛋黄、黄油、动物肝、鱼类含量较多，蔬菜和谷物中几乎不含维生素D。

三、维生素B_1

维生素B_1又称硫胺素，呈白色针状结晶，可溶于水、乙醇和多种酸，耐热，不易氧化，一般烹调不易被破坏，当有还原性化学物质如二氧化硫、亚硫酸盐等存在时，或在中性及碱性介质中易破坏。由于维生素B_1还具有预防和治疗脚气病的作用，又被称作抗脚气病维生素、抗神经炎因子。

（一）维生素B_1的吸收与代谢

食物中的硫胺素酯进入体内以后，在焦磷酸酶和焦磷酸酯酶的作用下，在肠腔内被分解释放出游离硫胺素，在空肠及回肠中被吸收。吸收过程有主动转运和被动扩散两种形式。成人每天摄入5 mg以下时，主要通过载体介导的主动转运体系被迅速吸收；每天摄入量在5 mg以上时，被动扩散吸收占优势，但硫胺素在肠道内的吸收并不是随着浓度的增加而增加，而是存在着一种饱和机制。Na^+、ATP 酶及叶酸缺乏均可以影响维生素 B_1 的吸收。

不同组织中维生素 B_1 的含量不同，肌肉、心脏、肝、肾和神经组织中含量较高，肌肉中的含量约占总量的 1/2。体内维生素 B_1 的代谢量约为 1 mg。因为维生素 B_1 不能在组织中大量储存，所以必须不断补充。维生素 B_1 在体内的生物半衰期为 9.5 ~ 18.5 天，维生素 B_1 及其代谢产物主要从尿中排出，不能被肾小管重吸收，从汗中排出的量很少，但在高温环境中，如果汗液量很大时，每 1 L 汗液中维生素 B_1 含量也可高达 90 ~ 150 mg。维生素 B_1 不能在组织中大量储存，体内容易缺乏[39]。

（二）维生素 B_1 的生理功能

构成羧化酶的辅酶参与糖类代谢；抑制胆碱酯酶活性，促进乙酰胆碱合成，维持神经、肌肉、消化、循环的正常功能。维生素 B_1 能预防和治疗脚气病，能增加胃肠蠕动及胰液和胃液和分泌，可增进食欲，帮助消化，预防心脏疾病，促进糖类代谢。

1．参与能量和三大营养素代谢　硫胺素焦磷酸（TPP）是硫胺素的主要辅酶形式，在体内主要通过氧化脱羧作用和参与转酮醇酶反应来参与物质和能量代谢。总的来说，体内碳水化合物、氨基酸和脂肪酸的代谢是一个错综复杂、相互联系的过程，其中有许多环节都依赖以硫胺素为辅酶的复合酶系统来完成。因此硫胺素严重缺乏对机体会产生广泛损伤。

2．对神经组织的作用　神经组织的能量主要由糖类的氧化来供应。维生素 B_1 缺乏时，乙酰辅酶 A 生成减少，影响乙酰胆碱的合成。同时，由于对胆碱酯酶的抑制减弱，乙酰胆碱分解加强，影响神经传导[40]。

3．与心脏功能有关　硫胺素缺乏可引起心功能失调，其机制可能是由于硫胺素缺乏使血液进入组织中的量增加，从而使心脏输出负担加重，导致心功能失调。或者是由于硫胺素缺乏导致的心肌能量代谢不全而引起的。

（三）维生素 B_1 缺乏症

维生素 B_1 缺乏症即脚气病，主要损害神经 - 血管系统。多发生在以精白米面为主食的地区。成人脚气病可分为 3 种类型。

1．干性脚气病　以多发性周围神经炎为主，出现上行性周围神经炎，表现为指（趾）端麻木，肌肉酸痛，压痛，尤其以腓肠肌最明显。

2．湿性脚气病　多以水肿和心脏症状为主。由于心功能系统功能障碍出现水肿，右心室可扩大，有心悸、气短、心动过速、如处理不及时，常致心力衰竭。

3．混合型脚气病　其特征是既有神经炎，又有心力衰竭和水肿。

（四）维生素 B_1 的参考摄入量和食物来源

体内的维生素 B_1 的储存量很少，需要不断从食物中补充。人体对维生素 B_1 的需要量受很多因素影响，包括体力活动、性别、特殊生理状况、某些特殊作业和特殊环境应激等，某些应激反应会使维生素 B_1 的需要量增加。《中国居民膳食营养素参考摄入量》建议：维生素 B_1 的推荐摄入量（RNI）为成年男性 1.4 mg/d，女性 1.2 mg/d。因目前尚缺乏由膳食或补充剂过量引起的不良反应的报道，因此无法制定维生素 B_1 的 UL。

维生素 B_1 在天然食物中广泛存在。未精制的谷类食物是人类维生素 B_1 的最重要膳食来源，瘦肉、豆类、干果、酵母、坚果类食品也是维生素 B_1 的良好来源。而蛋、奶、水果蔬菜中含量较低。维生素 B_1 还来源于强化了维生素 B_1 的谷类食品及面包类食品，发酵生产的酵母制品也含有丰富的 B 族维生素。

四、维生素 B_2

维生素 B_2 又称核黄素（riboflavin），过去还被称为维生素 G、黄色酶。耐热，在中性和酸性溶液稳定，遇碱易破坏。动物和人类一般不能合成，必须由食物供给。哺乳动物肠道中的微生物虽然能够合成维生素 B_2，并为机体所吸收，但并不能满足生理需要。

（一）维生素 B_2 的吸收与代谢

食物中的维生素 B_2 大部分是以黄素单核苷酸（FMN）和黄素腺嘌呤二核苷酸（FAD）与蛋白质结合的复合物存在的，仅有少量以游离核黄素和黄素酰肽类形式存在。维生素 B_2 进入血液后，主要通过与蛋白质结合而完成其体内转运，其中一部分与白蛋白松散结合，大部分与其他蛋白如免疫球蛋白紧密结合。人体组织储存维生素 B_2 的能力很有限，维生素 B_2 过量摄入后，很少在体内储存，主要以游离形式从尿液中排出，另外还可以从粪便和其他分泌物如汗液中排出，还可通过乳汁分泌。通过测定空腹尿、随机尿、24 h 尿或负荷尿试验中黄素物质含量可用于评价机体维生素 B_2 的营养状况，但是影响因素很多。

（二）维生素 B_2 的生理作用

维生素 B_2 在体内磷酸化后形成 FMN 和 FAD，是黄素酶的辅酶，参与组织呼吸及氧化还原过程，与能量代谢直接相关。能维护皮肤、黏膜组织的健康，还与视网膜的感光作用和生长发育有关。

1．参与体内生物氧化与能量生成。黄素腺嘌呤二核苷酸、黄素单核苷酸在体内与特定蛋白质结合，形成黄素蛋白，黄素蛋白是体内重要的氧化还原酶类，是电子传递过程中的重要载体，主要通过三羧酸循环中的一些酶及呼吸链等参与体内氧化还原反应与能量生成，在这些过程中，FMN 和 FAD 的主要作用是将还原型底物中的电子传递到氧化型电子受体，这主要与其 1，5 位 N 存在的活泼的共轭双键有关。

2．FAD、FMN 作为辅酶分别参与色氨酸转变为烟酸、维生素 B_6 转变为磷酸吡哆醛的过程 [40]。

3．维生素 B_2 还具有较强的抗氧化活性。FAD 可作为谷胱甘肽还原酶的辅酶，构成体内的抗氧化防御系统，维持还原性谷胱甘肽的浓度 [41]。红细胞谷胱甘肽还原酶活性系数（EGRAC）可作为评价维生素 B_2 营养状况指标，通过加入或不加入 FAD 来检测红细胞谷胱甘肽还原酶活性，计算活性系数。一般活性系数 < 1.2 为正常，$1.2 \sim 1.4$ 为不足，> 1.4 为缺乏。

4．维生素 B_2 作为甲基四氢叶酸还原酶的辅酶，参与同型半胱氨酸代谢，有助于降低血中同型半胱氨酸水平和血压 [42-43]。

（三）维生素 B_2 缺乏症

维生素 B_2 缺乏主要的临床表现为眼、口腔和皮肤的炎症反应。

眼睛可表现为球结膜充血，角膜周围血管增生，畏光、流泪、视物模糊，严重时角膜有溃疡。口腔可表现为口角炎、唇炎、舌炎等，口角湿白，开裂；嘴唇肿胀、疼痛、裂隙、溃疡及色素沉着；舌疼痛，肿胀，红斑，典型者全舌呈紫红色或红紫相间，出现中央红斑，边缘界限清晰如地图样变化（地图舌）。皮肤表现为脂溢性皮炎，常见于皮脂分泌旺盛部位。

（四）维生素 B_2 的参考摄入量和食物来源

与维生素 B_1 相似，维生素 B_2 在体内也不能大量储存，需要从食物中不断补充，而且人体对维生素 B_2 的需要量同样受很多因素的影响，主要有维生素 B_2 的生物利用率、膳食模式、特殊生理状况及某些特殊作业和特殊环境应激等。膳食模式对维生素 B_2 的需要量也有影响，低脂肪、高糖类膳食使机体对维生素 B_2 需要量减少，而高蛋白、低糖类、高脂肪膳食可使机体对核黄素需要量增加。一些特殊环境和特殊作业条件下（如寒冷、高原、矿工等）维生素 B_2 需要量有不同程度的增加。

《中国居民膳食营养素参考摄入量》建议：维生素 B_2 的推荐摄入量（RNI）为成年男性 1.4 mg/d，女性 1.2 mg/d。尚未制定维生素 B_2 的 UL。

维生素 B_2 广泛存在于动物与植物性食物中，以动物性食品含量较高，特别是动物肝、肾和心脏中含量最多，乳类、蛋类、鳝鱼、螃蟹中含量也较多；植物性食品中绿叶蔬菜、酵母、菌藻类、豆类等含量较多。谷物和蔬菜是我国居民维生素 B_2 的主要来源，但是谷类加工对维生素 B_2 存留有显著影响，如精白米中维生素 B_2 存留率只有 11%，小麦标准粉中维生素 B_2 的存留率只有 35%。此外谷类烹调过程也会损失一部分的维生素 B_2。

五、叶酸

叶酸是由蝶啶、对氨基苯甲酸和谷氨酸残基组成的一种水溶性 B 族维生素，亦曾被称为维生素 Bc 或维生素 M，为机体细胞生长和繁殖所必需的物质，帮助蛋白质的代谢，并与维生素 B_{12} 共同促进红细胞的生成和成熟，是制造红细胞不可缺少的物质。在体内，叶酸以四氢叶酸的形式起作用，四氢叶酸在体内参与嘌呤核酸和嘧啶核苷酸的合成和转化，在制造核酸（核糖核酸、脱氧核糖核酸）的过程中扮演重要的角色，是人体在利用糖分和氨基酸时的必要物质。

（一）叶酸的吸收与代谢

叶酸在肠道被吸收以后，经过门静脉进入肝，在二氢叶酸还原酶的作用下，转变为具有功能活性的四氢叶酸。后者是体内转移“一碳基团”的载体，是 DNA 合成的主要物质之一。经口服给药，在胃肠道（主要是十二指肠上部）几乎完全被吸收，5 ~ 20 min 后可出现在血中，1 h 后可达最高血药浓度。大部分主要储存在肝内，体内的叶酸主要被分解为蝶呤和对氨基苯甲酰谷氨酸。血浆半衰期约为 40 min。叶酸主要通过尿和胆汁排出体外，通过肾小球滤过的叶酸大部分可在肾小管近端再吸收，由胆汁排至肠道中的叶酸可再被吸收，形成肝肠循环，因此叶酸的排出量很少。成人叶酸的丢失量平均为 60 μg/d，或 1 μg/kg。叶酸营养状况良好者，当膳食中无叶酸时，体内储存量可维持至少 3 个月不至于出现缺乏。

（二）叶酸的生理作用

叶酸存在于肠壁、肝和骨髓等组织中，在叶酸还原酶的作用下，还原成具有生物活性的四氢叶酸，它是一碳单位转移酶的辅酶，可作为一碳单位的载体，参与体内多种重要的生化反应，并直接影响核酸的合成和氨基酸代谢，对细胞分裂增殖和组织生长及神经介质的合成具有重要的作用。在体内有许多重要的一碳单位供体均可供给一碳单位，这些一碳单位从氨基酸释出后，以四氢叶酸作为载体，参与体内重要的合成和分解代谢过程。

1．参与氨基酸代谢 叶酸参与组氨酸的分解代谢，组氨酸首先在组氨酸酶、咪唑丙烯酸酶的作用下，形成亚胺甲基谷氨酸，再由亚胺甲基转移酶催化将亚胺甲基转移至四氢叶酸而生成谷氨酸和 5- 亚胺甲基四氢叶酸；叶酸还可与维生素 B_6 共同参与丝氨酸与甘氨酸的相互转化及甘氨酸的分解代谢，在羟甲基转移酶的催化下，丝氨酸向四氢叶酸转移甲醛生成甘氨酸和 5，10- 亚甲基四氢叶酸，而体内甘氨酸的主要分解代谢途径也需要叶酸的参与；另外，叶酸与维生素 B_{12} 共同参与同型半胱氨酸与甲硫氨酸之间的相互转化。

2．参与血红蛋白及重要的甲基化合物合成 如肾上腺素、胆碱、肌酸等。

3．参与神经递质的合成 叶酸缺乏可造成 DNA 甲基化异常，不仅可引起点突变，也可使 DNA 容易出现单链和双链断裂，同时还可影响脑内维生素 B_{12}、蛋氨酸、*L*- 酪氨酸和乙酰胆碱的代谢反应，引起脑内重要神经递质合成异常。由此可见，叶酸所携带一碳单位的代谢过程与体内许多重要的生化过程相关密切。体内叶酸缺乏则一碳单位传递受阻，核酸合成及氨基酸代谢均受影响，而核酸及蛋白质合成是细胞增殖、组织生长和机体发育的物质基础。因此，叶酸对于细胞分裂和组织生长具有极其重要的作用。另外，由于蛋氨酸可提供亲脂物质胆碱与甜菜碱，故叶酸在脂代谢过程也有一定作用。

（三）叶酸缺乏

叶酸缺乏在临床上有如下表现。

1．巨幼红细胞贫血 叶酸缺乏时，骨髓中幼红细胞分裂增殖速度减慢，停留在幼红细胞阶段致成熟受阻，导致巨幼红细胞贫血。

2．胎儿神经管畸形 孕妇缺乏叶酸，可导致胎儿神经管畸形[44]。

3．高同型半胱氨酸血症 同型半胱氨酸转化为胱氨酸时，需要叶酸帮助，叶酸缺乏，同型半胱氨酸不能转化为胱氨酸，导致同型半胱氨酸浓度升高。高浓度同型半胱氨酸血症是动脉粥样硬化和心血管疾病发病的独立危险因素。

（四）叶酸的膳食参考摄入量和食物来源

《中国居民膳食营养素参考摄入量》建议，叶酸的每日推荐摄入量（RNI）为 400 μg DFE（膳食叶酸当量），可耐受的最高摄入量为 1000 μg DFE/d。

叶酸广泛存在于各类动植物性食物中，含量丰富的食物有动物肝、肾、蛋类、鱼类、豆类、酵母、绿叶蔬菜、水果及坚果类。

六、维生素 C

维生素 C 又称抗坏血酸（ascorbic acid），有很强的还原性，畏光怕热，遇铜离子极易氧化分解，怕碱，在酸性溶液中稳定，烹调不当易损失。维生素 C 在植物和很多动物体内可以合成，但人类和豚鼠等因为体内缺乏古洛糖酸内酯氧化酶，自身不能合成维生素 C，必须要从膳食中获得。

（一）维生素 C 的吸收与代谢

80% ～ 95% 的维生素 C 在小肠上段吸收，吸收迅速且比较完全，但大剂量时一部分可不被吸收而随粪便排出。另外，口腔和胃也可吸收部分维生素 C。维生素 C 的吸收可能是一种依赖载体蛋白的主动吸收过程，正常人血浆中维生素 C 的浓度变化范围较大，为 10 ～ 90 mmol/L。吸收后的维生素 C 可以逆浓度梯度被转运至许多细胞内储存。维生素 C 在不同的组织呈不均匀分布，以垂体中最高，其次为肾上腺、眼晶状体、肾、脾和肝，胰腺和胸腺也有一定量的维生素 C。维生素 C 在体内储存较少，半衰期为 16 天。维生素 C 及其代谢产物主要从尿中排出。

（二）维生素 C 的生理作用

1．羟化作用 维生素 C 参与胶原蛋白合成，其作为脯氨酸羟化酶与赖氨酸羟化酶的辅助因子，催化多肽链中脯氨酸残基与赖氨酸残基羟化为羟脯氨酸残基与羟赖氨酸残基，然后合成胶原蛋白。维生素 C 还参与并促进胆固醇转化为胆汁酸的羟化过程，促进氨基酸合成神经递质 5- 羟色胺及去甲肾上腺素。此外，维生素 C 能增强混合功能氧化酶活性，催化药物、毒物在内质网上的羟化，促进其解毒。

2．抗氧化作用 维生素 C 可能是血浆中最主要的抗氧化剂，它可以通过清除自由基而阻止低密度脂蛋白的氧化修饰，从而减少动脉粥样硬化的形成，起到保护心血管功能的作用。维生素 C 还可以通过清除活化的中性粒细胞、巨噬细胞及成纤维细胞释放出的氧化性物质，而保护支持组织免受损伤。

3. 解毒作用　大剂量维生素 C 对某些毒物，如重金属离子 Pb^{2+}、Hg^{2+}、As^{2+}、Cd^{2+}，或苯、细菌毒素及某些药物有解毒作用[24]。维生素 C 可以和这些毒物结合，通过尿液排出体外；同时，维生素 C 能够维持谷胱甘肽的还原状态，与毒物结合为复合物排出体外；另外，维生素 C 的羟化作用可促进毒物和药物的解毒过程。

4. 其他　维生素 C 在铁的吸收、转运和储备过程中发挥促进作用，在细胞内作为铁与铁蛋白间相互作用的一种电子供体，可以使铁保持二价状态而增加铁的吸收。维生素 C 可以保持巯基酶的活性和谷胱甘肽的还原状态，从而发挥解毒作用，还可还原高铁血红蛋白，恢复其携氧能力。维生素 C 能增强机体免疫力，促进免疫球蛋白的合成，其机制可能和它的抗氧化作用有关。

（三）维生素 C 缺乏症

膳食中的维生素 C 缺乏，可导致体内维生素 C 储存减少，典型的缺乏症状为坏血病。坏血病的症状以出血为主，早期表现为牙龈出血、萎缩、肿胀等，也可见全身的出血点。起初局限于毛囊周围和齿龈等处，进一步发展可出现皮下出血、关节腔出血、内脏出血等，严重者导致死亡。

（四）维生素 C 的膳食参考摄入量和食物来源

《中国居民膳食营养素参考摄入量》中建议，维生素 C 的成人推荐摄入量（RNI）为 100 mg/d，可耐受的成人最高摄入量（UL）为 2000 mg/d。

新鲜蔬菜水果是维生素 C 的主要来源，尤其以山楂、酸枣、柑橘、猕猴桃、草莓含量高，绿叶蔬菜如青菜、韭菜、菠菜、特别是辣椒含量最高，还有西红柿、豆芽含量较多。动物性食物仅肝和肾含有少量的维生素 C，肉、鱼、禽、蛋和牛奶等食品中含量极少。食物中的一些物质可以影响维生素 C 的生物利用率，如植物中的一些酶系统多为含铜金属酶，如黄瓜和白菜中含铜酶的含量较高，能催化维生素 C 的氧化，因此蔬菜储存过程中，维生素 C 会有损失；而某些植物中的生物类黄酮，如多酚类、芦丁等成分，可能与铜离子络合，抑制含铜酶活性，对维生素 C 有保护作用。

第八节　水

水是生命的“源泉”，一个人的全身细胞总数有 100 万亿个，凡是有细胞的地方就有水。血液、唾液、胃液等各种体液中，几乎都是水。即使是头发、骨头、指甲也都含有水。水占人体重量的 50% ~ 70%[45]，水的含量因年龄、性别而异，年龄越小，机体含水量越多。新生儿含水 75% ~ 80%，成年人约占 60%。人体里的各个器官都含有水分，其中血液、淋巴液中含水量最高，可达 90%；肌肉和薄壁组织器官（如肝、脑、肾等）含水 70% ~ 80%；皮肤含水 60% ~ 70%；骨骼含水 12% ~ 15%。

在一般情况下，每人每天需要水 2.5 kg。有学者估计，人的一生吃到体内的水可达 75 000 kg 之多。水是优良的溶解剂。营养物质必须溶解在水里才能运送到人体的各个部位，以维持生命活动的需要。人体里的一些废物如尿素、尿酸等，也必须溶解在水里才能排出体外。人体里的一切化学反应都是在水的帮助下进行的。如果没有水，一切生命活动都将停止。

一、水的生理功能

水除了是机体的重要组成部分外，还是人体的重要营养物质，人体的许多生命活动都要在水的作用下才能进行。水对于维持体内营养，进行物质代谢，保证身体健康，甚至维持正常的生命活动，都有特殊的作用。

（一）调节体温

水的比热容较大，1 g 水每升高 1℃需 4.18 J 的热量，比同量其他液体所需的热量要多，因此，当体内产热量增多或减少时不致引起体温波动太大。水蒸发吸收的热量很大，1 g 水在 37℃时完全蒸发需要吸热 2204 J，所以蒸发少量的汗就能放出大量的热，这对人体处在较高的气温环境时是很重要的。另外，水的流动性大，能随血液迅速分布全身，人体在代谢过程中产生的热，还可以通过血液送到体表散发到环境中去，使全身各部分保持均衡的温度。因此，水对于维持肌体温度的稳定起着很大作用。

（二）水是体内化学作用的介质

水是一种良好的溶剂，机体所需的多种营养物质和各种代谢产物都能溶于水中。因为水分子极性大，使溶解于其中的物质解离成离子，这样有利于体内化学反应的进行。即使不溶于水的物质，如脂肪和某些蛋白质，也能在适当的条件下分散于水中成为乳浊液或胶体溶液。只有溶解或分散于水中的物质，才容易起化学反应。所以，水对于体内许多生化反应都有促进作用；同时，水本身也直接参加水解、氧化还原等生化反应，如蛋白质、脂肪、糖类的水解反应，都是在水的参与下进行的。

（三）水是体内物质运输的载体

由于水溶液的流动性大，水在体内还起运输物质的作用，组织和细胞所需的养分及代谢物在体内的运转都要靠水作为载体来实现。

（四）水是体内的润滑剂

水的黏度小，能够使摩擦面滑润，它在体内还发挥着润滑的作用，可减少体内脏器的摩擦，防止损伤，并可使器官运动灵活，体内的关节、韧带、肌肉、膜等处的润滑液体，都是水溶液。

二、人体内水平衡的调节

在正常的情况下，出入机体水的量应该保持平衡。这个过程是由神经、激素和体液中的一些化学物质参与而完成的。

（一）神经调节

口渴与排尿都是受神经系统调节的维持机体水平衡的一种生理反应。身体缺少水分就会反应为口渴，体内水分过多就会反应为想排尿。

（二）激素调节

某些激素（如垂体生长素、促甲状腺激素）有利尿作用，另一些激素（如增压素）则有抗利尿作用。某些皮质激素亦能促进血液水分的增加。当然，激素调节也受神经系统控制。

（三）化学调节

有些食物成分与体内的水平衡有密切的关系。有的离子能促进组织留住水，有的则可促进机体排尿过程，如钠可促进水在体内的蓄积，因此水肿患者不宜多进食盐；钾和钙能促进水分由体内排出，多吃水果、马铃薯、甘薯等富含钾、钙的食品可以利尿，即与此有关。

三、水在体内分布

水在人体内的含量最多，分布于细胞内、细胞外和很多固态的支持组织中，在代谢活跃的肌肉和内脏细胞中，水的含量最高，而在不很活跃的组织或稳定的支持组织中则含量较低。水在细胞中作为媒介或溶剂来维持生命活动所需要的化学反应。此外，还有相当量的水分布于细胞外，不同组织中的水分含量也不同。机体中水的总量因体重不同而不同，但不同组织中水分含量的比例基本维持平衡状态，主要受年龄、性别和机体构成成分的影响。随着年龄的增长，人体内水分含量会逐渐下降，主要是由于细胞外液的减少而引起的。肌肉组织丰富的人体内水分含量比肌肉组织较少的人多，因为肌肉组织中水分含量是脂肪组织的 3 倍左右。男性体内水分较女性多，因为男性的肌肉比例较大，而脂肪组织较少。

细胞内液与细胞外液之间的细胞膜是一种半透膜，它允许水自由通透，但对于其他化学物质来说是一种选择性通透膜。细胞外液又分为血管内液、血管外液和细胞间液。血管内液是指血管系统中的所有体液，即动脉、静脉和毛细血管中的体液。细胞间液指的是细胞周围和细胞之间的体液，负责将营养物质运送到细胞并把细胞的代谢废物运送到体外。血管外液通过血管壁与血管内液分开，血管壁也是一种半透膜。另外在一些组织中的液体，如眼球、关节腔等，也属于细胞外液，但这些体液并不经常与通常所说的细胞外液进行交换，被称为跨细胞液。

在人体内，细胞内液和细胞外液的体积保持相对恒定，而细胞间液的体积可随着机体水分含量的变化而变化。细胞间液被认为是一个缓冲区，机体可通过细胞间液的缓冲作用来维持细胞内液和细胞外液体积的相对稳定。细胞内液和细胞外液之间的水分交换主要通过被动扩散的方式来进行。由于渗透压的差别，水会从水分子浓度高的区域自动转移向水分子浓度低的区域，影响水分子流动的主要因素是体液中离子浓度的平衡状态。

四、水的需要量

通常，人体在新陈代谢过程中，水不断地从人体中失去，部分以尿的形式排出，部分由人体表皮出汗排出，部分随呼吸过程排出的气体排出，少量随粪便排出。因此，每天必须通过食物和饮水吸收相等数量的水，才能保持体内水分平衡。一个人如果失水 20% 左右，又得不到补充，就会有生命危险。

水的需要量是随个体的年龄、性别、体重及劳动强度等的不同而不同的，正常成人每日应供给的水分毫升数与其摄入能量的千卡数大致相等。如每日摄入能量 2400 kcal，则需要摄入水分约为 2400 ml，即可满足需要。通常，一名体重 60 kg 的成人每天与外界交换的水量约为 2.5 kg，即相当于每千克体重约 40 g 水。婴儿所需水量是成人的 3 ～ 4 倍。

为了确定矿工每个工作日内由于出汗而损失水分的情况，以便进行合理的水、电解质供给和补充，除根据工人的主观感觉外，可利用下井劳动前后的体重改变作为估量指标。即分别测量下井前和经一日劳动后出井时的体重，如果两者相差不大时，则可大致认为作业班内机体的水代谢基本平衡，如果体重有不同程度的减轻，即产生水债。如欲求得较精确的失水量时，可分别测定：进餐后下井时的体重（A）、井下作业班期内排出尿及粪便量（B）、井下作业班期内饮水及摄食量（C）及完成作业班劳动出井时体重（D）。根据所得资料即可计算出作业班期内非经肾的失水量。即非经肾失水量 $=A-D-B+C$。非经肾的失水量包括出汗及由肺呼吸两种途径排出水的总和，由于呼气失水量的测定需要特殊的仪器，而且占比重较小，故一般忽略不计，因而以上方法测得的失水量代表出汗量。

五、水的适宜摄入量

水的适宜摄入量根据年龄及体力活动不同而不同，中国营养学会推荐温和气候条件下，轻水平身体活动的成年居民每日水总摄入量（包括食物中的水及饮水中的水）为男性 3.0 L，女性 2.7 L；饮水量为男性 1.7 L，女性 1.5 L。如果在高温或进行中等强度以上身体活动时，应适当增加水摄入量；井下矿工应注意饮水不要等感到口渴再喝以免形成水债，水温 10℃左右为佳，少量多次饮用，每次 200 ～ 300 ml。

六、水的来源

人体所需的水主要来源于 3 个方面：饮用水及各类饮料，固体食物中的水分及代谢水。其中饮用水和各类饮料是机体内水的主要来源。需要注意的是，胃对水的吸收速率是 800 ml/h，如果每小时的饮水量超过 800 ml，则超出的部分将不能被吸收。此外，酒精饮料、茶及咖啡等虽然也是水的来源之一，但这些饮料具有利尿作用，可促进水从肾排出。固体食物中的水是人体水的第二个最主要的来源。固体食物的含水量差异较大（0 ～ 96%），多数固体食物含水量在 50% 以上，尤其是蔬菜和水果，含水量一般在 85% ～ 95%。代谢水是指作为终产物在体内代谢过程中产生的水。糖类、蛋白质、脂肪及乙醇等供能性物质在体内氧化的最终产物是二氧化碳和水，二氧化碳作为一种代谢废物被排出体外，而水则可以被机体重新利用。每克蛋白质产生的代谢水为 0.41 g，脂肪为 1.07 g，糖类为 0.6 g。

第九节　食物中非营养素活性成分

食物中除了含有多种营养素以外，还含有其他许多对人体有益的物质，这类物质被称为非营养素生物活性成分，其中来自植物中的食物生物活性成分，称为植物化学物（phytochemicals）。这类物质不是维持机体生长发育所必需的营养物质，但对维护人体健康、调节生理功能和预防疾病发挥重要的作用。

矿工作业过程中吸入的粉尘及接触的有毒有害物质和电离辐射容易导致机体的氧化损伤，通过食物摄取具有抗氧化作用的植物化学物，利于清除体内自由基、预防脂质过氧化和保护细胞免受氧化损伤。

一、植物化学物

（一）植物化学物的概念

植物化学物属于植物的次级代谢产物（secondary metabolites ）。植物的初级代谢产物（primary metabolites）主要是糖类、蛋白质、脂肪。植物的次级代谢产物中除维生素外均是非营养素成分，这些次级代谢产物是生物进化过程中维持其与周围环境相互作用的生物活性分子，将它们统称为植物化学物。

（二）植物化学物的分类

天然存在的植物化学物的种类繁多，可按照它们的化学结构或者功能特点继续分类，其中摄入量较高，且功能相对比较明确的植物化学物有：多酚类、类胡萝卜素、萜类化合物、有机硫化物、芥子油苷、皂苷、植物雌激素、植酸、植物固醇等（表 3-2）。

表 3-2 常见植物化学物的种类、食物来源及生物活性

名称	代表化合物	食物来源	生物活性
多酚	原儿茶酸、绿原酸、白藜芦醇、黄酮、花色苷	各类植物性食物，尤其是深色水果、蔬菜和谷物	抗氧化、抗炎、抗肿瘤、调节毛细血管功能
类胡萝卜素	胡萝卜素、番茄红素、玉米黄素	玉米、绿叶菜、黄色蔬菜及水果	抗氧化、增强免疫功能、预防眼病
萜类化合物	单萜、倍半萜、二萜、三萜	柑橘类水果	杀菌、防腐、镇静、抗肿瘤作用
有机硫化物	烯丙基硫化物	大蒜、洋葱等	杀菌、抗炎、抑制肿瘤细胞生长
芥子油苷	异硫氰酸盐	十字花科蔬菜	杀菌、抑制肿瘤细胞生长
皂苷	甾体皂苷、三萜皂苷	酸枣、枇杷、豆类	抗菌及抗病毒作用、增强免疫功能
植物雌激素	异黄酮、木酚素	大豆、葛根、亚麻籽	雌激素样作用
植酸	肌醇六磷酸	各种可食植物种子	抗氧化作用、抑制淀粉及脂肪的消化吸收
植物固醇	β- 谷固醇、豆固醇	豆类、坚果、植物油	抗炎和退热作用、抑制胆固醇吸收

（三）植物化学物的生物学作用

植物化学物具有多种生理作用[46]，主要表现为抗癌作用、抗氧化作用、免疫调节作用、抗微生物作用及降胆固醇作用等。植物化学物还具有调节血压、血糖、血小板和血凝及抑制炎症的作用。此外，部分植物化学物还具有一些特殊的作用，如叶黄素可维持视网膜黄斑功能，植酸具有较强的金属离子的螯合能力等。

二、动物来源的生物活性成分

除了植物化学物以外，还有一些动物性来源的食物活性成分对机体具有重要的生物学作用，这些动物来源的食物活性成分包括辅酶 Q、硫辛酸、褪黑素等。

三、几种植物化学物的特定建议值

近些年来，对植物化学物研究方兴未艾，鉴于很多研究成果。2013 年，中国居民膳食营养素参考摄入量的修订中，首次制订了部分植物化学物的特定建议值（SPL），是指某些疾病易感人群膳食中这些成分的摄入量达到或接近这个建议水平时，有利于维护人体健康。中国成人其他膳食成分特定建议值和可耐受最高摄入量见表 3-3。

表 3-3 中国成人其他膳食成分特定建议值（SPL）和可耐受最高摄入量（UL）

其他膳食成分	SPL	UL
膳食纤维（g/d）	25（AI）	—[a]
植物甾醇（g/d）	0.9	2.4
植物甾醇酯（g/d）	1.5	3.9
番茄红素（mg/d）	18	70
叶黄素（mg/d）	10	40
原花青素（mg/d）	—	800
大豆异黄醇[b]（mg/d）	55	120
花色苷（mg/d）	50	—
氨基葡萄糖（mg/d）	1000	—
硫酸或盐酸氨基葡萄糖（mg/d）	1500	—
姜黄素（mg/d）	—	720

[a] 未制定参考值者用“—”表示；
[b] 指绝经后妇女。

（马玉霞）

参考文献

[1] 中国营养学会特殊营养分会. 中国营养学会第七届特殊营养学术会议纪要. 营养学报，2009，31（5）：423.

[2] 程义勇. 中国居民膳食营养素参考摄入量——2013 修订版简介. 营养学报，2014，36（4）：313-317.

[3] Röytiö H，Mokkala K，Vahlberg T，et al. Dietary intake of fat and fibre according to reference values relates to higher gut microbiota richness in overweight pregnant women. Br J Nutr，2017，118（5）：343-352.

[4] Navas-Carretero S，Martinez JA. Cause-effect relationships in nutritional intervention studies for health claims substantiation：guidance for trial design. Int J Food Sci Nutr，2015，66（S1）：S53-61.

[5] Trumbo P，Schlicker S，Yates AA，et al. Dietary reference intakes for energy，carbohydrate，fiber，fat，fatty acids，cholesterol，protein andamino acids. J Am Diet Assoc，2002，102（11）：1621-1630.

[6] Paik HY. Dietary reference intake for Koreans（KDRIs）. Asia Pac J Clin Nutr，2008，17（S2）：S420-444.

[7] Morgan C. Early amino acid administration in very preterm infants：Too little，too late or too much，too soon?. Semin Fetal Neonatal Med，2013，18（3）：160-165.

[8] Black MM，Pérez-Escamilla R，Rao SF. Integrating nutrition and child development interventions：scientific basis，evidence of impact，and implementation considerations. Adv Nutr，2015，6（6）：852-859.

[9] Lupia E，Bosco O，Mariano F，et al. Elevated thrombopoietin in plasma of burned patients without and

with sepsis enhances platelet activation. J Thromb Haemost，2009，7（6）：1000-1008.

[10] Lambert C，Cubedo J，Padró T，et al. Phytosterols and Omega 3 supplementation exert novel regulatory effects on metabolic and inflammatory pathways：A proteomic study. Nutrients，2017，9（6）：E599.

[11] Katan MB，Grundy SM，Jones P，et al. Efficacy and safety of plant stanols and sterols in the management of blood cholesterol level. Mayo Clin Proc，2003，78（8）：965-978.

[12] Severins N，Mensink RP，Plat J. Effects of lutein-enriched egg yolk in buttermilk or skimmed milk on serum lipids & lipoproteins of mildly hypercholesterolemic subjects. Nutr Metab Cardiovasc Dis，2015，25（2）：210-217.

[13] Pereira MP，Ferreira LAA，da Silva FHS，et al. A low-protein，high-carbohydrate diet increases browning in perirenal adipose tissue but not in inguinal adipose tissue. Nutrition，2017，42（1）：37-45.

[14] Nojiri S，Taguchi N，Oishi M，et al. Determination of sugar alcohols in confectioneries by high-performance liquid chromatography after nitrobenzoylation. J Chromatogr A，2000，893（1）：195-200.

[15] Hogenkamp A，Knippels LM，Garssen J，et al. Supplementation of mice with specific nondigestible oligosaccharides during pregnancy or lactation leads to diminished aensitization and allergy in the female offspring. J Nutr，2015，145（5）：996-1002.

[16] Heaney RP，Nordin BE. Calcium effects on phosphorus absorption：implications for the prevention and co-therapy of osteoporosis. J Am Coll Nutr，2002，21（3）：239-244.

[17] Heaney RP，Recker R. Effects of nitrogen，phosphorus，and caffeine on calcium balance in women. J Lab Clin Med，1982，99（1）：46-55.

[18] Heaney RP，Weaver CM. Effect of psyllium on absorption of co-ingested calcium. J Am Geriatr Soc，1995，43（3）：261-263.

[19] Mykkanen HM，Wasserman RH. Enhanced absorption of calcium by casein phosphopeptides in rachitic and normal chicks. J Nutr，1980，110（11）：2141-2148.

[20] Zafar TA，Weaver CM，Zhao Y，et al. Nondigestible oligosaccharides increase calcium absorption and suppress bone resorption in obariectomized rats. J Nutr，2004，134（2）：399-402.

[21] van Driel M，van Leeuwen JPTM. Vitamin D endocrinology of bone mineralization. Mol Cell Endocrinol，2017，453（1）：46-51.

[22] Hurrell R. Improvement of trace element status through food fortification：technological，biological and health aspects. Bibl Nutr Dieta，1998，1（54）：40-57.

[23] King JC，Keen CL. Modern nutrition in health and disease，8th ed. Philadelphia：Lea and Febiger，1999：214-230.

[24] 葛可佑. 中国营养科学全书. 北京：人民卫生出版社，2004：139-146.

[25] Murholm M，Dixen K，Qvortrup K，et al. Dynamic regulation of genes involved in mitochondrial DNA replication and transcription during mouse brown fat cell differentiation and recruitment. PLoS One，2009，4（12）：e8458.

[26] Khattak RM，Khattak MNK，Ittermann T，et al. Factors affecting sustainable iodine deficiency elimination in Pakistan：A global perspective. J Epidemiol，2017，27（6）：249-257.

[27] Schwarz K，Foltz CM. Selenium as an integral part of factor 3 against dietary necrotic liver degeneration.

Nutrition，1999，15（3）：255.

[28] Rotruck UT，Pope Al，Ganther HE，et al. Delenium：biochemical role as a component of glutathione peroxidase. Science，1973，179（4073）：588-590.

[29] Liang R，Song S，Shi Y，et al. Comprehensive assessment of regional selenium resources in soils based on the analytic hierarchy process：Assessment system construction and case demonstration. Sci Total Environ，2017，605-606（1）：618-625.

[31] Bowmann BA，Russell RM. Present knowledge in nutrition 9th ed. Washington DC：International Life Science Institute Press，2007：184-197.

[30] 杨铭，韩峰．硒与健康新视角．北京：北京大学医学出版社，2018.

[32] 中国营养学会．中国居民膳食营养素参考摄入量．北京：中国轻工业出版社，2000：261-304.

[33] Shils ME，Shike M，Ross AC. Modern nutrition in health and disease，10th ed. Baltimore，MD：Lippincott Williams 8L Wilkins，1999：351-371.

[34] Underwood BA. Vitamin A deficiency disorders：international efforts to control a preventable ‘pox’. J Nutr，2004，134（1）：231S-236S.

[35] Ramakrishnan U. Prevalence of micronutrient malnutrition worldwide. Nutr Rev，2002，60（5）：46-52.

[36] Artaza-Artabe I，Sáez-López P，Sánchez-Hernández N，et al. The relationship between nutrition and frailty：Effects of protein intake，nutritional supplementation，vitamin D and exercise on muscle metabolism in the elderly. A systematic review. Maturitas，2016，93（1）：89-99.

[37] Webb AR，Pilbeam C，Hanafin N，et al. An evaluation of the relative contributions of exposure to sunlight and of diet to the circulating concentrations of 25-hydroxyvitamin D in an elderly nursing home population in Boston. Am J Clin Nutr，1990，51（6）：1075-1081.

[38] Kalra S. Vitamin D deficiency：Pragmatic suggestions for prevention and treatment. J Pak Med Assoc，2017，67（7）：1116-1118.

[39] Farag YM，Guallar E，Zhao D，et al. Vitamin D deficiency is independently associated with greater prevalence of erectile dysfunction：The National Health and Nutrition Examination Survey（NHANES）2001-2004. Atherosclerosis，2016，252（1）：61-67.

[40] 顾景范，杜寿玢，郭长江．现代临床营养学．2 版．北京：科学出版社，2009：146-156.

[41] 王劲．养老机构老年人群的膳食评价及其硫胺素和核黄素需要量估算探讨．复旦大学，2008.

[42] Horigan G，Mcnulty H，Ward M，et al. Riboflavin lowers blood pressure in cardiovascular disease patients homozygous for the 677C-T polymorphism in MTHFR. J Hypertension，2010，28（3）：478-486.

[43] Wilson CP，Ward M，Mcnulty H，et al. Riboflavin offers a targeted strategy for managing hypertension inpatients with the MTHFR 677TT genotype：a 4-y follow up. Am J Clin Nutr，2012，95（3）：766-772.

[44] Berry RJ，Mulinare J，Bailey LB，et al. Folic acid working group. Fortification of flour with folic acid. Food Nutr Bull，2010，31（S1）：S22-S35.

[45] Beaumont RE，James LJ. Effect of a moderate caffeine dose on endurance cycle performance and thermoregulation during prolonged exercise in the heat. J Sci Med Sport，2017，20（11）：1024-1028.

[46] 孙长颢．营养与食品卫生学．7 版．北京：人民卫生出版社，2012：135-161.

第四章

食物中有效成分的特殊功能

矿工从事矿山井下矿产开采，作业工人劳动强度大且工作紧张，早晨或夜晚下矿的轮班作业，较少接触阳光紫外线照射，常受井下粉尘、有毒气体、电离辐射和高温、高湿等环境的影响，也有面临突发事件的可能。矿工需要充沛的体力、脑力和较好的应激能力以适应较高的作业强度和提高作业效率，也需要提高自身的免疫和抗氧化损伤能力，以抵御井下特殊环境带来的职业危害。影响矿工作业能力和抵抗能力的因素很多，既有遗传等先天因素，也有平时的锻炼水平、营养状况等后天因素。探讨食物中有效成分与矿工相关的体能、脑功能、视觉、免疫、氧化损伤及应激反应、耐饥饿和睡眠剥夺的关系，利用相应的营养干预措施来提高矿工的健康水平、减少职业危害对生命的威胁具有重要意义。

第一节　营养与应激反应

人的生命过程中，随时都有可能受到应激反应的作用，如气候的变化、自然灾害、环境恶化、生活节律改变、精神因素的刺激、疾病，甚至进食过多或饥饿，均可以诱发机体产生应激反应。应激对人体带来的影响表现在身体、情绪、智力、精神和社会等多方面。应激反应是否会损害健康或引起疾病，取决于应激原的强度、持续时间及个体自身情况。煤炭行业作为高危行业，作业环境条件复杂，事故率高，因此矿工是产生高强度应激反应的一类特殊人群，通过采取营养、习服等措施，提高矿工的应激适应能力，可以在一定程度上减轻或避免应激对机体的损害。

一、应激概述

（一）应激

应激（stress）是指在受到各种因素刺激时机体所出现的非特异性反应。任何刺激（包括躯体的或心理的）如果达到一定强度，除了可引起与刺激因素直接相关的特异性变化外，还能引起一组与刺激因素的性质无直接关系的全身性非特异反应。这种对各种刺激的非特异性反应称为应激或应激反应（stress response），而刺激因素被称为应激原（stressor）。应激刺激的形式多种多样，如恐惧、疼痛、缺血缺氧、冷热刺激、体育运动等都是应激原[1]。机体在接受各种刺激产生应激反应的过程中，一般要经历警觉期、抵抗期、组织改变期和衰竭期4个阶段。

1．警觉期 这是应激原作用于机体出现的直接反应，是机体保护防御机制快速动员的阶段，复杂的神经内分泌系统被激活，交感-肾上腺皮质系统兴奋，表现为体重减轻、淋巴结增大、肾上腺皮质增大、肾上腺皮质激素增加，使机体抵抗水平上升。

2．抵抗期 如果应激原继续存在，机体将进入抵抗期。此期，下丘脑-垂体-肾上腺轴（hypothalamic-pituitary-adrenalaxis，HPA）活化，出现肾上腺皮质激素分泌增多为主的适应性反应。表现为机体代谢率升高、炎症反应减弱、肾上腺皮质、淋巴结恢复正常，激素水平维持恒定。此时机体也处于对应激的适应阶段。

3．组织改变期 表现为肾上腺增生、胸腺和淋巴组织缩小、消化道溃疡等。

4．衰竭期 持续强烈的刺激将使机体所有的适应性资源和能力被耗尽，抵抗水平下降。表现为体重减轻、肾上腺增大、淋巴系统功能紊乱、激素水平增加后耗竭，这时如果没有及时治疗，机体可能产生适应性疾病、休克，甚至死亡。

（二）应激反应的基本表现

应激反应是一种非特异性反应，从基因到整体水平都会出现相应的变化。当机体受到强烈刺激时，交感神经兴奋，交感-肾上腺髓质引起肾上腺髓质激素分泌增多，同时下丘脑-垂体-肾上腺皮质系统兴奋导致肾上腺皮质激素分泌增多，此外，还会伴随儿茶酚胺、生长激素、醛固酮、抗利尿激素等的水平升高及胰岛素减少，这是应激时重要的神经内分泌反应。同时，多种应激原可使细胞出现细胞内信号转导和相关基因激活引起某些蛋白质表达的反应，如某些酶和细胞因子、急性期反应蛋白、热休克蛋白等。应激在造成机体功能与代谢变化外，还可引起愤怒、抑郁等心理反应，严重时会导致应激性抑郁和创伤后应激综合征等心理障碍。应激还常常改变人们之间的行为方式，如一些应激引起愤怒情绪进而导致自私的、敌意的或攻击的行为方式。

（三）应激的分类

1．根据引起应激反应的因素（即应激原）性质的不同分类

（1）躯体性应激：包括各种物理的、化学的、生物学的刺激，如温度、空气、外力、放射线、酸、碱、化学药品、饥饿等应激原引起的应激反应。

（2）心理性应激：包括个体需求与现实之间的冲突、丧偶、生活孤独、工作和生活压力、理想自我与现实自我冲突等引起的应激反应。由于精神紧张，一些人常表现为注意力不集中、思维中断、记忆力下降、对外界过于敏感和难以做决策等[2]。

（3）社会性应激：是指各种生活事件和生活变化，如生离死别、自身的社会化程度、社会交往与社会地位的变化、人际关系纠葛及角色改变（如结婚、生育等）等引起的应激反应。

（4）文化性应激：主要是指文化环境的改变，如迁居异地或异国所带来的生活方式、风俗习惯、文化等的不适应而造成的应激反应。

2．根据对机体的影响程度分为生理性应激和病理性应激 适度的应激有利于机体调动全身各种功能，从而起到防御和代偿作用，是有利的，称为生理性应激，如适度运动、娱乐等。如果应激原强烈或持续较长时间，则会造成机体代谢紊乱或组织损伤，甚至危及生命，这种明显损害机体的应激称为病理性应激，如严重车祸、大面积烧伤等。在临床及科研中经常把应激分为急性应激和慢性应激。急性应激是指一些重大生活事件如生离死别、攻击性行为，或者突然的身外的痛苦刺激；而后者是指一些日常生活中的困扰，日复一日的重复性事件，作用虽小却长久。

二、应激反应对机体的影响

由应激直接引起的疾病称为应激性疾病，如应激性溃疡。将以应激作为条件或诱因，在应激状态下加重或加速进展的疾病称为应激相关疾病。作为一种全身综合性反应，应激对机体多个系统如神经内分泌系统、呼吸系统、循环系统、消化系统、免疫系统、抗氧化系统等产生一系列影响。应激反应会破坏机体内环境的平衡（内稳态），引起器官功能改变，甚至造成结构上的损伤。

（一）神经系统和认知

1．应激反应对中枢神经系统的影响 作为应激信号感知、整合和调控的中心，中枢神经系统是受应激反应影响的敏感系统。不良的应激可导致神经系统兴奋过度，引起相应神经细胞产生一种类似“功能耗竭样”的退化，最终导致中枢神经系统功能紊乱或代谢障碍。机体会表现为交感神经兴奋，如心搏增强、心率加快、血管收缩、肺通气量增大、支气管平滑肌舒张、胃肠蠕动及消化液分泌减弱、眼肌收缩、瞳孔扩大、汗液增多、儿茶酚胺分泌增多等。应激状态下，蓝斑区去甲肾上腺素（norepinephrine，NE）神经元活性持续增高，蓝斑投射区如海马、下丘脑、杏仁体中去甲肾上腺素水平升高，由于下丘脑室旁核与海马、海马旁回、扣带回、嗅脑等大脑边缘系统有广泛的交互联系，产生了不良的情绪反应和精神紊乱，如不恰当的焦虑、自卑、恐惧、愤怒、狂躁、急性心因性反应、抑郁症、躁狂症等。其引起中枢神经系统的异常紊乱主要通过 HPA 轴和交感神经系统产生影响。此外，应激时中枢神经系统的 5- 羟色胺（5-hydroxytryptamine，5-HT）能神经元、多巴胺能神经元、γ- 氨基丁酸能神经元、脑内阿片肽能神经元等出现异常变化，也参与应激时神经精神反应的发生[3-5]。

2．应激反应与认知功能 应激引起神经系统损伤导致的主要后果有各种的情绪反应及认知障碍。研究发现，短时、适度的应激可易化小鼠的学习记忆功能；但是持续的应激条件下小鼠的学习记忆能力明显下降[6]。因此，不同程度的应激条件对学习记忆功能具有改善和损伤双重作用。

（1）情绪性学习：应激可以增强动物随恐惧条件化任务及积极回避任务的学习，但是会损害动物复杂空间任务的学习。

（2）空间学习：高水平的社会应激可使大鼠表现出明显的空间学习能力缺失，经慢性皮质酮处理的中、青年大鼠空间学习能力受损的程度与衰老大鼠的空间能力受损程度相类似。

（3）联想学习：研究发现，游泳应激、间断性尾部电击及厌恶性事件均可以使大鼠的联想学习能力受到损害，但是束缚应激或间断性尾部电击能够促进大鼠经典眨眼条件反射的学习，而且这种学习的易化和应激强度及前后线索关系密切[7]。

（4）记忆：有研究运用了一种在大鼠面前呈现天敌的轻微情景应激模式，发现实验中大鼠的空间工作记忆成绩下降。同时还有研究表明，束缚应激能使大鼠空间记忆显著增强。另有研究证实，慢性束缚应激和食物剥夺均可损害雌性大鼠的非空间记忆，但是食物剥夺应激能够减轻束缚应激对大鼠客体识别任务造成的损伤。

（二）消化系统

应激时，促肾上腺皮质释放激素（corticotropin releasing hormone，CRH）增多引起摄食中枢受影响，机体表现为食欲缺乏，甚至诱发神经厌食症，或者食欲增加，成为肥胖症的诱因。这种不同的机制尚不明确。在某些个体，心理性应激还可引起腹痛、腹泻、便意、便秘等。应激时典型的消化系统损伤为应激性溃疡。应激性溃疡是指患者在遭受各类重伤、大手术、重病和其他应激刺激下，发生胃及十二指肠黏膜的急性病变，出现胃及十二指肠黏膜的糜烂、溃疡、渗血等。少数溃疡可穿孔或出血。关于应激性溃疡发生的机制目前认为主要与胃黏膜缺血、胃黏液 - 碳酸氢盐屏障功能减弱、胃黏膜合成前列腺素（prostaglandin E_2，PGE_2）减少、胆汁反流损伤胃黏膜、糖皮质激素分泌增多、β- 内啡肽对胃黏膜的损伤等综合因素作用有关。

（三）心血管系统

在心血管急性事件的发生中，与心理应激关系密切的 A 型行为、紧张性生活事件等因素，已成为诱发急性心肌梗死、心源性猝死的重要因素。冠心病和高血压是心身疾病研究的重要方向之一，这两种疾病的发生除生物学因素以外，心理社会因素已引起关注。易激惹、时间紧迫感、竞争性等是患者明显的性格特点。应激时心血管系统的基本变化为心肌收缩力增强、心率加快、心排血量增加、动脉的收缩压与舒张压升高、冠状动脉血流量有时是增加的，但有时会出现冠状动脉痉挛，尤其是在已有冠状动脉病变基础上，会引起心肌缺血。应激时，交感 - 肾上腺髓质系统激活，血浆肾上腺素水平明显升高，β 受体兴奋，心率加快、心肌收缩力增强，心肌耗氧量增加，同时心肌兴奋，冠状动脉 α 受体活化，引起冠状动脉挛缩，心肌严重缺血坏死。同时，应激引起血压升高，损伤血管内膜，造成脂质沉积，并引起血小板及中性粒细胞黏附，同时释放血栓素 A_2（thromboxane A_2，TXA_2）、5-HT、组胺等活性物质，加剧血管损伤，导致动脉粥样硬化。

（四）免疫系统

应激引起免疫系统的异常取决于刺激的强度、性质、时间和频率等。适度的应激一般可以增强机体的免疫功能。应激引起的免疫功能障碍主要表现为自身免疫性疾病，如系统性红斑狼疮和类风湿关节炎。持续强烈的应激可以引起免疫抑制，机体会出现抵抗力下降，免疫功能低下等。免疫功能低下可能与肾上腺糖皮质激素增多有关，其可能的机制是抑制巨噬细胞对抗原的处理和递呈，并且阻碍淋巴细胞合成和分离，抑制浆细胞产生抗体。同时破坏淋巴细胞，使得外周血中淋巴细胞数目减少，此外，中性粒细胞趋化也会受到抑制。因此，应激状况下，机体的非特异性免疫和特异性免疫功能都会降低。所以对严重外伤、中毒、烧伤等患者要注意无菌隔离，防止继发性感染和败血症发生。

（五）氧化损伤

慢性应激可以对机体的抗氧化防御体系产生影响，引起许多组织和细胞发生氧化损伤。应激时，大多数组织细胞的代谢活动和生理功能增强，因此增加了对多种微量营养素的需要量。大多数微量营养素不能在体内被合成，必须通过食物供给。而机体在应激状况下，往往食欲缺乏，进食量不足。因此，如果应激状况持续存在，将会导致许多营养物质因消耗增加和摄入不足而出现缺乏，比如具有抗氧化效应的维生素 A、C、E 及微量元素锌、硒等的缺乏，就会使机体的抗氧化能力削弱。自由基的破坏作用主要由自由基产生和自由基清除之间的平衡状况决定。当机体持续处于应激状态时，氧化活动增强和抗氧化能力减弱引起的自由基产生远远大于自由基的清除。这时，自由基直接侵害多种生物分子，激发脂质过氧化作用，同时由此扩大自由基的连锁反应，并且使机体产生有毒的脂质过氧化物。活性氧自由基和脂质过氧化物将会引起细胞结构和功能的破坏，可导致膜通透性增加、酶失活、蛋白质交联、DNA 碱基变性，甚至细胞坏死。临床上总体的表现是机体器官和系统功能紊乱，甚至发生疾病。

（六）其他系统

应激时由于交感 - 肾上腺髓质兴奋及抗利尿激素（antidiuretic hormone，ADH）分泌增多可导致泌尿系统功能异常，表现为尿量减少、水钠排出减少及尿比重增高。在应激状况特别是出现精神心理应激（如在丧失亲人、受惊吓恐惧）时，女性会出现月经紊乱、哺乳期妇女乳汁明显减少，甚至泌乳停止等。此外，应激还可以导致血液系统功能异常。机体在应激情况下，由于急性期反应蛋白增加等因素将使得血液凝固性和纤维蛋白溶解活性增强，引起全血和血浆黏度升高，外周血白细胞数量增多，核左移，血小板数量增多及其黏附力增强。这一系列变化一方面有利于机体在应激条件下抗感染、抗出血、抗损伤，但另一方面也可能使得严重病例易于发生弥散性血管内凝血。持续性应激还可能因单核 - 巨噬细胞对红细胞破坏加速而造成机体贫血。

三、机体对应激反应的调节和适应

机体受到应激原刺激时，将造成体内各种激素和其他生物活性物质发生变化，进一步引起物质代谢的改变及生理、心理和行为的变化。机体会对应激产生调节和适应。这种调节和适应主要以对下丘脑 - 垂体 - 肾上腺轴（HPA）和交感肾上腺髓质系统（sympatheticoadrenomedullary system，SAS）两条轴产生的应激相关激素的调节为核心来完成的。机体表现出应激适应或适应不良，甚至发生疾病，均与这两条轴的功能失调密切相关。

（一）HPA 轴

HPA 轴涉及的主要激素包括促皮质素释放激素（CRH）、促肾上腺皮质激素（ACTH）和糖皮质激素（GCs）。应激条件下，丘脑室旁核（paraventricular nucleus of hypothalamus，PVN）分泌 CRH 增多，经轴突运输或经垂体门静脉系统进入垂体前叶促使 ACTH 分泌增多，进而刺激肾上腺皮质分泌 GCs。GCs 是机体对应激适应的关键激素之一。GCs 可以促进糖原异生及蛋白质分解，补充肝糖原储备。同时 GCs 能够降低肌肉组织对胰岛素的敏感性并且抑制外周组织对葡萄糖的利用，保证重要器官的葡萄糖供应。GCs 还能引起肝微粒体内细胞色素 P450 的产生，该物质参与多种药物、胆碱、毒物等的氧化反应。GCs 还可稳定细胞膜及溶酶体膜，同时还能阻断免疫介质的产生及其作用过程。GCs 受体分布于脑的各个部位，是 GCs 反馈形成的基础，因此能够调整 HPA 轴的活动。脑中海马组织的 GCs 含量高，这在反馈活动中对 HPA 轴起到抑制作用。

（二）SAS

SAS 主要涉及儿茶酚胺的分泌，包括肾上腺素、去甲肾上腺素和多巴胺。儿茶酚胺能够控制心率、维持血压、调节组织器官的血液供应，同时促进创伤后代谢率的增加。此外，儿茶酚胺还能够刺激肝的糖原异生和糖原分解过程，提高葡萄糖的利用，并且增加骨骼肌中乳酸的释放等。在脑内，去甲肾上腺素能神经元大部分分布在脑干蓝斑核内，应激条件下，脑内去甲肾上腺素含量增多可以唤醒注意和增高焦虑，而在外周主要通过交感神经刺激肾上腺髓质进一步释放去甲肾上腺素和肾上腺素，作用在靶器官，使之调整而适应应激。

应激反应影响到机体许多系统。应激基本反应的核心是 PVN 的 CRH/HPA 轴系统与蓝斑核（locus coeruleus，LC）的 NE/SAS 系统，两者间相互影响，形成一个正反馈环路。其中一个系统激活后，另一个系统也往往被激活。例如，去甲肾上腺素能够使 PVN 分泌释放 CRH 增多，并且通过 α_1 去甲肾上腺能受体，中枢 CRH 也可以唤起交感系统和儿茶酚胺的分泌升高。

四、营养与应激适应能力

人体良好的营养状况是正常情况下保持生理功能的物质基础，同时也是应激时保持内稳态的重要因素之一。近年国内外大量研究发现，膳食营养对于提高应激适应能力具有非常重要的意义，应激反应导致的许多生理和病理改变均与机体的营养状况有关。营养是一切生命过程的物质基础，在机体脑发育、脑功能及许多慢性应激性疾病预防方面起着重要的作用。许多研究表明，改善机体的营养状况能够增强人体对应激的适应能力，进而有效提高或维持正常的生理功能和作业效率，同时减少各种应激性损伤或应激性疾病的发生。

机体在应激时，代谢状况会发生明显的变化，这种变化又随应激的方式、强度及持续时间的不同而不同。研究发现，在应激情况下，食欲缺乏、进食量减少、代谢紊乱、机体消耗相对某些营养素需要量的增多，容易出现营养缺乏症；在同样不利的情况下，营养不良的人一般较营养状况良好的人更容易受到有害因素的侵袭。例如，各种有害刺激影响酶的活性，引起代谢紊乱、组织蛋白质及多种维生素的消耗量增加，可以造成继发性营养不良。反过来，营养不良能导致机体对多种有害刺激的敏感性提高，机体的调控系统（如脑、肝、肾、造血器官等）更易受到侵袭，而合理膳食能提高机体对有害刺激的抵抗。因此，膳食营养对提高机体应激适应能力具有不可忽视的作用。

（一）蛋白质和氨基酸

蛋白质是维持应激适应最重要的营养成分之一。良好的蛋白质营养能保证机体有充足的循环血、组织间液、细胞质和结合在细胞、组织结构中富足的白蛋白与各种蛋白质，以应付急性应激时的短时间大量消耗。在应激适应过程中，中枢神经系统发挥决定性的调节作用，维持应激时正常的脑功能，除保证脑血流供氧、供能量外，维持神经递质的合成、抗脂质过氧化、消除分解代谢产生的氨均需要有适量的蛋白质和氨基酸参与。有些氨基酸作为神经递质或其合成前体，在神经细胞兴奋、神经冲动的传导过程中发挥重要作用。

1．精氨酸 精氨酸作为一种半必需氨基酸，在创伤、饥饿、应激状态下可成为必需氨基酸，其代谢产物可以促进生长和维持机体平衡。精氨酸能够降低血液胆固醇水平，提高高密度脂蛋白与低密度脂蛋白的比值，进而减轻应激反应引起的胆固醇升高现象。大剂量的精氨酸可有效降低或消除应激反应造成的胸腺受损。研究发现，动物摄入精氨酸后淋巴细胞分裂反应增强，同时对于寒冷和高压氧的耐受能力都显著提高。

2．谷氨酰胺 是人体最丰富的游离氨基酸，也是蛋白质代谢的重要调节因子。谷氨酰胺是淋巴细胞、巨噬细胞、中性粒细胞等的重要能量来源，对免疫系统的多个部分发挥作用。在烧伤、创伤、脓毒血症、大手术等应激情况下，谷氨酰胺能够被不同免疫组织利用，引起机体对其需要量明显增加。应激反应会导致肌肉和血浆谷氨酰胺浓度明显降低，而体内快速增殖的细胞对谷氨酰胺具有很高的摄取率。谷氨酰胺还可促进肠黏膜细胞增殖并保持肠屏障作用，通过 IL-2 同源受体上调免疫功能，维持谷胱甘肽的合成以保护抗氧化系统。谷氨酰胺还可能在 B 细胞转化过程中提供能源或蛋白质合成原料，同时刺激 T 细胞产生细胞因子，因而在应激时对于维护肠道免疫起着重要的作用。

3．色氨酸 是各种蛋白质中含量较少的必需氨基酸，一方面可以促进肝细胞合成蛋白质，另一方面又是 5-HT 的前体，5-HT 可以提高机体对电离辐射的耐受力。补充色氨酸能够选择性地提高脑组织中的色氨酸含量，使 5-HT 水平升高，进一步缓解应激引起的紧张情绪。

4．酪氨酸 机体处于应激状态时，补充酪氨酸可以减轻应激的急性期反应，减少作业疲劳的发生。应激情况下，脑内儿茶酚胺类神经递质去甲肾上腺素和多巴胺大量消耗，这种消耗特别是去甲肾上腺素的消耗与应激引起的作业能力降低密切相关。酪氨酸是儿茶酚胺类神经递质合成的前体物质，给应激动物喂饲酪氨酸能够缓解脑内儿茶酚胺的消耗，同时还能减轻应激诱导的认知能力下降。对人体补充酪氨酸也具有同样作用，不仅减轻应激导致的神经系统中去甲肾上腺素含量的降低，还能提高各种应激状态下的作业效率。

（二）脂肪和脂肪酸

许多心血管疾病、肿瘤和心理异常等与应激反应密切相关，为预防这些疾病的发生，应减少膳食脂肪的摄入量，尤其是动物脂肪和饱和脂肪酸。但另一方面，研究显示某些脂类在应激反应中对机体发挥积极的保护功能，如膜磷脂所含的脂肪酸如前列腺素、白三烯、血小板活化因子等是许多生物活性物质的储存池。受体参与的许多信号传递过程，均涉及生物膜上磷脂的分解和这些活性成分的释放。因此，对于应激反应时的脂类营养应当慎重地区别补充。

近年来，多不饱和脂肪酸（PUFA）在应激状态时的有益作用日益受到关注。研究发现，顺式 γ- 亚麻酸可以有效调整应激反应造成的脂质代谢紊乱，其降低血液胆固醇的功能比亚油酸强 700 倍。PUFA 对炎症反应也具有抑制作用，能降低因内毒素刺激而产生的白细胞介素和 TNF-α 的含量。

ω-3、ω-6 脂肪酸和亚油酸是前列腺素、血栓素、前列腺环素和白三烯等花生四烯酸代谢产物的前体，它们均是细胞膜磷脂的主要成分。ω-6 脂肪酸和亚油酸可以促进促炎性反应因子如 IL-I、IL-6 和 TNF-α 的释放；相反，ω-3 脂肪酸可抑制亚油酸转变成花生四烯酸，且 ω-3 脂肪酸能够取代细胞膜磷脂中的 ω-6 脂肪酸，减少前列腺素、白三烯的形成，进一步降低促炎因子的产生，增强机体免疫功能，减少内毒素移位等，因此 ω-3 脂肪酸是免疫营养剂中的重要成分。动物实验 [8] 和人体干预研究均证实，补充 ω-3 脂肪酸有助于增强应激反应机体的免疫功能。

（三）维生素

在躯体出现应激反应或精神高度紧张的情况时，机体各项生理功能处于极度活跃状态。因生理代谢增强，许多酶促反应均需要维生素的参与，所以机体对多种维生素的需要量增加。

1．B 族维生素 机体应激反应时能量代谢出现显著改变，涉及许多 B 族维生素的参与。例如，丙酮酸转化为乙酰辅酶 A 的过程是影响糖代谢功能及脂肪、蛋白质合成的重要环节，需要维生素 B_1、烟酸、泛酸、生物素等的参与；维生素 B_2 在生长激素、ACTH 及胰岛素的合成发挥重要作用；糖皮质激素、生长激素和乙酰胆碱的合成中需要泛酸的参与；烟酸、维生素 B_2 参与维生素 B_6 各种形式之间的转化；过多的维生素 B_1 可引起维生素 B_6 不足，进而导致血液维生素 C 水平下降；叶酸转化为它的辅酶型需要维生素 B_2 的参与，儿茶酚胺的合成中需有叶酸作为酶的辅因子；烟酸参与生长激素、胰岛素的合成，而且应激情况下，烟酸的消耗量增多，需充分补充烟酸。另外，缺乏维生素 B_{12} 和叶酸，能引起造血系统的功能异常，还可造成记忆力减低、智商下降、情绪和性格变化等。因此，适当补充 B 族维生素对于增强应激时机体内分泌系统的适应性具有重要意义。

2．维生素 C 维生素 C 能够参与酪氨酸和色氨酸的羟化反应，维持肾上腺和卵巢正常分泌激素，同时在胶原合成、清除体内毒素、保持毛细血管完整性、激活噬菌活性及促进胆固醇转化为胆酸等过程中具有重要作用。此外，维生素 C 能使被氧化的维生素 E 还原，使其能够重新发挥抗氧自由基的功能。

3．抗氧化维生素 包括维生素 A、C、E 及胡萝卜素等，它们与微量元素硒、锌、铜、锰、铁等构成机体主要的抗脂质过氧化防御系统，能够减轻应激反应引起的氧化损伤，保护组织细胞的正常功能。

（四）微量元素

微量元素对机体的心理行为和作业能力具有重要作用。缺锌可引起胎儿神经发育受损，导致长期的应激适应能力下降。到儿童青少年则出现认知行为障碍，如智力下降、注意力评分减低、计算作业能力下降等；成人表现出情感行为改变，如精神分裂症、抑郁、心理应激适应能力下降及运动行为异常，如运动失调、运动作业评分减低等。对 740 名儿童进行营养干预的试验发现补充锌等微量营养素能使神经发育和心理行为得到改善。缺铁性贫血能导致心理行为改变已成共识，婴儿期缺铁性贫血引起精神发育指数降低，多哭闹，至 5 岁时智力下降；儿童期缺铁性贫血造成儿童注意力测试表现不良，完成指令性训练困难，同时激惹和破坏行为增加；成年期缺铁性贫血导致工作精度和作业效能下降。

应激反应往往引起机体免疫功能受抑制，而缺乏微量元素常常会加剧这种抑制作用。缺锌引起 T 细胞分化受限，胸腺素分泌量降低；硒和铜缺乏则造成中性粒细胞的灭菌活性受到抑制。

氧化损伤与抗氧化过程是影响应激反应结果的重要因素。多种微量元素与机体的抗氧化功能密切相关，它们与其生物配体构成了机体抗氧化防御系统的主要部分。在微量元素中，硒、锌、铜、锰在清除自由基和抗脂质过氧化方面发挥重要作用。锌、铜与金属硫蛋白、铜蓝蛋白、过氧化氢酶、超氧化物歧化酶等金属酶及维生素 E 都具有抗脂质过氧化的作用；锌可以保护生物膜，机体缺锌一方面可以减少金属硫蛋白的合成，另一方面能促进内源性自由基的产生。锰对机体应激反应具有不可忽视的影响，这不仅因为丙酮酸羧化酶、精氨酸酶、谷氨酰胺合成酶等含锰或受锰激活的酶催化糖原异生及蛋白质代谢废物氨的清除，同时对于维持应激时脑功能的正常发挥也是必不可少的。此外，当 ATP 缺乏、线粒体内 Ca^{2+} 蓄积增多时，锰还可以防止 Ca^{2+} 破坏线粒体膜。

（五）植物化学物

近年来，许多研究发现植物性食物中的一些成分可以调节生理功能，有效提高机体的应激适应能力。如植物黄酮、多糖原花青素等能够通过调节神经内分泌过程，提高免疫功能或增强抗氧化能力等机体机制，进而协助机体保持内稳态，减少应激损伤。

第二节　营养与体能

体能（fitness）是机体完成特定形式的运动或职业劳动的身体活动能力及体力工作能力，也被称为体适能。日常的体能至少包含两方面的内容：一方面与学习和运用的熟练程度有关，是指机体完成特定体力工作所具有的技术和技巧；另一方面是机体克服一定物理负荷做功的能力，与运动训练、机体的适应和营养物质供给有关。营养学所讲的体能主要指后者，反映心脏、血管、肺和代谢等有关系统支持韧带、关节、肌肉和骨髓所涉及的运动系统做功的能力和效率，可以用总做功量、单位时间做功量、肌肉力量等物理指标或耗氧量和身体成分等生理和形态指标评价，也可以参考有关生化和代谢等指标的变化。

一、肌肉与体能

（一）肌肉的结构与功能

1. 肌肉结构　特殊分化的肌细胞构成肌肉。肌细胞间存在毛细血管和神经纤维等，同时存在少量结缔组织。肌细胞又称肌纤维，根据其形态与分布不同，体内的肌肉组织分为 3 类：骨骼肌、心肌与平滑肌。肌肉组织具有收缩特性，骨骼肌属于随意肌，受意志支配；心肌与平滑肌属于不随意肌，受自主性神经支配。

骨骼肌纤维呈长圆柱形，由数条至数十条肌纤维集合成肌束，不同数量的肌束组成一块肌肉。肌肉的结缔组织中有传入、传出神经纤维，与不同的肌纤维形成多重连接。因生理、代谢和形态差异，骨骼肌纤维可分为不同的亚型，根据收缩速度分为快肌纤维和慢肌纤维。快肌纤维直径较大，由较大的运动神经元支配，无氧代谢能力强，收缩速度快、力量大。慢肌纤维毛细血管网较丰富，而且线粒体含量多、体积较大，有氧代谢能力强，收缩速度慢，持续时间长。

运动单位是指运动神经元及其支配的肌纤维所形成的功能组合。1 个运动单位内的肌纤维往往是相同的肌纤维亚型，1 个运动单位所包含的肌纤维数量与肌肉体积有关，眼外直肌每个运动单位约有 6 条肌纤维，腓肠肌则可含有 1000 多条肌纤维。运动单位中的肌纤维数目越少，就越灵活，相反，越多则产生的收缩力越大。在同一区域内，来自不同运动单位的肌纤维在空间范围内交错分布，1 个运动单位的肌纤维能够分布在不同区域内。在同一运动单位中肌纤维的兴奋同步，而同一区域中不同运动单位的肌纤维活动则不一定同步。

2．肌肉功能

（1）肌肉收缩：可包括4种基本形式，即向心收缩（concentric contraction）、离心收缩（eccentric contraction）、等长收缩（isometric contraction）、等动收缩（isokinetic contraction）。向心收缩时肌肉缩短，产生的外力大于肌张力，收缩加速，肌肉对外做功增加。离心收缩的特点是张力小于外加阻力，肌长度拉长，具有缓冲、制动、减速及克服重力的作用。等长收缩以张力等于外加阻力、肌长度不变为特点，可以起到支持、固定及维持某种身体姿势的功能。在肌肉工作时，这四种收缩可以同时或顺序发生。

（2）运动单位募集：肌肉收缩时产生张力，兴奋的肌纤维数量越多，产生的张力就越大，这一现象称为运动单位募集。

在最大力量收缩时，肌肉募集全部相关的运动单位，在整个肌肉收缩过程中，随着疲劳程度的增加，每个运动单位的收缩力量逐渐降低，表现为肌肉张力逐渐减弱。在中等负荷条件下，开始时肌肉只有募集部分肌肉纤维，肌肉的张力能够基本保持不变，随着时间的延长和疲劳的发生，募集的运动单位数逐渐增加。当所有有关运动单位都被募集后，随着疲劳程度的增加，肌肉张力不能维持而下降。在同等负荷条件下，向心收缩比离心收缩需要募集更多的运动单位。

（二）肌肉能量代谢和体能

1．肌肉的能量提供途径　运动时能量消耗取决于运动强度、运动持续时间等因素。ATP 为肌肉活动的直接能量来源，ATP 来源于糖、脂肪、蛋白质的氧化分解。细胞内 ATP 的浓度低，安静时约为 6 mmol/kg。ATP 供能的最大功率约为 11 mmol ATP/（kg·s），即每千克肌肉每秒动用 ATP 11 mmol。ATP 主要来自于 3 种代谢途径。①磷酸肌酸的分解：磷酸肌酸（creatine phosphate，CP）分布于肌纤维中，当肌肉收缩且强度很大时，伴随 ATP 的迅速分解，CP 也迅速分解释放能量，合成 ATP。②肌糖原的酵解：当机体的供氧量满足不了 ATP 再合成需要时，运动中的能量主要由糖原酵解提供。糖酵解以肌糖原为原料，在将葡萄糖分解乳酸的过程中产生 ATP。乳酸在体内蓄积过多会引起内环境的酸碱平衡紊乱，导致肌肉暂时性疲劳。因此，依靠肌糖原无氧酵解提供能量也只能使肌肉工作持续几十秒。无氧酵解提供能量的重要意义在于其在缺氧情况下仍能产生能量，功率高，仅次于磷酸原系统。③糖和脂肪的有氧氧化：当运动中的氧供可以满足肌肉工作有氧供能的需要时，运动所需的 ATP 主要由糖、脂肪的有氧氧化来提供。有氧氧化可以供应大量的能量，从而能维持肌肉较长的工作时间，然而功率相对较低。在肌肉剧烈收缩的情况下，随着 ATP 迅速分解，首先通过氧化磷酸化供能，接着无氧糖酵解开始提供 ATP，肌肉活动仅维持在一个相对低的水平。由于糖的储备有限，单纯依靠无氧酵解供能的肌肉活动只能维持较短的时间，更持久的活动必须依赖有氧氧化途径供能。因为功率的限制，有氧代谢途径仅可维持肌肉在一个相对更低的强度水平活动。不同能量供应系统的特点见表 4-1。

表 4-1　体力工作能量供应系统和特点

功能途径	主要来源	储量（mmol/kg）	相当 ATP 量（mmol/kg）	运动时间
磷酸原	ATP	5		5 s
	CP	16	100	10 s
无氧酵解	肌糖原	350	250	3 min
有氧氧化	肌糖原	350	13 000	5 min
	脂肪	＞50	＞300 000	＞2 h

2．能源系统与体能 人体运动时的能量主要来源于磷酸原、无氧和有氧代谢3个途径，它们在能量储备量、产能功率和代谢效率上具有各自的特点。三者储备量依次逐渐增加而产能功率逐渐降低。就代谢效率而言，有氧强于无氧代谢。代谢1分子葡萄糖，有氧途径生成的ATP多，但速度慢；糖酵解过程生成的ATP数量少，但速度快。体力工作的类型不同，需要不同代谢过程作为其供能的基本保证，但所有肌肉收缩活动的供能，都是由3个能源系统根据不同比例提供，比例的大小决定于肌肉活动的性质和特点。因此，人体不同能源系统提供能量的能力决定了肌肉活动的能力。

（1）不同类型体力工作的能量供应：根据训练方法、体力工作类型、训练时间、训练强度的不同，有氧代谢和无氧代谢的比例不同。如不同距离跑步中，100 m跑无氧代谢占98%以上，200 m跑无氧代谢占90%～95%，有氧代谢只占10%～15%。随距离变长，有氧代谢占的比例加大，比如，5000 m跑，有氧代谢占80%，无氧代谢占20%；10 000 m跑，有氧代谢占90%，无氧代谢占10%；马拉松跑，有氧代谢占97.5%，无氧代谢只占2.5%。说明不同类型体力负荷中供能的比例并不是绝对的某一个单一能源系统的供能。100 m跑是典型的速度性项目，要求快速高输出功率的能量供应，以磷酸原系统提供能量为主，但酵解系统在运动中也占有一定比例。马拉松跑的持续时间长，运动中以有氧系统为主要功能方式，但酵解系统供能仍占有一定比例。而且，随着训练水平的提高，马拉松运动员运动中酵解系统供能所占比例将进一步增加，有助于保证途中加速和终点冲刺时的能量需求。

（2）体力负荷中能源物质的动员：正常情况下，肌肉收缩开始时，机体最先分解肌糖原，如100 m跑在运动开始后3～5 s，肌肉启动糖酵解途径参与供能；持续运动5～10 s后，血糖开始提供能量，当负荷强度达最大摄氧量强度时，可以达到安静时供能速率的50倍；运动时间继续延长，当骨骼肌、大脑等组织大量氧化分解利用血糖，引起血糖水平降低时，肝糖原分解补充血糖，其分解速率可比安静时增加5倍。脂肪作为耐力运动时的主要供能物质，当运动达30 min左右时，其输出功率最大。脂肪的分解利用必须有氧的参与，才可以保证在长时间运动中大量动用。蛋白质在运动中参与供能，通常出现在持续30 min以上的耐力运动。随着耐力水平的提高，蛋白质的动员能够节省肌糖原。肌纤维中的葡萄糖是由肌糖原转化而成，长时间运动将细胞中储存的肌糖原耗尽会产生疲劳。在极限强度运动中，ATP分解的速度超过了糖酵解可能供能的速度，即使细胞中还存在肌糖原也会产生疲劳。

（3）不同供能系统对体能的影响：磷酸原途径供能的储备量小，供能持续的时间短，但其能量可以迅速动员，短时内输出功率大，短距离跳、投、跑、举重、冲刺等需要在几秒内完成的运动，均依靠该系统的储备作为主要能源。磷酸原系统对肌肉的最大收缩能力产生影响，训练能够提高肌肉储备和利用磷酸肌酸的能力。

无氧供能系统的ATP来自肌糖原的无氧酵解，乳酸是酵解的最终产物，是大功率能耗时的重要能量来源。无氧训练可以提高人体酵解系统的供能能力，在完成同等强度的运动时，有训练者的血乳酸比无训练者低。然而在完成短时间力竭运动后，有训练者的血乳酸较无训练者高20%～30%，说明了有训练者肌肉中糖原含量较高，以及随着训练水平的提高而增强了糖原分解能力。无氧酵解供能的功率高于有氧氧化，可以维持肌肉在亚极限强度收缩活动数分钟。

有氧氧化系统在氧的参与下，利用糖或脂肪，分解为二氧化碳和水，同时产生大量能量。有氧氧化系统在进行长时间耐力活动作为主要供能系统。供能的储备量充裕，但是功率相对低。因脂肪酸完全代谢氧化，必须有糖的参与，否则部分酮体就会蓄积在肌肉内，影响肌肉工作能力。所以，肌糖原的储备量是肌肉耐力性体能的关键限制因素。此外，体内糖原的储备还有助于血糖的维持，糖储备耗竭时，血糖降低造成的中枢疲劳将成为耐力性体能的重要影响因素。耐力训练能够提高肌肉利用脂肪和氨基酸的能力，起到节省糖储备的作用，而进一步提高耐力性体能。

二、营养与体能

肌肉活动的主要能源物质包括糖和脂肪，体力负荷强度和持续时间影响它们在肌肉产生能量代谢的途径，膳食供给的差异和个体差异也可影响肌肉代谢的能力和能源物质的比例。

运动时糖或脂肪利用的多少决定于膳食中糖类和脂肪的比例。在耐力负荷情况下，与普通混合膳食（约 55% 糖类、30% 脂肪和 15% 蛋白质）相比，高脂肪低糖膳食能够增加运动中脂肪的利用比例，而数日高糖低脂饮食能提高运动中糖的氧化燃烧比例。

耐力训练能提高肌肉利用脂肪的能力，在长时间运动中，有助于更有效地利用有限的糖原储备。相同运动负荷条件下，有训练者利用脂肪供能的比例通常比无训练者高出 20% 以上。蛋白质分解后产生的氨基酸、经糖异生参与能量代谢途径。耐力训练还能提高机体代谢氨基酸的能力，在一定程度上可以补充体内糖储备的不足。

（一）耐力性体能与营养

耐力性运动是一种克服自身体重和克服外界阻力的周期性向前位移的运动，是长距离或长时间进行的体能训练，包括竞走、长距离的游泳、骑自行车、快走和滑雪等。耐力性体能训练以运动时间长、强度小、运动中无间歇或间歇很短等为主要特点，训练过程中以有氧代谢供能为主。

1．耐力性体力工作的营养需要

（1）产能营养素：尽管耐力性体能训练的强度较低，但因其运动时间长，运动量较大，所以仍然会消耗较多的能量，可达 1255.2 ~ 7531.2 kJ（300 ~ 1800 kcal）或更多。根据运动强度的不同，脂肪和糖类供能的情况不同。由于耐力性体能训练的时间长、强度低，因此脂肪成为供能的主要营养素。但在运动中期，糖类因其能快速供能而成为供能的主要物质来源。随着运动时间的延长和机体糖储备（糖原、血糖等）的消耗，脂肪逐渐成为主要供能者。在运动后期，有部分蛋白质，尤其是支链氨基酸（branched-chain amino acid，BCAA），包括亮氨酸、异亮氨酸和缬氨酸也参与供能。

（2）矿物质、维生素和水：耐力性体能训练的运动量较大，引起运动代谢增快，进而使维生素和矿物质消耗量（或需要量）也增加。耐力性运动还往往引起大量出汗，除机体水分外，还伴随着许多水溶性维生素和矿物质从汗液中丢失。在高温高湿环境中长时间运动时，出汗量更大，较容易引起脱水。

2．保证耐力性体能的膳食营养措施 最重要的膳食原则是供应充足的能量，满足机体对大能量消耗的需要。研究发现，高糖类膳食有利于提高肌糖原储备。因此，应尽量保证膳食中糖类占总能量的 60% 左右。富含糖类的食物有白面、大米、淀粉、土豆、粉条和蔗糖等。膳食中的脂肪供给量占总能量的 25% ~ 30%，以满足体内脂肪动员供能的需要。为促进肝内脂肪代谢，还可以增加奶酪、牛奶、羊肉及牛肉等富含蛋氨酸的食物。膳食中蛋白质可达总能量的 12% ~ 14% 即可，要多摄入富含优质蛋白质的食物，如蛋、肉、豆腐、牛奶等，还可适当补充 BCAA 营养液。

膳食中应该有足量的蔬菜和水果，以补充维生素和矿物质的消耗。出汗量少的情况下，补充矿泉水即可。当大量出汗时，需要补充运动饮料。运动饮料不仅含有水分、一些电解质和水溶性维生素，而且还含有低浓度的糖（< 6%），能在一定程度上补充血糖。在耐力性运动的前、中、后适量补液，有利于机体维持体液平衡及内环境稳定，保证运动能力和促进恢复。

（二）力量性体能与营养

常见的力量性体能训练一般有摔跤、投掷、器械练习、速跑、拳击、快速游泳等。这类运动锻炼具有强度大、时间短、运动中存在间歇的特点，运动过程中无氧和有氧代谢供能同时进行。

1．力量性体力工作的营养需要 力量性体能训练要达到的主要目标之一是使肌肉变得更加强壮有力。骨骼肌的粗壮与蛋白质密不可分。另外，力量性锻炼可导致肌肉组织的损伤，同时肌细胞的修复也需要蛋白质。因此，蛋白质需要量增加，应达摄入总能量的 12% ～ 15%，其中优质蛋白质应占总蛋白质的 1/3 以上。但大量摄入蛋白质，不仅不会对肌肉力量有所帮助，反而会造成体液偏酸（蛋白质为成酸性食物），引起酸碱平衡紊乱，肝、肾负担加重，钙丢失增加。

重视蛋白质营养的同时还要注意糖类的补充。骨骼肌糖原储备对保持力量性运动锻炼时的体力及其恢复非常重要。糖无氧酵解所提供的能量是剧烈运动中供能的重要组成部分。当肌糖原不足时，就会影响糖的无氧供能和肌肉收缩。肌糖原不足是导致体力不足和疲劳产生的重要因素之一，因此要保证充足的糖类摄入。

一般认为，力量性和爆发性体能训练对矿物质和维生素的需要与一般性的运动锻炼差别不大，只要适量进食，合理地平衡膳食，一般能满足矿物质和维生素的需要。必要时，可额外补充维生素或矿物质的混合制剂。

2．保证力量性体能的膳食营养措施 日常力量性体能训练应保证足量的优质蛋白质摄入，如瘦肉、鱼虾、奶蛋和大豆制品等食物中优质蛋白含量较高，以期在不增加蛋白质数量的条件下，提高蛋白质的吸收利用率。为预防因摄入蛋白质过多而导致的体液偏酸，要注意加强体内的碱储备，膳食中要注意摄入足够的富含钾、钠、钙和镁等电解质的蔬菜、水果等。膳食中要包含富含糖类的食物，如谷类、薯类和粉条等，以保证骨骼肌中充足的糖原储备。

为了提高力量性体能训练的效果还需要补充一些营养品，如补充肌酸能够增加肌肉重量，可以增粗肌肉、加强肌肉力量。但是补充肌酸并非对每个人都有效果，还要注意适量使用。过量补充肌酸可引起肌肉发胀等副作用。还能引起体内肌酸合成系统受到抑制。此外，还可选择补充一些氨基酸类和蛋白质类营养品，但要确保氨基酸的合理平衡，不可滥用，否则会导致氨基酸失衡，不但不能发挥营养品的作用，反而还会加重机体的负担。

三、疲劳及其营养干预

（一）疲劳的定义及其分类

传统意义上的疲劳是指劳动者在劳动过程中，由于连续作业不断消耗能量，引起体内生理、心理的变化而造成工作能力下降的一种现象。现代作业疲劳是指在作业者机体或组织工作能力下降的基础上增加了许多其他方面的现代社会因素，并应该排除工作之前出现的病因性疲劳。疲劳主要表现为机体运动系统的做功能力下降，是指机体不能维持其正常生理功能（如体能）在一特定水平上的综合表现。其产生机制涉及内分泌调节、能量代谢、肌肉收缩、神经肌肉信号转导、免疫功能等多个器官系统，体现在运动能力和作业效率的暂时显著降低，包括力量和做功不能达到目标水平，出现全身疲乏无力、肌肉酸痛、不愿动等主观疲劳及错误率增加、工作能力降低、操作迟钝、混乱等。

根据疲劳发生的部位，疲劳可分为外周疲劳、中枢疲劳及两者兼而有之的混合性疲劳。外周疲劳主要表现为肌肉组织的功能降低，中枢疲劳体现在中枢神经系统协调运作肌肉活动的能力下降而进一步影响肌肉组织的功能状态。根据疲劳发生的形式，又将疲劳分为体力疲劳和精神疲劳，前者主要指机体出现骨骼肌收缩能力下降，收缩频率降低，周身乏力，工作能力降低等现象；而精神疲劳主要是由于高度紧张，或睡眠不足，引起注意力不集中、反应迟钝、警戒性降低等表现。值得注意的是，并非只有精神疲劳涉及神经、心理等方面的变化，体力疲劳除骨骼肌本身疲劳外，也包含神经、心理方面。由此，体力疲劳又可分为中枢疲劳和外周疲劳，前者是指疲劳发生的位点在中枢神经系统，而外周疲劳发生的位点在脊髓运动神经、神经肌肉接点和骨骼肌。近年来，又提出心理疲劳的概念，但其主要涉及行为的变化，在此不进行论述。

（二）疲劳发生的机制

1. 外周疲劳　疲劳的产生是十分复杂的过程，但目前人们对疲劳发生的机制仍未达成一致的观点。作业性质和疲劳类型不同，产生的机制也不尽相同。以下几种为解释疲劳的学说。

（1）堵塞学说：当机体的运动强度较大时，吸氧量远不能满足需氧量，此时供能主要依靠无氧代谢，产生乳酸、尿素、尿酸、肌酐及肌酸等一系列代谢物质。这些物质在运动肌中大量蓄积，使细胞内 pH 下降而引起细胞酸中毒，进而导致糖酵解过程受到抑制，造成肌肉活动障碍而引起疲劳。

（2）“衰竭”学说：该学说认为疲劳的原因是体内能源物质（ATP、糖、磷酸肌酸、脂肪等）耗尽，肌肉的工作能力降低，无法完成预定的运动强度，出现疲劳。

（3）“内环境稳定性失调”学说：运动可以导致血乳酸增加和 pH 下降、血糖降低、糖原耗竭、出汗失水（脱水）和电解质（K^+、Na^+ 等）丢失，造成内环境失调。研究指出，当人体失水达到体重的 5% 时，肌肉工作能力下降约 30%。

（4）“保护性抑制”学说：根据巴甫洛夫学说，不管是体力还是脑力疲劳，都是大脑皮质保护性作用的结果。工作时大量冲动可传至皮质相应的细胞，神经细胞长期兴奋引起消耗增多。为了防止进一步消耗，当消耗至一定程度时便会产生保护性抑制。

（5）“突变”理论：Edward[9] 提出了神经 - 肌肉疲劳控制链（图 4-1），也就是疲劳的“突变”理论。突变理论认为神经 - 肌肉疲劳控制链中的不同环节会受到不同物质的调节，当影响神经 - 肌肉链的因素变化至一定程度或神经 - 肌肉链某个环节自身的结构或功能受到破坏，机体就会产生疲劳，以保护机体免于衰竭，此时机体的生理功能和输出功率都会突然改变。

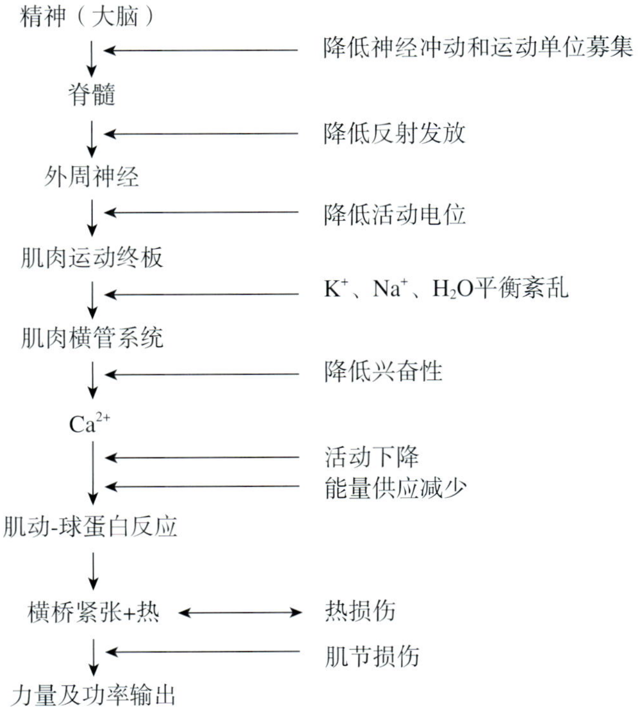

图 4-1　神经 - 肌肉疲劳控制链（引自：Edward，1982）

（6）自由基损伤学说：剧烈运动时，肌纤维膜破裂和内质网膜变性，引起血浆脂质过氧化（lipid peroxidation，LPO）增多。LPO 一方面干扰调节 Ca^{2+}-ATP 酶，导致胞浆中 Ca^{2+} 的堆积，对肌纤维兴奋 - 收缩耦联产生影响，另一方面还对线粒体呼吸链 ATP 的释放、氧化酶的活性产生影响，从而造成肌肉工作能力下降，产生疲劳。

2．中枢疲劳 近几十年来，中枢疲劳的研究受到普遍关注，有关此领域的报道不断涌现。其中神经控制和反馈调节体系、心理因素、生物化学调节的改变都对机体产生重要影响。但确切机制目前尚不清楚，主要包括以下几方面。

（1）5-HT[10]：是脑组织内中枢抑制性神经递质。它通过神经元的上行和下行纤维与脊髓的躯体反射以及锥体外系的运动功能联系，即通过降低神经中枢向外周发放神经冲动来降低运动能力。New Sholme 等认为，长时间运动时 5-HT 增多会削弱中枢功能，导致运动能力减退。

（2）DA：是第一种被证明在中枢性疲劳中起作用的神经递质。Chaouloff[11] 研究发现，中枢 DA 增加，可对中枢 5-HT 的合成与代谢产生抑制作用，而脑 DA/5-HT 降低，会引发运动性疲劳。Gerald[12] 发现，大鼠在注射安非他明后跑步的耐力从 18.8 m/min 提高到 45.5 ～ 76.0 m/min。但安非他明剂量过大，可以促进脑 DA 的合成和代谢，会对多巴胺能神经元造成损伤，从而降低耐力。

（3）胆碱（choline）和乙酰胆碱（acetylcholine，ACh）：ACh 是存在最广泛的神经递质，其合成、释放、再吸收对肌力的产生必不可少。长期运动导致的疲劳可能由于可供利用的胆碱排空而使胆碱能活性降低 [13]。

（4）血氨：氨在运动中由肌肉产生释放入血，能够通过血 - 脑屏障，对脑具有毒性作用。高强度的运动和长时间中等强度运动使线粒体活性增加，易使血氨在脑内迅速堆积。氨离子对枸橼酸脱氢酶的活性有抑制作用，由于枸橼酸脱氢酶参与体内有氧代谢，所以其活性的下降，会造成体内有氧代谢过程的减弱 [14]。

（5）细胞因子、氨基酸：在患有病毒感染性疾病及中枢疲劳综合征的患者中，免疫细胞释放的一种或多种物质（如细胞因子）能够在中枢神经水平影响到疲劳。中枢疲劳的神经生理病理机制虽然尚不明确，但很有可能是神经递质的改变干扰运动行为能力，而细胞因子可能通过改变神经递质而引起疲劳 [15]。

（6）转化生长因子 -β（transforming growth factor-β，TGF-β）：研究表明，将 TGF-β 注入安静的动物体内会引起自发运动行为降低，且呈浓度依赖性。增加运动负荷引起大鼠 TGF-β 升高，自发运动行为降低。该实验结果指出，运动可增加 TGF-β，产生疲劳感觉，抑制自发运动 [16]。

（7）其他：李峰 [17] 等报道，运动负荷过大会对大鼠脑组织一氧化氮合酶（nitric oxide synthase，NOS）和内皮素（endothelin，ET）mRNA 的表达产生影响，造成局部血管持续收缩，引起相应局部缺血，导致血和氧供应的拮抗因子平衡关系发生改变，从而造成局部脑组织进一步缺血缺氧，其原因可能与中枢疲劳的产生有关。

（三）疲劳的营养干预

1．糖 糖在体内的储备有肌糖原、肝糖原和血糖 3 类。糖与耐力运动密切相关，机体的血糖水平和糖原储备直接影响运动耐力。肌糖原的浓度按 0.5% ～ 1% 计算，全身共有约 250 g，是糖储备的最大部分，70% ～ 90% 最大摄氧量的亚极量运动中，肌肉收缩所需要的能量主要由肌糖原供给。肝糖原的平均浓度约为 5%（2% ～ 8%），总计为 75 ～ 90 g，血糖平均以 1 g/L 计算，全身仅为 5 ～ 6 g。体内糖储备的总量为 300 ～ 400 g，在超过 1 h 的体力负荷，如长距离游泳、长跑、自行车和长距离步行等，体内糖储备消耗完时，可影响体能，尤其是耐力。肌糖原水平的降低是产生运动疲劳的原因之一，因为体力负荷前和体力负荷中适当补充糖能够维持血糖水平、改善体能、延缓疲劳的发生。

保证足量的糖类供给能够使体内糖原储备保持在较高水平，体力负荷过程中补充糖能够延长耐力性体力工作时间，延缓疲劳发生。运动后补充糖能够尽快补充与恢复消耗掉的肌糖原。

（1）补糖的方法与措施：体力负荷前补糖包括将饮食中糖类的比例增加至总能量的60% ～ 70%（或10 g/kg），赛前进行糖原负荷和赛前服用含糖饮料或高糖食物3种措施。体力负荷中补糖主要通过饮用含糖饮料的方法，少量多次饮用；也可以在体力负荷中使用容易消化的含糖食物（如面包、蛋糕等）。体力负荷后补糖，可摄入含糖固体或液体食物。

（2）补糖的时间：补糖最好安排在体力负荷前数日至2 h前，尽量不要在体力负荷前的15 ～ 45 min，以防止进食增加胰岛素分泌而引起低血糖反应，体力负荷中可每隔15 ～ 60 min补糖一次；体力负荷后补糖越早越好，应注意不要超过运动后的6 h。

（3）补糖量：体力负荷前和体力负荷中，可每分钟补充1 g糖；运动后补充糖量可在50 ～ 150 g。

2．蛋白质和氨基酸补充剂　当机体处于强运动负荷时，体内能量被大量消耗，蛋白质的分解代谢加强，此时补充优质蛋白质和氨基酸的营养对于恢复机体的损耗、增强肌肉力量、促进血红蛋白的合成及尽快消除疲劳有重要意义。

（1）耐力性体能与蛋白质代谢：体内绝大部分氨基酸脱氨后的碳骨架都能够进入到三羧酸循环或无氧酵解代谢过程，被氧化产生能量，也可转变为葡萄糖。长时间的耐力负荷引起体内大量的糖消耗，因储备有限，需要氨基酸的糖异生来改善体内糖的供给。

一般情况下，蛋白质在体力负荷中提供能量所占的比例较小，仅占总能量需要的5% ～ 7%。在耐力体力负荷中，当肌糖原大量耗尽时，氨基酸的供能比例上升。在丙氨酸-葡萄糖和谷氨酰胺-葡萄糖循环过程中，一些通过丙氨酸和谷氨酰胺在肝转化生成的葡萄糖，能够重新进入肌细胞，在氧化过程中产生能量；而在肌肉组织丙氨酸和谷氨酰胺的生成过程中，提供氨基的氨基酸转化成α-酮酸，参与到有氧代谢途径氧化供能。此外，肌肉还能够利用血循环中的氨基酸，在长时间高强度体力负荷中，肌肉摄取BCAA速率增加，其氧化数量能增加数倍。

有氧负荷增加胰岛素受体敏感性、抑制胰岛素分泌、改善糖耐量。在肌肉的局部水平，胰岛素和氨基酸对控制肌蛋白的合成发挥重要作用。耐力负荷导致胰岛素水平的下降，是控制肌肉蛋白质合成的机制之一。

（2）力量性体能与蛋白质代谢：与耐力运动的作用相反，力量性体力负荷刺激胰岛素分泌增加，进而促进肌肉蛋白质的合成。有研究表明，向心性负荷能够提高肌肉细胞对胰岛素刺激的敏感性；相反离心性负荷使肌肉细胞对胰岛素刺激的敏感性降低，这种暂时的胰岛素抵抗及糖原再生抑制可引起高胰岛素血症，进而刺激肌蛋白合成。

胰岛素对肌肉蛋白质代谢的影响与运动的刺激密切相关。人体阻力运动试验的结果表明，力量训练只有在同时给予胰岛素的条件下，才能出现运动诱导的肌肉蛋白质合成速率的增加。同样，胰岛素注射也并不增加不运动肌肉的蛋白质合成速率[18]。这种胰岛素刺激蛋白质合成的作用与年龄增加无关。不管是青年人还是老年人，高强度力量训练都可以促进肌肉蛋白质的合成代谢。在持续12周阻力训练的初期，氨的排泄下降10% ～ 15%，引起蛋白质代谢出现正氮平衡。这一现象同时出现在受试对象摄入蛋白质0. 8 g/kg或1. 6 g/kg两种不同水平，表明在这一范围内，力量训练增加蛋白质的储存并不受膳食蛋白质摄入水平的影响。

细胞内必需氨基酸含量与肌肉蛋白质合成的速率成正相关，膳食蛋白质能够增加肌细胞内外的氨基酸浓度梯度，提高氨基酸进入细胞的速率。有研究证实，进食混合膳食导致的胰岛素反应和膳食蛋白质供给，可以促进肌肉蛋白质的合成。一些氨基酸能够刺激垂体分泌生长激素，如鸟氨酸、赖氨酸；精氨酸能够刺激胰岛素的分泌。然而，在随机临床对照试验中，尚未观察到它们能够刺激肌肉合成或增加运动员肌肉力量的作用。

（3）补充蛋白质和氨基酸对体能的影响

①维持血糖：体内糖储备的耗竭而致血糖水平的降低，这是外周疲劳和中枢疲劳形成的重要原因。氨基酸的糖异生作用是参与体内维持血糖稳态的关键机制之一。体内大部分氨基酸脱氨后的碳骨架都能够进入糖的代谢途径，进而可转化成葡萄糖。其中谷氨酰胺和丙氨酸达到氨基酸异生葡萄糖的30%，丙氨酸-葡萄糖循环有助于运动中维持血糖。葡萄糖氧化过程中生成的丙酮酸与赖氨酸等氨基酸经转氨基反应生成丙氨酸。丙氨酸释放入血，回流至肝，在糖异生代谢过程中生成葡萄糖，参与运动中血糖水平的维持。谷氨酰胺的生糖过程同样出现与此类似的谷氨酰胺-葡萄糖循环。

②氧化提供能量：蛋白质在体力负荷中提供能量的作用一般较弱，长时间耐力负荷引起肌糖原大量消耗，导致氨基酸的供能比例上升以作为代谢上的代偿。一些研究发现，运动时肌吸收BCAA速率增加，在长时间高强度运动过程中其氧化数量能够增加数倍，因而补充BCAA的生力作用曾经很受重视。到目前为止，尽管在理论上补充BCAA能够提高运动肌肉的能量供给，然而在设计严谨的人体试验中，尚未证明这种做法可以改善体能。

③色氨酸与中枢疲劳：有研究表明，色氨酸、5-HT与中枢疲劳密切相关，大脑中5-HT的增加可能导致中枢疲劳。5-HT的合成原料为色氨酸，脑内色氨酸浓度的增高会加速5-HT的合成，引起脑内5-HT浓度的升高，产生疲劳。色氨酸必须从食物供给。血液中的色氨酸由白蛋白转运，与脂肪酸有竞争；在通过血-脑屏障时游离色氨酸又与BCAA共用一个转运通道，这两者之间也存在竞争。因此，进入中枢的色氨酸数量主要由血浆中游离氨基酸水平和BCAA水平或者两者的比值决定；此外，还取决于血浆脂肪酸的水平。在以上机制基础上，有些研究提出了两种减少色氨酸进入中枢的措施，补充糖或BCAA，而补糖的过程中还能够同时减少脂肪分解生成的脂肪酸和BCAA分解。然而，大剂量补充BCAA可以引起血氨增高，导致脑毒性。目前，有关的人体试验效果尚未达成一致，5-HT在中枢疲劳中的功能还不明确。

④氨基酸与生长激素分泌：鸟氨酸、赖氨酸、精氨酸能够刺激垂体分泌生长激素。然而，一些受试者服用以后，尚未观察到生长激素水平上升的现象。目前为止，尚未证实这些氨基酸的补充能够发挥增加肌肉力量和改善体能的作用。

⑤谷氨酰胺（glutamine，Gln）：Gln能够参与机体蛋白质合成、糖异生代谢和调节肌肉蛋白质的新陈代谢，在肌肉中分布广泛。因肌肉中缺乏谷氨酰胺酶，故不能将其作为能源物质，所以骨骼肌是体内Gln最大的储存器官。在肿瘤化疗、内科重症、大创伤和剧烈运动等强烈应激刺激下，Gln代谢显著加强，同时引起内源供应不足。有研究表明，在这些情况下，补充Gln有助于提高免疫系统和肠道功能。就代谢性质而言，Gln属于碱性氨基酸，在极限强度体力负荷时，还能中和体液，防止酸化。目前有研究者将Gln补充剂用于改善体能，但是实际效果还有待进一步研究。

⑥牛磺酸（taurine）：补充牛磺酸可以对抗脂质过氧化、保护细胞膜、调节渗透浓度、参与糖代谢的调节、双向调节Ca^{2+}的跨膜转运，使机体的内环境得到改善，从而延缓运动时疲劳的产生。一些商业营养品将其作为一种生力物质应用，但是尚缺乏有力的试验证据。

⑦肌酸（creatine）：主要分布于骨骼肌中的一种氨基酸，在肌肉强力收缩时提供能量。经食物补充肌酸，能够提高骨骼肌中的肌酸储备，增强肌肉力量和力量性体能。

3．微量营养素

（1）与能量代谢有关的维生素：有个别研究发现，维生素B_1不足能够造成丙酮酸水平增加、运动中乳酸更易蓄积，而补充维生素B_1有助于增强体能，延缓疲劳发生。但多数报道指出，大剂量补

充维生素 B_1 不能确定是否具有改善体能的功能。在一项试验中，维生素 B_1、B_2 和 B_6 在 11 周内耗竭，最大耗氧量下降 12%，血乳酸提高 7%。而以上维生素各 2 mg 的 2 个月补充实验表明，纠正维生素 B_1、B_2 和 B_6 亚临床不足，可以提高最大体能。但是目前尚未明确区分其中个别维生素的功能，在当前的研究中，还不能确定这几种维生素具有改善体能的作用。

（2）补充微量营养素与运动员免疫功能的改善：精神紧张、高强度体力工作、长途旅行导致的疲劳，都能造成免疫系统功能下降而影响体能。缺乏微量营养素也能影响免疫功能，但是额外补充微量营养素是否对免疫功能造成影响尚未证实。有研究报道，维生素 C 和维生素 E 能提高体力工作人群的免疫功能。比如，研究发现在 90 km 超级马拉松前和其后的 3 周中，与服用安慰剂组相比，每天服用维生素 C 600 mg，上呼吸道感染的症状显著减少。

（3）维生素与肌肉损伤：体力负荷能加速过氧化反应的速率，对无系统训练的人群，这种过氧化作用能够引起肌肉的损伤，加重疲劳。补充维生素 E 能够减少无系统训练人群运动后的膜损伤，然而尚未有足够证据表明维生素 E 能在有系统训练人群中发挥膜保护作用。一些学者对老年人应用 800 U 维生素 E，30 天后发现运动后的中性粒细胞及肌酸激酶增加，这些改变能反映肌肉损伤修复的加快，然而在对照的青年试验对象中并未观察到类似的变化。还有报道表明，补充维生素 C（200 ~ 3000 mg/d）能够缓解运动后肌肉酸痛，减轻运动造成的肌肉损伤，加速疲劳恢复。虽然现有的认识水平说明抗氧化维生素可能发挥一定程度减缓肌肉损伤、促进恢复的作用，但是尚未得出确切的结论，更无法确定补充的品种和剂量。

（4）与抗氧化作用有关的微量营养素：体力负荷能诱发氧化应激，进而影响体力负荷过程中的疲劳及其恢复。体内的抗氧化系统涉及许多微量营养素的参与，如维生素 C、维生素 E、硒、类胡萝卜素等。关于这些抗氧化物质对体能的改善作用，现有的认识水平尚未得出确切结论。目前大多数研究者认为补充抗氧化微量营养素，不管是长期还是短期、无论剂量的大小，均无生力作用。此外，有些研究指出，补充微量营养素的抗氧化作用不应仅凭缩短跑步时间或增加最大耗氧量来判断其功效。抗氧化剂对体能的作用应该和许多营养因素一样，作用微小且潜在，但又不容忽视。

（5）超大剂量维生素：大剂量维生素 B_6 可导致肝病和神经损害，维生素 B_2 能导致视力损伤，药物型的浓缩叶酸能够触发过敏反应，引起头痛、荨麻疹甚至呼吸困难。大剂量的维生素 C 与维生素 B_{12} 与溶血性贫血、肾结石、肠道腹泻等症状有关。大剂量的维生素 E 与肌无力、视物模糊、疲劳、头痛、胃肠道反应和低血糖等不良反应有关。大剂量维生素 A 可造成神经损害，维生素 D 能够导致肾损害。但是现有研究还不能确定超大剂量补充维生素对改善体能的作用，因此，应防止过量应用维生素补充剂。

4．营养干预作用机制　营养补充可以促进体能最佳发挥，其涉及的可能机制主要包括以下几方面，其中有些作用机制已得到证实，有些机制尚未达成共识。

（1）营养缓解体力疲劳的机制

①提供能量：糖作为肌肉和神经组织的能源物质在任何运动中都是必不可少的，同时，糖原在体内的储存又很有限，所以，快速补充糖或能够代谢为糖的物质（如葡萄糖、蔗糖、淀粉、氨基酸等）有助于延长运动时间、缓解中枢疲劳、提高肌肉做功能力和效率等。

②稳定代谢环境：运动往往会大量出汗，脱水伴随电解质的丢失可以引起代谢紊乱。在电解质种类、渗透压和浓度等角度科学设计的补液，具有胃排空快、肠道吸收迅速、刺激性小等特点能够更有效地改善体内水合状态，维持体内的水平衡。体液酸碱度的失衡也属于代谢紊乱的范畴，运动中乳酸的蓄积和其他酸性代谢产物能导致体液酸化，而一些碱性物质和缓冲物质能够改善这些情况。

③调节能量代谢：一些生物活性物质能通过调节能量物质代谢的配比和速率，提高运动中的能

量供应效率从而发挥改善能量代谢的作用。如肉碱和刺五加，具有促进脂肪氧化的作用。

④改善氧供给和利用：一些营养物质，如与线粒体呼吸链功能有关的营养素、与造血有关的营养素等能够转化为红细胞能源 2，3- 二磷酸甘油酸的磷酸盐等，能够通过调节细胞有氧代谢的生物活性物质和促进血红蛋白生成，从而改善有氧耐力。

⑤抗应激反应：运动能引发机体的应激反应，其中涉及神经、内分泌、水盐代谢、循环等多个过程。过度的应激反应能引起神经、内分泌、免疫、造血等多个系统的功能异常。膳食中的一些抗应激活性物质，如人参皂苷，通过提高血红蛋白的水平、增强心肌代谢、增加肌肉的摄氧量、促进血管舒张及促进肌细胞线粒体的代谢，从而缓解过度应激反应。

（2）营养促进疲劳恢复的作用：系统的体能训练是加强体能的必要和关键条件，在长时间高强度训练中，有助于机体在体力负荷后重新调整到符合前准备状态，缓解和减少继续接受训练和各种体力负荷时出现慢性疲劳、疾病甚至外伤的危险。充足的营养是促进恢复的重要措施之一，目前主要从以下几方面考虑恢复的营养补充。

①肌肉能源物质储备的恢复：糖储备是体能恢复的关键内容之一。如果在体力负荷后不久（几小时）仍需训练或存在其他形式的体力负荷，需即刻补糖和补水，以使体内的糖原储备和水合状态尽快得到恢复。还可以在其后或同时实施其他物理恢复手段。应注意适量补充液体和食物，避免在胃内积聚过多的食物和水。所用糖类应以胃排空迅速、胃肠道刺激弱、血糖生成指数高的蔗糖、葡萄糖和麦芽糖浆等为主。

如果第 2 天才有训练或其他形式体力负荷，可以适当放宽糖类的品种和补充的液体量。然而如果想加速恢复糖原的储备，同样应给予血糖指数高的品种，并且应在体力负荷后 2 h 内补糖。补糖量为 1. 5 ～ 2 g/kg 体重，或总量为 50 ～ 150 g。

肌酸在体内耗尽后，能通过自身合成补充。充足的糖水平为这一过程所必需。如果进行外源补充，肌酸进入肌细胞的速率会对其所能达到的最高储备量产生影响。在肌肉中肌酸耗竭的情况下，肌细胞膜转运外源肌酸的速率达到最高。

②水合状态的恢复：体力工作过程中往往有大量出汗，造成脱水。将体力负荷前和后的体重及排尿量作为观察指标，可以了解机体水分丢失的情况。仅仅靠运动后补水常难以在短时间内改善机体的脱水状态。所以，尽快恢复机体水合状态的关键是要在运动前和运动中适量补水。其次在运动后应注意要不断饮水，直到体重恢复至运动前的水平。由于摄入的水往往不会全部水合入细胞和组织内，还有一部分水会迅速排出，所以每降低 1 kg 体重约需补水 1.5 L。补充的液体中需包含一定量的糖类及钠等无机盐成分，以便水的快速吸收和有助于细胞的水合作用，同时还能补充运动中消耗和丢失的糖和矿物质。运动后饮料的糖和盐浓度可以适当高于运动中的饮料，以使糖和无机盐尽快得到补充。糖浓度可达 10%，钠浓度可达 0.8 ～ 1 g/L。补钠是水合过程的关键，同时还能预防肌肉痉挛、稳定血容量。

③体力负荷后补充蛋白质促进恢复：在观察运动前后不同时间段氨基酸代谢情况的研究中，发现运动后的血浆氨基酸水平对肌肉蛋白质的合成速率产生影响，同时肌肉蛋白质的代谢还受胰岛素水平的影响。摄入蛋白质和氨基酸能够提高血浆氨基酸水平，膳食中糖类会刺激胰岛素分泌。

Gln 影响运动后恢复。但人体试验研究尚未观察到明确的效果。目前大多研究者认为高质量的蛋白粉和氨基酸制剂不是必要的，易于消化的食物蛋白质即可满足机体需要。关于运动后的蛋白质补充量，有学者认为应补充蛋白质 60 g 或 0. 67 g/kg，但也有学者表示 6 g 以上的蛋白质就能促进肌肉蛋白质的合成。

反对补充蛋白质的学者指出，如果能量供给充足，日常膳食摄入的蛋白质就能满足运动员的需要。额外补充的蛋白质大多被转换成能量，且大剂量补充蛋白质和氨基酸，还会引起不良反应。

④恢复期补充抗氧化营养素与肌肉损伤的修复：病理研究发现，高强度训练中会出现肌肉超微结构的损伤。这种变化不仅是运动负荷的结果，还是肌肉合成过程中的一个环节。运动能够加速过氧化反应的速率，进一步加速肌肉的损伤。理论的推断和有限的研究结果说明抗氧化营养素可以一定程度缓解肌肉损伤、促进体能恢复。但是目前尚无证据支持推荐长期、大剂量服用抗氧化营养素。

⑤其他：由于高强度体力负荷训练时往往出现血红蛋白降低和低血糖水平，从营养方面改善运动后的恢复还能够补充与造血功能有关的营养素（如铁、叶酸、维生素 B_{12} 等）和能够调节分泌的一些天然植物成分。营养因素影响运动后心理状态，以及对中枢神经系统兴奋抑制状态平衡恢复的作用，在科学认识上还有限。一些营养补剂，如某些植物化学物、褪黑素和糖等的功能已在一些研究中得到证实，可以根据实际需要应用。

（3）缓解体力疲劳和促进恢复的营养产品研究与开发：目前市场上有很多具有提高体能的产品，其作用基础是根据一些改善体力疲劳和促进恢复的营养成分，如果糖、可消化低聚糖、肌酸具有补充能量的作用；二磷酸果糖、丙酮酸可以补充能量、调节代谢；红景天皂苷、五味子、人参皂苷、刺五加等能够抗应激；蜕皮甾酮、蒺藜皂苷、山药提取物、野生燕麦、育亨宾提取物等均能发挥雄激素样作用。但是这些作用大多缺乏充分的科学验证。

动物经过训练适应后能比较单纯地反映外周疲劳。若未经过训练的运动适应过程，动物对一次性运动实验的疲劳反应，同时还包括应激的成分，从性质上讲，这些疲劳属于中枢疲劳。动物实验中，采用跑台作为运动负荷手段，能够较准确地掌握运动量。而游泳实施条件要求低，运动量变异相对较大。存在于人类的疲劳：一般包含多种疲劳成分（外周、中枢、心理），当使用动物模型来研究有神经或精神因素影响的疲劳，实验过程更为复杂，条件控制的要求也更高。

人体运动试验研究疲劳能够更直接反映疲劳过程和机制，同时也可用来研究神经和精神因素的影响。运动负荷手段能通过静力器械测试肌肉力量，或通过功率自行车和跑台测试给定负荷量的运动时间和做功量。通过借用心肺功能遥测仪器，在室外和运动现场也能准确地定量运动负荷。现场运动试验能够减少受试对象不适应实验室测试而引起的精神因素的影响。人体试验用作检测精神心理状况的指标可以反映中枢疲劳的成分，但结果的客观性需要严谨地对待。目前中枢疲劳研究模型尚未达到成熟。人体运动试验需要控制条件和个体变异，研究营养等物质抗疲劳作用的试验设计，推荐使用随机双盲对照试验或随机交叉对照试验。

第三节　营养与耐饥饿

由于生产的客观特殊性，矿工常需要在井下就餐，由于就餐环境及种类的限制，再加上工作强度大，矿工更易产生饥饿感。营养与饥饿（hunger）是营养学领域一直被广泛研究的问题，但至今尚未完全解决。研究有关饥饿对矿工健康和疾病的影响，机体应对饥饿的措施以及遭受饥饿后如何恢复健康的办法具有重要而深远的意义。

一、饥饿的定义

广义上饥饿是指机体在能量消耗或物质消耗上超出随食物进入机体和被机体吸收的物质时的状态而言。由糜漫天、郭长江主编的《军事营养学》[19]中，将饥饿定义为以下内容：“饥饿是指食物供应受到限制以至于断绝或者食物摄入受到影响，进食困难以至不能进食，从而使机体处于能量、营养素摄入不足或缺乏的状态。机体完全得不到或完全无法摄入食物时称为完全饥饿状态；能够得到或摄入部分食物，但又不能完全满足机体需要时称为不完全饥饿状态。”上述定义不仅指能量，还涉及一切的营养素的摄入不足且包括了正常人及患者的饥饿状态。然而，狭义的饥饿如白希清等[20]主编的《胡正祥病理学》（第2版）中所描述：“当人体摄入能量不足消耗的时候，蛋白质也往往是不足的，因此蛋白质和能量缺乏常同时存在，对于各器官的病理改变也联系在一起。在成人蛋白质和能量摄入不足的状态称为饥饿，而在儿童则常称为蛋白质 - 能量营养不良”。再如《现代临床营养学》中指出：“饥饿是所有食物长期摄入不足的营养缺乏病，因此包括了蛋白质 - 能量营养不良（protein-energy malnutrition，PEM），但也有其他营养素的缺乏。”以上对饥饿定义的表述都不包括完全饥饿时的状态。不论广义的饥饿、狭义饥饿的定义，并无矛盾或相悖的差异，只是所涉及的范围不同罢了。

二、人体能源储备及耐饥潜力

完全饥饿时，机体维持生命只能依靠自身组织储备的能源物质。人体组织中供能物质主要来自脂肪组织中的脂肪，约占全部能量的84.4%，其次为肌肉组织中的蛋白质，约占15.0%，肝和肌肉中的糖原总共约占组织供能的0.6%。此外，还有少量来源于血液的葡萄糖、脂肪酸、三酰甘油等。由此可见，从组织中提供的能源占绝大多数，而来源于血液的能源物质很少。机体中的蛋白质一般不作为能源物质，但饥饿状态下体内蛋白质也有部分被氧化分解生成能量供机体使用。体内可被分解的蛋白质约为6 kg，氧化分解生成的能量，能维持机体大约14天的能量需要。体内蛋白质的消耗会对其正常生理功能造成严重影响，当蛋白质分解超过40%将危及生命。

机体中矿物质和维生素的储备十分有限。水溶性维生素 B_1 仅可维持几天，当饥饿持续几天后，游离的维生素 B_1 即会被耗尽，2周后出现维生素 B_1 缺乏症状。其他B族维生素如 B_2、B_6、维生素C、K及烟酸能够维持2～6周，叶酸可维持3～4个月。但脂溶性维生素A的储备能达到1～2年。体内 K^+ 可随蛋白质的分解而不断丢失，饥饿初期即可出现负钾平衡。

人体能源物质储备状况存在个体差异，机体遭遇饥饿后生存时间的一个重要决定因素是脂肪储备量，其他因素还包括环境因素、饮水状况、活动量及饥饿的程度和持续的时间等。在完全饥饿时，在安静且有饮水保障的情况下，当体内有较多的能源物质储备时，成人能够存活50～70天。

三、饥饿引起生理、生化、病理方面的变化

（一）长期完全饥饿

长期完全饥饿也可称为较长期禁食（prolonged fasting）。据观察结果发现，不限制饮水的完全饥饿，根据其临床表现可分为4期：第1期为淡漠期，机体相对安静；第2期为兴奋期，随饥饿感加重而兴奋现象也越加明显；第3期为抑制期，机体表现出无力衰弱和抑制状态，多呈蜷曲侧卧；第4期为麻痹期，机体表现较短时间的中枢神经系统兴奋后，反应迟钝，其后出现麻痹，最终死亡。不同阶段的具体表现只有结合生化过程的变化才能显现出来，为更具体地阐述饥饿，可以根据物质代谢和能量代谢方面的情况大约将饥饿分为3个主要阶段：第1阶段，消耗能量较多，体重迅速下降；第2阶段，机体能量消耗下降到最低限度，主要消耗体内脂肪，持续较长时间；第3阶段，此时机体为了生存，必需的固有组织的蛋白质出现分解亢进。

不同种类的动物所能耐受饥饿的时间有所不同。例如，饥饿时人可存活50～70天，犬能耐受

饥饿40天以上。当动物丧失体重达40% ～ 50%时，仍能存活。在饥饿第2阶段，机体的消耗比较均匀。了解这一阶段每昼夜的体重平均消耗量后，即可大概估算出耐受饥饿的时间。每种动物的耐饥饿能力取决于基础代谢的强度，幼年动物机体代谢旺盛，全饥饿的时间短；周围环境温度越低，忍受饥饿能力越差。能源尤其是脂肪物质，储备越多，耐饥饿持续时间越长。饥饿状态下若肌肉活动多，则体重降低迅速，持续时间缩短。单位体重的体表面积越大，能量消耗越多，耐饥时间与体表面积对体重的关系成反比。当其他条件相同时，大动物比小动物耐受饥饿的时间长，如人比犬耐饥时间长，犬又比猫长等。

完全饥饿状态下，不同器官的重量丧失情况不同，其中，脂肪组织重量减少最多，可高达97%；神经系统和心脏重量下降最少，均少于4%。这说明饥饿时不仅存在物质分解过程，有些重要器官还能够依靠其他器官的分解进行合成过程，因此几乎直至死亡这些器官仍维持着本身的重量（如心脏和神经）。

在饥饿时，机体代谢的基本过程出现紊乱，包括体温、气体代谢及蛋白质、脂肪、糖类、水、电解质及维生素异常代谢等，总体表现出体重相应地下降。完全饥饿时，机体供能主要依靠脂肪，血液中因脂肪氧化不彻底，故造成其中间代谢产物酮体积留在体内，除血酮体升高外，尿中酮体水平上升，从而可导致酸中毒。而无水全饥饿时，上述一系列过程均缩短，这可能由于是代谢产生的有毒物质因缺水而积留于体内而造成全身中毒所致。

消化系统对饥饿刺激非常敏感，完全饥饿后肝病理检查发现肝细胞萎缩、出现脂肪浸润、含铁血黄素沉着、线粒体肿胀、空泡样变性。胃肠道变化有胃下垂、黏膜萎缩、胃壁变薄，肠蠕动慢和消化液分泌减少，引起消化吸收障碍，肠黏膜屏障功能下降，并伴有溃疡发生。肾也可出现萎缩，但其程度比其他脏器低，其功能尚可维持正常。心脏也表现出萎缩，X线检查心影缩小；显微镜下，发现心肌细胞变小、纹理减弱、间质出现液性渗出、心率缓慢和心排血量降低，引起血压下降；心电图检查，除心率外，还存在Q-T段延长，P、QRS及T波减小，QRS轴右偏。完全饥饿后，变化最小的器官为脑组织和脊髓，仅在显微镜下可见脑组织中神经细胞周围空间增大，同时出现空泡。

（二）短期完全饥饿

短期完全饥饿或称为禁食（fasting），持续数日至十余日。短期饥饿或饥饿早期，如1 ～ 3天不进食，人体最先出现强烈的饥饿感，心窝部有一种隐隐不适感与进食欲望，主要是由胃肠排空后周期性蠕动收缩的刺激及体液成分改变的刺激等引起的。由于肝糖原显著降低，血糖下降，导致胰岛素分泌减少，胰升糖素分泌提高，引起加强分解代谢，促进糖异生作用，以维持葡萄糖的供给，这首先是大脑的需要。在整个饥饿过程中，人体的生理保护作用非常突出，即加强肌肉等次要部分的分解，以维持大脑、中枢神经系统和心脏等重要器官的营养需要。饥饿时糖异生加强，利用葡萄糖降低，有利于维持血糖水平，这对维护大脑和中枢神经的功能是有利的。

其后，体内酸性代谢物生成大量增加，机体呈现酸中毒现象，尿总氮和尿肌酐下降、血酮体升高、体蛋白分解缓慢减少、脂肪分解大量增加。此外，糖类被大量动用而致血糖显著降低。而血浆中尿素和肌酐及白蛋白都未见有显著变化。人体短期完全饥饿后，除体重显著下降外，能量代谢也发生明显改变。短期完全饥饿时，血浆和尿中电解质发生显著的变化。血浆中电解质出现紊乱，表现出钠、镁、氯、磷酸盐、碳酸氢盐均显著降低，而锌水平上升，此外还显现出血酮症的血浆征象。尿中出现的电解质紊乱的情况比血中的变化更为明显，但两者基本上是一致的。此外，机体免疫功能和抗氧化能力也会出现一定程度的变化。

（三）不完全饥饿

不完全饥饿比完全饥饿更常见。短时间的不完全饥饿，因历时短，对机体造成的不良影响小，在恢复正常膳食后，一切变化均会很快回到正常状态，故不多赘述。现仅详细阐述长期不完全饥饿对人体产生的影响。灾荒、战争、许多病理过程如胃肠道部分梗阻和各种慢性病均可使患者经历不完全饥饿。

1．身体组成的改变 饥饿最常见的形式是因不充足的食物供应而致的营养缺乏病。因此这种不完全饥饿同时存在能量、蛋白质及某些微量营养素的缺乏，但以能量和蛋白质缺乏引起的身体组成的变化最为明显。为了生存，机体可降低代谢，动用身体成分，通过适应来进行调节。也可能因代谢应激等原因，使成功的调节归于失败。

2．适应与调节 类似于禁食情况，体重丢失最快发生在饥饿早期。随后体重丢失逐渐变慢，甚至即使在供能不足的膳食情况下，体重仍保持不增不减的状态，这就是机体生存的适应。这种适应中存在脂肪（能量）和瘦体组织（蛋白质）在体内重新平衡现象，这种自我保护的过程即为适应（adaptation）。其中，减少能量消耗为一部分适应，而另外较大部分适应则是减少了瘦组织量丢失的过程。能量消耗减少涉及多个方面，如较少的进食导致食物特殊动力作用减少，再如减少运动及体力活动等。此外，还能通过降低内源氮的丢失和提高膳食蛋白质的储存效率来完成氮平衡的重建。

在许多组织中，因饥饿而致蛋白质运转（protein turnover）减慢，这也是机体应对饥饿时的一种适应。Waterlow 提出，膳食蛋白质不足并不十分严重，体蛋白质改变部分是易动蛋白，此适应为正常生理反应。但是当膳食蛋白质缺乏较多时，体内蛋白质变化超过易动蛋白质那一部分，也就是损耗超出了生理“适应”范畴，使内脏器官受影响，损害机体健康，造成不良后果、该过程称为调节（accommodation），以与生理适应相区别。

调节成功：机体通过调节尽快控制瘦组织丢失，重新建立能量平衡，此为调节活动成功，机体可保持存活。机体丢失脂肪和肌肉组织付出了代价，造成体力减弱，代谢率下降、蛋白质储备降低，肌肉蛋白质周转减慢，并对代谢应激的分解反应变慢。瘦体组织包括周围蛋白质（主要为肌肉）和中心蛋白质（主要是内脏）两部分。丢失中心蛋白质会导致贫血、心脏功能异常、肺功能降低、伤口愈合较差、免疫功能降低、药物代谢紊乱等。同时，饥饿还能造成微量营养素缺乏。调节成功表现在机体保留重要内脏蛋白质的量和功能，减少瘦组织丢失，体重降低得到遏制，内稳态得以建立。同时，周围血淋巴细胞总数、血浆白蛋白、迟发性皮肤过敏反应都表现正常。

调节失败：在应激时，激素分泌导致高血糖，能刺激胰岛素释放，对胰岛素不敏感的中心蛋白质分解而成的氨基酸流向胰岛素灵敏的周围蛋白质，造成中心蛋白质缺乏。一旦周围蛋白质储备耗竭，代谢应激继续进行，则中心和周围蛋白质可能继续出现丢失，使调节失败。

饥饿患者因创伤、严重感染或大手术等均可导致调节过程逆转。以往适应内稳态的膳食摄入量就会变得不足，迅速出现中心蛋白质缺乏。当饥饿患者表现出发热、心率加快可怀疑调节失败。调节失败最简单的指标为体重已稳定的患者，重新发生体重下降或出现水肿而体重并未增加，这些都表明瘦组织又有丢失。应激引起蛋白质消耗的表现是血清中尿素增多和尿中尿素排出增加。中心蛋白质缺乏出现无反应性 / 无力（anergy）与低白蛋白血症。还可出现原发病恶化或新的并发症。此外缺乏无机元素，特别是镁、磷、钾、锌缺乏能够阻碍蛋白质储留。代谢性疾病或提供激素或抗代谢物，如胰高血糖素瘤、嗜铬细胞瘤、甲状腺功能亢进、未控制的糖尿病和糖皮质激素过多等会导致蛋白质的消耗，引起成功调节发生逆转并迅速发展到严重阶段。治疗炎症所用糖皮质激素或代谢拮抗物或化学疗法都能引起调节失败。患者食欲缺乏造成摄入食物过少，也能导致体重继续丢失，直至死亡。体重指数（body mass index，BMI）为死亡的预示值，Harry 对资料分析得出，男性 BMI < 13、女性 BMI < 12 可作为预示死亡值。

3．最低蛋白质需要量 当蛋白质摄入量少于最低需要量时，在其他必需的营养素包括能量为适宜的条件下，则出现纯蛋白质缺乏状态。在蛋白质摄入量高于最小需要量时，过多的氨基酸不能被机体留在体内，并可被迅速分解。体氮丢失与氮的摄入正好相等时，代谢上称为零代谢效率。

严重缺乏蛋白质 7 ～ 10 天，即便血清白蛋白浓度不下降，整体氨基酸的转换率及白蛋白的合成率也已减少。经 4 ～ 7 天的适应后，尿氮排出下降到一个稳定的状态，其比例约为 37 mg/kg。通过粪、汗、皮肤脱屑等途径丢失的体氮在蛋白质摄入量的短期变化中不受影响。短期适应后，完全缺乏蛋白质时，若仍有不含蛋白质的能量食品供给，此时尿氮排出被称为“内源性氮”或“强制（obligatory）氮”。人体最低蛋白质需要量定为 0.6 g/kg 的优质蛋白质。长期摄入少于最低需要量的蛋白质是有害的。

水肿型营养不良与消瘦型营养不良症（marasmus）有明显区别。水肿型营养不良是因食用高糖类、低蛋白膳食而引起的，摄入高糖类膳食刺激胰岛素分泌，同时导致膳食中氨基酸不能进入肌肉而在肝被消耗，白蛋白合成降低导致低白蛋白血症和水肿。膳食中糖类在肝转化为脂肪而形成脂肪肝，也能降低脂蛋白的合成。营养不良住院患者长时间接受葡萄糖而不含氨基酸的静脉注射液也能造成水肿型营养不良。消瘦型营养不良儿童可出现生长障碍，肌肉和脂肪缺乏，呈现极度消瘦，甚至“皮包骨”的状态，也可能表现为头发稀疏、脂肪肝和皮肤无光泽、色泽灰黄变脆。此外，还存在介于这两型之间的混合型，也有报道列入营养型侏儒和低体重，构成 5 种类型的营养不良。目前，全世界约有 5.5 亿儿童处于蛋白质 - 能量营养不良的状态，以亚洲最多，非洲及拉丁美洲也有存在。我国儿童平均消瘦率为 3.6%，成人 BMI < 18.5 者占 9.5%，这些人中绝大多数为蛋白质 - 能量营养不良。

4．不完全饥饿时激素对能量和蛋白质代谢的调控 前面主要解释营养因素对饥饿生理适应的影响，下面主要阐述营养因素对生化适应的调控。

（1）能量代谢：当能量摄入受到限制时，机体静息能量消耗（resting energy expenditure，REE）产生适应性下降，即血清 T_3 在饥饿早期阶段减少，引起交感神经系统的活性改变。而血清 T_4 和促甲状腺素（垂体激素，可调节 T_4 分泌）处于正常水平，能量摄入和转换过程及糖类消耗量两方面都会受到胰岛素分泌的影响。虽然 T_3 下降和机体饥饿时 REE 减少同时存在，但两者的关系和作用机制仍不清楚。在饥饿时，机体分泌儿茶酚胺降低，导致血压下降、心率减慢和中心体温降低。当 T_3 转变为 T_4 时，胰岛素释放能发挥调节作用。

瘦素（leptin）在短期和长期能量受限时均可明显减少。在能量平衡时，它能反映体脂储存的多少。瘦素也受胰岛素水平的影响，其在循环中会因糖类限制而急剧下降。瘦素还参与调节血清 T_3，说明在能量调节中瘦素有一定作用。

解偶联蛋白（uncoupling protein，UCPS）为转移质子进入线粒体的物质，能将 ADP 转为 ATP。UCPS 也参与机体能量消耗的调节，其主要功能是防止线粒体生成过多的氧自由基、转移脂肪和提高其能量消耗。

（2）蛋白质代谢：饥饿时激素对蛋白质适应的调控了解较少。T_3 在饥饿早期时减少和 T_3 能造成禁食者氮的丢失增加，说明 T_3 减少是为了适应获得成功。在低能量膳食的患者中，T_3 和氮平衡之间的相互关系尚不明确。胰岛素刺激蛋白质合成，阻碍其在肝和肌肉中分解。在低胰岛素状态下，肌肉蛋白质合成仍然需要胰岛素调节和氨基酸供应。限制蛋白质或能量摄入和机体处于分解代谢时，血清中参与蛋白质合成代谢的肽激素——胰岛素样生长因子 -1（insulin-like growth factor-1，IGF-1）的水平下降。血清生长激素（somatotropin，GH）水平上升，能刺激 IGF-1 释放。IGF-1 在调节营养状况和蛋白质代谢的适应中具有重要的作用。IGF-1 可在许多组织中合成，主要经肝合成释放入血。

在不完全饥饿时，摄入蛋白质的量和质为机体蛋白质适应的外来调节因素。限制蛋白质和能量摄入时，将导致复杂的激素反应，通过胰岛素、GH、IGF-1 和甲状腺素改变营养环境，引起氨基酸运输供应达到有序的适应，进而减少蛋白质的需要量，直至获得相匹配的蛋白质摄入量，且通过膳食蛋白质有效保证瘦体组织和内源性氨基酸的循环。

5．不完全饥饿对机体体能的影响 不完全饥饿时，机体的生理功能可出现明显变化，特别是体能变化最为显著。其他功能如免疫功能、性功能也可出现降低，但脑功能改变则不甚明显。

四、饥饿后的恢复措施

饥饿发生后，恢复有一个过程。该过程取决于遭遇饥饿者的状态。长期完全饥饿后，因消化道诸器官出现不同程度的萎缩，使消化和吸收功能较差。所以恢复时应避免大吃大喝，应循序渐进，由少到多，渐渐增加。恢复时体重上升比受饥饿时体重降低要快。尤其是短期完全饥饿后，恰当的营养补充能较快使机体复原。但较长期和反复的不完全饥饿则可导致机体顽固性变化、一些重要器官萎缩和功能低下。在这种情况下，恢复过程需要较长时间。饥饿的后果由饥饿的性质、期限及恢复是否恰当等因素所决定。

饥饿后，恢复时应避免“再喂养综合征”（refeeding syndrome）的发生。再喂养综合征是指机体经过长时间不完全饥饿或营养不良，重新摄入食物后出现的以低磷血症为特点的电解质代谢异常及由此产生的一系列症状，往往在营养治疗后的几天内发生。再喂养综合征最早由 Burger 等提出，他们研究了二战时期战俘和集中营里的幸存者，一些人在摄入高糖饮食后快速出现水肿、呼吸困难及致死性的心力衰竭。

再喂养综合征曾发生在历史上多次灾难后的人群中，7 ～ 10 天内过量给予营养会引起脏器衰竭。这是由于灾民膳食、能量摄入突然停止，引起血糖下降，胰岛素分泌降低，伴随胰岛素抵抗，分解代谢大于合成代谢。导致机体缺乏磷、钾、镁元素和维生素，一旦获救，重新进食或补充营养时，获得大量含糖制剂后，血糖迅速上升，胰岛素分泌恢复，甚至分泌提高，胰岛素作用于各组织器官，引起钾、磷、镁血症。同时，糖代谢和蛋白质合成提高，消耗维生素 B_1，引起维生素 B_1 缺乏。这些因素联合作用，会导致灾民的心脏、大脑、肝、肺细胞功能受损，造成重要生命器官功能衰竭，甚至死亡。防止“再喂养综合征”需遵循二十字原则，即“先少后多、先慢后快、先盐后糖，多菜少饭、逐渐过渡”，逐渐给饥饿者补充营养素摄入量，切忌大吃大喝（包括口服或静脉注射）。此阶段不可补充含糖多的食物与饮品，可以用少糖奶制品替代，禁止大量给予葡萄糖注射液，可补充脂肪乳制剂或氨基酸制剂，以使糖在能量中的比例减少，同时给饥饿者补充磷和钾。

有学者提出，遭遇较长时间饥饿的人在获救后，因消化吸收功能受损，需先考虑肠外营养，即用静脉营养方法给机体补充所需的营养素和能量，调节水盐代谢，控制感染等，然后逐步过渡到肠内营养和正常膳食，防止发生再喂养综合征和腹泻等不良反应。

饥饿导致体内脂肪和蛋白质大量分解，体成分发生明显的变化。饥饿后恢复期食物成分对不同体成分的恢复影响不同。高蛋白、高能量膳食有利于机体脂肪组织和蛋白质的恢复，增加蛋白质应首选优质蛋白，一般以 1.5 ～ 2.0 g/(kg·d) 为宜。各种矿物质和维生素也应按充裕量给予补充。蛋白质补给超过 2.0 g/(kg·d) 则有害而无益。

第四节　营养与脑功能

一、脑功能概述

脑功能对生命维持和生命质量具有重要意义。近年来，神经系统疾病对人类健康已构成巨大威胁。因此，有关脑的高级功能研究逐渐成为生命科学的研究热点之一。同时，基于提高儿童智力的需要，以及解决人口老龄化所致的越来越多的认知障碍性问题的需要，脑的营养保健也备受关注。

科学研究表明，多种营养素或者食物成分对中枢神经系统的结构和功能具有重要作用。有的参与构成神经细胞或髓鞘；有的本身即为神经递质及其合成的前体物质；还有的参与认知过程中新突触的产生或新蛋白的生成。随着营养科学与脑科学的不断交叉融合，一些营养素在脑发育、脑功能及精神健康中的生物学功能正得到越来越多的证实。因此，研究膳食营养因素对神经系统功能的作用及其在脑损伤和神经系统疾病恢复中的功能，对防止、改善脑衰老及各种神经系统疾病，促进精神健康具有非常重要的意义。

大脑是机体重要的功能调节系统，能全面调节体内各器官及生理过程，使机体适应体外环境的变化，从而维持正常的生命活动。目前认为，脑功能包括脑的基本功能和高级功能两方面。包括由低级脑结构中枢完成的饮食、防御行为、性行为等动物和人的本能行为，以及以脑高级结构为基础的学习、记忆、语言、思维、意识等高级脑功能。

二、营养素与脑功能

（一）蛋白质与氨基酸

脑发育的重要标志之一是蛋白质和核酸的合成，蛋白质缺乏会使脑发育受影响。饥饿造成的蛋白质营养不良能引起神经胶质细胞形成髓鞘的过程受阻，还能影响髓鞘形成和突触生成，进而引起运动失调和认知功能障碍。

氨基酸与脑功能也密切相关。血 - 脑屏障属于选择性渗透，可以使褪黑素、氨基酸等一些生物活性物质进入大脑。氨基酸在特定条件下能够调节中枢神经递质合成并对行为产生潜在影响。色氨酸、苯丙氨酸、胆碱、精氨酸、酪氨酸和苏氨酸等几种氨基酸作为某些神经递质（neurotransmitter）或神经调质（neuromodulator）的前体，其利用率可对某些神经递质的含量产生影响。

色氨酸和酪氨酸是人体必需氨基酸，是研究最为普遍的食物成分。因它们可作为几种重要中枢神经递质的前体，而成为行为学重点研究内容。松果体产生的褪黑素是以色氨酸为前体，能够调节睡眠和具有益智功效。

1. 色氨酸　属于必需氨基酸，几乎分布在一切蛋白质食物中，是 5-HT 的前体。5-HT 参与情绪尤其是抑郁、警觉的调节过程。5- 羟色胺能神经元还可对痛觉灵敏性、攻击性及食物摄取的调节产生影响。

2. 酪氨酸　为儿茶酚胺的前体，能降低应激引起的认知功能损伤；补充酪氨酸有助于减轻高原、温度、心理等多种应激反应，且在抗心理应激损伤方面具有独特的作用。酪氨酸为去甲肾上腺素（NE）和多巴胺合成的前体，而这两类神经递质可参与许多应激相关行为学改变过程，这可能是酪氨酸对应激机体脑功能产生影响的机制。其中 NE 对中枢认知反应的影响至关重要。各种应激都能引起脑区NE的大量释放，在各类应激反应中NE会被耗竭，而补充酪氨酸相当于提供了充足的底物，可致NE的释放增加。酪氨酸与苯异丙胺类及其他相关益智药类似，对同一递质系统产生影响，而后者具有多种毒副作用。

（二）脂肪酸

饮食中的脂肪酸的摄入可能与认知功能及一些神经退行性疾病有关。胆固醇、饱和脂肪酸与痴呆或认知损伤之间成正相关，而鱼或*n*-3脂肪酸与痴呆或认知损伤之间成负相关。此外，长链多不饱和脂肪酸能够促进神经元的生长与分化，提高学习记忆能力。

二十一碳六烯酸（docosahexaenoic acid，DHA）作为长链多不饱和脂肪酸（long-chain polyunsaturated fatty acid，LCPUFA），为脑发育和学习记忆功能所必需的物质。DHA可以影响婴儿的视觉准确性、促进感觉和神经的发育；增加乙酰胆碱的释放、影响脂质转运蛋白（lipid transfer protein，LTP）和突触可塑性的调节、而进一步提高学习能力。因母乳中含有DHA，故母乳喂养有助于改善儿童认知发育和学习记忆能力。大脑中富含有神经保护作用的DHA，富含DHA的膳食能够减轻增龄性LTP损害和去极化引起的谷氨酸能神经递质的释放。DHA缺乏膳食能导致大脑额叶皮质中多巴胺及5-HT的水平下降，引起γ-氨基丁酸（GABA）产生增多，进而导致学习能力低下。

脂肪酸通过多种途径影响认知功能及神经退行性疾病，可能的机制如下。

1．对心血管病的影响 心血管疾病与认知损伤、血管性痴呆甚至阿尔茨海默病（Alzheimer's disease，AD）的发生有关。膳食中高饱和脂肪酸及胆固醇的摄入是导致心血管病和动脉粥样硬化发生的危险因素。另外，过多摄取富含脂肪和能量的膳食能够增加氧化应激程度，进一步引起动脉硬化和脑损伤。*n*-6多不饱和脂肪酸可广泛影响脂类代谢，有助于降低痴呆发生的风险性。而亚油酸则可提高氧化型低密度脂蛋白胆固醇（low density lipoprotein-cholesterol，LDL-Ch）的水平，从而进一步增加动脉粥样硬化和痴呆发生的危险性。鱼类中的二十碳五烯酸（eicosapentaenoic acid，EPA）和DHA有助于降低心血管病发生的风险性。

2．与炎症的关系 鱼的摄入对AD具有特殊的防护作用，原因是鱼中*n*-3多不饱和脂肪酸有抗炎特性，能使人体中促炎症细胞因子的产生降低。此外，β-淀粉样蛋白参与炎症过程，这可能与AD的发病机制有关。

3．β-淀粉样变的累积 高饱和脂肪酸及胆固醇的摄入能引起血清中低密度脂蛋白胆固醇浓度上升，同时降低高密度脂蛋白胆固醇浓度。降胆固醇药物安特诺斯（st-atins）可使β-淀粉样蛋白的生成减少，导致AD发病率降低60%～70%。而降脂药洛伐他汀（lovastatin）不仅能降低胆固醇，还能够渗入中枢神经系统，通过神经药理学作用影响认知功能。

4．对膜功能改变的影响 DHA、EPA是保证婴儿脑生长发育和成人神经细胞膜发挥正常功能所必需的物质。脂肪酸组成成分的改变可对膜结构、离子通道、膜上的酶类、信号转导系统及其他许多的代谢过程产生影响。

（三）糖类

脑功能活动所需的能量主要来源于血糖氧化供给。葡萄糖是维持脑功能最重要的能源物质，脑对缺乏葡萄糖十分敏感。血糖浓度下降时，可较早引起认知功能损害。另外，神经递质代谢，激活Na^+、K^+泵等过程都需要糖酵解提供能量。大脑细胞摄取K^+，引起细胞外K^+浓度上升，能促进海马蛋白质合成，对于增强脑功能具有重要作用。膳食糖类可通过引起血浆色氨酸与中性氨基酸的比例改变而影响5-HT，进而对认知行为表现产生影响。

（四）维生素

1．B族维生素 维生素B_1、B_2、B_6、B_{12}、叶酸、烟酸等几种B族维生素的缺乏均与认知功能受损有关，且还可能引起磷脂类等大脑结构组分的代谢紊乱，如缺乏维生素 B_1 与携氧量减少、乳酸堆积、胆碱酯酶和转酮醇酶活性降低有关；维生素 B_6 与叶酸联合缺乏能导致脑中 5-HT 的合成效率降低；维生素 B_6 还可参与谷氨酸及其受体激活的调节过程，谷氨酸是兴奋性神经递质之一，其含量过高会致神经损伤；叶酸缺乏儿童常伴有认知缺陷，这些均可造成记忆和其他认知功能丧失。

此外，B 族维生素缺乏，尤其是缺乏叶酸和维生素 B_{12} 与认知损伤和高同型半胱氨酸血症（hyperhomocysteinemia，Hcy）有关。Hcy 具有神经毒性，能使 *N*- 甲基 -*D*- 天（门）冬氨酸（*N*-methyl-*D*-aspartate，NMDA）受体激活或引起 DNA 损伤和凋亡。血浆同型半胱氨酸水平越高，越易发生认知衰退。当然，这种联系并非独立存在的，还与遗传、血中 B 族维生素浓度、年龄等因素相关。

2．维生素 C 和维生素 E 维生素 C 和维生素 E 都能显著提高神经细胞的存活率，拮抗神经元氧化损伤。此外，维生素 C 能对去甲肾上腺素等重要神经递质的合成产生影响，同时还参与调节多巴胺受体和肾上腺素受体的结合，还可与兴奋性氨基酸跨膜交换，并能在受体水平调节兴奋性氨基酸发挥作用。维生素 C 缺乏可引起脑内儿茶酚胺类神经递质水平明显降低，老年人认知能力减退与维生素 C 的缺乏有关。维生素 C 或 β- 胡萝卜素基础浓度低的人群脑卒中后死亡的可能性增加。维生素 C 和钾有助于降低脑卒中发生，因此吃蔬菜、水果等含钾和维生素 C 丰富的食物能减少脑卒中死亡率。缺乏维生素 E 可使空间辨别能力下降。

（五）微量元素

1．锌 与脑功能密切相关。锌可促进海马神经元的生长发育，并有助于促进体外培养海马神经元的神经突起生长，使其突起增多、引起神经元的存活数及神经元胞体的直径和面积增加。此外，锌还可激活大鼠成骨细胞肌醇磷脂信号转导系统，提高胞内蛋白激酶 C 活性和三磷酸肌醇含量。一定剂量范围的锌有助于促进神经细胞增殖、DNA 复制及蛋白质合成。

无论轻度、中度还是重度锌缺乏均可在一定程度上损害实验动物和人脑的功能，且缺锌对儿童、成人甚至老年人均可产生影响。流行病学资料表明，弱智儿童和老年性痴呆患者的血清锌和发锌水平明显降低。儿童、青少年缺乏锌会对其体格与智力的正常发育造成严重影响。AD、帕金森病（Parkinson's disease，PD）等神经退行性疾病的发生、发展也与锌缺乏密切相关。

缺锌可对脑中多种酶和功能蛋白质的活性与结构造成影响。缺锌可显著降低幼鼠 L- 谷氨酸脱水酶活性；还能造成大鼠小脑纹状体、下丘脑中 NOS 活性显著下降；并可使脑中金属硫蛋白、锌转运体蛋白、微管相关蛋白等一些功能蛋白的 mRNA 和蛋白质水平降低。

关于缺锌影响脑发育及功能的可能机制：在缺锌时，海马内生长抑素、精氨酸增压素含量下降，可能为影响脑发育的重要因素之一；锌缺乏时，NMDA 受体 -NO-cGMP 通路受损，影响脑发育和功能；缺锌导致大鼠对光的敏感性明显降低，对电的敏感性反而增强，同时引起脑组织 5- 羟色胺及外周血液中乙酰胆碱和皮质醇水平上升，且锌影响脑内神经递质 GABA 含量及纹状体、大脑皮质和海马中的乙酰胆碱及其受体的表达；这一系列神经递质和激素的变化可能是锌缺乏大鼠对光和电敏感性发生变化的机制；锌缺乏或大剂量补锌均能抑制生长发育及组织核酸和蛋白质代谢。

总之，锌主要通过影响脑中酶和功能蛋白的活性与结构、神经活性肽及其受体、中枢神经递质及其受体、信号转导及神经系统内某些基因表达的改变而进一步影响脑功能。

2．铁 是神经系统正常发育必不可少的微量元素，主要分布在苍白球、黑质、红核、丘脑、尾状核和伏隔核等多巴胺能区域。缺铁可引起实验动物非血红素铁浓度下降，多巴胺受体数量减少，且学习能力受损。轻度缺铁即可引起机体行为表现异常，而重度铁缺乏将造成神经心理功能损伤。人脑中主要的含铁细胞即少突胶质细胞参与髓鞘的形成，一旦脑发育过程中缺铁，髓鞘的形成就会受阻。婴儿期铁营养是否良好可影响其行为发育。缺铁性贫血婴儿往往易激动或者对周围事物缺乏兴趣，铁缺乏发生在青少年时期则会出现注意力下降、学习记忆能力异常、工作耐力降低等。然而，铁摄入过多又与某些神经系统疾病的发生密切相关。

临床研究表明，老年痴呆症患者小脑、海马、基底核及大脑皮质等多个部位的铁水平异常升高；分裂样精神病、精神分裂症和情感性精神障碍患者血清铁水平也异常偏高。因铁可以与过氧化氢和氧发生反应，故大量铁启动脂质过氧化过程，可引起膜损伤，甚至细胞死亡。

除与髓鞘的形成有关外，铁还参与神经递质的代谢。缺铁能影响脑中色氨酸羟化酶、单胺氧化酶和醛氧化酶的活性，进一步引起脑中儿茶酚胺、5-HT 等一些神经递质的代谢异常。铁离子的紊乱与精神疾病和神经退行性疾病的发生有关。

3．碘 大量流行病学调查表明，碘缺乏地区儿童视觉运动协调功能下降，并伴有语言障碍、智力低下。动物实验证实缺碘大鼠可出现脑重减轻、皮质变薄、沟回减少变浅、海马组织结构紊乱、大脑中蛋白质与 DNA 比值异常改变及对外界刺激的分析识别能力和反应速度降低等一系列病理学、生物化学和认知行为学异常变化。

过量碘摄入除导致高碘性甲状腺肿外，还能损害神经系统，如可造成智力低下、学习记忆能力降低及精神运动功能障碍。高碘可导致儿童反应速度、动作技能、动作稳定性、准确性、耐力等受到损害。目前高碘影响认知的机制尚不明确。

三、食物成分与脑功能

随着营养科学的发展，植物化学物（phytochemicals）及植物提取物等非营养素物质对脑功能的作用日渐成为营养学研究的新方向。大量研究均表明，植物化学物及某些植物提取物有助于促进脑发育，且在维持脑功能方面具有积极作用。

（一）植物多酚

植物多酚是一类广泛分布在植物体内的复杂酚类次生代谢物，它包括酚酸（如羟基肉桂酸）和黄酮类，主要存在于植物的皮、根、茎和果实中，在自然界储量非常丰富。流行病学调查显示，大量食用水果和蔬菜与患神经退行性疾病的风险性降低有关。人体干预试验结果指出，膳食中添加富含抗氧化物的水果或蔬菜提取物，有助于降低机体衰老过程中对氧化应激的易感性，进而改善运动及认知行为功能。

1．黄酮类 黄酮类物质通过使 γ- 谷氨酰半胱氨酸合成酶的表达增加，从而增加细胞内谷胱甘肽的含量。谷胱甘肽是细胞内主要的内源性抗氧化物，是转录因子和信号转导相关酶的氧化还原调节过程中的重要物质，所以黄酮类物质可能通过调节谷胱甘肽的合成而进一步影响细胞进程，起到延缓细胞衰老的作用。

β- 淀粉样蛋白是 AD 患者脑内老年斑形成的物质基础，它能产生活性氧中间产物（reactive oxygen intermediate，ROI），提高 H_2O_2、NO 等活性氧含量，对海马神经元有毒性、且能促进其凋亡。白黎芦醇可减轻 β- 淀粉样蛋白诱导的细胞毒性，抑制细胞凋亡，具有保护神经细胞的功能。

2．酚酸 体内多种毒性反应都能引起 PD、AD 等神经退行性疾病过程中神经元死亡。其中涉及的毒性反应包括谷氨酸能神经毒性、炎症、内源性抗氧化物缺失、铁及 NO 过量、凋亡前体蛋白表达及营养因子表达降低等。表没食子儿茶素没食子酸酯（epigallocatechin gallate，EGCG）作为绿茶提取物的主要成分，可激活一系列细胞反应（清除自由基、螯合铁、激活细胞信号通路、调节钙平衡、调节线粒体功能），有助于保护神经元。EGCG 还能通过 α- 分泌酶途径调节淀粉样前体蛋白代谢，减少 AD 疾病中 β- 淀粉样蛋白纤维缠结的形成。多胺参与脑水肿及兴奋性神经毒造成神经元损伤的发生过程，暂时性全脑缺血后给予表没食子儿茶素注射能抑制大脑皮质和海马内多胺的增加而起到保护神经元作用。

（二）皂苷

中药三七具有抗氧化、抗脑缺血、扩张血管、改善脑循环、延缓衰老和易化记忆过程等作用。三七中皂苷（saponin）可以明显改善大鼠大脑中动脉阻塞后因缺血造成的神经功能缺陷，使局部血流量增加，缩小脑梗死的面积，显著提高超氧化物歧化酶（superoxide dismutase，SOD）的活性，降低丙二醛（malondialdehyde，MDA）水平；同时通过明显降低血与脑组织中 Ca^{2+}、钙调素（CaM）的水平，改善神经细胞内钙超载及 Ca^{2+}-CaM 复合物形成所致的颅脑继发性损害。三七皂苷 Rb1 有助于改善缺血神经的传导作用，减轻运动功能障碍。

人参皂苷 Rg1 和 Rb1 能通过抑制高浓度谷氨酸参与细胞内钙超载作用，清除自由基，增强免疫功能，从而明显延长培养海马神经细胞的存活时间。研究发现，人参皂苷 Rg1 能提高记忆的全过程，而 Rb1 能够易化记忆获得和记忆再现过程。

（三）植物雌激素

植物雌激素为能与哺乳动物体内雌激素受体结合且成为具有类似于内源性雌激素作用的植物成分。植物雌激素[21]能够通过血 - 脑屏障，影响大脑的形态结构，改善大脑功能，对抗 β- 淀粉样蛋白（Aβ）的毒性，具有神经保护的作用。异黄酮和木酚素在结构上为多酚类物质，是天然的植物雌激素。

异黄酮为非类固醇类雌激素，具有较弱的雌激素受体激动剂功能。实验证明，异黄酮在大脑中发挥雌激素样功能，能直接或间接通过受体调节基因组，进而作用于细胞存活、生长、神经元可塑性等过程，从而改善认知功能。异黄酮能通过提高额叶皮质和海马部位胆碱乙酰基转移酶及神经营养因子 mRNA 含量而使乙酰胆碱含量增加，从而维持神经细胞的正常功能。异黄酮与海马的雌激素受体 β 之间的相互作用是其可能机制之一。

神经细胞功能的正常发挥与其细胞内钙离子的稳态密切相关，细胞内钙离子稳态失调将造成细胞死亡。毒胡萝卜素（thapsigargin）是内质网 Ca^{2+}-ATPase 抑制剂，能引起细胞内钙缺失而诱导神经元凋亡。染料木黄酮能通过对脑部雌激素受体 β 起作用而改善毒胡萝卜素引起的神经元凋亡，表现为凋亡神经元和含有活性 Caspase-3 的神经元数量均减少。

（四）硫化物

硫化物包括一切分布于大蒜和其他球根状植物内的有机硫化物。大蒜素（allicin）是百合科葱属草本植物大蒜的鳞茎提取物，有助于防止脑缺血及缺血 - 再灌注脑损伤。大蒜素[22]可减少实验大鼠海马各区及额、颞叶皮质神经细胞的丢失，改善实验大鼠的学习记忆能力，可能具有预防和治疗血管性痴呆的作用。大蒜素可引起脑梗死患者患侧脑血流量及血流速度显著增加，患者血清中 MDA 含量显著降低。软脑膜表面给予大蒜素能导致软脑膜微动脉扩张，改善缺血 - 再灌注所造成的大鼠微循环障碍，而进一步增加脑血流，有助于脑缺血后神经功能的恢复。大蒜素能抑制高钾、谷氨酸增加等引起的细胞内 Ca^{2+} 超载，因而缓解钙超载介导的细胞损伤，改善局灶及全脑缺血造成的神经功能障碍。

（五）生物碱

生物碱为一类含氮碱性有机化合物，大部分为杂环结构。石杉碱甲作为高选择性胆碱酯酶抑制剂，能增加脑内 ACh 水平。双氢麦角碱有助于促进脑卒中后的认知功能障碍恢复，改善脑卒中患者神经功能，使简易智能量表（MMSE）得分提高。毒蕈碱型胆碱能受体激动剂槟榔碱、盐酸小檗碱能促进血管内皮依赖性扩张，有利于脑部微循环，提高大脑供氧，改善脑功能。钩藤总碱可以舒张血管，拮抗谷氨酸导致的神经细胞损害和抗氧自由基损害等作用，使断头小鼠张口喘气时间延长，降低大脑缺血再灌注后细胞的凋亡。研究表明，生物碱对学习记忆障碍大鼠有明显改善作用，且显著抑制学习记忆障碍大鼠海马的乙酰胆碱酯酶（AChE）活性，使大脑皮质 ACh 水平提高。

（六）银杏叶提取物

银杏叶提取物（ginko biloba extract，EGB）中主要包括黄酮类、萜类、有机酸、原花色素等活性物质。在评价中枢胆碱能神经功能活动时，AChE 功能正常被当做是中枢胆碱能神经元完好的标志。EGB 有助于降低脑缺血大鼠异常升高的纤维蛋白原含量及血细胞比容，维持红细胞的正常变形性，保证正常的血液循环状态，进一步改善脑部供血供氧，从而改善脑功能。脑梗死发生后在较长的一段时间内都存在着显著的轴突损伤，而 EGB761 对这种轴突损伤有显著的保护作用[23]。EGB 有助于抑制脑缺血诱发的谷氨酸毒性及自由基反应，修复脑缺血造成的氨基酸代谢及抗氧化防御系统功能紊乱，对缺血脑组织具有保护作用。EGB 还可提高青年和老年大鼠的记忆保留，改善小鼠短时记忆，且还能提高老龄前期小鼠的学习记忆能力，同时，不同程度地改善东莨菪碱或亚硝酸钠所致的记忆获得和巩固障碍。EGB 能够保护海马神经元免受 β- 淀粉样蛋白所致的神经毒性及氧化应激损伤，使暴露于 NO 环境的海马细胞生存率得到提高，其作用可能与多酚类物质的抗氧化功能及阻断 NO 诱导的蛋白激酶 C 通路有关[24-25]。

EGB761 在心脑血管病等氧化应激相关疾病的治疗中已被应用。以佛波酯刺激的人中性粒细胞为观察对象，在体外试验过程中发现，EGB761 为有效的自由基清除剂，同时还是 NADPH 氧化酶抑制剂，可明显减少超氧阴离子、H_2O_2 和羟自由基的产生，此外还能提高不同脑区及海马中过氧化氢酶、SOD 活性及使脂质过氧化水平降低。银杏叶提取物能拮抗低氧时自由基损伤的作用，同时 EGB761 对衰老和 AD 病认知功能损伤的有效性也被证实。

（七）蓝莓提取物

动物实验发现[26]，补充蓝莓、菠菜和草莓的提取物后，Y 迷宫测试的错误次数显著减少，学习记忆成绩明显提高，大鼠的认知功能障碍得到逆转。大量研究表明，补充蓝莓提取物（2%）有助于减轻发生在腓肠肌和股四头肌的炎症反应和氧化应激；还能改善过氧化氢诱导的脑纹状体突触体钙超载；长时间食用蓝莓可以使脑缺血再灌注大鼠的神经细胞凋亡和脑梗死受到抑制；补充高剂量蓝莓提取物可以使移植到老年鼷鼠脑部的多巴胺神经细胞存活更久[27]。

蓝莓中的多酚化合物有助于减轻氧化应激和炎症引起的内皮细胞损害；补充复合营养素、蓝莓和银杏叶提取物可使血清维生素 E 含量增加，脑组织 ACh、NE、5-HT、DA 水平上升，而血清及脑组织 AChE 活性明显下降，海马齿状回长时程上升幅度显著提高，海马突触传递效能提高；给予蓝莓提取物还能够促进神经元生成，提高神经营养因子 IGF-1 及其受体的表达，并激活 MAP 激酶信号转导级联反应，进而提高海马的可塑性及认知功能。

（八）茶多酚

茶多酚（teapolyphenol）是茶叶中所含的一类多羟基酚类化合物的总称，又称茶单宁、茶鞣质。其主要成分是黄酮醇类、儿茶素类（黄烷醇类）、花青素类、黄酮、酚酸、缩酚酸类及聚合酚类等。其中儿茶素类化合物为茶多酚的主体成分，占总量的 65% ～ 80%，其主要包括表没食子儿茶素（epigallocatechin，EGC）、儿茶素、表儿茶素没食子酸酯和表没食子儿茶素没食子酸酯 4 种物质。

流行病学调查结果表明[28]，患帕金森病的风险性降低可能与长期饮茶有关。实验研究资料也揭示，绿茶中的酮类多酚物质能明显改善年龄相关性认知衰退，同时对帕金森症、老年性痴呆及脑缺血再灌注损伤具有神经保护功能。

近年有研究表明[29]，绿茶多酚（green tea polyphenols，GTPs）可以明显地减缓或改善神经退行性疾病和有毒物质诱导的神经毒性[30]，还能增强慢性脑低灌注大鼠脑组织的抗氧化能力[31]。在脑缺血动物模型中，GTPs可由于其抗氧化损伤作用减轻脑缺血后的学习记忆损害。多胺参与脑水肿及兴奋性神经毒造成神经元损伤的发生过程，暂时全脑缺血后注射表没食子儿茶素能通过抑制大脑皮质和海马内多胺的提高进而保护神经元。

（九）褪黑素

作为色氨酸和5-HT的代谢产物，褪黑素具有催眠特性，极低剂量的褪黑素就能产生催眠效果。服用色氨酸可促进人体褪黑素的释放。有关研究表明，褪黑素作为一种催眠剂和心功能调节剂有助于改善飞行员的惊醒状态。

（十）大豆磷脂酰丝氨酸

磷脂酰丝氨酸（phosphatidylserine，PS）为大脑中含量最丰富的一种天然磷脂，是脑细胞膜的重要组分。因其与神经细胞再生、能量代谢、神经递质释放、突触信号传递等神经细胞功能活动密切相关，而被称为"脑营养素"。PS能够从牛脑、大豆和鸡蛋中提取，目前主要应用大豆PS。动物实验和临床资料均发现[32]，膳食补充PS有助于改善学习记忆功能、增强注意力、稳定情绪；特别是对老年认知功能减退的改善效果最明显。近年来，国外主要侧重于研究其对阿尔茨海默病的防治效果。研究表明，PS在200 ~ 500 mg/d剂量范围内食用安全、有效。

（十一）咖啡因

咖啡因（caffeine）是重要的天然甲基黄嘌呤类生物碱，具有兴奋中枢神经系统和心脏、舒张血管、松弛平滑肌和利尿等重要的功能。咖啡因是饮料中的主要成分，其含量因食物种类不同而差异很大。咖啡中含量最高，为每杯65 ~ 110 mg；茶水中含量为每杯40 ~ 60 mg；可乐及其他软饮料为每份40 mg。

研究报道中表明，100 ~ 600 mg的咖啡因能维持正常的脑功能，发生睡眠剥夺时更是如此。研究认为[34]，咖啡因可以持续改善静息状态志愿者的警觉及睡眠剥夺者的认知功能。小剂量咖啡因能够提高小鼠空间学习记忆能力[35]。此外，大量摄入咖啡因也会导致焦虑和出现情绪不稳定。长时间服用高剂量咖啡因在一定程度上会影响睡眠。咖啡因有成瘾性，所以部分经常摄入高剂量咖啡因者突然停用可能会出现头痛、情感淡漠等不良反应。

咖啡因可通过调节垂体抑制性神经递质肾上腺素而对大脑起作用。肾上腺素存在于多个脑区，其功能性受体特别是α_1亚型与觉醒的水平调节有关。咖啡因能维持渗透血 - 脑屏障的稳定，能阻断肾上腺素对脑神经元的作用。因肾上腺素可作为一种内源性抑制性神经递质或调质，而神经元存在有功能性肾上腺素受体，所以，咖啡因通过抑制肾上腺素的效应而刺激大脑神经元。

第五节　营养与免疫功能

免疫系统是机体内识别自我和危险信号，从而执行免疫功能的系统。大量研究表明，许多营养素的营养状况对调节免疫功能有着显著的影响，其影响的大小一方面取决于营养素的种类及其缺乏或者过量的程度，另一方面还与机体所处的状态有关。在人类生命早期，免疫系统在发育、成熟过程中，需要充足的营养供给，同时，适应性免疫的形成及发展依赖于食物刺激，膳食抗原能通过许多途径影响免疫系统的形成。成年后，免疫系统中的免疫细胞在起作用的过程中，对许多营养物质有特殊的要求，例如在手术、感染、烧伤等情况下，相关营养素的供给是影响免疫功能的一个很重要的因素。井下矿工由于作业环境特殊，对一些营养素的需要量也会随之变化。因此，适宜的营养保障措施，能够改善特殊环境与作业条件下机体的营养状况，同时也可能改善或增强免疫功能。

一、一些特殊环境与作业对免疫功能的影响

（一）高温

高温环境下免疫功能的改变出现较早，可作为检测高温急、慢性影响的指标之一。动物实验结果揭示，热应激后外周血 T 细胞减少，腹腔吞噬细胞功能降低，抗体应答反应下降，脾空斑形成细胞减少，热习服后免疫功能恢复。另外，用大白兔进行的实验表明，热应激后红细胞黏附能力提高，说明红细胞免疫功能有异常变化。对高温作业工人的调查表明，其中性粒细胞吞噬活性减弱，皮肤的杀菌效能也下降，IgG 水平、补体效价降低。一般认为，高温下免疫功能的变化与体内儿茶酚胺、糖皮质激素、前列腺素等的分泌增加有关，也与高温引起的血清氨基酸水平变化有关。

（二）低温

低温对免疫功能产生一定的影响。早期研究认为，在低温环境下，犬对注射进入血液循环的大肠埃希菌的清除能力减弱。豚鼠麻醉后，体温下降会造成皮肤对大肠埃希菌感染的抵抗力下降。小鼠冷暴露后，腹腔巨噬细胞的吞噬活性及脾自然杀伤细胞的杀伤活性、T 细胞转化反应短时内呈现下降趋势，以后逐渐恢复。冷适应建立后，上述免疫功能指标呈现增强趋势。进一步研究表明，上述改变与脑垂体、下丘脑生物活性肽分泌变化有关。人体试验结果发现，正常青年男子每日 6 h 暴露于 –14 ～ –3℃室外环境，7 天后外周血 NK 活性、IL-2 水平下降，21 天后才可以恢复正常。临床移植或颅脑手术患者需要进行低温处理，观察发现能导致外周血 T 细胞数减少，CD4/CD8 比例下降，IL-2 水平下降，吞噬细胞活性及自然杀伤细胞杀伤活性下降，具体机制尚不明确。

（三）低氧

高原环境中，低氧、低温、强辐射等因素均会对机体生理功能造成影响，其中低氧因素是干扰免疫功能的主要影响因素。低氧能显著影响中性粒细胞、红细胞、吞噬细胞和淋巴组胞功能。

低氧的刺激使红细胞膜受到一定程度的损害，导致补体 C3b 受体活性降低，引起红细胞黏附功能下降，从而导致红细胞免疫功能下降；此外，低氧能引起中性粒细胞对血管内皮的黏附增加，使渗出增多，严重时会发生炎症反应，低氧时单核 - 巨噬细胞的迁移能力也会受到影响，PGE_2、TNF-α 生成释放增加，同时抗原递呈能力下降[36]。低氧暴露下免疫功能变化的原因是多方面的，除能量摄入不足外，氧化应激也是影响因素之一；神经内分泌系统的变化可能也是重要的影响因素，低氧可引起糖皮质激素分泌增加，间接影响免疫功能[37]；此外，低氧暴露后体内会形成一些代谢产物，也会对免疫功能产生抑制作用。

（四）辐射

辐射对免疫功能造成的影响取决于射线的剂量、种类、照射方式及个体的耐受性等因素。大量研究表明，大剂量辐射能引起免疫功能抑制，急性放射患者常会并发感染的现象也说明了辐射对免疫功能的损伤作用。有研究证实[38]，微波辐射可使小鼠胸腺的组织形态发生改变，诱导小鼠胸腺细胞凋亡，影响细胞周期进程，从而抑制小鼠免疫功能。经 0.5 Gy 的 X 线照射 24 h 后，最敏感的为 CD8 T 细胞，其次是 B 细胞、NK、CD4 细胞、粒细胞和单核细胞。然而，低剂量辐射对免疫功能影响产生了相反的结果，对人体有益，如能够刺激动物的生长、发育，延长动物寿命，提高生育力，还能够增强免疫功能，降低肿瘤的发病率。一些动物实验结果表明，低剂量辐射能刺激免疫细胞的增殖、分化与成熟，提高小鼠脾细胞丝裂原刺激后的增殖反应，激活 T 辅助细胞，同时 NK、腹腔巨噬细胞活性增强，IL-2 及 IFN-γ 等细胞因子分泌增加。流行病学调查也证明，暴露于低剂量辐射环境

的工作人员免疫功能有所提高，肿瘤发病率也有下降。

（五）运动

运动对免疫功能造成的影响与运动强度和时间有关。长时间、大运动量对免疫功能造成抑制作用，出现 $CD4^+/CD8^+$ 比值下降，血清 IL-2 浓度下降，抗体应答反应减弱；相反，中等程度的运动能够增强免疫功能。适度的运动可改变大鼠外周血 T 淋巴细胞亚群百分比，使 $CD4^+/CD8^+$ 升高[39]。急性短时中等强度运动激活免疫系统，增强免疫功能；长时间耐力运动或者长期强化性训练反而抑制免疫功能，包括改变淋巴细胞亚群分布、减少循环血中淋巴细胞数、限制的 NK 细胞和 LAK 细胞的细胞毒活性、抑制非主要组织相容性复合物（major histocompatibility complex，MHC）减少黏膜分泌型 IgA 的分泌等。Pedersen 曾把运动后这一免疫抑制期称之为“开窗期”（openwindow），在这个时期，各种致病因子特别是病毒很容易进入体内，导致感染。运动员在大运动量训练期间或赛前强化性训练结束后，各种感染性疾病特别是流行性感冒等上呼吸道感染发生率急剧增加。目前的研究表明，大强度运动后免疫抑制的发生主要涉及神经内分泌免疫调节功能紊乱、免疫抑制细胞被激活及免疫抑制因子产生等机制。

二、营养素对免疫功能的调节作用

（一）蛋白质

动物实验表明中等程度蛋白质缺乏时，如果不存在能量摄入不足，细胞免疫功能会有所增强，且对细菌感染的抵抗力也能够增强。当重度蛋白质缺乏时，由于常伴随能量摄入的不足，发生蛋白质-能量营养不良（protein-energy malnutrition），导致动物细胞免疫功能明显低下，体液免疫功能在感染尚未发生的情况下变化不是十分明显。

多数情况下，人类的蛋白质营养不良往往伴有能量摄入的不足，即蛋白质-能量营养不良。蛋白质-能量营养不良对免疫系统各个环节均可产生显著影响，如蛋白质-能量营养不良可造成胸腺萎缩，细胞减少，皮质、髓质分界不清，且使胸腺小体（hossal body）增大、坏死、钙化，引起胸腺激素分泌减少，脾小血管周围细胞减少及淋巴结胸腺依赖区细胞减少；使单核吞噬细胞趋化、游走功能受损，消化作用减弱；导致外周血液 T 细胞减少，脱氧核苷酸转移酶活性提高，T 细胞转化反应减弱，NK 细胞功能下降，皮试反应减弱或阴性；同时还能对体液免疫产生一定的影响，如使抗体亲和力下降，对胸腺依赖性抗原的抗体应答反应减弱黏膜分泌性抗体（SIgA）减少；此外，还可引起 IL-1、IL-2、IL-6、TNF、IFN-γ、大多数补体水平及溶菌酶水平降低。

水肿型蛋白质-能量营养不良患者（kwashiokor）免疫功能受损尤其明显，而干瘦型蛋白质-能量营养不良患者（marasmus）在并发症未发生的时候，免疫功能受损表现并不明显，一旦出现并发症，免疫功能就会迅速下降。蛋白质-能量营养不良患者在适当治疗后，随着营养状况的改善，免疫功能也逐渐增强。

蛋白质-能量营养不良引起的免疫功能受损不仅与蛋白质、能量及一些微量元素缺乏有关，而且还与患者外周血液中的一些免疫抑制因子有关。初步研究提示，这些免疫抑制因子可能是应激蛋白、糖皮质激素、可溶性免疫复合物等。近来的一些研究表明，自由基损伤也可以在蛋白质-能量营养不良发病过程中发挥一定的作用。

（二）氨基酸

氨基酸作为蛋白质组成的基本单位也会对免疫功能产生显著影响。动物实验表明，单个必需氨基酸缺乏或必需氨基酸平衡障碍都能够直接影响免疫器官组织的生长发育及固有相适应性免疫功能。

尽管精氨酸、谷氨酰胺在正常情况下是非必需氨基酸，但是大量研究发现，在烧伤、手术等应激条件下大剂量补充精氨酸、谷氨酰胺能够显著改善免疫功能。

1．精氨酸 精氨酸（arginine）为尿素循环中的一个中间产物，具有防治氨中毒的功能，还能刺激胰岛素、生长激素、胰高血糖素等激素的分泌及代谢产生 NO 和多胺等。创伤或烧伤时，精氨酸的免疫增强功能受蛋白质 - 能量营养状况的干扰，在蛋白质 - 能量营养不良的情况下，精氨酸的免疫增强作用将会减弱或消失。临床上，补充精氨酸能够提高肿瘤术后患者、危重患者及烧伤患者的免疫功能，明显缩短其住院周期。精氨酸对一些肿瘤的生长也可产生显著的抑制作用，但是，也存在一些阴性或相反的结果报道。进一步研究发现[40]，精氨酸能够显著抑制抗原性（antigenicity）较强的肿瘤生长，相反对抗原性较弱的肿瘤生长并无抑制作用，这说明精氨酸抑制肿瘤生长的功能是通过增强肿瘤免疫力的过程来实现的。

精氨酸的免疫增强作用机制尚不明确。体外试验发现[41]精氨酸缺乏后淋巴细胞转化反应减弱，而高于培养液正常浓度的精氨酸并没有显著促进淋巴细胞转化。由此说明精氨酸的免疫促进功能也许是通过其他途径实现的。目前，研究认为精氨酸对于 $CD3^+$ T 淋巴细胞成熟起重要作用，可以诱导淋巴细胞的增殖，并可以显著提高淋巴细胞总数、$CD4^+$、$CD8^+$ T 淋巴细胞数量及 IgG、IgA 含量[42-43]。有试验表明，精氨酸的免疫增强功能与精氨酸刺激生长激素、IGF-1 分泌，以及参与 NO、多胺等物质的合成密切相关。此外，静脉输注精氨酸、赖氨酸溶液能够刺激支配胸腺的自主神经，导致胸腺 T 细胞释放。因此，精氨酸的免疫增强功能与精氨酸对神经内分泌系统的作用有关。

2．谷氨酰胺 是快速增殖细胞（如淋巴细胞、巨噬细胞）的重要营养物质。谷氨酰胺[37]可以提高免疫细胞如淋巴细胞、巨噬细胞、中性粒细胞的功能，改善应激状态下的免疫功能抑制。补充谷氨酰胺会出现显著的免疫增强作用。例如，补充谷氨酰胺能够促进小鼠吞噬细胞的吞噬功能，以及提高烧伤患者中性粒细胞的杀菌能力，增强猪、大鼠与小鼠 T 细胞增殖反应，对 LAK 细胞活性也具有增强作用。补充外源性的谷氨酰胺还能改变营养不良条件下的免疫抑制[44]。

此外，谷氨酰胺还可以调节 IL-1、IL-2、IL-6、IL-8 和 TNF-α、IFN-γ 等细胞因子的分泌。人类吞噬细胞体外 MHC 肝抗原表达也需要谷氨酰胺的参与。更为重要的是，谷氨酰胺还与肠道黏膜屏障完整性密切相关，补充谷氨酰胺能够部分逆转传统肠外营养引起的肠道黏膜萎缩，故能够减少细菌移位的发生。动物感染实验表明，通过肠内外营养方式补充谷氨酰胺能显著增加动物的存活率。目前，大多数谷氨酰胺的临床应用试验已取得了令人满意的结果。

谷氨酰胺为血浆和大多数细胞中含量最丰富的游离氨基酸，它不仅是重要的能源物质，还是嘌呤及嘧啶核苷合成的原料，参与谷胱甘肽及其他非必需氨基酸的合成，还能够促进肾精氨酸生成。此外，谷氨酰胺还参与维持体内正常酸碱平衡。正常情况下，因体内肌肉和肺可以合成谷氨酰胺，所以谷氨酰胺为非必需氨基酸。但在应激状态时，机体对谷氨酰胺的需要常超过自身合成能力，因而谷氨酰胺成为条件性必需氨基酸。谷氨酰胺在溶液中稳定性较差，通过与其他氨基酸如丙氨酸结合成二肽后，稳定性提高，可在体内通过代谢，重新分解成为谷氨酰胺发挥作用。

3．其他氨基酸及其衍生物 牛磺酸为含硫氨基酸，在视网膜、心脏、骨骼肌和白细胞中含量丰富。牛磺酸具有抗氧化功能，其机制是牛磺酸能够与吞噬过程中产生的次氯酸分子（HOCl）相结合，生成毒性较小的氯胺牛磺酸（tau-rine chloramine），由此保护吞噬细胞免受氧化损伤。氯胺牛磺酸还可以下调炎性介质（如 IL-1、IL-6、TNF-α、PGE）的合成分泌。

谷胱甘肽（glutathione，γ-glutamyl cysteingl+glycine，GSH）是由谷氨酸、半胱氨酸及甘氨酸组成的三肽，在维持淋巴细胞的正常功能中具有重要的作用，淋巴细胞内谷胱甘肽一旦耗尽，相应的增殖反应就显著减弱。以 *N*- 乙酰半胱氨酸形式补充半胱氨酸能够升高血中谷胱甘肽的浓度，降低

IL-8 分泌，减少 TNF 受体表达，增加 CD4 细胞、NK 细胞活性和淋巴细胞转化反应。缺乏支链氨基酸引起免疫功能低下，导致对病原体的抵抗力下降。手术或创伤患者补充支链氨基酸能够改善免疫功能，但是具体作用机制尚不清楚。此外，天门冬氨酸也具有改善烫伤小鼠免疫作用的功能。茶叶中所含的茶氨酸（theanine）也可以改善免疫功能。

（三）脂类

脂类对免疫功能的影响除取决于脂类的摄入量，还与摄入脂类的组成有关，如摄入脂类中饱和脂肪酸与不饱和脂肪酸、不饱和脂肪酸中 *n*-3 与 *n*-6 不饱和脂肪酸之间的比例等。早期一些动物实验结果说明，高三酰甘油、高胆固醇饲料导致动物对一些细菌、病毒、寄生虫感染的抵抗力下降。此后又发现，必需脂肪酸缺乏也能造成动物的免疫功能减弱。然而，大量摄入不饱和脂肪酸对免疫功能产生抑制作用，包括淋巴细胞转化反应减弱、皮试反应异常，NK 细胞功能降低，IL-1、IL-2、TNF 产生减少，移植排斥反应减弱等。体外培养试验结果表明，一定浓度的 *n*-3 与 *n*-6 不饱和脂肪酸对淋巴细胞转化反应、IL-1、IL-2 及 TNF 产生等均可产生不同程度的抑制作用。

一些流行病学调查表明，对于膳食中富含不饱和脂肪酸的人群，自身免疫性疾病的发病率较低，这可能与不饱和脂肪酸的免疫调节作用有关。肾移植患者在服用富含 *n*-3 不饱和脂肪酸的鱼油制剂后，体内移植排斥反应减轻，同时肾功能得到改善。

脂类对免疫功能的影响可能通过多种方式实现，首先摄入脂类的组成能够影响免疫细胞膜组成及其流动性、细胞膜受体数量及其分布，从而导致细胞功能的改变。摄入的脂类对脂蛋白也产生显著影响，因而也能够间接影响免疫功能。不饱和脂肪酸摄入的增加，引起机体对维生素 E 的需要量也增多。例如，倘若不同时增加维生素 E 的摄入，就会造成维生素 E 的相对缺乏，而影响免疫功能。此外，更为重要的是，*n*-3 与 *n*-6 不饱和脂肪酸是依前列醇、PGE_2、血栓素（thromboxane，TX）、白三烯类（leukotrienes，LT）合成前体，这些物质作为细胞内及细胞间信使样物质，能够调节炎症反应和免疫功能，如 PGE_2 可以诱导发热，舒张血管，增加血管通透性，增加疼痛敏感性，抑制 TNF、IL-1、IL-2 和 IFN-γ 及 5-LX 的活性，且还能够抑制淋巴细胞转化反应。LTB_4 可增加局部血流和血管通透性，诱导溶酶体及活性氧释放，同时还能增加 TNF、IL-1、IL-6 生成。一般认为，*n*-3 长链不饱和脂肪酸可抑制免疫功能和炎症反应，其具体过程是 *n*-3 长链不饱和脂肪酸可通过部分替代细胞膜中的花生四烯酸且抑制花生四烯酸代谢而减少由花生四烯酸衍生的二十烷类物质；环氧化酶 -2（cyclooxygenase-2，COX-2）、液态氧（liquid oxygen，LOX）和 LOX 激活蛋白诱导产生减少，从而增加由 EPA 和 DHA 衍生的二十烷类物质；还能通过抑制核因子 κB 激活，减少其抑制蛋白磷酸化进而减少 TNF、IL-1、IL-6、IL-8 及黏附分子等的生成。然而 *n*-6 不饱和脂肪酸如亚油酸则发挥促进炎症反应的作用。

（四）维生素

1．维生素 A 研究表明，维生素 A 不仅参与体液免疫和细胞免疫过程，而且还具有抗炎作用[39]。流行病学调查资料显示，儿童呼吸道感染和腹泻发病率主要依赖于维生素 A 营养状况，由此维生素 A 曾被称为“抗感染维生素”(anti-infective vitamin)。同时，膳食维生素 A 摄入量还与一些肿瘤的发病风险性呈负相关，说明机体内维生素 A 营养状况与肿瘤免疫功能也有关系。

动物和人类缺乏维生素 A 后，会出现一系列变化，如胸腺萎缩，外周血液中淋巴细胞减少，淋巴细胞转化反应减弱，皮试反应异常，中性粒细胞和单核 - 巨噬细胞功能受损，NK 细胞减少，细胞毒功能减弱，抗体应答反应减弱，呼吸道上皮纤毛减少，出现角化，细菌对呼吸道上皮黏附力增强，其他皮肤黏膜上皮屏障作用也有减弱的表现；同时，细胞因子如 IL-12、TNF-α 生成增加，IL-4、IL-l0、IL-13 生成减少。维生素 A 缺乏时免疫功能的改变先于眼干燥症（xerophthalmia）的发生，补充维生素A后，一般情况下，免疫功能很快得到相应改善。生理浓度的维生素A有助于维持正常淋巴细胞转化反应和抗体生成。在应激状况时，机体维生素A需要量增加，补充适量维生素A能够改善免疫功能。但是，过量补充维生素A将对免疫功能带来不利影响。

β-胡萝卜素作为维生素A的前体，能通过刺激胸腺生长、增加胸腺细胞、增强T细胞转化反应、提高吞噬细胞和NK细胞活性等途径发挥免疫增强作用。采用一些β-胡萝卜素转化维生素A效率较低的动物模型进行的研究发现，β-胡萝卜素本身也具有免疫增强作用，说明β-胡萝卜素的免疫增强功能并不是通过转化成维生素A来实现的。此外，人类每天摄入的蔬菜、水果中含有大量类胡萝卜素（carotenoids），包括斑蝥黄素、叶黄素、番茄红素、虾青素等，虽然它们没有维生素A活性，但仍具有一定的细胞和体液免疫增强作用，一些类胡萝卜素甚至能增强肿瘤免疫功能。

维生素A还与细胞膜功能状态密切相关，在局部可发挥佐剂样作用。另外，机体处于应激状态时，维生素A可以降低血液糖皮质激素的水平，这可能与维生素A具有调节免疫功能的作用有关。维生素A在体内的功能是通过它的衍生物，如全反式视黄酸和9-顺式视黄酸等实现的，它们通过与免疫细胞视黄酸受体（retionic acid receptors，RARs）和类视黄酸X受体（retinoid X receptors，RXRs）两种核受体结合，激活目标基因上视黄酸反应元件（retionic acid response elements，RAREs），进一步发生一系列效应，从而实现对免疫细胞功能的调节作用。全反式视黄酸能够增强小鼠和人类T细胞RAR-α表达，增强转化反应，对单核-巨噬细胞IL-1的产生也起到促进作用。视黄酸还可以增加人类T细胞IL-2受体的表达，对胸腺细胞凋亡也具有调节作用。一些造血干细胞上也存在视黄酸受体，因此推测维生素A还能影响淋巴细胞的发育成熟。

2．维生素D 维生素D水平低下与自身免疫性疾病及感染有关，而且多数免疫细胞表达维生素D受体[40-42]。1，25-（OH）$_2D_3$具有免疫调节激素样的作用。体外培养与动物实验都发现维生素D具有抑制适应免疫功能的作用，表现为下调抗原提呈细胞（antigen presenting cell，APC）功能，减少辅助性T细胞，使淋巴细胞转化反应减弱，对一些炎性细胞因子分泌也有抑制作用。维生素D的上述作用与其缓解自身免疫性疾病，如自身免疫性甲状腺炎、多发性硬化病、脑脊髓炎、类风湿关节炎及系统红斑性狼疮等的效果有关。

维生素D能够促进固有免疫功能，表现为促进单核-巨噬细胞分化成熟过程，使骨髓单核细胞前体发育成为成熟的单核-巨噬细胞的速度加快；维生素D还能够刺激未分化新生骨髓单核细胞分化成为巨噬细胞，这些作用均与单核-巨噬细胞表达维生素D受体有关。此外，正常人胸腺和扁桃体内激活的T细胞及风湿性关节炎患者体内激活的外周血T细胞均具有维生素D受体的表达，而B细胞却无明显的维生素D受体表达，这说明维生素D尚与T细胞功能有关。临床上维生素D有助于治疗结核病的结论早已得到肯定，流行病学资料指出，维生素D营养状况与结核病的发病风险性密切相关。

3．维生素E 一些动物缺乏维生素E时，吞噬细胞表面受体减少，吞噬杀菌能力减低，T细胞转化反应降低，空斑形成细胞减少，IL-2的分泌也减少，NK细胞功能未受显著影响。动物和人类血清维生素E含量与淋巴细胞转化反应成一定的正相关关系，而且T、B细胞内维生素E水平超过红细胞维生素E水平10倍以上。在老年人中，增加维生素E摄入后免疫功能增强效果尤为明显，表现为淋巴细胞转化反应增强，IL-2产生增加，IL-4、IL-6产生减少，皮试反应加强。此外，血液脂质过氧化物水平减少，免疫抑制物质PGE_2含量也下降，对呼吸道感染性疾病的抵抗力也明显增强。同时，维生素E还能够拮抗应激引起的免疫抑制效应，对某些肿瘤的发生也有一定的预防功能。与维生素A一样，维生素E在局部也具有佐剂样作用。

维生素E免疫调节功能与它具有的抗氧化作用有关，维生素E能够保护细胞膜中的不饱和脂肪酸，这有助于维持细胞膜正常的流动性及渗透性。电子显微镜观察表明，维生素 E 缺乏大鼠的体内出现淋巴细胞线粒体膜肿胀、排列紊乱。维生素 E 还能降低应激情况下外周血中的糖皮质激素和 PGE_2 水平，调节细胞内前列腺素、白三烯类物质的合成。补充维生素 E 能引起老龄小鼠 T 细胞与细胞周期相关的调节基因、IL-2 基因表达上调，IL-4 基因表达下调。此外，有些信号转导、转录调控和凋亡途径相关基因的表达也出现变化，可见维生素 E 能通过一些基因表达的改变来调节免疫功能。

4．维生素 C 充足的维生素 C 对老年人、儿童、剧烈运动项目运动员及寒冷环境人群的免疫功能具有一定改善作用。作为抗氧化剂，维生素 C 在中性粒细胞和单核 - 巨噬细胞吞噬杀菌及淋巴细胞激活过程中，可以保护免疫细胞自身免受自由基的攻击。维生素 C 还能促进维生素 E 再生，保持细胞内还原性谷胱甘肽浓度。此外，维生素 C 还会对细胞内环磷酸腺苷、前列腺素、细胞因子等的合成产生影响。这些作用均与维生素 C 的免疫调节功能有关。近年来，维生素 C 的一些免疫新功能也逐渐被人们所发现[45-46]。维生素 C 能诱导体内产生干扰素，干扰病毒 mRNA 转录和 DNA 复制，增强对病毒的抵抗力。

5．维生素 B_6 包括吡哆醇、吡哆醛、吡哆胺及其磷酸化衍生物，在体内作为辅酶参与氨基酸的转氨基、脱羧基反应和核苷酸代谢及还原性谷胱甘肽合成。缺乏维生素 B_6 直接干扰 DNA、RNA、蛋白质及还原性谷胱甘肽的合成，且还能显著影响细胞免疫功能和体液免疫功能，表现为胸腺萎缩、外用血液淋巴细胞减少、淋巴细胞转化反应减弱、皮试反应异常、抗体应答反应受损、单核 - 巨噬细胞功能异常等。老年人免疫功能低下与维生素 B_6 营养状况存在密切关系，维生素 B_6 营养状况改善后，免疫功能也会出现明显改善。从维持最佳的免疫功能而言，老年人对维生素 B_6 的需要量比成人高。虽然维生素 B_6 营养状况对于维持机体正常免疫功能非常重要，但是，在正常情况下大剂量补充维生素 B_6 并不能显著提高免疫功能。

6．其他维生素 叶酸缺乏能够造成中性粒细胞功能的异常，导致 PHA 诱导的 T 细胞增殖停滞在 S 期，凋亡增加，CD8 细胞减少，CD4/CD8 比例升高，对感染性疾病抵抗力下降，抗体应答反应也有减弱表现。改善叶酸营养状况后，上述异常也得到改善。大剂量服用叶酸不仅不能显著改善免疫功能，反而对 NK 细胞造成一定的不利影响。

维生素 B_{12} 缺乏干扰细胞内核酸合成以及叶酸代谢，引起恶性贫血（pernicious anemia），患者外周血液中性粒细胞、淋巴细胞减少，同时淋巴细胞转化反应也受到一定程度的影响，CD8 细胞减少，CD4/CD8 细胞比例升高，NK 细胞功能下降，抗体应答反应减弱，对感染性疾病抵抗力下降。通过补充维生素 B_{12} 后，可使上述异常表现得到相应改善。由于维生素 B_{12} 缺乏动物模型的制备比较困难，所以有关这方面的实验研究报道较少。

维生素 B_1 缺乏并不能对免疫功能造成显著影响，大剂量服用维生素 B_1 不能使免疫功能得到显著改善。生物素缺乏大鼠、豚鼠的细胞与体液免疫功能均出现一定改变，人体试验也有类似结果的报道，但是雏鸡的免疫功能对生物素缺乏并不敏感。维生素 B_2、烟酸、泛酸缺乏也会对免疫功能造成一定影响，尚需要进一步研究。

（五）矿物质

1．锌 Prasad 等在 1961 年首次报道了人类锌缺乏症，主要表现是性腺功能减退（hypogonadism）与侏儒（dwarfism），同时患者对感染的易患性也会增加。后来，又有学者发现了一种发生遗传变异的牛（Holstein-Fresian cows），主要表现为锌吸收障碍，胸腺发育障碍，而改善锌营养状况后收效明显。人类遗传性肠病性肢端皮炎（acrodermatitis enteropathica）由于锌吸收障碍，免疫功能受损显著，包括淋巴组织与器官萎缩，胸腺激素分泌减少，CD4/CD8 细胞比例下降，淋巴细胞转化反应减弱，NK 细胞功能受损，皮试反应异常等，改善锌营养状况后这些异常得到相应的改善。锌缺乏后，会对免疫系统造成显著的影响，如引起胸腺严重萎缩，皮质区域减少或消失，凋亡细胞增加，使胸腺激素活性下降，导致脾与淋巴胸腺依赖区缩小；还可影响细胞免疫，使外周血淋巴细胞减少，辅助性、杀伤性T细胞减少，功能受损，NK细胞功能下降，淋巴细胞转化反应减弱，皮试反应异常，移植排斥反应延迟；造成抗体应答反应减弱；此外，还可引起IL-1、IL-2、IFN-γ生成减少，吞噬细胞功能及补体活性下降，导致中性粒细胞功能异常。因此，缺锌后机体对一些感染的易感性增加。

过量补锌对免疫功能产生有不利影响，健康成人每日摄入锌150 mg，6周后T细胞转化反应和巨噬细胞吞噬与趋向能力明显受到抑制。小鼠实验结果也揭示，大剂量摄入锌能够抑制动物对绵羊红细胞的抗体应答反应。体外培养试验表明，高浓度锌（100 ~ 300 μmol/L），能引起淋巴细胞功能受损，发生凋亡，甚至死亡。

锌对免疫功能调节作用的机制可能包括以下几方面：锌直接参与维持胸腺素（thymulin）的生物活性；发挥丝裂原样的作用，刺激淋巴细胞出现转化反应；锌作为DNA、RNA聚合酶中的辅助因子，能够直接参与免疫细胞分化、成熟与增殖过程，锌缺乏明显影响骨髓和胸腺内淋巴细胞发育、分化过程；锌缺乏后体内糖皮质激素分泌增加，含锌SOD活性下降。另外，一些金属酶活性同样需要锌参与维持，它们在免疫功能中也产生一定作用。

2．铜 动物缺乏铜时，抵抗力下降，淋巴细胞转化反应减弱，辅助性T细胞显著减少，NK细胞功能下降，对绵羊红细胞抗体的应答反应减弱，IL-2产生减少，IL-1产生反而升高，皮试反应结果未达成一致，原因不明。

门克卷发综合征（Menke kinky hair syndrome）患者可出现铜吸收障碍，导致抵抗力低下，经常出现呼吸道与尿道感染等并发症，死亡原因主要为支气管肺炎，补铜后改善效果显著。健康人长时间低铜膳食后，会出现淋巴细胞转化反应减弱，血液中B细胞计数反而增加，T细胞亚群和中性粒细胞吞噬功能未受明显影响，补铜能够防止上述异常表现的进一步发展。大剂量补充铜对免疫功能也有不利影响，健康人每日摄入7 ~ 7.8 mg铜时，可导致外周血中性粒细胞数、血清IL-2受体和对感冒病毒抗体滴度下降，IL-6水平升高。

铜具有许多重要生物学功能，在体内作为细胞色素C氧化酶、亚铁氧化酶类（ferroxidases）、锌铜SOD等酶的重要辅助因子，铜可能通过对这些酶活性的调节影响免疫功能。

3．铁 缺铁除了能引起贫血外，还能对免疫功能产生显著影响。婴儿缺铁时，呼吸道、胃肠道感染发生率显著上升；补铁后，呼吸道、胃肠道感染发生率明显减少。动物实验表明，许多免疫细胞能使运铁蛋白受体表达，缺铁可引起胸腺萎缩、胸腺细胞减少、外周血T细胞减少、CD4/CD8细胞比例下降、淋巴细胞转化反应减弱、皮试反应异常、NK细胞功能下降，同时伴有脾大，补铁后改善过程较为缓慢；铁缺乏还导致抗体应答反应的异常。但是，血液免疫球蛋白含量变化不明显，可能是感染等因素的影响所致。此外，中性粒细胞吞噬能力也出现下降，巨噬细胞IL-1分泌减少，TNF-α生成增加，IL-2活性降低，血液溶酶体水平反而升高。缺铁时，细胞内蛋白质合成减少可能是导致免疫功能异常的重要机制之一。铁缺乏还能影响过氧化物酶、细胞色素酶类的活性。

铁不仅为维持正常免疫功能所必需，同时还参与一些病原性微生物生长及繁殖过程。一些流行病学调查表明，高铁膳食有引起感染性疾病发病率升高的可能性。近来研究发现，过量游离铁在体内能诱导氧化应激反应的发生，同时会造成淋巴细胞转化反应减弱，CD4细胞减少，IL-4、1L-6、IL-10分泌增加，IFN-γ和NO分泌减少，吞噬细胞和NK细胞功能受损。因此，在预防铁缺乏时还应注意不要过量补铁。

4．其他 硒是体内自由基清除系统中重要的酶之一，即谷胱甘肽过氧化物酶（glutathione peroxidase，GSH-Px）的组成成分，缺硒可引起该酶活性下降。单核-巨噬细胞在吞噬消化过程中释放大量各种自由基，硒作为辅助因子，能够通过 GSH-Px 而保护免疫细胞免受氧化损害。动物缺硒后，中性粒细胞、单核 - 巨噬细胞、NK 细胞功能都会受到干扰，适当补硒后，上述细胞功能趋于恢复。此外，缺硒还会对体液免疫功能产生一定影响，引起 IgM、IgG 浓度下降。此外，缺硒可引起体内柯萨奇病毒（Coxsackie virus）发生变异，毒力加大，提高了克山病发生的风险性。

镁是机体不可缺乏的常量元素之一。动物缺镁时，胸腺出现异常增大（thymic hyperplasia），同时，细胞免疫和体液免疫功能都会受到不同程度的影响，细菌感染所造成的炎症反应加重，可能与钙平衡失调有关。镁过量也会对免疫功能不利，大鼠摄入 3 倍于需要量的镁以后，抗体应答反应反而明显减弱。

三、其他食物成分对免疫功能的调节作用

（一）核酸

机体处于生长期和衰老期及感染、创伤等应激情况时，由于体内核苷酸自我合成能力不足，因此需要补充外源性核酸。一些免疫细胞在免疫应答反应过程中分化增殖迅速，核酸的需要量加剧，而通过机体自我合成不能满足需要，因此，核酸就成为迅速分化、增殖免疫细胞必不可少的营养素之一。限制小鼠核酸摄入后，表现出对感染的抵抗力下降，移植排斥反应延迟，淋巴细胞转化反应减弱，IL-2 产生减少。补充外源性核酸能够促进造血干细胞的生长繁殖，增加外周血白细胞数，提高机体对感染的抵抗力，加强淋巴细胞转化反应，同时增加 IL-2、IFN-γ 的生成，对肠黏膜屏障功能也有改善作用。人体观察也出现类似结果，如喂养含有核酸配方乳的婴儿，NK 细胞活性显著高于喂养不含有核酸配方乳的婴儿。肾移植患者肠外补充一种以酪蛋白为主低核酸含量的营养液后，机体免疫功能下降，移植排斥反应降低。另外，还有一些研究表明，含有核酸的肠内营养制剂能够明显提高患者免疫功能，降低感染率和并发症的发生，缩短住院周期。

（二）活性多糖

大量研究表明，一些真菌、海洋生物及植物中的多糖成分可以显著调节免疫功能，它们被称之为活性多糖，如猴菇多糖、灵芝多糖、海藻多糖、香菇多糖、猪苓多糖、茶多糖、黄芪多糖等。这些多糖是不同的单糖通过 α 或 β- 糖苷键连接而成的高分子化合物，目前已分离获得的多糖多达 100 种。大部分多糖为广谱免疫刺激剂，经激活吞噬细胞、促进淋巴细胞增殖与分化、诱导细胞因子和抗体产生等途径来发挥对机体免疫系统功能的调节作用。

（三）益生菌与益生元

益生菌主要包括乳酸杆菌、双歧杆菌和粪链球菌等，进入人体后它们可以存活在胃肠道不同部位，是胃肠道黏膜屏障中的重要组成成分之一。其作用机制是通过调节肠道微生物生态、拮抗致病菌生长、中和有毒成分、促进损伤上皮修复、提高营养物质的消化吸收率等途径，从而实现增强肠道免疫功能的作用。益生元如低聚果糖等，可以选择性促进肠内益生菌生长。目前，临床上推出的肠内生态营养疗法（econutrition），应用益生菌加益生元的合生元制剂提高患者的免疫功能，取得了显著疗效。

（四）类黄酮物质

类黄酮物质（flavonoids）是广泛分布在植物中的多酚类化合物，人类每天从水果、蔬菜、豆制品、茶叶等摄入丰富的此类化合物。一些研究表明，此类化合物具有抗过敏、调节免疫功能、抑制病毒和细菌生长繁殖、消炎、抗突变等功能，还对一些酶活性具有特异性影响。有很多关于茶叶中类黄酮物质生物学作用的研究报道，如茶叶中主要成分表没食子儿茶素没食子酸酯（epigallocatechin gallate）能够促进小鼠脾 B 细胞的增殖，且对荷瘤小鼠 T 细胞及 NK 细胞功能也有增强作用。茶叶的消炎功能与它的有效成分对细胞因子分泌的调节作用有关，动物实验表明，没食子儿茶素、没食子酸盐在体内外均能够减少 LPS 刺激引起的 TNF-α 分泌及减轻炎症反应。

目前已分离的类黄酮物质多达 5000 余种，由于种类繁多，各种物质结构与作用均存在一定差异，它们在体内的代谢、分布、排泄过程也尚不明确。因此，它们在人类健康与疾病中的作用还需要进一步研究。

第六节　营养与视觉功能

在人类所感知的信息中，80% 来自视觉。视觉功能的正常运行依赖于眼球、视觉传导通路及大脑视觉中枢的健全。矿工从事矿山井下矿产开采，较少接触阳光，且井下作业环境复杂，良好的视觉功能是保证安全施工的重要条件。良好的视觉依赖于机体的营养状况，目前发现，多种营养素与视觉功能密切相关，如维生素 A 营养状况与夜盲症的发生及进展有关；维生素 C 缺乏，可使眼球透明而晶状体变混浊，导致白内障。

一、视觉功能

外部光线经过由角膜、晶状体和玻璃体构成的折射系统，在视网膜中转换成电信号，同时在视网膜内部传递，沿着视神经传递到大脑视觉中枢，而形成视觉。其中，视网膜是视觉初步形成的重要部位，视网膜的正常组织结构和生理功能的正常发挥决定了视功能是否正常。

视网膜作为感受光刺激的神经组织，视觉信息在视网膜内主要通过 3 级神经元传递，即感光细胞、双极细胞和神经节细胞，神经节细胞的轴突形成了视神经。感光细胞分为视杆细胞（rod）和视锥细胞（cone）两种。视杆细胞感受弱光和无色视觉（暗视觉），而视锥细胞感受强光和色觉（明视觉）。视杆细胞对光的敏感度较高，可以在昏暗的环境中感受到光刺激而引起视觉，但是视物无色，所以只能区别明暗，同时视物时只能有较粗略的轮廓，精确性差，因此被称为视杆系统或夜光觉系统。视锥细胞对光的敏感性较差，只有在类似白昼的强光下才可以被刺激，而视物时却能分辨颜色，同时对物体表面的细节像轮廓边界都能看清楚，具有较高分辨力，称为视锥系统或昼光觉系统。感光细胞的超微结构由外段、内段、胞体和终足部分组成。外段是感受光刺激的关键部位，由盘膜构成，视杆细胞的外段盘膜上结合的感光色素为视紫红质，而视锥细胞感光色素是视紫蓝质，视紫红质只能感受光线的强弱，而视紫蓝质可以感受颜色。感光细胞在接受光刺激后其中的视色素发生变化的同时产生膜电位改变，称为感受器电位。感受器电位经双极细胞传递到神经节细胞，最后形成神经冲动沿视神经传向中枢。

在人和大多数脊椎动物的视网膜上这两种感光细胞均存在，因此兼有暗视觉和明视觉，也就是视觉的二元学说。在视网膜上两种细胞的分布很不均匀，人的视锥细胞大约 700 万个，大部分集中在黄斑区，特别是在中央凹处只有密集的视锥细胞，且密度很大，将近每平方毫米 16 万个。而视杆细胞在中央凹处缺乏，从中央凹移行至周边部分，可见视锥细胞明显减少，而视杆细胞逐渐增多。在黑夜识别目标时，以直视观察最为不利，因为此时目标的映像正好落在中央凹处，这里视杆细胞最少、视锥细胞最密集。如果偏离 10° ～ 20° 观察，则目标映像便落在视杆细胞密集之处，此时使视觉最为清楚。

完整意义的视功能由视力（又称视敏度）、光觉、色觉、立体视觉、对比敏感度及视野构成。视网膜对光的感觉能力称为光觉，是视觉的基础，主要发挥视杆细胞的功能。色觉是视锥细胞对各种颜色的分辨力，照明度改变时，色觉会发生变化，当照明度减弱时，最先失去的是对红色的辨别力，对蓝色的辨别力最后失去。视力包括远视力和近视力，能分辨物体的精细结构，体现视锥细胞的功能。立体视觉为视觉器官对客观物体三维空间的视知觉，物体在双眼视网膜上所成的像在水平方向上有轻度的分离，通过大脑高级中枢对双眼物像综合将该物体融合成具有三维空间的物像。视野也称周边视力，是黄斑中心凹以外的视力，具体是指眼球向正前方注视一物体不动时所能见到的空间范围。一些视网膜、视神经或视觉传导路的病变，有特殊形式的视野缺损。

人从亮处进入暗处，刚开始看不清任何东西，经过一定时间，才能逐渐恢复对光敏感性，可以在一定亮度的暗环境中看见物体，此过程称为暗适应（dark adaptation）。从暗处突然到明处，眼前会感到耀眼的亮光，不可视物，同样也需要经过一段时间才能看清楚，这就是明适应（light adaptation）。

二、影响视觉功能的营养素

（一）维生素 A 与 β- 胡萝卜素

维生素 A 在体内的形式主要有视黄醇（retinol）、视黄醛（retinal）和视黄酸（retinoic acid)3 种。维生素 A 在小肠黏膜被吸收，经血运至肝，以视黄酯（retinyl ester）形式储存。动用时肝的视黄酯可被水解为视黄醇，视黄醇与视黄醇结合蛋白（retinol binding protein，RBP）相结合，后者又可与前清蛋白（prealbumin，PA）相结合，最终在血流中以维生素 A-RBP-PA 复合物的形式运送到靶组织中，在视网膜上为维持正常视力进一步代谢。维生素 A 在植物中的重要前体是 β- 胡萝卜素，当 β- 胡萝卜素在体内转换成维生素 A 时，会发生损耗，在体内大约 6 μg β- 胡萝卜素的生理活性相当于 1 μg 维生素 A。

视杆细胞外段的感光色素为视紫红质（rhodopsin），由顺视黄醛与视蛋白（opsin）构成。体内维生素 A 的主要生物活性形式是 9- 顺视黄醛和 11- 顺视黄醛。视紫红质由 11- 顺式视黄醛的醛基与视蛋白内赖氨酸的 ε- 氨基经形成 Schiff 碱键缩合而成。视紫红质经光照后，11- 顺视黄醛与视蛋白分离并异构成全反视黄醛，这一光在异构变化时启动了光转导过程：最先是激活视杆外段盘膜上的光转导蛋白（transducin），接着激活磷酸二酯酶（phosphodiesterase，PDE），催化环单磷酸鸟苷（cyclic guanosine monophosphate，cGMP）水解，进而导致 cGMP 门控的通道开放减少，引起 Ca^{2+} 的主动摄入减少，产生超极化型感受器电位，对视杆细胞神经递质的释放造成影响，最终在大脑形成视觉。

在光照下，11- 顺视黄醛（11-cisretinal）转变为构象较直的全 - 反视黄醛（all-trans retinal）。全 - 反视黄醛能进而引起视蛋白分子构象改变，并开始和视蛋白部分分离而失色（该过程又称“漂白”），以后又在酶的作用下继续分离，直至分解成为 2 个分子，分解后的全 - 反视黄醛不能直接和视蛋白结合成视紫红质，但它可在维生素 A 酶的作用下还原成维生素 A，通常也是全反型的，储存在色素上皮细胞内，然后进入视杆细胞，再氧化成 11- 顺视黄醛，参与视紫红质的合成、补充及分解反应继续进行。视紫红质在亮处分解，在暗处又可重新合成。人在暗处视物时，实际上既有视紫红质的分解，又有它的合成。光线越暗，合成过程超过分解过程，这是人在暗处能不断看到物质的基础。相反，在强光作用下，视紫红质分解增强，合成减少，视网膜中视紫红质大为减少，因而对弱光的敏感度降低。

暗适应过程本质上是视紫红质在亮处漂白后，在暗处重新合成的过程。而明适应过程是由于在暗处合成的较多的视紫红质几乎在瞬间全部被亮光漂白，产生耀眼光感。随着视紫红质的再合成及视锥细胞的功能被启动，就会逐渐在亮处看见物体。如果维生素 A 充足，视紫红质的再生就快而完全，因此暗适应时间短；假如维生素 A 不足，则视紫红质重新合成慢而不完全，故暗适应时间长，严重时甚至产生夜盲（night blindness）。维生素 A 缺乏可由摄入不足引起，还可以因慢性酒精中毒和肠道疾病导致的吸收不良引起。

暗适应是人眼对光的敏感度在暗处逐渐增强的过程，越能感觉弱光则光觉越好。引起光觉的最小光能称为视阈（visual threshold）。在暗处停留一段时间之后，视紫红质合成增多，视网膜对光的敏感度逐渐增强，视阈值逐渐下降，直至某一限度（需 30 ～ 40 min）不能再下降了，称为绝对阈（absolute threshold）。在进入暗室后的不同时间，持续测定人的视觉阈值，以横坐标代表时间，以纵坐标代表光强度，绘制而成的曲线称为暗适应曲线。起初视觉阈迅速下降，5 min 趋于平坦，这是视锥细胞适应曲线；而后视阈又继续下降，至绝对阈就不能再下降了，即为视杆细胞适应曲线，其转折点称为视锥 - 视杆细胞转折点（cone rod transition time）。视网膜维生素 A 的营养状况能够通过测定暗适应功能来反映。维生素 A 缺乏者会出现暗适应时间延长，暗适应曲线视锥 - 视杆细胞转折点时间延后，暗适应曲线及绝对阈上移移。

暗适应功能还能用视网膜电图（electroretinogram，ERG）来反映。测试时把仪器 - 电极放于角膜上，另一参考电极置于头部适当位置，在光照射到视网膜上时，会出现电位的变化，所记录的波形称为 ERG，主要由一个负向的 a 波和一个正向的 b 波构成。有研究认为，吸收不良引起的维生素 A 缺乏引起 ERBb 波下降。

维生素 A 是视色素的重要成分，尤其对维持低照度作业者的夜视功能 [47-49]。煤矿工人在井下作业的环境特殊，他们长期受到湿热、粉尘和噪声的不利影响，且坑道中照度低、光线暗，眼睛需要合成较多的视紫红质以维持正常的暗适应功能，而维生素 A 对维护井下矿工视觉器官及神经系统的正常状态，合成足够的暗处感光物质及减轻视觉疲劳具有重要意义 [50-51]。

维生素 A 还是组织发育和分化所必需的物质。如维生素 A 缺乏能引起上皮组织干燥、增生和角化的状况与维生素 A 可以促进糖蛋白的合成有关。所以维生素 A 缺乏发展到已超过夜盲症阶段时可出现角膜上皮细胞的角化，大量角蛋白堆积，可能进展为干燥病（xerosis），进一步可能发展为眼干燥症（xerophthal）。临床表现为角膜干燥、毕脱斑，甚至角膜软化，后者能导致永久性失明。每年大约有 100 万儿童因维生素 A 缺乏而失明。

（二）B 族维生素和维生素 C

B 族维生素是辅酶的组成成分，有助于机体进行化学反应，并且对能量代谢、RNA 和 DNA 合成、蛋白质合成及许多其他重要的代谢都很重要。任何一个细胞都不能离开 B 族维生素。视网膜是一个代谢旺盛的神经组织，因此 B 族维生素的营养不良可引起视功能的受损。

1．维生素 B_1 膳食缺乏维生素 B_1，造成的视觉紊乱，可见于韦 - 科综合征（Wernicke-Korsakoff syndrome），这是一种因维生素 B_1 缺乏导致的神经精神病症。维生素 B_1 是 α- 酮酸氧化脱羧酶的辅酶，其缺乏可导致神经生理功能失调，在视觉系统中表现为眼肌运动障碍及麻痹，眼球震颤，视敏度下降。这种情况可见于维生素 B_1 严重缺乏者和慢性酒精中毒者。长期血液透析亦可发生本病。补充维生素 B_1 有助于视功能的恢复。滥用酒精和烟草导致烟草 - 酒精中毒性弱视（alcohol-tobacco amblyopia）也可能与缺乏维生素 B_1 有关，临床表现为视神经病变，视野受损，视敏度特别是中心视力下降，还可能有色觉受损。

硫胺反应性巨幼细胞性贫血（thiamine-responsive megaloblastic anemia，TRMA）是一种常染色体隐性遗传病，其病因是一个编码维生素 B_1 转运体的基因 SLC19A2 发生了突变，引起细胞摄入硫胺素障碍。在 TRMA 的一些患者中发现有视神经萎缩及视网膜营养障碍，可能造成视锥及视杆细胞营养不良，引起视功能的受损。

2．维生素 B_2 在体内维生素 B_2（riboflavin）的活性形式是黄素单核苷酸（flavine mononucleotide，FMN）及黄素腺嘌呤二核苷酸（flavine adenine dinucleotide，FAD），FMN 和 FAD 是体内氧化还原酶的辅基，主要发挥递氢体作用。常通过红细胞中谷胱甘肽还原酶活性来测定体内维生素 B_2 的含量。FMN 和 FAD 能与各种不同的酶蛋白结合形成黄素酶类，又称黄素蛋白。

视网膜含有维生素 B_2。动物实验发现，缺乏维生素 B_2 的大鼠组织中 FAD 和 FMN 减少，视网膜氧耗和维生素 B_2 含量很快降低。口炎性腹泻患者暗适应功能受损，需补充维生素 B_2 才能改善。缺乏维生素 B_2 大鼠谷胱甘肽还原酶活性、晶状体 6- 磷酸葡萄糖脱氢酶活性和氢化可的松结合力均会下降，晶状体酯式维生素 B_2 合成降低。维生素 B_2 缺乏可能与半乳糖性白内障的发病有密切关系。此外，苏联有研究表明，补充维生素 B_2 在暗光下可以提高眼对蓝、紫端色觉的分辨能力，改善对光敏感度及减轻视觉疲劳。

隐花色素（cyptochromes）是一种对昼夜节律敏感的蛋白，以黄素蛋白为基础。其被认为是一种蓝光感受器（blue-light photoreceptors），它的代谢与自然界的光 - 暗循环同步。它可能分布于视网膜神经节细胞、视网膜下丘纤维和视交叉上核。有学者认为，与以维生素 A 为基础的感光色素维持视力类似，以维生素 B_2 为基础的色素，即隐花色素主要调节昼夜节律。

3．其他维生素

（1）烟酸：视黄醛到维生素异构体的转换主要依赖于还原型的烟酰胺腺嘌呤二核苷酸（nicotinamide adenine dinucleotide，NAD）或还原型的烟酰胺腺嘌呤二核苷酸磷酸（nicotinamide adenine dinucleotide phosphate，NADP）。因此，烟酸缺乏可影响视色素的合成，造成视觉绝对阈值提高，多见于癞皮病患者。大鼠视网膜神经节细胞上存在烟碱受体位点，对烟碱配体有较高的亲和力。

（2）维生素 B_6：是氨基酸生成及蛋白质合成所必不可少的，包括吡哆醇、吡哆醛和吡哆胺。脉络膜和视网膜环形萎缩（gyrate atrophy of the choroid and retina，GA）是一种常染色体隐性病，表现为鸟氨酸转氨酶缺陷，吡哆醇为鸟氨酸转氨酶的辅基，吡哆醛磷酸酯存在时鸟氨酸转氨酶活性提高。

（3）维生素 C：缺乏者尽管其血清维生素 C 水平正常，但暗适应可降低。脂质过氧化产物的堆积对感光细胞的暗适应产生影响，它可能通过影响感光细胞质膜通透性而发挥作用。维生素 C 作为抗氧化剂，可能有利于此时的暗适应功能恢复，同时还能对视网膜和视杆外段所受的光化学损伤有保护作用。

（三）微量元素

1．锌 视网膜作为锌含量最丰富的组织之一，其含量将近 100 μg/g（组织干重）。锌与蛋白质紧密结合，其余的锌（大约 10%）为游离的或与蛋白质松散结合。视网膜内螯合态的锌主要定位于感光细胞及视网膜色素上皮细胞（retinal pigment epithelium，RPE）。锌在视网膜的生理及病理过程中发挥重要作用。人类锌缺乏可导致暗适应功能下降及夜盲，同时多数病例可通过补充锌得到改善。

锌是人体内多种酶的结构及活性必不可少的物质，生物界有 50 余类 300 多种酶的活性与锌密切相关。其中与视网膜相关的酶包括：①抗氧化物酶，如超氧化物歧化酶，分布于 RPE 上的过氧化氢酶；②维生素脱氢酶，与视紫红质重新合成有关；③ α- 甘露糖苷酶和碱性磷酸酶，是 RPE 对摄入的退化感光细胞外段进行代谢的重要酶；④基质金属蛋白酶与 Bruch 膜的重建及更新有关。在锌缺乏时，维生素脱氢酶的活性受到损害。维生素脱氢酶为一种含锌酶，在 RPE 中能够催化 11- 顺式维生素氧化为 11- 顺式视黄醛。后者从 RPE 释放同时被感光细胞摄入，再与视蛋白结合为视紫红质，重新进入光化学循环。

此外，锌还可能参与光感受器的光转导过程。在光照及暗适应时，参与光转导过程的多种组分在定位、活性和数量上有改变，光照及暗适应状况下锌在视网膜的组织化学定位有变化。锌能够直接结合到视紫红质和感光细胞的盘膜上，提高视紫红质的磷酸化功能，一种调节视紫红质灭活的视网膜蛋白，即 Recoverin 也是锌结合蛋白，其通过抑制视紫红质激酶从而调节视紫红质的失活。给予锌能使牛蛙的视紫红质再生加速。锌还能与感光细胞的 cGMP 磷酸二酯酶结合并激活该酶，而该酶为光转导过程中的一个关键酶。这提示就像维生素 A 一样，锌参与了光转导过程，并且在光调节过程中起作用。在视网膜中，有部分酶是锌依赖性的，可能缺锌的暗适应能力下降是与在感光细胞的光化学循环中的锌依赖性反应受损有关。还需进一步的研究来明确锌在这一过程中的确切作用。

一般认为，暗适应能力下降及夜盲主要是由维生素 A 缺乏导致的一种症状。但研究表明，给予维生素 A 可以降低但并不能完全排除夜盲的发生。补充锌对于那些血清锌水平低且对维生素 A 不敏感的肝硬化患者的暗适应能力下降有改善作用。锌是肝合成及分泌视黄醇结合蛋白（retinol-binding protein，RBP）必不可少的成分，缺锌时，RBP 生成减少，可导致继发的维生素 A 缺乏症状。所以，即使在维生素 A 充足而锌缺乏的情况下，也可能发生夜盲。一项在尼泊尔妊娠期妇女中进行的研究表明，同时补充锌和维生素 A 能够完全恢复暗视力，而单独给予锌并不能恢复暗视力或提高暗适应功能，说明补充锌能够增强维生素 A 对暗视力的恢复效果。

近年来，锌在信号传导中的分子生物学功能及对神经递质的调节作用引起了人们极大的重视。现在普遍认为，锌离子（Zn^{2+}）在中枢神经系统能作为神经调质，对视网膜突触传递也有显著的调制作用。感光细胞和双极细胞都是以谷氨酸为主的兴奋性神经递质，Zn^{2+} 分布在感光细胞末梢的谷氨酸能突触囊泡内，可能协同谷氨酸的释放。Zn^{2+} 对视网膜抑制性神经递质甲氨基丁酸的受体所介导的电流也有抑制作用。Zn^{2+} 可能通过对视网膜信号传递进行调节而影响视网膜功能。

另外，锌缺乏还与老年性黄斑变性（aged-related macular degeneration，AMD）有关。AMD 在病理上表现为在 RPE 基底膜两侧积聚了大量的膜碎片，这被认为是氧化应激的后果，而锌为一种强有力的抗氧化剂。补充锌能够防止 AMD 的症状，同时还能减慢该病干性症状的进程。

2. 硒 是人体的一种必需微量元素。它是谷胱甘肽过氧化物酶（GSH-Px）的一个组成部分，具有抗氧化、保护生物膜的功能，同时还能提高维生素 E 的抗氧化作用。硒能保护视觉器官。白内障和糖尿病性视力下降者补充硒后，视功能得到改善。硒分布于视网膜，还可能与视神经兴奋机制有关。目前，认为光量子在被视紫红质吸收后，仅在硒原子存在的条件下，才能引起神经兴奋。

（四）牛磺酸

牛磺酸（taurine）的化学名称是 2- 氨基乙磺酸，在体内由半胱氨酸代谢转变而来。半胱氨酸最先氧化成磺酸丙氨酸，进而脱去羧基生成牛磺酸。牛磺酸普遍存在于哺乳动物的各种组织中，特别是在视网膜中的含量甚为丰富，其中 2/3 存在于感光细胞层。它与感光细胞功能密切相关。幼猫缺乏牛磺酸时，起初出现视网膜电图（electroretinogram，ERG）振幅的降低，接着出现感光细胞形态学的严重改变，进而外段高度有序的盘膜结构发生紊乱，感光细胞退化，最终引起失明。对幼猴及大鼠的实验中也发现了相似的结果。在长期接受完全肠外营养而造成血浆牛磺酸浓度下降的儿童亦存在 ERG 的异常。在视网膜关键性病理反应（感光细胞退化）出现之前补充牛磺酸，能够防止视网膜结构和功能受损。缺乏牛磺酸导致的感光细胞的退化与其能保持感光细胞外段盘膜的膜结构稳定性有关。

牛磺酸与感光细胞功能特别是视杆细胞功能密切相关，光能够刺激牛磺酸释放。牛磺酸对视网膜及视杆细胞外段的 ATP 依赖的 Ca^{2+} 摄入具有调节功能，而 Ca^{2+} 在感光细胞受到光刺激后的兴奋及复原中则扮演了一个决定性的角色，牛磺酸可能通过包括开放 cGMP 门控通道的机制而增加 ATP 依

赖的 Ca^{2+} 摄入，可能协助感光细胞的复原，从而调制感光细胞的光转导过程。牛磺酸对视杆细胞光转导功能起着重要的调制作用。在低照度作业人员中进行现场试验发现，每日补充 0. 8 g 牛磺酸和复合微量营养素 2 周后，微光近视力和快速暗适应功能均有大幅度提高，服用 4 周后效果更佳，同时暗适应恢复曲线明显下移、绝对阈值降低。

长时间的强烈光照能导致视网膜受损，光损伤视网膜主要会波及感光细胞外段。牛磺酸能够保护视杆外段免受光化学损伤。此外，牛磺酸还能促进视紫红质再生，而光损伤会引起视杆细胞外段视紫红质的代谢需求增加，推测牛磺酸防护视杆外段免受光化学性损害，与其能促进视紫红质再生有关。

（五）脂类

1. 脂肪 可影响维生素 A 的吸收，但是对维生素 A 的利用造成的影响甚小。健康人摄入足量的脂肪（> 10 g/d），其维生素 A 的吸收率> 80%。但胃酸缺乏、胆囊纤维化和胃切除等影响脂肪吸收的疾病或其他相关因素则影响维生素 A 和类胡萝卜素的吸收。所以适量的脂肪有利于维生素 A 的吸收，从而有利于维持正常的视功能。

2. 长链多不饱和脂肪酸（LCPFA） 在营养学方面最具价值的不饱和脂肪酸包括两类，即 *n*-3 系列不饱和脂肪酸和 *n*-6 系列不饱和脂肪酸。LCPUFA 中，*n*-3 系列的 DHA 和 *n*-6 系列的二十碳四烯酸（arachidic acid，ARA）是构成生物膜的重要组分，在视网膜及大脑中尤为重要。膳食中 DHA 及其前体 α- 亚油酸（alpha-linolenic acid，ALA）的变化能够引起视网膜 DHA 水平改变。DHA 为胎儿及婴幼儿视功能良好发育所必需的脂肪酸，能够促进早产儿的脑及视网膜发育。

在视杆细胞外段盘膜中发现了高浓度的 DHA，比其他组织中含量高 45% ～ 60%，是视杆细胞外段中主要的多不饱和脂肪酸，有助于维持盘膜的物理特性和功能。DHA 是维持正常视功能的关键成分，它也可能与视杆细胞的光转导过程、视紫红质的功能、视网膜中视觉的信号转导等有关。DHA 能够直接影响生物膜的流动性，而视紫红质则在外段盘膜中的循环代谢受膜流动性的影响。

（六） 蛋白质

蛋白质与维生素 A 代谢密切相关。体内的视黄醇、视黄醛和视黄酸在血浆、细胞间隙和细胞内主要与特殊的视黄醇结合蛋白相结合。在血浆中视黄醇与 RBP 相结合，在细胞内却与细胞视黄醇结合蛋白（cellular retinol-binding protein，CRBP）和 CRBP Ⅱ（在小肠中）发生结合。而视黄醛在眼中与细胞视黄醛结合蛋白（cellular retinal-binding protein，CRALBP）结合。视黄酸在多数组织中与细胞视黄酸结合蛋白（cellular retinoic acid binding protein，CBP，CRABP）结合。视紫红质本身就是视蛋白与视黄醛的结合体。

蛋白质营养不良影响维生素 A 的吸收、储存、运输和利用等过程，而维生素 A 缺乏又干扰肌肉和血清蛋白的合成。由于肝贮存的维生素 A 与血浆中前白蛋白结合成视黄醇结合蛋白复合物转移至血液，当蛋白质缺乏时，造成维生素 A 不能从肝释放出来，维生素 A 的运输受到干扰，动物摄取任何形式的维生素 A，在维生素 A 棕榈酯水解酶的作用下，转变成棕榈酸视黄醇而储存在肝中。蛋白质缺乏肘，该酶活性下降，从而影响维生素 A 的储存和利用。

三、维持正常视觉功能的营养保障措施

（一）营养素供给量

为了维持正常的视觉功能，必须保证各种营养素的供给，至少要维持推荐的相同年龄段各营养素的供给量。经常夜间或昏暗条件工作的人，适当补充维生素 A 或富含维生素 A 的物质，有助于缓

解视疲劳。未来需要研究的是，为了维持正常的视觉功能，是否需要提高相关营养素的供给量；或者说，额外补充相关营养素的含量是否可以有效提高视觉功能。

（二）合理膳食和其他措施

维持正常的视功能一方面需要某些目前发现的与视功能密切相关的营养素，另一方面也需要足够种类的营养素及其彼此间的适宜比例，所以均衡膳食显得尤为重要。只是在一些特殊状况时才需要以补剂形式给予相关的营养素，同时必须充分意识到补充剂过量可能会导致中毒危险。营养学家认为，为维持视功能的正常发挥，平时要注意合理膳食，特别要重视蛋白质、维生素 A 及锌等的营养状况。下述原则可能有助于维持正常的视功能。

1．注意合理膳食，保证足量、优质蛋白质供应 除满足能量的供给外，优质蛋白（动物 + 大豆类）应该占到 50%。动物性食品要注意避免单纯吃猪肉，应增加一些鸡、鸭、兔及鱼肉的摄入，同时充分利用大豆摄入优质蛋白。

2．经常摄入富含维生素 A 及 β- 胡萝卜素的食品 动物性食物可以提供活性维生素 A。其中，最丰富的来源是鱼肝油，但奶和奶制品同样是很好的维生素 A 来源。甚至奶油和鸡蛋也能提供一部分维生素 A。植物不含维生素 A，但许多水果和蔬菜中含有维生素 A 的前体——β- 胡萝卜素。胡萝卜、南瓜、芒果、甜瓜等均富含维生素 A。此外，一些暗绿色的蔬菜，包括菠菜、花椰菜和其他青菜等，其颜色来自于叶绿素和 β- 胡萝卜素。绿色和橙色的色素混合在一起导致蔬菜呈现一种较深的暗绿色。此外，有颜色的蔬菜包括紫甘蓝、甜菜和玉米可能会让人误以为它们含有 β- 胡萝卜素，但这些食物表现出的颜色来自于其他色素，实际所含的 β- 胡萝卜素较少，而谷物和土豆中不含 β- 胡萝卜素。建议人们应该经常摄入深橙色或暗绿色的蔬菜和水果。

如果膳食摄入量难以达到需要量，有效而简便的方法是补充鱼肝油丸，但通过补品摄入维生素 A，可能面临过量导致的毒性危险，表现为关节痛、脱发、生长缓慢、恶心、停经、骨骼肌肉酸痛、腹泻、腹痛、肝受损、皮疹、脾大等毒性症状。儿童、青少年和孕妇是对维生素 A 过量较为敏感的人群。正常人摄入再多富含维生素 A 的食物也不必担心中毒，但肝可能是个例外。爱斯基摩人和北极探险者都明白北极熊的肝维生素 A 水平已经达到可能引起人体损害的程度。据称，一次性过量进食鳖鱼肝也可能引起中毒。

3．B 族维生素及维生素 C 的供给不可或缺 富含维生素 B_1 的食物包括绿叶蔬菜、猪肉及其制品、豆科植物和全谷物等。人们能够从牛奶和奶制品中得到需要量一半以上的维生素 B_1，其余部分可从全谷物、绿叶蔬菜、谷制品及某些肉制品获得。蛋白质中的色氨酸在体内能转换为烟酸，所以食用大量蛋白质的人不会缺乏烟酸。新鲜的蔬菜和柑橘类水果富含维生素 C。目前认为，只有食物来源的维生素 C，才有可能作为抗氧化剂而在维持正常暗适应功能和防护感光细胞的光化学损伤中发挥作用。

4．关注锌、硒的摄入 肉类、贝类和家禽类中均富含锌。而蔬菜水果含锌很少；有些谷类和豆类中锌含量也很丰富，但是因含植酸盐而影响锌的吸收；而谷物经过膨化发酵以后其中的锌吸收率有明显提高。大多数人每天的锌摄入量都达不到标准值，所以应注意动物性食物的摄入。大量服用补锌药品可能会造成严重的后果甚至死亡。经常服用补锌药品将能阻断人体对铜的吸收，过多的锌能够抑制肠道对铁的吸收，高剂量的锌甚至可能会降低血液中对人体有益的高密度脂蛋白（high-density lipoprotein，HDL）的浓度。

硒广泛分布于肉类、甲壳类动物和生长在富硒土壤上的蔬菜、谷类中。如果长期服用硒补品，可能引起中毒。硒中毒会出现脱发、腹泻及神经异常等症状。错误地把补硒药品作为抗癌药也会引起硒中毒。

第七节　营养与氧化损伤

维持氧化与抗氧化之间的平衡是机体保证正常生命活动最普遍的功能。一旦氧化 - 抗氧化平衡破坏，机体就会通过多种途径改变代谢，发生氧化应激，使细胞存活状态受到影响。井下矿工由于工作场所不同，受到的氧化损伤也不同，例如从事铀矿开采的矿工，不仅受到普通采矿的化工工业危害，还受到 α、β 等射线辐射，产生多种氧化损伤产物，危害机体健康。营养素除发挥本身的营养作用外，对维持体内氧化还原平衡状态也有着重要作用。由于膳食营养素在组成、数量、形态、溶解性方面及机体自身状况等的不同，可以对体内氧化还原平衡的内稳态环境起到直接或间接的影响，其中有些会造成氧化应激（oxidative stress），引起氧化损伤。许多营养素在被吸收进人体或在细胞内与生物体发挥相互作用时，往往会受到氧化 - 抗氧化平衡作用的影响，进一步影响体内氧化 - 抗氧化的平衡过程。

一、ROS 与生物氧化

（一）ROS 的来源、产生

活性氧（reactive oxygen species，ROS）是指某些氧的代谢产物及一些含氧的反应产物，它的特点是含氧且化学性质比基态氧活跃。ROS 包括氧自由基和非自由基活性氧物质，如超氧阴离子（O_2^-）、过氧化氢（H_2O_2）及羟自由基（·OH）、单线态氧（$^1O_2$）等，也有学者把一氧化氮（NO）、脂质过氧化物如脂氧基（lipoxide radical，LO）、脂过氧基（lipoperoxide radical，LOO）也归为 ROS，在细胞代谢过程中具有重要作用。

ROS 是机体的正常代谢产物，常由多种酶参与催化反应。当机体受到空气污染、射线、高压氧、金属离子、香烟烟雾、抗癌药、抗生素、杀虫剂、麻醉药药物或化学试剂等外界因素刺激时，就会产生 ROS。概括地讲，物理因素（光、射线、热等）、化学因素（氧化还原反应、金属离子催化、电子传递、药物等）及生物因素（酶的催化）都能引起生物体产生 ROS。

（二）ROS 对生物分子的氧化作用

1．核酸　是 ROS 重要的靶分子之一，由 ROS 造成的核酸损伤称氧化性损伤，包括双链或单链断裂、姊妹染色单体互换、DNA-DNA 或者 DNA- 蛋白质交联、损伤后的碱基插到碱基序列中或脱掉、去甲基化和基因突变 6 种方式。ROS 能造成 DNA 单键断裂和双链断裂，使 DNA 的碱基变成自由基，同时生成稳定的氧化产物。这些变化均会引起深刻的功能性改变或遗传性改变，甚至可能与细胞的癌变有关。细胞癌变的分子机制，根本上是 DNA 的结构受到损伤。

2．蛋白质　蛋白质本身或形成蛋白质的氨基酸均是 ROS 攻击的靶分子。ROS 可通过使肽链水解及从 α- 碳原子处直接断裂两种方式造成蛋白质的肽链断裂。ROS 还能使蛋白质发生交联，同时还能破坏蛋白质的二级、三级和四级结构，引起折叠减少，无规律卷曲增加。蛋白质受到这些破坏后，就会引起生物功能的巨大变化。

3．脂肪　细胞膜上存在着大量多不饱和脂肪酸（polyunsaturated fatty acids，PUFAs），它们是自由基攻击的主要靶点。在 ROS 的作用下，多不饱和脂肪酸可不断在不饱和双键上发生过氧化作用，经过典型的自由基连锁反应，生成 LO、脂过氧基 LOO 及氢过氧化脂（lipid hydroperoxide，LOOH）等中间产物。最终使不饱和键经过氧化作用后变为饱和键，其中的中间继发产物都属于 ROS。很明显，假如红细胞膜发生过氧化，细胞膜则会失去弹性和变形性，就不能通过自由变形穿过比红细胞直径还小的微血管，导致红细胞破碎，或引起微循环堵塞。除细胞膜上的 PUFAs 与自由基发生联系外，大量摄入脂肪也往往成为自由基作用的对象。自由基与脂肪酸上的不饱和双键的共扼结构发生反应，引起不同脂肪酸链结构的差异，可以生成多种过氧化物，在多种酶的催化下或自发进一步分解为小分子活跃结构，形成大量的 ROS，这些 ROS 可以再作用于细胞膜上，出现氧化应激修饰，造成膜结构异常和破坏。ROS 还可对胆固醇、脂蛋白起作用，导致脂质氧化修饰，使得脂代谢紊乱，造成代谢产物在细胞内、外堆积，从而成为心血管疾病、2 型糖尿病、老年性痴呆等疾病发生的因素，引起衰老加速、皮肤出现大量老年斑。

4．糖类 作为机体的主要营养素和机体组织构成细胞的必需成分，糖类（多糖或单糖）极易受到自由基的攻击。组成多糖的基本单位单糖有链状、树枝状等多种不同的连接方式，结构复杂，携带着十分丰富的生物信息。4 种氨基酸可以构成 24 种不同的多肽，4 种核苷酸能构成 24 种不同的四核苷酸，但 4 种单糖却能组成 35 650 种四糖。单糖水溶液在室温下即使只放置几分钟也能产生有害物质。单糖自动氧化时能生成多种 α- 碳醛类产物，该类物质能与 DNA、RNA 和蛋白质发生交联，起到抗有丝分裂、抗癌作用，但是由于对癌细胞和正常细胞都有毒，不宜用于临床。在它与蛋白质的交联的过程中引起酶失活，并造成细胞膜变形性下降，使细胞衰老和死亡。糖尿病性白内障和毛细血管病也可能与单糖的自动氧化有密切关系。

（三）ROS 对细胞功能的调控效应

ROS 对细胞功能的调控效应与 ROS 的量有关。研究显示，较低剂量的 ROS 可能对细胞信号功能造成影响，中等剂量的 ROS 能导致细胞凋亡，而高剂量的 ROS 甚至能造成细胞结构损伤，直至死亡。

1．低浓度 ROS 对细胞信号功能造成影响 ROS 对细胞信号转导具有调控作用，表现为在细胞内调节细胞氧化还原状态作用。外界刺激引起 ROS 产生，氧化剂可以部分模拟外界刺激信号，同时用还原剂阻断 ROS 则可衰减细胞的响应，表明 ROS 在这些信号系统中起着第二信使的作用。氧化应激通过刺激细胞信号通路活化，激活多种转录因子，诱导包括转录因子本身及效应靶基因表达的许多基因。而氧化往往会影响其 DNA 结合能力和转录激活能力，使其活性下调。同时，ROS 对正常细胞和肿瘤细胞均有促进增殖的作用，而且这种作用存在剂量 - 效应关系。

2．中剂量 ROS 可以引起细胞凋亡 ROS 能够通过多种途径引发细胞凋亡。例如，ROS 刺激会诱导细胞色素 C 从线粒体中释放，同时开放线粒体膜上的通透转移（permeation transfer，PT）孔道而引起线粒体膜电位下降，造成凋亡活化因子活化，进而使 Caspase-9 的前体激活。活化的 Caspase 级联最终能够激活 DNA 片段化因子（DNA fragment factor，DFF）或者 Caspase-3 激活脱氧核糖核酸酶（deoxyribonuclease，DNase，CAD）的活性。另外，膜电位的下降还引起凋亡诱导因子（AIF）的释放。此外，凋亡过程本身也能生成 ROS。氧化应激一方面启动上游凋亡的元件，另一方面又能抑制下游凋亡效应器如 Caspase 的活化。ROS 氧化还原作用沟通了细胞凋亡与细胞存活两个对立的系统起到中间桥梁的作用，因为氧化能激活 MAPK、Akt，这两者均有抑制细胞凋亡的倾向。另外，H_2O_2 还诱导 HsP27 被磷酸化而激活，进而减轻氧化引起的蛋白质损伤[52]。

3．高浓度 ROS 引起细胞坏死 高剂量的 ROS 对细胞有直接杀伤作用。试验发现在培养的某些肿瘤细胞系和肝、肺分离的原代细胞中当加入 H_2O_2 的终反应浓度超过 200 μmol/L 时，可引起大量坏死细胞，光镜下出现形态破坏、细胞碎片明显，细胞活力显著下降。高浓度 ROS 可引起 Caspase 失活，导致细胞坏死。

二、机体的抗氧化作用

（一）机体抗氧化反应的特点

1．自由基与抗氧化剂的存在状态　自由基的显著特征是性质活泼、反应性强。一般而言，单个自由基特别是羟自由基（·OH）存在时间较短。自由基自身并不稳定，很容易还原，也很容易氧化。有些自由基寿命相对较长，如维生素 C、NO、维生素 E，而寿命相对较短自由基包括·O_2、$^1O_2$、·RO、·R、·OH、·ROO 等。机体在正常代谢和解毒有害物质的过程中能够产生自由基，这些逃逸的自由基能被外源性抗氧化剂淬灭，从而减缓氧化损伤的累积速率。维生素 C 能在水相介质中清除超氧化物，而在脂相介质中，维生素 E 家族包括 4 种生育酚和 4 种生育三烯酚则直接与过氧自由基反应，最终阻止自由基生成无机或有机的氢过氧化物。抗氧化剂有多种分类方法，一般分为预防性、阻断性和兼性抗氧化剂，也可按来源分类，如动物性、植物性及人工合成等分类方法。数量达几千种的植物化学物及一些非抗氧化剂物质，都能提高一种或多种抗氧化剂的效果。不饱和双键是最容易受到氧化损伤的部位，为自由基攻击的靶点。PUFA 是指包含有 2 个或 2 个以上双键的脂肪酸。

2．自由基反应的特点

（1）自由基存在形式呈现多态性：自由基是链式连锁放大反应。自由基在链式反应中往往有羟自由基（·OH）、超氧化物自由基（·O_2^-）、单线态分子氧（$^1O_2$），以及·NO、维生素 C、·RO、维生素 E、·R、·OH、·ROO 等多种自由基产生和相互转换。如细胞膜上的花生四烯酸残基在介导生成的自由基反应的过程中，就包含多种自由基的参与。自由基的存在和损伤呈现多态性。不同的自由基有其特定的清除剂。不同的自由基清除剂能够针对性地清除特定的自由基及其反应。抗氧化剂也能起到抑制或阻断自由基生成与损伤的作用。

（2）自由基反应包括多种类型：由于机体存在许多种自由基反应形态，因此，如维生素 C、维生素 E 等单一或少数的自由基清除剂不能够有效阻断这些多态链式反应，有些外源性抗氧化剂如 SOD、GSH 等难以进入细胞内，不易发挥有效的清除作用。另外，SOD 催化·O_2^- 生成的产物 H_2O_2 对机体仍有损害作用。

（3）自由基形态由氧化还原电位决定：氧化还原电位决定了化学物的存在状态。氧化还原状态取决于化学物分子之间的标准氧化还原电位（EO^1），氧作为一个重要的电子受体，具有很强的氧化能力，由于所得电子数不同，氧能够产生多种还原产物：·O_2^-、·OH 及 H_2O_2，它们的氧化还原电位比·O_2^- 高。再以维生素 E、维生素 C 和硫辛酸（lipoic acid，LA）的氧化还原电位为例，维生素 C 能够接受不配对电子并将其传递给二氢硫辛酸（dihydrothioctic acid，DH-LA），因此，氧化还原电位越高越容易被还原，相反，氧化还原电位越低越容易被氧化。其中维生素 E 的氧化还原电位是为 +480 mV，维生素 C 的氧化还原电位是为 +282 mV，LA 的氧化还原电位是为 −320 mV，因此，二氢硫辛酸的氧化还原电位最低，最容易被氧化成 LA。尽管化学物氧化还原能力主要取决于氧化还原电位，但也同时会受到许多化学物存在介质、微环境等因素的影响。

（4）自由基反应的连锁放大连续性：自由基反应一经启动，当得不到自由基清除剂的有效阻断时，这种反应就会连续发生，具有连续性特点。作为活性氧中化学性质最活泼的物种，·OH 的反应特点并无专一性，几乎与糖、DNA、蛋白质、碱基、磷脂和有机酸等生物体内所有物质都能发生反应，且反应速率快，能够使非自由基反应物变成自由基。越来越多的氧自由基在细胞内出现将引起细胞受损，引发各种疾病。很多研究发现，含氧自由基涉及 60 多种疾病，因氧自由基能使细胞质和细胞核中的核酸链断裂，可以造成衰老、炎症、肿瘤、血液病及心、肺、肝、皮肤等病变的产生。

3．抗氧化剂网络 在机体内抗氧化剂网络由共同发挥较强协同作用的维生素 E、维生素 C、辅酶 Q_{10}（coenzyme Q_{10}，CoQ_{10}）、GSH 和 LA 5 种特殊抗氧化剂组成。而构成抗氧化剂网络的组成被命名为“网络抗氧化剂”。网络抗氧化剂能保护机体免受心脏病、癌症及糖尿病的侵害，还有助于我们的寿命更长、更健康。维生素 E、维生素 C、LA、CoQ_{10}、GSH 间有着动态的相互作用。当这 5 种主要的抗氧化剂联合作用时，能够显著提高彼此的活性，利于机体保持良好的抗氧化平衡状态。但是不同种类的网络抗氧化剂有着各自独特的作用，相互之间不可替代。网络抗氧化剂之间的相互作用主要体现在：自由基被清除或淬灭后它们还可以互相“循环”或“再生”，由此极大地扩展了抗氧化效力。维生素 E 是一类表现为 α- 生育酚生物活性的母育酚和母育三烯酚类衍生物，在消灭了自由基后，自身可变成一种活性较弱的自由基。然而维生素 E 自由基还能被维生素 C 或 CoQ_{10} 循环进一步产生新的抗氧化剂分子。这些网络抗氧化剂把电子传递给维生素 E，使其还原为抗氧化形式。维生素 C 或 GSH 在清除自由基或变成弱自由基的过程，也是类似的情况。LA 或维生素 C 能够把这些抗氧化剂又一次还原为抗氧化形式。在机体内这种网络抗氧化剂再生循环瞬间就可以发生无数次。据估算，人体的每个细胞 DNA 每天会遭受的氧化打击 1 万多次，再乘以机体的 10×10^{10} 个细胞数，可见这个数字的巨大。假如不通过食物补充这些丢失的抗氧化剂，机体将遭受进一步的损害。网络抗氧化剂在细胞内具有各自独特的功能。细胞膜主要由脂肪和脂质组成，然而细胞内却充满了水。脂溶性的维生素 E 和 CoQ_{10} 能够保护细胞膜的脂相部分免受自由基的损害。水溶性抗氧化剂如维生素 C 和 GSH 等对由水组成的细胞质和血液等部分起作用。LA 既可在水相，也可在脂相中发挥抗氧化作用。同时，它还不仅能再生水溶性抗氧化剂（维生素 C 和 GSH），还能够再生脂溶性抗氧化剂（维生素 E）。

4．抗氧化剂复合链 根据自由基为链式反应，有多种存在的形式，同时造成损伤可发生在细胞和组织的多种时空位相，并且单一或少数自由基清除剂难以在整体发挥有效的抗氧化作用等特征，提出了抗氧化剂复合链理论。在生物体要达到抑制脂质过氧化损伤的目标，需要采用不同作用位点、活性强度、脂 / 水溶性及不同分子量的抗氧化剂协同立体作用，才可以有效发挥抗氧化、抑制自由基损伤的作用。其中，许多抗氧化酶具有链式协同清除自由基的作用，如维生素 E 只有在维生素 C 存在时才能清除自由基，而超低还原电位的 LA 则是维生素 E、维生素 C 能够发挥连续抗氧化作用所必需的。进一步研究发现，很多抗氧化酶同时受到如 H_2O_2、GSH 等多种因素的调控，尤其是核转录因子 NRF-2 对多种抗氧化酶的上游均具有调控作用。正是由于受到多种调控因素影响、并且各自的氧化还原电位差异、存在部位不同，加之有些为水溶而有些则为脂溶，因此，只有把它们之间有机组合在一起，才能有效地在整体发挥抗氧化作用。

研究抗氧化剂复合链作用的有效手段便是利用抗氧化剂筛选技术平台，应用多种微粒体自由基反应模型筛选组合成的“链式复合抗氧化剂”，可以有效抑制不同水平的过氧化反应。微粒体模型主要有：①代表多种酶参与自由基反应的四氯化碳（carbon tetrachloride，CCl_4）激发模型。②异丙苯过氧化氢（cumene hydroperoxide，CHP）激发模型，其代表有机过氧化物激发反应。③维生素 C/Fe^{2+} 激发模型，是无机过氧化物激发反应的代表。④ NADPH-ADP/ Fe^{2+} 模型，代表被各种自由基激发剂经细胞色素 P450 系统代谢后摄氧量消耗情况，能够反应自由基的整体反应结果。⑤ $\cdot OH$ 和 $\cdot O_2^-$ 激发模型。利用这些模型系统，能够有效判断生物体代谢产生的自由基种类、程度、特点及活性，还可以筛选高活性的抗氧化剂和复合抗氧化剂的综合活性。使用多种微粒体模型进行抗氧化作用位点和活性测定，可以有效筛选营养素中的抗氧化生物活性物质。

（二）机体抗氧化防御系统及其与营养的关系

抗氧化剂防御系统由酶类和非酶类两大部分组成，是维护机体氧化还原平衡的重要物质基础。

抗氧化剂具有机体监控自由基的作用，当组织细胞受到自由基的进攻时，抗氧化剂便可以抑制自由基的损伤和防止波及其他细胞。在抗氧化防御系统中，许多抗氧化剂如富含不饱和双键的脂肪酸、还原糖类、富含巯基蛋白、维生素 E、维生素 C、硒等，不仅是机体需要的营养素，还具有许多营养素间接发挥增强机体抗氧化作用功能，如维持抗氧化酶活性，提高抗氧化剂吸收利用等。

1. 机体的抗氧化防御系统 酶类抗氧化防御系统包括谷胱甘肽过氧化物酶（GSH-Px）、超氧化物歧化酶（SOD）、谷胱甘肽硫转移酶（glutathione sulfotransferase，GST）、过谷胱甘肽还原酶（glutathione reductase，GR）、过氧化氢酶（catalase，CAT）和血氧合酶 -1（hemooxygenase-1，HO-1）等。其中 SOD 在防御体系中起着比较重要的作用。大量研究表明，氧化应激状态与生物进化的寿命长短有关。

非酶类抗氧化防御系统包括维生素 C、维生素 E、维生素 A、β- 胡萝卜素、辅酶 Q_{10}、GSH、尿酸、胆红素及褪黑素等，即主要由一些血浆蛋白和小分子抗氧化物质组成。近几年一些研究发现，食物中某些非营养素类天然抗氧化物质也能够被机体吸收起到抗氧化作用。

2. 营养素与机体抗氧化防御系统的关系

（1）蛋白质与氨基酸：蛋白质是生命的物质基础。一旦发生蛋白质营养不良，将使体内蛋白质包括抗氧化酶合成减少，同时机体对活性氧的清除能力下降，从而导致机体对氧化损伤的敏感性增加。增加膳食蛋白特别是动物蛋白的摄入也会引起机体的氧化应激反应，这是因为动物蛋白摄入增加后，使得体内同型半胱氨酸生成增加，同型半胱氨酸能够增加血管组织中 O_2 的生成，造成氧化损伤。此外，有人体研究结果证明，蛋白质摄入增加后，外周血中多形核白细胞和单核细胞中活性氧生成增加，引起大量脂质过氧化物及 NO 的生成显著增加。

作为蛋白质基本组成单位的氨基酸，其中部分已被证明可以直接或间接地参与体内抗氧化防御体系。半胱氨酸结构中含有巯基，具有一定的还原功能，同时还能参与体内许多蛋白质功能基团及 GSH 的组成。GSH 能通过 GSH-Px 和 GR，清除 $^1O_2$、H_2O_2、·OH 等活性氧，在体内抗氧化防御体系中具有非常重要的作用。动物实验发现，GSH 缺乏能引起溶血等严重后果。此外，一些研究发现，牛磺酸具有抗氧化作用，牛磺酸还能够通过抑制肝细胞、巨噬细胞等 iNOS 基因的表达，使氧化应激情况下 NO 的生成减少。L- 精氨酸（L-arg）是机体的自由基清除剂[53]。此外，精氨酸是体内 NO 合成的底物，NO 一方面能够发挥细胞内信使、扩张血管等作用，另一方面又具有氧化作用，有研究表明，精氨酸缺乏时，通过内皮细胞氮氧化物合酶（endothelial nitric oxide synthase，eNOS）催化反应，引起体内 O_2 合成增加。

（2）脂肪酸：流行病学研究表明，富含 *n*-3 PUFA 的鱼油，具有降低人心血管疾病风险的作用，其可能的作用是鱼油具有抑制肝脂质生成和刺激脂肪代谢作用。鱼油易于发生过氧化，因此鱼油在体内容易引起氧化应激反应。与 *n*-6 PUFA 有所不同，*n*-3 PUFA 进入机体后，能够抑制自由基生成。富有鱼油的食物可以提高大鼠肝抗氧化物如解偶联蛋白 -2、GST 及 Mn-SOD 的基因表达，同时上调脂分解代谢基因的表达。*n*-3 PUFA 可以抑制 iNOS 表达和诱导性的 NO 合成。所以，*n*-3 PUFA 通过降低血浆三酰甘油的浓度和抑制自由基生成两种途径发挥对心血管功能的有益作用。另有研究发现，增加细胞外脂肪酸和 LDL 的浓度，可以导致胰腺、血管平滑肌和巨噬细胞等 iNOS 表达，说明在高脂状况下，机体内活性氧生成与清除平衡失调。

（3）维生素 A、胡萝卜素：维生素 A 能够淬灭 $^1O_2$，是因为其具有多烯结构，并且多烯链越长，其淬灭能力越强。在很多植物中，如红辣椒、胡萝卜、菠菜等有色蔬菜，也含有具有维生素 A 效能的物质。胡萝卜素（carotene，CAR）包括 α、β、γ- 胡萝卜素 3 种类型。胡萝卜素主要通过食物摄取，α-CAR、β-CAR 等在体内能够转变为维生素 A 的物质称为维生素 A 原。3 类胡萝卜素中，β- 胡萝卜素的转换效能最高。

β-CAR 是 $^1O_2$ 的良好清除剂，是重要的脂溶性抗氧化剂之一，主要是作为自由基捕集剂发挥其抗氧化作用，它可以通过提供电子抑制活性氧的生成从而发挥清除自由基的作用，其机制是 β-CAR 和自由基反应，生成环氧类胡萝卜素（carotenoidepoxide），进一步分裂成稳定的醛类 β-apocarotenais 和酮类 β-apocarotenones。β-CAR 还可以通过清除游离态氧而减少光敏氧化作用。它不仅能释放能量，还能吸收能量，以此使其构型发生变化。

在正常氧分压条件下，β-CAR 可以通过共价结合而产生酮或过氧化物，同时能与单线态氧反应，而在高压氧的条件下却表现出氧化增强作用，引起一系列不良反应或毒性反应，这就是临床上所见服用过量维生素导致不良反应的主要机制。

此外，β-CAR 也是 $^1O_2$ 的淬灭剂。在液相中 β-CAR 对自由基的反应性比 α- 生育酚低，但是由于其比 α- 生育酚更具亲脂性，且往往存在于内膜或脂蛋白中，所以它在脂相中清除自由基的能力比 α- 生育酚强。吸烟者不应服用任何胡萝卜素补剂，但是应该多吃含胡萝卜素的水果和蔬菜。β-CAR 进入机体后可以转变为维生素 A，因此，β-CAR 的部分作用是可以通过维生素 A 实现的。

（4）维生素 C：是水溶性抗氧化剂，其分子结构中含有一个内酯环，环上 2、3 位上各有一个可以游离的 H^+、OH^-，这是维生素 C 发挥抗氧化作用的物质基础。维生素 C 不能由机体自行产生，只能从食物或补剂中获得。新鲜水果和绿色蔬菜中富含天然的维生素 C，如猕猴桃、柑橘、山楂、枣、番茄、豆芽、辣椒、番石榴等水果中含量最为丰富。人工合成的维生素 C 包括 L- 抗坏血酸钠和 L- 抗坏血酸钙、钙盐、异抗坏血酸及其钠盐、维生素 C 硬脂酸酯等。维生素 C 能够接受维生素 E 等传递的电子而降低自由基的活性，可以抑制多种水溶性的氧化应激反应。在微粒体模型试验中发现，维生素 C 与 Fe^{2+} 在一定剂量比的条件下，可以形成自由基激发对，同时维生素 C 在较低剂量时还能发挥 CCl_4/NADPH 模型激发的自由基反应作用，正是因为这个原因，维生素 C 才具有杀病毒、抗感冒作用。只有处在较高剂量水平时，维生素 C 才可以表现为抗氧化损伤作用，同时具有剂量效应关系。此外，维生素 C 在溶液中能够发生过氧化现象，主要是受溶液酸碱度和过度金属离子存在的影响。

（5）维生素 E：是体内主要的脂溶性抗氧化剂。天然维生素 E 是苯并二氢吡喃的衍生物，共有 8 种，都含有 β- 色酮环及一个侧链，结合其侧链结构的不同可分为生育酚和生育三烯酚，都有抗氧化活性，称为全价维生素 E。没有双键的为生育酚（维生素 E），而有 3 个双键的为生育三烯酚，即生育酚与生育三烯酚的区别主要是在于侧链中是否有双键。根据分子中酚环上甲基的位置和数目的不同，可分为 α、β、γ、δ- 生育酚，以及相对应的 α、β、γ、δ- 生育三烯酚。其中以 α- 生育酚活性最强，机体内维生素 E 的 90% 为 α- 生育酚或 α- 妊娠醇。未精炼的植物油、米糠油、坚果、坚果油、大麦等为其主要来源，绿叶蔬菜中也少量存在。γ- 生育酚为存在于黄豆和谷物油中维生素 E 的天然形式。在精炼过程中含有 γ- 生育酚的部分被提取或消化掉，造成曾经富含天然 γ- 生育酚的食物被大大消耗。

维生素 E 的抗氧化作用机制可能是由于共振释放酚基上的氨，而它自身转变为脱氢维生素 E，后者在维生素 C 的作用下又还原成维生素 E，而进一步发挥强大的抗氧化作用。此外，在生物膜中，维生素 E 可以与磷脂结合的多不饱和脂肪酸分子互相嵌合，能够阻止脂质过氧化的链式反应，抑制膜性结构上不饱和脂肪酸的氧化。动物实验发现，机体缺乏维生素 E 时肝黄嘌呤氧化酶合成增加。所以，维生素 E 可能是通过调节肝黄嘌呤氧化酶的合成而发挥抗氧化作用。

（6）B 族维生素：经膳食补充维生素 B_{12} 和叶酸也可以减少辐射诱导大鼠的自由基损伤。补充维生素 B 复合物有助于纠正肝 8- 羟基脱氧鸟嘌呤核苷浓度的异常改变。一些 B 族维生素可以消除高同型半胱氨酸引起的内皮细胞氧化应激，从而减少心脏血管病的危险。此外，一些具有支持神经细胞功能的许多维生素可以通过 iNOS 抑制 NO 生成，如烟酸能够抑制 iNOS 表达。

（7）矿物质：在体内一些矿物质如铁、锌、硒、铜、锰、镁等也与氧化反应密切相关。有研究发现，高浓度的铝、镉、铁、铜、钒、锰等在体内能够诱发氧化应激反应。正常情况下，机体能通过合成如运铁蛋白、白蛋白、铜蓝蛋白、乳铁蛋白等一系列特异性蛋白，发挥螯合作用，从而预防上述矿物质元素可能造成的氧化应激反应。

铁与许多蛋白具有多种内在联系，是机体内含量最丰富的微量元素。铁离子与体内氧化应激密切相关，主要表现为二价离子，其原因：Fe^{3+} 不溶于水，且 Fe^{2+} 参与自由基生成。细胞内外铁水平增加，与饮食铁摄入过量及饮食蛋白不足特别是铁 - 结合蛋白浓度降低有关。细胞铁负荷增加可以引起 ROS 的生成，导致氧化应激和脂质过氧化作用。细胞非血红素铁的额外增加，可以促进 iNOS 蛋白表达，引起许多类型的细胞合成 NO 增加，通过与 ROS 反应形成过氧亚硝酸基，进一步恶化氧化损伤。

锌在体内也可以发挥抗氧化作用。锌作为 Cu、Zn-SOD 中辅助因子发挥清除 $\cdot O_2^-$ 的作用，并且锌还能通过与生物膜结合，使生物膜对氧化损伤的敏感性降低。此外，锌还可以结合于硫蛋白，维持金属硫蛋白结构的完整性，使之发挥抗氧化作用。

镁作为葡萄糖 -6- 磷酸脱氢酶等的辅助因子，在膳食摄入不足时可减少葡萄糖 -6- 磷酸脱氢酶合成，进一步减少 GR 活性，导致骨骼肌、脑和肾的蛋白氧化损伤。铜、锰和锌也是机体内一些酶不可缺少的矿物质，如 Cu、Zn-SOD 和 Mn-SOD。当这些矿物质膳食摄入不足时，能明显降低组织中 Cu、Zn-SOD 和 Mn-SOD 活性，导致线粒体功能不良，引起氧化损伤。铜或锌摄入不足还能够提高肝和肺的微粒体 P450 活性，刺激 ROS 生成，引起肠道 iNOS 的表达增加。微量元素硒是硒依赖性酶 GSH-Px 的辅助因子，对于维持 GSH-Px 和硫氧还蛋白还原酶（thioredoxin reductase）等活性非常重要，膳食中硒摄入不足能使其活性显著降低，同样导致线粒体氧化损伤。

3．其他天然抗氧化物质和机体抗氧化防御系统的关系

（1）番茄红素：属于类胡萝卜素，天然红色素在自然界分布较少，主要存在于西瓜、番茄、木瓜、红色葡萄柚及苦瓜籽、番石榴等食物中，番茄果实中番茄红素主要来源于甲羟戊酸，它经过牻牛儿基焦磷酸、顺 - 八氢番茄红素、六氢番茄红素、反 - 胡萝卜素最终形成番茄红素。番茄红素是许多类胡萝卜素合成的中间物质，因其不具有维生素 A 的活性，长期以来未引起重视。但最新研究发现，番茄红素可以通过物理、化学方式使单线态氧淬灭，具有很强的清除氧自由基作用。番茄红素在化学结构上与其他类胡萝卜素不同，具有开链和双键的长链结构，有 11 个共轭双键，其淬灭单线态氧的功效与其分子中所含有的共轭双键的数目密切相关。番茄红素是人体血清中浓度最高的类胡萝卜素，最容易被人体吸收、代谢和利用，占人体血清中类胡萝卜素的一半左右。

（2）虾青素：在虾青素分子中，有较长的共轭双键，还有烃基和在共轭双键链末端的不饱和酮基，而烃基和酮基又构成 α- 烃基酮。这些结构均有比较活泼的电子效应，不仅可以提供电子生成自由基，有淬灭单线态氧的能力 [54]，还能吸引未配对电子而清除自由基。虾青素具有强的抗氧化、捕获自由基、增强机体免疫力、预防癌变、抗衰老和吸收紫外线的作用。

（3）银杏提取物：银杏叶的主要活性成分是银杏黄酮和独特的二萜类。银杏叶许多生理活性的基础是以槲皮素、山柰酚、异鼠李素及其苷类为主，其中萜类占 6%，以银杏内酯和白果内酯为主；微量元素包括铁、铜、锰、锌及常量元素钙、镁等。银杏黄酮包括槲皮素（quercetin）、银杏双黄酮（或银杏黄素，ginkgetin）、异银杏双黄酮（isoginkgetin）、芦丁、去甲基银杏双黄酮（bilobetin）、三柰素 -3- 鼠李糖葡萄糖苷（kaempferoI-3-rhamn oglucoside）、异鼠李素（isorhamnetin）、山柰酚

（kaempferol）、白果内酯（bilobalide）、萜类内酯银杏内酯 A（bilobalide A）、银杏内酯 C（bilobalide C）等。银杏黄酮是氧自由基的捕捉剂和清除剂，能提高超氧化物歧化酶、谷胱甘肽过氧化氢酶活性，参与清除超氧阴离子，抑制脂质过氧化反应，保护细胞膜，提高缺血组织对氧和葡萄糖的利用率[55]。

（4）白藜芦醇：白藜芦醇（resveratrol）是二苯乙烯（stilbene）的一种三烃基衍生物，化学名为芪三酚，是一种重要的醇溶性植物抗氧化剂和抗毒素。它广泛分布在藜芦、葡萄、虎杖科植物、桑椹、花生等中，其中葡萄皮中白藜芦醇含量最高。白藜芦醇是心血管的重要营养分子，其抗氧化、保护心血管功能已经被广泛证明。

（5）维生素 P：又称通透性维生素（P 代表渗透性），由柠檬中分离出来，其化学本质为黄酮类（flavonone），称为柠檬素（citrin）。维生素 P 能维持毛细血管壁的正常通透性，缺少它会引起血管通透性增强。维生素 P 不是单一的化合物，主要的维生素 P 类有芸香苷（芦丁）、橘皮苷及 L- 表儿茶素等，不仅能抑制自由基损伤，还具有“节约”维生素 C 和抑制透明质酸酶的作用。

（6）GSH：是一种小分子三肽化合物，由谷氨酸、半胱氨酸和甘氨酸组成，是细胞内含巯基最为丰富的一类物质，半胱氨酸 α 氨基上的巯基（—SH）是该分子化学活性中心。GSH 普遍存在于细胞内，不同脏器中其浓度不同，以肝内最高，而血液中浓度低。它参与体内糖代谢、细胞内氨基酸转运及 DNA 合成调节等多项生理过程，在减轻氧自由基损伤、拮抗外源性毒物、维持细胞蛋白质结构和功能、调节免疫功能、抑制细胞凋亡等方面发挥着重要功能。GSH 作为抗氧化剂网络中含量最丰富的抗氧化剂，是机体对抗自由基的重要武器，由机体从食物中摄取的 3 种氨基酸（谷氨酸、胱氨酸和甘氨酸）所生成。

（7）LA：是一种八碳羧酸，它的还原形式是二氢硫辛酸（dihydrolipoic acid，DH-LA）。LA 主要存在于洋葱、土豆、肉类（瘦肉）、菠菜、大蒜、芦笋等，但含量很少。LA 被认为是一种较好的抗氧化剂，它的抗氧化活性逐渐引起普遍重视。LA 对于脑卒中及心脏病可以提供显著的保护作用。LA 还能再生 GSH，GSH 是体内另一种重要网络抗氧化剂，可以发挥清除毒素的作用，LA 能明显提高 GSH 水平。

（8）多酚：目前已发现的多酚类化合物种类超过 4000 多种，主要存在于树皮、叶、果实、种子和花的色素中。因其分子结构的不同，分为强抗氧化剂和弱抗氧化剂两大类。芦丁、山柰酚、橙皮苷、槲皮素和粗毛豚草素等是常见的多酚类，它们具有多种多样的生物学功能，可以有效地抑制脂类过氧化作用，并且能清除 ·OH 和 $^1O_2$。有些多酚类物质如黄酮可以络合 Fe^{2+}，还能够抑制许多酶，如脂氧化酶、NADH 氧化酶、髓过氧化酶、环氧化酶和黄嘌呤氧化酶等的活性，从而减少自由基的生成。

单宁（tannin）存在于水果、蔬菜中，又称鞣质，也是一种较强的抗氧化剂，具有抑制多种肝微粒体过氧化模型中自由基反应的功能。许多水果、蔬菜的抗氧化作用与此有关。但是，单宁具有使蛋白凝固、沉淀的作用，因此，使用剂量的大小会严重影响其作用效果。

茶叶也可以为人类提供丰富的抗氧化物质。茶多酚是存在于绿茶中的天然多酚类化合物，其主要成分是儿茶素，具有捕集体内自由基、抗氧化、抗衰老、抗辐射等多方面的作用，还可以预防与治疗心脑血管疾病和提高免疫力。此外，茶叶提取物中还富含茶叶咖啡因、茶叶多糖等抗氧化物质。葡萄酒中富含黄酮类物质，能够预防心血管疾病。

4. 抗氧化剂作用的比较 参考 Acworth 等（1997）和郑荣梁等（2001）的研究[56]，将抗氧化剂对羟自由基（·OH，表 4-2）和超氧阴离子自由基（$·O_2^-$，表 4-3）清除反应速率的反应常数相比较，发现它们之间的常数变化较大。

表 4-2　各种抗氧化物质清除·OH 的反应速率常数

抗氧化剂	反应速率常数［$\times 10^9$ L/(mol·s)］	抗氧化剂	反应速率常数［$\times 10^9$ L/（mol·s)］
血红蛋白	23.0	葡萄糖	10.0
白蛋白	36.0	α- 生育酚	10.0
肌肽	2.5	生育酚衍生物	80.0
NAC	14.0	维生素 C	10.0
鸟嘌呤	10.0	β - 胡萝卜素	＜ 100.0
不饱和脂肪酸	1.0	GSH	8.8

表 4-3　各种抗氧化物质清除·O_2^- 的反应速率常数

抗氧化剂	反应速率常数［$\times 10^9$ L/(mol·s)］	抗氧化剂	反应速率常数［$\times 10^9$ L/（mol·s)］
维生素 C	0.000 27	NAC	0.002 70
儿茶酚类	10.000 00	NO	7.0
醌类	1.0	NO_2	0.1

抑制 LDL 氧化的强度依次为：番茄红素＞维生素 E ＞ α-CAR ＞ β- 隐黄质＞玉米黄素 = β–CAR ＞叶黄素。番茄红素能保护淋巴细胞免于膜损伤和细胞死亡，比 β-CAR 的作用强 2 倍。平均与一个低密度脂蛋白（LDL）作用避免氧化所需的抗氧化剂分子数比较：亚油酸酯（957 个）＞花生四烯酸（87 个）＞ α- 生育酚（6. 5 个）＞ γ- 生育酚（0.5 个）＞番茄红素（0.2 个），表明只需很少的番茄红素及 γ- 生育酚就能防止 LDL 发生氧化。将实验动物的寿命用作整体实验的观察指标，经调整膳食改善抗氧化剂构成，同时在食物中加入某些抗氧化剂如 α- 生育酚等，能够抑制活性氧反应或清除自由基。结果发现，抗氧化剂能够提高小鼠、大鼠、果蝇、线虫的寿命。

各种具有营养功能的物质淬灭 $^1O_2$ 的活性常数比较（表 4-4）：其中番茄红素是类胡萝卜素中淬灭 $^1O_2$ 最强的抗氧化物，比维生素 E 强 100 倍，因其保护大分子免受氧化而防止癌症与动脉硬化。由于番茄红素多烯链长、共轭双键多，因此比 β-CAR 等有更强的清除 $^1O_2$ 的能力。

表 4-4　各种具有营养功能的物质淬灭 $^1O_2$ 的活性常数比较

抗氧化剂	反应速率常数区［$\times 10^9$ L/（mol·s)］	抗氧化剂	反应速率常数区［$\times 10^9$ L/(mol·s)］
番茄红素	31. 0	叶黄素	8.0
α-CAR	19. 0	虾黄素	24.0
β-CAR	14. 0	红木素	14.0
γ-CAR	25. 0	番红花苷	1.1
玉米黄素	10. 0	维生素 E	0.3

在机体内抗氧化剂之间常有协同作用，一起发挥较强的抗氧化活性作用。维生素 C 能把被氧化的维生素 E 还原，而维生素 E 能够保护维生素 A。维生素 E 与硒可以协同增强作用。LA 可以促进 GSH 合成，协同维护细胞抗氧化自稳功能。天然抗氧化剂和人体内自身的抗氧化剂共同形成一个完整的系统，随时清除具攻击性的氧自由基，保护人体细胞、酶、核酸，保证其处于正常状态，维持身体健康。

因此，合理膳食不仅包括合理摄入营养素，还要注意合理吸收多种抗氧化剂，这将是本世纪人们追求最佳营养状态的新内容。

5．食物抗氧化功能的综合评价 类胡萝卜素广泛存在于动植物体中，是一类黄色至橙红色的天然脂溶性维生素，包括叶黄素、植物隐黄素、玉米隐黄素和番茄红素等，在自然界有700多种，然而只有约60种在食物中被发现。类胡萝卜素主要富含于黄色、红色、橘黄、紫色、深绿等颜色鲜艳的水果和蔬菜中。大部分人每天通过吃几个橘子和黄色水果，或深绿色叶蔬菜便可获得足够的类胡萝卜素。对于患心脏病或肿瘤的人群，每天应该在膳食中增加水果或蔬菜，以增加类胡萝卜素的摄入量。

水果蔬菜中富含大量的抗氧化剂。除了上述抗氧化剂之外，还有很多其他的抗氧化剂。水果、蔬菜中的含巯基（—SH）或二硫键（—S—S—）物质在机体营养代谢过程中具有重要功能，包括LA、GSH、辅酶A、NAC、蛋氨酸、半胱氨酸的物质。果蔬中所含的可以络合重金属的物质也是抗氧化剂，如枸橼酸等多种有机酸、酚类化合物等。在茶叶提取物中除茶多酚以外，还有其他抗氧化物质茶叶多糖、茶叶咖啡因等。

维生素A对于儿童非常重要，其主要的食物来源是动物肝。

有学者研究了10种蔬菜、9种营养素和4种水果汁，涉及蛋白质、氨基酸、肾上腺素、胰岛素、葡萄糖和维生素（vitamin）等对ROS的清除作用，结果表明：①色氨酸效果最好，DL-蛋氨酸次之，更弱的是DL-组氨酸、烟酰胺、维生素C、L-半胱氨酸、枸橼酸钠、GSH和甘氨酸；②未经煮沸的豆角、茄子、韭菜、油菜、香蕉与四季豆汁效果强，黄瓜、葡萄和番茄汁较弱；③茄子、豆角、韭菜和土豆汁一经煮沸则降效，相反葡萄汁煮沸后却可增效；④14种蔬菜水果中茄子汁作用最强，豆角汁和青椒汁次之，最低的是黄瓜汁、葡萄汁和桃汁。也有学者测出陈皮、大枣、山楂、生姜、大蒜和茶叶的水提物可以起到较强的清除自由基和抑制氧化DNA损伤的修复作用。番茄中含有的番茄红素能够有效地抑制光敏反应，在所有的$^1O_2$天然清除剂中番茄红素的清除作用最强。酚羟基化合物如芝麻醇（sesaminol）、姜黄素（curcumin）、苯丙素苷类（phenyl propanoid glycosides）等；黄酮类如槲皮素、芦丁、刺槐素、桑色素、沙棘黄酮、甘草黄酮、黄芩素等；皂苷类如三七皂苷、人参皂苷、绞股蓝总苷等；木脂素类如五味子甲素、乙素、丙素等；多糖类如党参多糖、雪莲多糖、银耳多糖、黑木耳多糖等；有机酸类如芥子酸、枸橼酸、咖啡酸、阿魏酸等；丁羟基茴香醚（butylated hydroxyanisole，BHA）、丁羟甲苯（butylated hydroxytoluene，BHT）、乙氧喹、没食子丙酯、去甲二氢愈创木酸等，均具有抑制ROS作用。

第八节 营养与睡眠剥夺

睡眠是一个有周期性节律的主动生理过程，按照脑电图、眼球运动情况和肌张力的变化可将睡眠过程分为“非快速眼动睡眠”（non-rapid eye movement sleep，NREM sleep）和“快速眼动睡眠”（rapid eye movement sleep，REM sleep）。依据睡眠程度NREM又可分为浅睡期、轻度睡眠期、中度睡眠期、深度睡眠期，也可分别称为1、2、3、4期；最后是快速眼动睡眠。一般情况下，一个睡眠周期持续90～110 min。在整个夜晚，往往会经历4～5个睡眠周期，每个周期依次相连。睡眠具有促进生长、恢复注意力及巩固记忆和缓解紧张情绪等功能。3期和4期睡眠具有恢复体力的作用，快速眼动睡眠有助于巩固记忆。可以说，睡眠是恢复精力、整合和巩固记忆的关键环节，也是健康不可缺少的重要组成部分。在睡眠过程中，全身包括中枢神经系统都得到恢复和休息，甚至有助于神经元和相关组织的恢复重建及再生。睡眠剥夺是指因环境需要而丧失了正常所需睡眠量的状态。有研究认为，脑内乙酰胆碱（ACh）及乙酰胆碱酯酶（AChE）浓度的变化是引起睡眠剥夺动物学习记忆能力下降的重要因素[57-58]，其确切的机制仍有待详尽的实验研究。睡眠剥夺可诱发心理疲劳，进而加速躯体疲劳。连续或持续作业是井下工人常会遇到的情况，常常因为情况紧急或任务要求而不能得到正常休息，甚至发生睡眠剥夺，导致睡眠觉醒生理过程的紊乱。部分或全部的睡眠丧失会危害健康，削弱井下工人的连续作业能力，睡眠调控是井下工人卫生保障研究的重要内容之一。

一、睡眠剥夺的反应和表现

睡眠不足可引起大脑皮质觉醒水平普遍下降，产生困倦。夜间睡眠剥夺数小时后即可出现睡意，一个夜间不睡眠会有沉重的瞌睡感、嗜睡；两个夜间不睡眠就会感觉极度困倦，情绪和行为可发生较大的改变，如易怒、焦虑、抑郁、表情淡漠等；当睡眠剥夺超过 60 h，以上表现越来越严重；剥夺超过 72 h，则不易控制嗜睡出现；剥夺超过 96 h，出现精神紊乱，表现出谵妄状态，如恐惧、幻视、多疑、时空错乱等，此时大部分心理生理活动减弱，认知功能下降，视物模糊，甚至复视、机体疲劳、注意力不集中、短时记忆力下降、思维判断能力、逻辑推理能力受损、操作误差增多等，进而机体出现全身性疲劳，动作能力丧失。长期睡眠不足也会对心理生理反应造成影响，引起身体各种功能逐渐下降，使人感到疲劳，注意力不易集中，反应迟钝，记忆力受损，思维混乱，动作无法协调，影响工作和学习。

睡眠剥夺的严重后果中，情绪变化一般最早出现，此外睡眠剥夺的人还会出现手足刺痛感，对疼痛更加敏感，眼有烧灼感或刺痛、复视及幻觉等各种视觉障碍和思维紊乱，表现为回答问题时词不达意，无法表达完整的意思，健忘，最终可致精神失常。睡眠剥夺时还会出现反应迟钝现象，即长期睡眠不足可能使人变"笨"。研究表明，每晚比正常睡眠时间少睡 1 h 可能引起一个人的智商暂时性降低，持续 1 周可令智商降至 100 以下。一般而言，每个人平均每天应保持 8 h 睡眠。当人睡眠不足时，会累积一笔"睡眠债"，即就算每天只少睡 1 h，如果连续 8 天，仍会感到像是整晚熬夜一样疲倦。如果长期积欠很多"睡眠债"，人体智力和运动功能会下降，会变得反应迟钝，即变"笨"了。此外，精神萎靡不振是又一最常见的表现。正常情况下，皮质类固醇的水平在夜晚会逐渐下降，与褪黑激素互相配合，使人能很快进入梦境。皮质类固醇的分泌会在凌晨逐渐上升，达到最高峰。充足的睡眠可保证皮质类固醇保持自然的生物节律，使人精神焕发。若连续 1 周睡眠不足，皮质类固醇在清晨不能上升到高峰，就会导致精神萎靡不振、昏昏欲睡等。

人的作业能力包括脑力和体力两个方面，睡眠剥夺对体力作业能力的影响不大，对脑力作业能力的影响显著。如上所述，由于睡眠剥夺导致能量消耗增加，大脑对葡萄糖的摄取和利用出现障碍，蛋白质、脂肪、电解质等代谢异常，脑内的儿茶酚胺、血糖、血氧含量下降，心血管功能、呼吸功能降低，免疫功能减弱，中枢神经对外周器官的控制能力降低等，身体疲劳和各种心理、生理活动能力下降，进而又会加重其他有害因子对机体的破坏，使睡眠剥夺对人的认知力（包括记忆、学习、推理、判断等）、注意力、警觉力及手足操作等各种能力产生不同程度的影响，严重时可出现神经精神症状和行为异常，丧失作业能力。在紧急事故的处理中，常会发生持久的睡眠剥夺现象，脑力活动处于高度紧张状态。这种状态一旦过于持久，脑力活动就会逐步衰退，人虽清醒但思路不清，昏昏沉沉。人们在睡眠不足状态下就会犯各种各样的错误。研究表明，每夜睡眠 6 ~ 8 h 可长期保持良好的作业能力，每夜睡眠 3 ~ 4 h 作业能力能够维持 5 ~ 6 h，每夜睡眠 3 h 以下将使作业能力迅速下降；连续觉醒 24 h，脑力劳动能力和战斗效率降低 25%。使作业能力能够维持的最少睡眠时间约为 4.5 h，完全睡眠剥夺后作业能力只能维持 2 ～ 3 d，72 h 被视为人体睡眠剥夺的最大耐受限度。

二、睡眠剥夺对机体的影响

（一）对免疫功能的影响

睡眠与免疫功能密切相关。促进睡眠的多种睡眠肽类因子本身就有免疫调节功能。人的细胞和体液免疫功能会随着睡眠状态而改变，睡眠不足可抑制免疫功能，表现为血中粒细胞吞噬能力降低，自然杀伤（natural killer，NK）细胞数量减少，活性下降，淋巴细胞对植物血凝素的反应性减弱等。有研究表明[59]，长期睡眠较差的人的血清过氧化脂质明显偏高，红细胞 SOD 活性明显偏低，从而导致机体免疫力下降。睡眠剥夺 48 h 后，NK 细胞数明显降低，表明睡眠剥夺 48 h 对人体免疫功能产生影响。长期睡眠剥夺可降低人的抗感染能力。而充足的睡眠除了可以消除疲劳外，还与提高机体免疫力、增强抵抗疾病能力有关。

动物实验发现，睡眠剥夺 72 h 和 120 h 后大鼠细胞因子如 IL-2、TNF-α 及皮质醇均升高，存在免疫激活，提示细胞因子可能参与了睡眠调节。还有研究发现，睡眠剥夺本身对人体免疫功能有影响，睡眠与免疫功能密切相关。

（二）对内分泌功能的影响

短时间睡眠剥夺对肾上腺素、皮质醇、去甲肾上腺素等影响较小，但对动物睡眠剥夺 48 h，特别在 72 h 后，在大脑皮质、脑干、海马等部位上述激素都有变化，肾上腺增生，血中甲状腺素轻度增加，尿中钾、钠离子排出量降低。这可能与皮质醇分泌升高有关。而长时间睡眠不足引起的血清铁浓度降低可能与皮质醇和 5-HT 的代谢产物排泄有关。

（三）对物质代谢的影响

长时间睡眠剥夺时，机体能量代谢增加，出现负氮平衡，表现为食欲增加，体重减轻。与蛋白质和能量摄入不足的营养状态相类似，机体出现低蛋白血症、贫血、皮肤损伤、体温降低等。人在部分或完全睡眠剥夺时出现饥饿感，饭量增加，体温降低，感到寒冷；尿素氮排出增多，尿中电解质减少，表明蛋白质分解加速。这些变化均提示睡眠剥夺可能加速体内物质代谢过程，使体内热量和能量平衡紊乱。

睡眠剥夺引起血中胆固醇和三酰甘油降低，游离脂肪酸升高，肌肉中胆固醇升高，类似粥样硬化的改变。睡眠剥夺使血清谷草转氨酶和谷丙转氨酶显著增加，提示睡眠剥夺对肝也有影响。

睡眠剥夺时可造成糖代谢异常，肌肉等外周组织对葡萄糖的摄取下降，糖利用发生障碍，糖耐量减低，血糖浓度升高，类似糖尿病前兆症状。这是由于胰岛素受体对胰岛素敏感性降低，机体对胰岛素需求量提高，分泌功能受干扰，血中胰岛素水平降低。体力活动有助于恢复受体对胰岛素的敏感性。

睡眠剥夺可显著影响脑内的各种化学物质浓度，研究最多的是神经递质和睡眠影响因子。睡眠剥夺时，尿中儿茶酚胺类及其代谢产物排泄量增多，与睡眠剥夺者出现的行为变化相一致。动物实验发现，脑内儿茶酚胺耗量增加，甚至耗竭。用儿茶酚胺合成抑制剂使脑内儿茶酚胺合成受抑制，能够模拟对睡眠剥夺者情绪、警觉力、认知能力、作业能力的影响，而且睡眠剥夺与儿茶酚胺耗竭两者同时作用比单一作用更明显，表明儿茶酚胺耗竭可能是睡眠剥夺引起情绪异常和认知功能下降的原因之一。

（四）对心肺功能的影响

睡眠剥夺可影响心血管系统和呼吸系统，人在睡眠剥夺 64 h 后，最大摄氧量（VO_{2max}）轻度下降，每分通气量也降低，可能是由于觉醒程度降低而进一步导致通气反应减弱。在睡眠剥夺时，组织对葡萄糖的需求量增加，引起体内储存的葡萄糖急剧减少，钾、氢离子向血浆中转移，钠离子排出减少，造成血浆渗透压上升，加上盐皮质激素分泌异常，电解质紊乱，最终使血容量扩大，血液稀释。睡眠剥夺还可造成心率减慢，心电图某些波形发生改变。

（五）对脑组织的损害

动物实验证实，完全睡眠剥夺组大鼠海马 NO 含量及 SOD 活力显著提高。病理形态学观察发现，光镜和电镜下海马神经元减少，核仁碎裂、胞质内细胞器减少。高浓度的 NO 具有毒性。睡眠剥夺后海马 NO 含量上升，可导致 DNA 损伤和突变，加速氧自由基的代谢。氧自由基可破坏细胞的生物膜结构，致使细胞膜功能紊乱。另有研究指出，睡眠剥夺可引起 NO 及 NOS 升高，可能与其学习障碍有关。内源性 NO 增加可能是睡眠剥夺后机体精神行为变化的关键因素，NO 可能参与大鼠的睡眠调节，高水平的 NO 可能直接或间接通过其他的睡眠调节因子介导这种作用。

（六）对神经电活动的影响

睡眠不足可干扰大脑的生物电活动，表现为脑电图上 α 波减少。大鼠的 EEG 分析结果表明，睡眠剥夺前 θ 频段占优势，睡眠剥夺 72 h 后，δ 频段占优势。睡眠剥夺 50 h 后所有脑区（双侧枕区除外）的 δ 频段、θ 频段功率升高，α_2 频段功率降低，且与睡眠剥夺时间呈线性相关。脑电功率出现明显的随时间变化现象：不同频段、不同脑区的脑电功率变化不同，快波频段与慢波频段的时间效应表现有差异。表明睡眠剥夺能够影响正常人的脑电生理活动。睡眠不足对人的上肢短潜伏期躯体感觉诱发电位没有明显影响，但脑干听觉诱发电位和视觉诱发电位各波潜伏期较对照组有延长趋势，彻夜不眠者显著延长。这些现象均提示睡眠不足引起中枢神经系统对内在和外在刺激的应激能力降低。

三、睡眠剥夺对机体的危害

充足的睡眠、均衡的饮食和适当的运动是健康生活的 3 个鼎足。但人们常常只注重饮食和运动，忽视了睡眠这个重要因素。睡眠的剥夺、生理节律的紊乱，都能引起心理、生理的障碍。睡眠不足的影响可以累加起来，最终严重损害健康。长期睡眠不足，能导致人体抵抗力下降，感冒频发，甚至造成高血压、糖尿病、心脏病等全身疾病。

（一）糖尿病

睡眠与内分泌密切相关。连续 1 周每天睡 4 h 的青年受试者，血糖值有所上升，这可能是因为睡眠不足导致中枢神经系统变得活跃，抑制了胰腺功能，使胰岛素分泌量下降而致。睡眠不足者体内胰岛素受体对胰岛素敏感度显著降低，葡萄糖代谢紊乱。因此，睡眠不足可能是近年来糖尿病患者数增多的一个因素。

（二）肥胖

过去认为，睡眠过多可能导致整个神经中枢长期处于抑制状态，而引起各器官功能减退，使体重增加。最近的研究表明，睡眠不足也可诱发肥胖。睡眠不足可使人饿感明显，胃口大开，这也可能是造成肥胖的原因之一，长期每天睡眠时间＜ 4 h 的人，都可能会出现体重增加现象。

积累睡眠不足，可能会引起严重的健康问题，包括肥胖、糖尿病与高血压等。睡眠不足者的葡萄糖耐受性发生改变，会影响他们日后的体重并长期危害健康。睡眠不足时，血中葡萄糖浓度会上升，体内需要及时分泌更多的胰岛素，以代谢较高的血糖浓度，最终将引起 2 型糖尿病所特有的“胰岛素抵抗”的发生。同时，胰岛素会把代谢的血糖带到细胞，转化成脂肪。一旦胰岛素分泌过多，身体会相应增加储存脂肪，肥胖与高血压的风险即升高。另外，睡眠不足，体内肾上腺素分泌较多，类似备战状态，血糖会升高，肥胖、高血压的风险也因此增高。

（三）心脏病

睡眠时间的多少也影响了患心脏病的概率。研究发现每晚睡眠不足 5 h 的人，冠状动脉变狭窄的风险比每晚得到 8 h 充足睡眠的人要高 45%；排除吸烟和体重等因素，与睡眠 8 h 者相比，平均每晚睡眠 6 h 者超过心脏病的风险高 18%，睡眠 7 h 的人患心脏病的风险高 9%。

研究表明，每周工作超过 60 h，且睡眠不正常的人更容易患心脏病。工作时间过长和睡眠不足有可能造成血压升高、心率加快，并引起心脏病突发。目前，超时工作引起心脏病发病率增加的具体原因尚不明确，可能是长时间工作加上睡眠不足引起血压骤升而导致心脏病突发。

（四）癌变

长期缺乏睡眠使人抵抗力下降，免疫系统功能的降低还会使抵御早期癌变的能力减弱。由于癌细胞是在正常细胞裂变过程中发生突变而形成的，而夜间又是细胞裂变最旺盛的时期，睡眠不好，人体不易控制细胞发生变异而转化为癌细胞。社会心理因素研究表明，吸烟、睡眠不足、饮酒等为肺癌发病的危险因素。

（五）早衰

睡眠不足可导致免疫系统功能降低，使人难以抵抗疾病，机体抗癌能力下降，致使糖尿病、癌症、脑出血和抑郁症的发生风险升高，这些疾病会引起早衰，甚至过劳死亡。研究显示，睡眠不足的影响可累加起来，最终对健康造成严重危害，睡眠不足可缩短寿命，完全睡眠剥夺时间过长可致命。

四、睡眠剥夺的营养干预

补充各种营养素有利于睡眠剥夺的恢复。除合理膳食可满足营养需要外，还需重视膳食外的营养补充，因为在特殊环境下进行工作，营养需要一般是增加的，只依靠合理膳食难以满足机体需要。另外，人们已经认识到，某些营养素或食物不仅具有营养功能，同时还具有抗疲劳、耐缺氧、提高体能，提高机体抵抗力等作用。

（一）褪黑素

褪黑素（melatonin，MT）为松果体分泌的一种激素，可能是一种天然的镇静促眠物质，可以调节睡眠、情绪、免疫、生殖及生物节律，尤其是对睡眠周期的维持具有重要意义，能够诱导和促进人的睡眠。MT 通过与其受体 MT_1 和 MT_2 结合后，激活 GABA 合成酶，增加下丘脑 GABA 的含量，促进下丘脑 GABA 的释放，并通过 GABA 受体发挥缩短睡眠潜伏期和延长睡眠时间的作用[58]。MT 安全、不会上瘾，能影响机体生物钟，使用它能够改变机体的睡眠节律，从而减轻连续工作导致的睡眠节律改变和睡眠丧失的影响。体内 MT 的减少，会造成睡眠质量下降，如入睡困难、易醒、早醒、睡不深、多梦等。然而，由于 MT 还具有清除体内自由基、抗氧化的功能，它的缺乏必然会加快衰老进程。随着年龄的增长，MT 的衰减是不可逆转的，只能依靠外源性补充来解决。MT 在国外已是一种普遍的保健制剂，我国近几年也开始应用。

（二）咖啡因

茶、咖啡、巧克力、可可等含有咖啡因。咖啡因具有抗疲劳的作用，在睡眠剥夺条件下可以增强应激适应能力[60]。咖啡因是一种具有增强体能作用的物质，可以增进体力作业效率和认知作业效率，提高机体的反应率，并且在睡眠丧失的过程中能够有效地维持机体的警觉性。在细胞水平上，咖啡因可以作用于中枢神经系统，促进神经肌肉的传递，提高骨骼肌的收缩，从而有助于机体做出快速反应和运动。咖啡因对于睡眠不足和睡眠剥夺造成的疲劳和工作绩效的变化具有明显的改善作用。

（三）氨基酸

1．色氨酸（tryptophan） 是合成 5-HT 的前体，后者可中和肾上腺素，并能改变睡眠持续时间。服用色氨酸能够促进睡眠，无明显不良反应。富含色氨酸的食物有海蟹、西瓜子、南瓜子、黄豆、黑芝麻、肉松、油面筋、油豆腐、猪腿精肉、鳊鱼、豆腐干、鸡胸脯肉、鸡蛋等，人们应适当补充富含色氨酸的食物，加之胰岛素会加快血中的氨基酸进入细胞内的速度，而此时的脑细胞也在为色氨酸敞开方便之门，如此一来进入脑中的色氨酸比例上升，从而产生更多的 5-HT，使人更快进入睡眠状态。

2．支链氨基酸（BCAA） 在蛋白质中常见的有苏氨酸、缬氨酸和异亮氨酸等。富含 BCAA 的食物包括鸡胸脯肉、瘦牛肉、金枪鱼、野生鲑鱼及鸡蛋等。睡眠剥夺可导致能量消耗增加，体重下降，白蛋白合成减少。而 BCAA 具有抑制蛋白质分解，促进肝合成蛋白质的作用，因此 BCAA 能够改善睡眠剥夺时白蛋白合成减少的状况。此外，提高血中 BCAA 浓度可减少血中色氨酸进入脑内，使脑内 5-HT 合成减少，并能缓解睡眠剥夺导致的行为改变[61]。

3．酪氨酸（tyrosine） 是酪氨酸酶单酚酶功能的催化底物，是最终形成优黑素和褐黑素的主要原料。富含酪氨酸的食物有沙丁鱼、西红柿、牛奶、动物肝、炼乳、蚕豆、扁豆、菠萝、香蕉等。睡眠丧失可引起体内儿茶酚胺大量消耗，酪氨酸作为体内生成儿茶酚胺的前体物质，可能用来对抗睡眠剥夺的影响。

（四）矿物质和维生素

缺乏钙和镁等微量元素可造成睡眠短暂或醒后不能重新入睡。睡眠不足或过度疲劳可引起黑眼圈，通过恢复正常睡眠，补充一些富含维生素 C 的蔬果和保健品则有助于促进眼部的血液循环，改善黑眼圈。动物长期睡眠剥夺后，中枢神经系统神经元的染色质出现溶解，表现症状与烟酸缺乏症类似。大脑活动需要较多能量，主要靠葡萄糖经三羧酸循环供能，烟酰胺腺嘌呤二核苷酸（nicotinamide adenine dinucleotide，NAD）参与三羧酸循环，而烟酸是合成 NAD 的必需物质。

（五）蛋白质

在睡眠剥夺状态下，机体能量消耗增加，蛋白质加速分解，机体失水较多，缺乏 B 族维生素。因此，在持续作业时，高糖和高脂肪饮食比高蛋白膳食更有利。因机体代谢率提高，故应充分补充水、B 族维生素和铁剂。动物完全睡眠剥夺实验证实体重增长缓慢或不增，需补充糖、蛋白质等以使机体尽快恢复。

（六）其他

西洋参皂苷对学习记忆获得能力降低具有显著改善作用。给猫腹腔注射柴胡皂苷能够对抗和逆转色氨酸羟化酶抑制剂对氯苯丙氨酸造成的睡眠剥夺，提示柴胡皂苷有致眠作用，可能与脑内的 5-HT 的浓度变化有关。睡眠剥夺后大鼠额叶、海马、脑干和下丘脑 SOD 水平上升，表明睡眠剥夺过程存在自由基损害，黄芪干预能抑制睡眠剥夺对 SOD 活性的改变，黄芪有一定的抗氧化应激作用。刺五加总苷有助于改善实验动物的疲劳状态，调节机体应激反应水平，可以对抗睡眠剥夺引起的疲劳的作用。安神补脑液由淫羊藿、何首乌、鹿茸等中药组成，能够防治睡眠剥夺鼠海马组织营养因子的降低，进而改善睡眠剥夺后的学习记忆能力[62]。

参考文献

[1] 凌文辁，滨治世．心理测验法．北京：科学出版社，1988：69-144.
[2] 尚金梅，尹红霞．考试焦虑的心理应激过程．湖北教育学院学报，2006，23（9）：84-86.
[3] Dorshkind K，Horseman ND. Anterior pituitary hormones，stress，and immune system homeostasis. Bioessays，2001，23（3）：288-294.
[4] Tsigos C，Chrousos GP. Hypothalarnic-pituitary-advendal axis，neuroen-docrine factors and stress. Psychoson Res，2002，53（4）：865-871.
[5] Miller DB，O'Callaghan JP. Neuroendocrine aspects of the response to stress. Metabolism，2002，51（6 Suppl 1）：5-10.
[6] 嵇志红，邹伟．应激对大鼠学习和记忆的影响．中华行为医学与脑科学杂志，2002，11（1）：12-13.
[7] 杨学伟，郭宗君，金丽英，等．慢性应激对大鼠学习能力和决策行为的影响．中国临床康复，2006，10（34）：103-105.
[8] 田明，陈振宙，丁治国，等．空肠内注入 ω-3 多不饱和脂肪酸对急性胰腺炎大鼠免疫功能的影响．中国医药导报，2012，9（04）：26-27，29.
[9] 冯炜权．运动性疲劳和恢复过程与运动能力的研究新进展．北京体育学院学报，1993，16（2）：17-29.
[10] Blomstrand E. Amino acids and central fatigue. Amino Acids，2001，20（1）：25-34.
[11] Chaouloff F，Laude D，Elghozi JL. Physical exercise：evidence for differential consequences of tryptophan on 5-HT synthesis and metabolism in central serotonergic cell bodies and terminals. J Neural Transm，1989，78（2）：121-130.
[12] Gerald MC，Gupta TK，et al. Tolerance to amphetamine-induced impairment of rotarod performance in rats. Phychopgarmacology（Berl），1979，61（3）：317-318.
[13] Conlay LA，Wurtman RJ，Lopez G-Coviella I，et al. Effects of running the Boston marathon on plasma concentrations of large neutral amino acids. J Neural Transm，1989，76（1）：65-71.
[14] 许礼哲，邓树勋，徐晓阳．运动性中枢疲劳生化基础．浙江体育科学，2000，22（2）：59-60.
[15] 李志清，梁述祖．某些化学物质对疲劳发生的作用．武汉体育学院学报，1992，26（2）：48-51.
[16] Katja H，Henning L，Jens L，et al. Role of TGF-β1 in relation to exercise-induced type Ⅰ collagen synthesis in human tendinous tissue. J Appl Physiol，2003，95（15）：2390-2397.
[17] 李峰，杨继益，季绍良，等．运动性疲劳大鼠脑组织中一氧化氮合酶和内皮素 mRNA 表达的变化规律及中药"体复康"的调节作用．中国运动医学杂志，2001，20（2）：116-120.
[18] 曲绵域．实用运动医学．北京：北京科学技术出版社，1996.
[19] 糜漫天，郭长江．军事营养学．北京：人民军医出版社，2004.
[20] 白希清，胡正祥．病理学．北京：科学出版社，1987.
[21] 王萍，毕建忠，李大年，等．植物雌激素对中枢神经系统的作用研究．国外医学（神经病学神经外科学分册），2004，31（3）：303-306.
[22] 高东，王景周，周红杰，等．大蒜素对慢性脑灌注不足老龄大鼠海马及皮质神经元的影响．中国临床康复，2004，8（31）：6934-6935.
[23] 李欣，荆小莉，蔺际奎，等．银杏叶提取物对脑梗死后神经元轴突损伤的保护作用．中国中西医结合急救杂志，2009，16（3）：149-151.

[24] Luo Y, Smith JV, Paramasivam V, et al. Inhibition of amyloid beta aggregation and caspase-3 activation by the Ginkgo biloba extract EGb791. Proc Natl Acad Sci USA, 2002, 99 (19): 12197-12202.

[25] Stéphane B, Wen-hua Zheng, Rémi Quirion. The ginkgo biloba extract (EGb761) protect and rescues hippocampal cells against nitric oxide-induced toxicity: involvement of its flavonoid constituents and protein kinase C. J Neurochem, 2000, 74 (6): 2268-2277.

[26] 龙一鸣，龙青，贺尚荣．蓝莓提取物对老年小鼠学习记忆和抗应激能力的影响．长江大学学报（自然科学版），2017，14（4）：71-72.

[27] 李国林，印大中．ROS 介导的蛋白质氧化的生化机制．生命的化学，2007，27（6）：516-520.

[28] 鄂蒙，蔡翔，朱道建，等．中国人群中饮茶与帕金森病关系的 Meta 分析．江苏预防医学，2016，27（02）：167-169.

[29] Vuong T. Biotransformed blueberry juice protects neurons from hydrogen peroxide-induced oxidative stress and mitogen-activated protein kinase pathway alterations. Br J Nutr, 2010, 104 (5): 656-663.

[30] 魏文清，王荣杰，丛建波，等．自由基与细胞信号转导．国外医学（生理、病理科学与临床分册），1999，19（5）：329-332.

[31] 徐艳，章军建，杨英，等．绿茶多酚对血管性认知功能障碍影响的相关机制探讨．中西医结合心脑血管病杂志，2011，9（10）：1233-1235.

[32] 金苹，容蓉，吴方评，等．磷脂酰丝氨酸 / 茯苓组合对快速老化模型小鼠学习记忆能力的作用及其机制．解剖学研究，2015，37（05）：406-411.

[33] 周赛君，何金彩，王小同，等．咖啡因对小鼠空间学习记忆能力及有关脑区记忆相关蛋白 CREB 表达的影响．中国临床神经科学，2008（02）：139-144.

[34] 李祖成，亢泽春，李淑翠，等．咖啡因对睡眠剥夺老龄小鼠学习记忆及海马抗氧化能力和胆碱能系统的影响．中国老年学杂志，2016，36（11）：2583-2585.

[35] 周赛，何金彩，王小同，等．咖啡因对小鼠空间学习记忆能力及有关脑区记忆相关蛋白 CREB 表达的影响．中国临床神经科学，2008，16（2）：139-144.

[36] Ertel W, Singh G, Morrison MH, et al. Chemically induced hypotension increases PGE2 release and depresses macrophage antigen presentation. Am J Physiol, 1993, 264 (4): R655-660.

[37] Kravchenco IV, Furalev VA. Secretion of immunoreactive curticotropin releasing factor and adrenocorticotropic hormone by T-and B-lymphocytes in response to cellular stress factors. Biochem Biophys Res Commun, 1994, 204 (2): 828-834.

[38] 孙侠，张文辉，牛玉杰，等．不同强度微波辐射对小鼠胸腺的影响．中华劳动卫生职业病杂志，2004，22（2）：108-111.

[39] 洪羽，邓述恺．精氨酸剥夺在恶性肿瘤治疗中的研究进展．现代医药卫生，2015，31（20）：3094-3096.

[40] 白海波，杜继曾，郑筱祥．精氨酸加压素对大鼠抗体产生和淋巴细胞增殖的上调作用．生理学报，1999（04）：435-438.

[41] Ochoa J B, Strange J, Keamey P, et al. Effects of L-arginine on the proliferation of T-lymphocyte subpopulations. J Parenter Enteral Nutr, 2001, 25 (1): 3-29.

[42] Kung SP, Wu CY, Lui WY. Arginine modulated cyclosporine-induied immune suppression in rats transplanted with gastric cancer cells. In Vivo, 2001, 15 (1): 39-44.

[43] Cunha WDS，Friedler G，Vaisberg M，et al. Immunosuppression in undernourished rats：the effect of glutamine supplementation. Clin Nutr，2003，22（5）：453-457.

[44] Greer RM，Portelli SL，Hung BS，et al. Serum vitamin D levels are lower in Australian children and adolescents with typeldiabetes than in children without diabetes. Pediatr Diabetes，2013，14（1）：31-41.

[45] Ginde AA，Mansbach JM，Camargo CA Jr. Association between serum 25-hydroxyl vitamin D level and upper respiratory tract infection in the Third National Health and Nutrition Examination Survey. Arch Intern Med，2009，169（4）：384-390.

[46] Joseph RW，Bayraktar UD，Kim TK，et al. Vitamin D receptor upregulation in alloreactive human T cells. Hum Immunol，2012，73（7）：693-698.

[47] Harris HR，Bergkvist L，Wolk A. Vitamin C intake and breast cancer mortality in a cohort of Swedish women. Br J Cancer，2013，109（1）：257-264.

[48] Liu Y，Chi L，Feng L，et al. Effect of vitamin C on proliferation and differentiation of intestinal epithelial cells of Jian Carp. Prog Vet Med，2012，33（8）：41-46.

[49] Dutra de OJE，Fávaro RMD，Desai ID. Progress in the diagnosis of hypovitaminosis A：clinical and biochemical correlations. Archivos Latinoamericanos De Nutrición，1990，40（3）：333-348.

[50] Seeliger MW，Biesalsk HK，Wissinger B. Phenotype in retinol deficiency due to a hereditary defect in retinol binding protein synthesis. Invest Ophthalmol Vis Sci，1999，40（1）：3-11.

[51] Cideciyan AV，Jr P E，Lamb TD，et al. Rod plateaux during dark adaptation in Sorsby’s fundus dystrophy and vitamin A deficiency. Investigative Ophthalmology & Visual Science，1997，38（9）：1786-1794.

[52] Alfonso-Loeches S，Ureña-Peralta JR，Morillo-Bargues MJ，et al. Role of mitochondria ROS generation in ethanol-induced NLRP3 inflammasome activation and cell death in astroglial cells. Front Cell Neurosci，2014，1（8）：216-234.

[53] Gonzalez A，Pariente JA，Salido GM. Ethanol stimulates ROS generation by mitochondria through Ca^{2+} mobilization and increases GFAP content in rat hippocampal astrocytes. Brain Res，2007，8（40）：1178：28-37.

[54] 郑荣梁，黄中洋．自由基医学与农学．北京：高等教育出版社，2001.

[55] 吴兴曲，王晓峰，杨来峰，等．睡眠剥夺对大鼠学习能力的影响及其机制初步研究．解放军预防医学杂志，2002，20（4）：241-243.

[56] 何志恒，印大中．睡眠研究的科学前沿．生命科学研究，2002，6（4）：184-187.

[57] Dubocovich ML，Delagrange P，Krause DN，et al. Internationa union of basic and clinical pharmacology. LXXV. Nomenclature，classification，and pharmacology of G protein-coup led melaton in receptors. Pharmacol Rev，2010，62（3）：343-380.

[58] 陈卡，糜漫天，朱俊东．特种营养研究进展及其展望．中国营养学会特殊营养八次学术会议，2012.

[59] 欧阳儒颖，季红光，蔡懿灵，等．补充支链氨基酸对睡眠剥夺大鼠行为和血清游离脂肪酸水平的影响．氨基酸和生物资源，2003，25（4）：58-60.

[60] 魏海峰，叶翠飞，李春阳，等．安神补脑液对睡眠剥夺模型大鼠学习记忆及脑源性神经营养因子表达的影响．中国临床药理学与治疗学，2006，11（11）：1230-1233.

第五章

各类食物的营养价值

食物是机体获得能量和各种营养素的来源。食物不仅可提供各种营养素以满足人类生长发育的需要，还可提供丰富的色香味以满足人类的食欲和感官需求。了解各类食物营养价值是合理选择食物的基础，矿工作为特殊职业人群对食物营养有特殊需求。

第一节　食物的分类

可供人类食用的食物来源广泛，种类繁多，一般来讲，食物的分类方法有以下几种。

一、按其来源和性质分类

1．植物性食物　包括粮谷类、豆类、薯类、蔬菜、水果、油料及坚果类等。

2．动物性食物　包括畜禽类、动物内脏、蛋类、奶类和水产品等。

3．各类食物的制品　是以各类天然食物为原料，通过加工制作的食品。包括糖、食用油、饮料、糕点、罐头、方便面等。

二、按其最终代谢产物的性质分类

1．酸性食物（或称为成酸性食物）　包括肉、鱼、蛋、禽类、谷类及坚果中的花生、榛子、核桃等[1]。

2．碱性食物（或称为成碱性食物）　包括蔬菜、水果、豆类、牛奶及坚果中的杏仁、栗子等。此种分类的根据是按照食物燃烧后所得灰分的化学性质，酸性食物的灰分中含有硫、磷、氯等矿物质较多，灰分溶于水后生成酸性溶液，在体内的最终代谢产物常呈酸性，故称为酸性食物；而碱性食物的灰分中含钾、钠、钙、镁等矿物质较多，灰分溶于水后生成碱性溶液，在体内的最终代谢产物常呈碱性，故称为碱性食物。酸性食物和碱性食物的分类方法主要用于评价食物的化学性质，特别是评价食物中矿物质的含量，和食物的营养价值关系不大。

第二节　食物营养价值的评定及意义

食物的营养价值[2]（nutritional value）通常是指某种食物所含的营养素和能量能够满足人体营养需要的程度。营养价值的高低，取决于食物中营养素的种类是否齐全，数量是否足够，相互比例是否适宜，以及是否容易被人体消化、吸收、利用等。

不同食物因所含营养素的种类和数量不同，其营养价值也不同。如粮谷类食物，含有较多的淀粉，脂肪的含量却较低，蛋白质中某些必需氨基酸种类和数量不足；蔬菜、水果能提供丰富的维生素、无机盐及膳食纤维，但其蛋白质、脂肪含量却很少。在不同种类的食物中，各种营养素的组成和数量不同，即使是同一种食物，因其品种、部位、产地、种植管理及成熟程度的不同，营养价值也会存在一定的差异。

食物的营养价值在很大程度上还受储存、加工及烹调方法的影响。如精加工的稻谷、小麦会丢失大量 B 族维生素，水果在加工制成饮料、果脯及罐头的过程中会有大量维生素 C 被破坏；相反，有的食物经过加工，其营养价值可以提高，如将大豆加工成豆腐能显著提高其所含蛋白质的消化率，面粉经过发酵可减少植酸对钙、铁和锌等无机盐吸收的不利影响。

每一类食物都有其营养特点，营养价值也各不相同。评价食物营养价值的指标很多，常见的有营养素密度、能量密度、营养质量指数（index of nutritional quality，INQ）、食物利用率、食物血糖指数（glycemic index，GI）、食物抗氧化能力等。

一、营养质量指数

营养质量指数（INQ）是在营养素密度的基础上提出的，INQ 值的大小可判断该食物营养质量的高低，其计算方法为营养素密度与能量密度之比。

$$\text{INQ}=\frac{\text{营养素密度}}{\text{能量密度}}=\frac{\text{食物中某营养素的含量 / 该营养素的推荐摄入量}}{\text{某食物提供的能量 / 能量推荐摄入量标准}}$$

INQ=1，表示被评价营养素提供营养素的能力与提供能量的能力相当，两者满足人体需要的程度相同。

INQ ＞ 1，表示被评价营养素提供营养素的能力大于提供能量的能力。

INQ ＜ 1，表示被评价营养素提供营养素的能力小于提供能量的能力，长期食用此食物会发生该营养素不足或能量过剩的危险。

INQ 的优点在于：它可以根据不同人群的需求来分别进行计算，同一食物对成人可能有益，但对儿童却可能不合适。因此，INQ 常用作评价食物营养价值最直观的指标。

二、食物利用率

食物利用率是指食物进入人体后被机体消化、吸收和利用的程度。一般用动物来进行测定，其目的是评价对体重起作用的营养素如蛋白质、脂肪、糖类的营养水平。

三、食物血糖指数

食物血糖指数（GI）这个概念于 1981 年由 Jenkins[3] 提出，反映了食物中糖类被利用的程度，也可作为糖尿病患者选择食物时的参考依据（详见第三章第四节）。

四、食物抗氧化能力

人体不断地进行氧化反应而生成氧自由基，同时氧自由基也不断地被体内的防御系统清除，因此，自由基在体内保持一种动态平衡，如果体内的氧自由基产生过多或清除自由基的能力下降则会损伤体内的生物大分子，破坏细胞的结构和功能，促使疾病的发生发展，这种防止体内的氧自由基产生过多和清除氧自由基的能力同食物抗氧化能力有着密切的关系。而食物抗氧化能力主要有赖于该食物中所含有的抗氧化物质的含量，食物中抗氧化物质有以下两种。

1. 抗氧化营养素　主要包括维生素 E、维生素 C、β- 胡萝卜素等。可直接清除体内的活性氧自由基，其他食物中的微量元素如硒、铜、锌、锰等则可增强这种抗氧化能力。

2. 抗氧化植物化学物　植物化学物如类胡萝卜素、生物类黄酮、番茄红素、多酚类化合物等，不是人体必需的营养素，但具有重要的抗氧化作用。

尽管可以从多方面评价食物的营养价值，但由于没有任何一种天然的食物能满足人体全部营养需要，所以各种食物的营养价值高低都是相对的。没有不好的食物，只有不好的膳食搭配[4]。人们应当根据不同食物的营养特点，合理选择多种食物食用，以达到合理膳食的目标。

第三节　植物性食物的营养价值

植物性食物包括谷薯类、豆类、蔬菜类和水果类等食物。自古以来，我国居民除部分少数民族外，大多数均以植物性食物为主。如以稻米、小麦、玉米等谷类及薯类为主食，并佐以蔬菜。植物性食物在我国居民膳食结构中占有极其重要的地位。

一、谷薯类

谷类（grain）属于禾本科植物。我国食用的谷类主要有小麦和稻谷，其次为称作杂粮的玉米、高粱、小米及荞麦等。谷类是供给人体能量最主要的来源，在我国居民膳食中有 70% 左右的能量和 50% 左右的蛋白质是由谷类供给的；由谷类供给的无机盐、B 族维生素和维生素 E 也在膳食中占有相当的比重；同时谷类也是酿造业和畜禽业的重要原料和饲料。

（一）谷类

1. 谷粒的结构和营养素分布　谷物籽粒一般是由谷壳和谷粒两大部分组成。谷壳是由外表皮、皮下纤维组织、表皮海绵薄壁组织和内表皮组成；谷粒颖果是由皮层（谷皮）、胚乳和胚组成[5]。

（1）谷皮（silverskin）：为谷粒外面的数层被膜，约占谷粒重量的 6%，主要由纤维素和半纤维素组成，且含有多量的矿物质和脂肪，不含淀粉。谷皮的下层为多角形细胞构成的糊粉层（aleurone layer），占谷粒的 6% ~ 7%，含有较多的蛋白质、脂肪和丰富的 B 族维生素及矿物质。此层营养素含量相对较高，有重要的营养学意义，但在碾磨加工时，易于和谷皮同时被分离下来而混入糠麸

(bran）中，对谷物的营养价值产生较大的影响。

（2）胚乳（endosperm）：位于糊粉层里面，是谷粒的主要组成部分，约占全谷粒的83%，含有大量淀粉和一定量的蛋白质，靠近胚乳外周的部分蛋白质含量较高，越向胚乳中心的部分含量越低。此外，脂肪、矿物质和维生素的含量均很低。

（3）胚（embryo）：位于谷粒的一端，是谷粒发芽的部分。占全谷粒的2% ~ 3%，含有丰富的蛋白质、脂肪、矿物质、B族维生素及维生素E。胚的质地比较柔软而韧性较强，不易粉碎，但在谷类加工过程中易于和胚乳分离而混入糠麸中，造成营养素的丢失。

在谷胚和谷粒周围部分还含有大量的酶，最重要的是淀粉酶、蛋白酶、脂肪酶和植酸酶。所以粮食在保存时，如条件适合酶的活动，容易发芽或发生腐烂变质。

2．谷类的营养素种类及特点

（1）谷物蛋白质：谷类蛋白质含量一般为7% ~ 16%，是人类食物蛋白质的重要来源。谷粒中的蛋白质绝大多数为简单蛋白质，即分子中只含有α-氨基酸的一类蛋白质，谷类蛋白质按其溶解性可分成4类：白（清）蛋白（albumin）类，如小麦白蛋白、大麦白蛋白等可溶于水；球蛋白（globulin）类，如小麦球蛋白、燕麦球蛋白等，不溶于纯水而溶于中性盐水溶液；醇溶谷蛋白（prolamin）类，如小麦醇溶蛋白、大麦胶蛋白、玉米胶蛋白等：溶于70% ~ 90%的乙醇溶液；谷蛋白（glutelin）类，如小麦谷蛋白等，不溶于水、中性盐水溶液及乙醇溶液，但溶于稀酸及稀碱溶液。

白蛋白和球蛋白组分中含赖氨酸较高而亮氨酸较低，而醇溶蛋白和谷蛋白中则相反，特别是醇溶蛋白，赖氨酸含量极少。一般来说，谷类蛋白质都不同程度地以赖氨酸为第一限制氨基酸，第二限制氨基酸为苏氨酸（玉米为色氨酸）。谷类蛋白质营养价值不高，而玉米和高粱的蛋白质都含有过高的亮氨酸，导致谷类精氨酸更加不平衡。蛋白质生物价除大米外，一般不超过70，小麦为67，大麦为64，高粱为56，小米为57，玉米为60，大米为77。由于谷类食品在我国居民膳食中所占比例较大，因此，谷类蛋白质仍然是我国居民膳食蛋白质的重要来源。

（2）谷物糖类：糖类是谷类的主要成分，也是人体所需糖类最理想的来源。其主要形式为淀粉（starch），集中在胚乳的淀粉细胞内，含量为70% ~ 80%，此外还含有糊精、戊聚糖、葡萄糖和果糖等。谷类中的淀粉因葡萄糖分子之间的聚合方式不同，可分为直链淀粉（straight-chain starch）和支链淀粉（branched-chain starch），其含量因品种而异，可直接影响谷类食品的风味。籼米中直链淀粉含量较高，粳米中两者含量相当，糯米中支链淀粉含量较高[7]。一般黏玉米、黏高粱、糯米几乎不含直链淀粉，含量不足1%。

直链淀粉是由α-1，4葡萄糖苷键连接的线性葡聚糖，较易溶于水，易消化吸收，黏性差，遇碘产生蓝色反应。天然食品中，直链淀粉含量较少，一般只占淀粉成分的19% ~ 35%；支链淀粉是由α-1，4和α-1，6糖苷键连接的具有分支结构的葡聚糖，黏性大，难消化吸收，遇碘产生棕色反应。在食物淀粉中支链淀粉含量较高，一般占65% ~ 81%。与支链淀粉比较，直链淀粉使血糖升高的幅度较小。

（3）脂肪：谷类食品中脂肪含量普遍较低，大米、小麦为1% ~ 2%，玉米和小米约为4%，莜麦可达7.2%。主要集中在谷类的胚部，在谷类加工时，易转入糠麸中。从米糠中可提取米糠油，不饱和脂肪酸可达80%以上；从玉米和小麦胚芽中提取的胚芽油，营养价值较高，80%为不饱和脂肪酸，其中亚油酸占60%。

（4）矿物质：谷类矿物质有30多种，含量为1.5% ~ 3%，其中主要是钾、磷、钙、镁，多以植酸盐形式存在，消化吸收较差。谷类食物含铁少，为1.5 ~ 3.0 mg/100 g，主要存在于谷皮和糊粉层中，加工容易损失。

（5）维生素：谷类是膳食 B 族维生素的重要来源，如硫胺素、核黄素、烟酸、泛酸和吡哆醇等，但玉米中的烟酸为结合型，不易被人体利用，需经过适当加工后，使之变成游离型烟酸才能被人体吸收利用。谷类维生素主要分布在糊粉层和胚部，谷类加工的精度越高，维生素损失就越多。玉米和小米含有少量的胡萝卜素，玉米和小麦胚芽中含有较多的维生素 E。谷类几乎不含维生素 A、维生素 D 和维生素 C。

3．谷类食品的营养价值 谷类食物是中国传统膳食的主体，是碳水化合物、蛋白质、矿物质、膳食纤维和 B 族维生素的重要来源。谷类食品含有的营养素种类比较齐全，糖类（主要为淀粉）烹调后容易消化吸收和利用，是人类最理想、最经济的能量来源，其营养价值较高；谷类食品蛋白质含量较少，且生物利用率较低，因此营养价值相对较低；谷类食品虽然脂肪质量较好但含量太低，其营养价值相对较低；由于谷类食品含有膳食纤维和植酸，影响了矿物质的消化吸收和利用，其营养价值相对较低；就 B 族维生素而言，谷类食品的营养价值较高，但易受烹调加工的影响。

随着经济的发展和生活的改善，人们倾向于食用更多的动物性食物和油脂，导致膳食提供的能量和脂肪过高，而膳食纤维过低。《中国居民膳食指南》提倡膳食中以谷类为主，即强调膳食中谷类食物应该是提供能量的主要来源，应达到总能量的一半以上，以谷类为主的膳食模式既可提供充足的能量，又可避免摄入过多的脂肪及含脂肪较高的动物性食品，有利于预防有关慢性病的发生。根据《中国居民膳食指南》的推荐，一般成人每日摄入谷类 250 ～ 400 g 为宜。

4．加工、烹调、储存对谷类营养价值的影响 食品经过加工、烹调后可改善其感官性状，增加风味，或破坏去除食品中的一些抗营养因子，提高其消化吸收率，延长保质期，但同时也可使部分营养素受到破坏和损失，从而降低食品的营养价值。因此应采用合理的加工、烹调、储存方法，最大限度地保存食品中的营养素，以提高食品的营养价值。

（1）加工对谷类营养价值的影响：谷类加工主要有制米和制粉两种，由于谷类结构的特点，其所含各种营养素分布极不均匀，因此加工精度与谷类营养素的保留程度有着密切关系。加工精度越高，糊粉层和胚芽损失越多，营养素损失越大，尤以 B 族维生素损失显著。

谷类加工粗糙时，虽然出粉（米）率高、营养素损失减少，但感官性状差，而且消化吸收率也相应降低。此外，因植酸和纤维素含量较多，还会影响其他营养素的吸收。我国于 20 世纪 50 年代初加工生产的标准米（九五米）和标准粉（八五粉），既保留了较多的 B 族维生素、纤维素和矿物质，又能保持较好感官性状和消化吸收率，在节约粮食和预防某些营养缺乏病方面起到了积极作用。近年来，随着经济的发展和人民生活水平的不断提高，人们对精白米、面的需求日益增长，为保障人民的健康，应采取对米面的营养强化措施，改良谷类加工工艺，提倡粗细粮搭配等方法来克服精白米、面在营养方面的缺陷。

（2）烹调对谷类营养价值的影响：米类食物在烹调前一般都要经过淘洗，在淘洗的过程中一些营养素特别是水溶性维生素和矿物质有部分丢失，致使米类食物营养价值降低。大米经过一般的淘洗，维生素 B_1 的损失率达 30% ～ 60%，维生素 B_2 和烟酸的损失率为 20% ～ 25%，矿物质的损失可达 70%，糖类的损失率约为 2%。淘洗的次数越多，水温越高，浸泡的时间越长，营养素的损失就越多。

谷类的烹调方法有煮、焖、蒸、烙、烤、炸、炒等，不同的烹调方法引起营养素损失的程度不同，主要是对 B 族维生素的影响。如制作米饭，采用蒸的方法 B 族维生素的保存率比捞蒸方法（即弃米汤后再蒸）要高得多；在制作面食时，一般蒸、烤、烙的方法，B 族维生素损失较少，但用高温油炸时损失较大。如油条制作时因加碱及高温油炸会使维生素 B_1 全部损失，维生素 B_2 和烟酸仅保留一半。米饭在电饭煲中保温时，随着时间的延长，维生素 B_1 的损失增加，可损失所余部分的

50% ~ 90%。面食在焙烤时，蛋白质中赖氨酸的 ε- 氨基与羰基化合物（尤其是还原糖）发生褐变反应（又称美拉德反应），产生的褐色物质在消化道中不能水解，故无营养价值，而且使赖氨酸失去营养价值，为此，应注意焙烤温度和糖的用量。

（3）储藏对谷类营养价值的影响：谷物储藏期间，由于呼吸、氧化、酶的作用可发生许多物理、化学变化，其程度大小、快慢与储藏条件有关。在正常的储藏条件下，其蛋白质、维生素、矿物质的含量变化不大。当储藏条件改变，可引起蛋白质、脂肪、糖类分解产物堆积，发生霉变，不仅改变了感官性状、降低其营养价值，而且会失去食用价值。由于粮谷储藏条件和水分含量不同，各类维生素在贮存过程中变化不尽相同。如谷粒水分为 17% 时，储存 5 个月，维生素 B_1 损失 30%；水分为 12% 时，维生素 B_1 损失减少至 12%，谷类不去壳储存 2 年，维生素 B_1 几乎无损失。

（二）薯类

常见的薯类有甘薯（也称红薯、白薯、山芋、地瓜等），马铃薯（也称土豆、洋芋、山药蛋），木薯（也称树薯、木番薯）和芋薯（芋头、山药）等。薯类是我国传统膳食的重要组成部分，世界上有 100 多个国家种植，我国的产量居世界第一位。

新鲜的薯类含有丰富的糖类（15% ~ 30%）、膳食纤维（1% ~ 2%）、矿物质和 B 族维生素。其糖类以多糖为主，容易被人体消化吸收，可以作为人体所需能量的来源。马铃薯中还含有维生素 C（27 mg/100 g）[8]，既可作为主食，也可以当蔬菜食用。木薯含淀粉较多，是一种优良的淀粉生产原料，但蛋白质和其他营养素含量均很低。木薯各部分都含有氢氰酸，食用前要经过去毒处理。

薯类能量含量低，膳食纤维含量较高，故具有控制体重、预防便秘的作用。由于薯类蛋白质和能量含量都很低，儿童不宜过多食用。

薯类还含有多种植物化学物。马铃薯中酚类化合物含量较高，多为酚酸物质，包括水溶性的绿原酸、咖啡酸、没食子酸和原儿茶酸。目前市场上还出现了一个薯类的新品种——紫薯，薯肉薯皮均呈紫色至深紫色，又称黑薯。它除了具有普通红薯的营养成分外，还富含原花青素，其含量为 20 ~ 180 mg/100 g。原花青素是一种重要的抗氧化剂[9]，同时还具有预防心血管疾病的作用[10]，以及降低某些癌症的患病风险[11-13]。

二、豆类及其制品

豆类（1egume）在农作物中的地位仅次于谷类，是我国居民膳食中优质蛋白质的重要来源，也是膳食纤维、矿物质、维生素和生物活性物质的良好来源。豆类用途广泛，可作为粮食、蔬菜、饲料、医药、肥料等。豆类的食用方法也很多，由大豆加工而成的豆制品是我国居民的重要传统食物，包括豆浆、豆芽、豆腐、豆粉、千张、豆腐丝、豆腐干、发酵豆制品、植物蛋白肉及其他品种繁多的豆制品。

食用豆类属于豆科中的蝶形花豆科，果实为荚果。豆类作物的品种很多，可分为大豆类和其他豆类。大豆类包括黄豆、黑豆、青豆、褐豆及双色大豆；其他豆类包括芸豆、蚕豆、豌豆、绿豆、小豆、豇豆、鹰嘴豆、扁豆、菜豆、瓜尔豆等。豆类因品种不同，其营养成分含量也不相同。

（一）大豆的营养价值

1. 大豆的营养素种类与特点

（1）大豆蛋白质：大豆蛋白质含量较高，一般为 35% ~ 40%，是植物性食品中蛋白质含量最高的食品。大豆蛋白质由球蛋白、清蛋白、谷蛋白和醇溶蛋白组成，其中球蛋白含量最多。大豆蛋白质的氨基酸模式接近人体氨基酸模式，具有较高的营养价值，故大豆蛋白为优质蛋白。大豆蛋白中赖氨酸含量丰富，但蛋氨酸含量较少，与谷类食品混合食用，可较好地发挥蛋白质的互补作用。

（2）大豆脂肪：大豆脂肪含量为 15% ～ 20%，以不饱和脂肪酸居多，约占总脂量的 85%，其中油酸含量为 32% ～ 36%，亚油酸为 51.7% ～ 57.0%，亚麻酸为 2% ～ 10%。此外，大豆油中还含有 1.64% 的磷脂和抗氧化能力较强的维生素 E。

（3）大豆糖类：大豆中糖类含量为 25% ～ 30%，其中只有一半是可供人体利用的可溶性糖，如阿拉伯糖、半乳聚糖和蔗糖，淀粉含量很少；而另一半是人体不能消化吸收和利用的寡糖，如棉籽糖和水苏糖，存在于大豆细胞壁中。

（4）矿物质和维生素：大豆含有丰富的矿物质和维生素，其中钙、铁、硫胺素和核黄素含量较高。除此之外，大豆中还富含维生素 E。干豆类几乎不含维生素 C，但经发芽制成豆芽后，其含量明显提高，可增至 5 ～ 10 mg/100 g。近来还发现每 100 g 黄豆芽中维生素 B_{12} 的含量达 20 mg 左右。在发芽的过程中由于酶的作用还促使大豆中的植酸降解，更多的钙、磷、铁等矿物元素被释放出来，增加了大豆中矿物质的消化利用率。

2．大豆中的其他生物活性物质

（1）大豆异黄酮：主要分布于大豆种子的子叶和胚轴中，含量为 0.1% ～ 0.3%。目前发现的大豆异黄酮有 12 种，分为游离型的苷元和结合型的糖苷两大类。大豆异黄酮具有多种生理活性作用[14]，包括抗氧化、抗肿瘤、预防心血管疾病、抗炎、抗菌以及防治女性更年期症状、预防骨质疏松等[15-16]。研究报道，膳食中补充适量的大豆异黄酮可提高受辐射小鼠的存活率，提高机体的抗氧化能力、免疫和造血功能，具有较好的辐射防护作用[17]。

（2）大豆皂苷：主要分布于大豆种子的胚轴中，含量为 0.62% ～ 6.12%，大豆皂苷具有不良气味而导致大豆制品具有苦涩味，以前在豆制品加工时要求尽可能除去。大豆皂苷具有降低血脂、延缓糖尿病患者餐后血糖升高、抗氧化、抗疲劳、抗辐射、抗突变等多种生理活性。皂苷作为杀虫剂和杀菌剂也一直受到人们关注[18]。

（3）大豆卵磷脂：是豆油精炼过程中得到的一种淡黄色至棕色、无臭或略带有气味的黏稠状或粉末状物料，不溶于水，易溶于多种有机溶剂。大豆卵磷脂具有预防营养相关慢性病的作用。

（4）大豆甾醇：大豆甾醇主要来源于大豆油脂，含量为 0.1% ～ 0.8%。其在体内的吸收方式与胆固醇相同，但是吸收率远远低于胆固醇，仅为胆固醇的 5% ～ 10%。另外，大豆甾醇的摄入能够阻碍胆固醇的吸收，抑制血清胆固醇的上升，因此可预防和治疗心血管疾病。另有研究表明，大豆甾醇具有抑制促炎物质形成，并加速其降解的功效[19]。

3．大豆中的抗营养因素 所谓的抗营养因素是指存在于天然食物中，影响某些营养素的吸收和利用，对人体健康和食品质量产生不良影响的因素。大豆中含有一些抗营养因素，可影响人体对某些营养素的消化吸收和利用。

（1）蛋白酶抑制剂（protease inhibitor，PI）：大豆、棉籽、花生、油菜籽等多种植物中均存在蛋白酶抑制剂，能抑制胰蛋白酶、糜蛋白酶、胃蛋白酶等 13 种蛋白酶的活性。大豆中的蛋白酶抑制剂以抗胰蛋白酶为主，对人体胰蛋白酶的活性有部分抑制作用，妨碍蛋白质的消化吸收。采用常压蒸汽加热 30 min 或 1 kg 压力加热 10 ～ 25 min，即可破坏生大豆中的抗胰蛋白酶因子。然而，近年来国外一些研究表明，蛋白酶抑制剂作为植物化学物同时具有抑制肿瘤和抗氧化作用。

（2）豆腥味：大豆中含有 1% ～ 2% 的脂肪氧化酶，能促使不饱和脂肪酸氧化分解，形成小分子的醛、醇、酮等挥发性物质，产生豆腥味和苦涩味。通常采用 95℃以上加热 10 ～ 15 min，再用乙醇处理后减压蒸发以纯化大豆脂肪氧化酶，可以较好地去掉豆腥味。此外，通过生物发酵或酶处理、微波照射、有机溶剂萃取等方法也可以去除掉豆腥味。

（3）胀气因子（flatus-producing factor）：大豆中不能被人体消化吸收的水苏糖和棉籽糖，在肠道微生物作用下可产酸、产气，引起肠胀气，故称之为胀气因子。大豆通过加工制成豆制品时，胀气因子可被去除。水苏糖和棉籽糖都是由半乳糖、葡萄糖和果糖组成的支链杂糖，又称大豆低聚糖，是生产浓缩和分离大豆蛋白时的副产品。由于人体内缺乏水苏糖和棉籽糖的水解酶，它们不能被消化吸收而直接到达大肠，被肠道益生菌所利用，具有维持肠道微生态平衡、提供免疫力、降血脂、降血压等作用。目前已有将大豆低聚糖作为功能性食品基料，部分代替蔗糖生产出来的多种食品，如清凉饮料、酸奶、面包等。

（4）植酸（phytic acid）：大豆中含有 1% ～ 3% 的植酸，在肠道内可与锌、钙、镁、铁等矿物质螯合，影响其吸收利用。植酸是中度抑制钙吸收的因素，大豆中植酸含量的 3 倍差别可降低钙吸收达 25%[20]。尽管植酸对钙吸收的抑制作用比较温和，但由于其摄入量较大，因此对钙吸收的影响更为明显。为了去除植酸，可将大豆浸泡在 pH 4.5 ～ 5.5 溶液中，植酸可溶解 35% ～ 75%。也可以通过大豆发芽制成豆芽，使植酸酶活性增强，植酸被分解，从而提高大豆中铁、锌、钙、镁的生物利用率。

（5）植物血凝素（phytohemagglutinin，PHA）：是能凝集人和动物红细胞的一种蛋白质，食用数小时后可引起头晕、头痛、恶心、呕吐、腹痛、腹泻等症状。可影响动物的生长发育，加热即被破坏。

（二）其他豆类的营养价值

其他豆类主要有豌豆、蚕豆、绿豆、红豆、豇豆、小豆、芸豆等。其蛋白质含量低于大豆，一般为 20% 左右，脂肪含量极少，为 1% ～ 2%，糖类占 50% ～ 60%，主要以淀粉形式存在。其他营养素与大豆近似，也是一类营养价值较高的食物。

（三）豆制品的营养价值

我国居民传统的豆制品是以大豆为原料制作而成，包括非发酵性豆制品，如豆浆、豆芽、豆腐、豆腐干、干燥豆制品（如腐竹等）；以及发酵豆制品，如腐乳、豆豉、臭豆腐等。

豆制品在加工过程中一般要经过浸泡、细磨、加热等一系列处理，去除了大豆所含的抗营养因素和大部分纤维素，而且还使大豆蛋白质的结构从密集变成疏松状态，蛋白质分解酶容易进入分子内部，从而提高了蛋白质的消化率。豆制品的营养素种类在加工前后变化不大，但因水分增多，营养素含量相对减少。

1．豆腐 蛋白质含量约为 8%，但由其制成的豆腐干或其他制品的蛋白质含量可达 17% ～ 45%，且是生物价值较高的优质蛋白质。将大豆制成豆腐后蛋白质消化率由 65% 提高到 92% ～ 96%，从而提高了大豆的营养价值。豆腐也是钙和 B 族维生素的良好来源。

2．豆浆 蛋白质含量近似牛奶，其中必需氨基酸种类齐全，铁的含量是牛奶的 4 倍，也是多种营养素含量丰富的传统食品。

3．发酵豆制品 豆豉、豆瓣酱、腐乳等是由发酵制作而成的豆制品。发酵过程使蛋白质部分降解，消化率提高；产生游离氨基酸，增加豆制品的鲜美口味；同时，豆制品中的维生素 B_2、B_6、B_{12} 的含量增高。大豆中的棉籽糖、水苏糖经发酵后被分解，故发酵豆制品不引起胀气。

4．大豆蛋白制品 在食品加工业中，以大豆及其他油料（如花生、葵花籽）作物为原料制成的蛋白质制品主要有 4 种：①分离蛋白质，蛋白质含量约为 90%，可用以强化和制成各种食品；②浓缩蛋白质，蛋白质含量约 70%，其余为纤维素等不溶成分；③组织化蛋白质，将油粕、分离蛋白质和浓缩蛋白质除去纤维，加入各种调料或添加剂，经高温高压膨化而成；④油料粕粉，用大豆或脱脂豆粕碾碎而成，有粒度大小不一、脂肪含量不同的各种产品。大豆及其他油料的蛋白质制品，其氨基酸组成和蛋白质功效比值较好，目前广泛应用于食品加工业。

三、蔬菜、水果类

蔬菜（vegetable）和水果（fruit）是人们日常生活中不可缺少的食物，是膳食的重要组成部分。蔬菜、水果富含人体所必需的维生素、矿物质和膳食纤维，含水分和酶类较多，含有一定量的糖类，而蛋白质、脂肪含量很少。蔬菜、水果种类繁多，颜色丰富多样，同时蔬菜、水果中含有多种有机酸、芳香物质和色素等成分，使它们具有良好的感官性质，具有刺激食欲、调节体内酸碱平衡、促进肠蠕动等多种功能。此外，许多蔬菜、水果含有植物化学物（phytochemicals），对维持人体正常生理活动和免疫调节、增进健康有重要的营养保健作用和药用价值。

（一）蔬菜的营养价值

蔬菜按其结构和可食部位，可分为根菜类、鲜豆类和豆苗类、茄果瓜菜类、葱蒜类、嫩茎叶花菜类、水生蔬菜类、薯芋类、野生蔬菜类。习惯上将菌藻类也归为蔬菜类。每种蔬菜所含营养素因其种类不同，差异较大。

1．蔬菜的营养素种类与特点

（1）蛋白质：不同品种和种类的蔬菜蛋白质含量相差很大，大部分蔬菜蛋白质含量很低，新鲜蔬菜蛋白质含量通常在 3% 以下。在各种蔬菜中，以鲜豆类、菌类和深绿色叶菜蛋白质含量较高，如鲜豇豆蛋白质含量为 2.9%，金针菇为 2.4%，苋菜为 2.8%，干茶树菇蛋白质含量可达 23%。

（2）脂肪：蔬菜脂肪含量极低，大多数蔬菜脂肪含量不超过 1%。

（3）糖类：蔬菜中所含的糖类包括单糖、双糖、淀粉、纤维素、半纤维素和果胶等。蔬菜中糖类含量一般在 4% 左右，根茎类蔬菜可达 20% 以上。含单糖和双糖较多的蔬菜有胡萝卜、西红柿、南瓜等。含淀粉较多的是根茎类蔬菜，如土豆、芋头、藕等。蔬菜所含纤维素、半纤维素、木质素等是人们膳食纤维的主要来源，其含量在 1% ~ 3%。在主食精制程度越来越高的现代饮食中，蔬菜中的膳食纤维具有重要营养意义。

（4）矿物质：蔬菜中含有丰富的矿物质，如钙、磷、铁、钾、钠、镁、铜等，其中以钾最多，占其灰分总量的 50% 左右。钙、镁含量也较丰富，是我国居民膳食中矿物质的重要来源。绿叶蔬菜一般含钙、铁比较丰富，如菠菜、雪里蕻、油菜、苋菜等；但蔬菜中存在的草酸不仅影响本身所含钙和铁的吸收，而且还影响其他食物中钙和铁的吸收。因此在选择蔬菜时，不能只考虑其钙的绝对含量，还应注意其草酸的含量。草酸是一种有机酸，能溶于水，故食用含草酸多的蔬菜时，可先在开水中烫一下，去除部分草酸，以利于钙、铁的吸收。

（5）维生素：新鲜蔬菜是维生素 C、胡萝卜素、核黄素和叶酸的重要来源。维生素 C 在蔬菜代谢旺盛的叶、花、茎内含量丰富，一般叶部含量高于根茎部，嫩叶含量高于老叶。青椒、菜花、雪里蕻、苦瓜、羽衣甘蓝中维生素 C 含量丰富。胡萝卜素在绿色、黄色或红色蔬菜中含量较多，如胡萝卜、南瓜、苋菜等。核黄素和叶酸以绿叶菜中含量较多。

菌类和海藻类蔬菜维生素 C 含量不高，但核黄素、烟酸和泛酸等 B 族维生素含量较高，如鲜蘑菇核黄素和烟酸含量分别为 0.35 mg/100 g、4.0 mg/100 g，鲜草菇为 0.34 mg/100 g、8.0 mg/100 g。

2．蔬菜中的次生代谢产物

（1）硫代葡萄糖苷（glucosinolates）：硫代葡萄糖苷（简称硫苷）是十字花科植物中特有的次生代谢产物，硫苷的降解物质异硫氰酸酯类化合物可以抑制由多种致癌物诱发的癌症。

（2）类黄酮（flavonoids）：类黄酮几乎在所有植物中均有分布，它们是一类供氢型的自由基清除剂，具有抗过敏、消炎、抗病毒、防止高血压、关节炎、抗癌、抗突变等多方面的作用。

（3）有机硫化物：主要存在于葱属类蔬菜中，如大蒜、洋葱、大葱、韭菜等。有机硫化物对人体具有特殊生理效应，如预防心血管疾病、抗癌、调节血糖、调节免疫等方面。

（4）色素物质（pigments）：主要色素有叶绿素、胡萝卜素、花青素等，使蔬菜呈现出各种不同的颜色。

（5）芳香物质（aroma substance）：蔬菜中的各种芳香物质，一般是油状挥发性有机化合物，俗称精油（essential oils），风味物质是由一种发香物质或是几种发香物质决定的，具有发香基团的化学物质很多，包括烃、醛、酮、醇、酯、酸、酚、胺及杂环衍生物等，芳香物质赋予蔬菜特殊的香味，促进人们的食欲。

（6）其他：蔬菜中含有一些酶类、杀菌物质等。如萝卜中含有淀粉酶，生食时有助于消化；南瓜、苦瓜已被证实有明显的降血糖作用。

3．蔬菜制品的营养价值 酱腌菜是我国居民常用的蔬菜制品，在腌制过程中可造成营养素的损失，如维生素 C 约损失 30%，但钙、铁等矿物质被浓缩，使成品的营养素密度提高。在乳酸菌发酵过程中，可产生多种 B 族维生素。

（二）水果的营养价值

水果种类很多，按照《中国食物成分表》的分类规则，水果可分为仁果类（如苹果、梨），核果类（如桃、李子、杏、枣），浆果类（如葡萄、柿子、石榴、沙棘、草莓、猕猴桃），柑橘类（如橙子、柑橘、柚子），瓜果类（如白兰瓜、哈密瓜、西瓜）。新鲜水果的营养价值与新鲜蔬菜相似，是人体矿物质、膳食纤维和维生素的重要来源之一。

1．水果的营养素种类与特点 新鲜水果含水分多，营养素含量相对较低，蛋白质、脂肪含量均不超过 1%。

（1）糖类：水果中所含糖类在 6% ~ 28%，主要是果糖、葡萄糖和蔗糖。仁果类，如苹果、梨以果糖为主；浆果类如葡萄、草莓、猕猴桃等主要含葡萄糖、果糖；核果类如桃、杏则以蔗糖为主。水果未成熟时，糖类多以淀粉为主，随着水果逐渐成熟，淀粉逐渐转化为可溶性糖，甜度增高。水果中的膳食纤维以果胶为主，具有很强的凝胶力，故果胶含量丰富的水果如山楂、苹果和柑橘等常被制成果冻、果酱。水果中还富含纤维素、半纤维素，含量为 0.5% ~ 2%。

（2）矿物质：水果和蔬菜一样含有人体所需的各种矿物质如钾、钠、钙、镁、磷、铁、锌、铜等，以钾、钙、镁、磷含量较多。除个别水果外，矿物质含量相差不大。

（3）维生素：新鲜水果中含维生素 C 和胡萝卜素较多，但维生素 B_1、B_2 含量不高。水果以鲜枣、草莓、橘、猕猴桃中维生素 C 含量较多，芒果、柑橘、杏等含胡萝卜素较多。

2．水果中的特殊成分

（1）有机酸：水果中含有多种有机酸而呈酸味，其中苹果酸、枸橼酸、酒石酸相对较高，还有少量的苯甲酸、水杨酸、琥珀酸和草酸等。有机酸有利于稳定水果中维生素 C，并可促进消化液的分泌。

（2）芳香物质：水果中存在油状挥发性化合物，并含有醇、酯、醛、酮等，使水果具有独特的香味，增强食欲。

（3）植物化学物：水果中富含各类植物化学物，如花青素、多酚类化合物、黄酮类物质、类胡萝卜素、番茄红素、白藜芦醇等，具有抗氧化、抗炎、抗衰老、抗肿瘤、免疫调节、降低血脂、保护心脑血管等作用。

（三）加工烹调储存对蔬菜水果营养价值的影响

1．蔬菜、水果类加工　蔬菜、水果经加工可制成罐头食品、果脯、菜干、干菜等，加工过程中受损失的主要是维生素和矿物质，特别是维生素C。

2．蔬菜、水果类烹调　在烹调中应注意水溶性维生素及矿物质的损失和破坏，特别是维生素C。水果大多数以生食为主，一般不受烹调加热的影响。但在烹调成某些菜肴时如拔丝苹果、香蕉及鸭梨肉丸汤等，维生素会有不同程度损失。

烹调对蔬菜维生素的影响与烹调过程中洗涤方式、切碎程度、用水量、pH、加热温度及时间有关。如蔬菜煮5～10 min，维生素C损失可达70%～90%。使用合理加工烹调方法，即先洗后切，急火快炒，现做现吃是保存蔬菜中维生素的有效措施。

3．储藏对蔬菜、水果营养价值的影响　蔬菜、水果在采收后是活体，仍会不断发生生理、物理和化学变化。当储藏条件不当时，蔬菜、水果的鲜度和品质会发生改变，使其营养价值和食用价值降低。

（1）蔬菜、水果的呼吸作用：呼吸作用是蔬菜、水果生命活动必不可少的，实质上是酶参与的缓慢氧化过程。旺盛的有氧呼吸会加速氧化过程，使蔬菜、水果中的糖类、有机酸、糖苷、鞣质等有机物分解，从而降低蔬菜、水果的风味和营养价值。

（2）蔬菜的春化作用：春化作用（vernalization）是指蔬菜打破休眠期而发生发芽或抽薹变化，如马铃薯发芽、洋葱、大蒜的抽薹等。这会大量消耗蔬菜体内的养分，使其营养价值降低。

（3）水果的后熟：后熟是指水果被采摘脱离果树后的成熟过程。大多数水果从树上采摘后可以直接食用，但有些水果从树上采下来时不能直接食用，需要经过后熟过程才能食用。水果经过后熟进一步增加芳香和风味，使水果变软、变甜更适合人们食用，对改善水果质量有重要意义。

（4）蔬菜、水果常用的储藏方法：①低温储藏，以不使蔬菜、水果受冻为原则，根据其不同特性进行储藏。如热带或亚热带水果对低温耐受性差，绿色香蕉（未完全成熟）应储藏在12℃左右，柑橘在2～7℃，而秋苹果可在-1～1℃久藏；②气调储藏法，是指改良储藏环境气体成分的冷藏方法，是目前国际上公认的最有效的果蔬储藏保鲜方法之一。是利用一定浓度的二氧化碳（或其他气体如氮气等）使蔬菜、水果的呼吸变慢，延缓其后熟过程，以达到保鲜的目的。

第四节　动物性食物的营养价值

动物性食物包括畜禽类、水产类、乳类、蛋类等，是人类蛋白质、脂肪、脂溶性维生素的良好来源。

一、畜、禽、水产类

畜肉（meat）、禽肉（poultry）和水产类是人们膳食构成的重要组成部分。该类食品不仅能供给人体优质蛋白质、脂肪、矿物质和维生素，而且还可加工成各种制品和菜肴，是人类重要的食物资源。

（一）畜、禽类的营养价值

畜肉是指猪、牛、羊、马、骡、驴、鹿、犬、兔等牲畜的肌肉、内脏及其制品；禽肉包括鸡、鸭、鹅、鸽、鹌鹑、火鸡等的肌肉、内脏及其制品。主要提供优质蛋白质、脂肪、矿物质和维生素。

动物内脏脂肪含量少，蛋白质、维生素、矿物质和胆固醇含量较高。

1．蛋白质 畜禽肉类的蛋白质大部分存在于肌肉组织中，含量为 10% ～ 20%。氨基酸模式与人体接近，属于优质蛋白质。畜禽肉类的蛋白质含量与动物品种、年龄、部位及肥瘦程度有关。如猪肉蛋白质平均含量为 13.2%（猪里脊肉为 20.2%，而猪五花肉为 7.7%）；牛肉为 20%；鸡肉、鹌鹑肉约为 20%；鸭肉为 16%；鹅肉为 18%。

畜禽类的内脏一般是指心脏、肝、胃、肾、肠、脑等。内脏器官的蛋白质含量较高，肝和肫为 18% ～ 20%，心、肾为 13% ～ 17%。皮肤和筋腱蛋白质含量达 35% ～ 40%，但绝大部分为胶原蛋白和弹性蛋白。骨组织中蛋白质含量约为 20%，主要为胶原蛋白。血液蛋白质含量为 7% ～ 13%。

按照蛋白质在肌肉组织中存在的部位不同，又分为肌质中的蛋白质（占 20% ～ 30%）、肌原纤维中的蛋白质（占 40% ～ 60%）和间质蛋白（占 10% ～ 20%）。畜肉类蛋白质含有人体必需的各种氨基酸，而且必需氨基酸的构成比例接近人体需要，因此容易被人体消化吸收和利用，营养价值高，为优质蛋白质。存在于结缔组织中的间质蛋白，主要是胶原蛋白和弹性蛋白，由于缺乏色氨酸、酪氨酸、蛋氨酸等必需氨基酸，因此蛋白质的利用率较低，其营养价值也低。此外，畜禽肉中含有能溶于水的含氮浸出物，包括肌凝蛋白原、肌肽、肌酸、肌酐、嘌呤、尿素和游离小分子氨基酸等非蛋白含氮浸出物，以及无氮浸出物包括糖类和有机酸，使肉汤具有鲜味。禽肉含氮浸出物较畜肉多，故禽肉的味道较畜肉更为鲜美，而同一品种的禽类，幼禽肉汤中的含氮浸出物低于老禽。

2．脂肪 畜禽肉的脂肪含量因牲畜的品种、年龄、肥瘦程度及部位不同有较大差异。畜肉脂肪含量高于禽肉。如猪肥肉脂肪含量高达 90%，猪前肘为 31.5%，猪里脊肉为 7.9%，牛五花肉为 5.4%，瘦牛肉为 2.3%。在畜肉中，猪肉的脂肪含量最高，其次是羊肉、牛肉，兔肉最低。在禽肉中，鸭和鹅的脂肪含量为 20%，鸡和鸽子为 9% ～ 14%，火鸡和鹌鹑为 3%。畜禽内脏脂肪含量为 2% ～ 11%，脑组织中脂肪含量最高。

畜禽肉类脂肪的主要成分是三酰甘油，以饱和脂肪酸为主，主要由硬脂酸、棕榈酸和油酸等组成，熔点较高，还含有少量卵磷脂、胆固醇和游离脂肪酸等。胆固醇多存在于动物内脏，尤其以大脑中含量最高，如猪脑含量为 2571 mg/100 g，牛脑为 2447 mg/100 g；其次为肝、肾中含量较高，如猪肝为 288 mg/100 g，猪肾为 354 mg/l00 g，牛肝为 297 mg/100 g。禽肉脂肪含不饱和脂肪酸较高，并含有 20% 的亚油酸，熔点低（23 ～ 40℃），易于消化吸收。

3．糖类 畜禽肉中的糖类以糖原形式存在于肌肉和肝中，含量极少，一般为 1% ～ 3%。牲畜在宰前过度疲劳可使糖原含量下降；在宰后后熟的过程中，糖原继续分解，因而畜禽肉中的糖类含量极低。

4．矿物质 畜禽肉矿物质含量为 0.8% ～ 1.2%，内脏高于瘦肉，瘦肉中的含量高于肥肉。畜禽肉含铁较多，以动物肝和全血中含量最为丰富，如猪肝中铁的含量可达 23.2 mg/100 g，主要以血红素铁的形式存在，生物利用率高，是膳食铁的良好来源。钙含量虽然不高，约为 7.9 mg/100 g，但其吸收利用率较高。此外，畜禽肉还含有较多的磷、硫、钾、钠、铜等。畜禽内脏中含有丰富的锌和硒，如牛肾和猪肾中硒的含量是其他大多数食品的数十倍。

5．维生素 畜禽肉可提供多种维生素，其中主要以 B 族维生素和维生素 A 为主。内脏含量高于肌肉，其中肝的含量最为丰富，特别富含维生素 A 和核黄素。维生素 A 的含量以牛肝和羊肝最高[8]，每 100 g 肝中的维生素 A 含量均高于 20 000 μg 视黄醇当量，猪肝中的维生素 A 含量接近 5000 μg 视黄醇当量。维生素 B_2 则以猪肝含量最丰富，为 2.08 mg/100 g；羊肝中为 1.75 mg/100 g；牛肝中为 1.30 mg/100 g。禽肉中还含有较多的维生素 E。

内脏中各种营养素含量相对较高，同时脂肪、胆固醇含量也非常高，因此，可以适当地摄入动物肝以补充维生素 A、铁、锌等，但要限量，以每周 1 ～ 2 次为宜。

（二）水产类的营养价值

水产品（fishery products）是指水域中捕捞获取的水产资源，按其品种可分为鱼、虾、蟹、贝、软体动物。水产品的营养成分含量视种类、年龄、肥瘦程度及捕获季节等不同而有较大的区别。

1．蛋白质 鱼类蛋白质含量一般为 15% ～ 25%。含有人体必需的各种氨基酸，尤其富含亮氨酸和赖氨酸，但色氨酸含量偏低。鱼类肌肉组织中肌纤维细短，间质蛋白少，水分含量较多，因此组织柔软细嫩，较畜、禽肉更易消化，其营养价值与畜、禽肉近似。除蛋白质外，鱼还含有较多的其他含氮化合物，主要有游离氨基酸、肽类、胺类、胍类、季铵类化合物、嘌呤类和脲等，是鱼汤的呈味成分。存在于鱼类结缔组织和软骨中的含氮浸出物主要是胶原蛋白和黏蛋白，是鱼汤冷却后形成凝胶的主要物质。

河蟹、对虾和章鱼的蛋白质含量约为 17%，贝类的牛磺酸含量普遍高于鱼类。软体动物的蛋白质约为 15%，其中螺蛳、河蚬、蛏等蛋白质含量较低，约为 7%，但酪氨酸和色氨酸的含量比鱼肉高。

2．脂肪 鱼类含脂肪较少，一般为 1% ～ 10%。鱼类脂肪主要分布在皮下和内脏周围，肌肉组织中含量很少。鱼的种类不同，脂肪含量差别也较大，如鳀鱼脂肪含量可高达 12.8%，而鳕鱼仅为 0.5%。

鱼类脂肪多由不饱和脂肪酸组成（占 80%），熔点低，常温下呈液态，消化吸收率约为 95%。不饱和脂肪酸的碳链较长，其碳原子数多在 14 ～ 22。鱼类脂肪中含有的长链多不饱和脂肪酸，如二十碳五烯酸（EPA）和二十二碳六烯酸（DHA），具有降低血脂、防治动脉粥样硬化、抗癌等作用。鱼体内的 EPA 和 DHA 主要由海水中的浮游生物和海藻类合成，经食物链进入鱼体，并以三酰甘油的形式储存，在冷水鱼中含量较高。大型洄游性鱼的眼窝脂肪中 DHA 含量高，占总脂肪的 30% ～ 40%。蟹、河虾等脂肪含量约为 2%，软体动物的脂肪含量平均为 1%。

鱼类的胆固醇含量一般约为 100 mg/100 g，但鱼子中含量较高，如鲳鱼子胆固醇含量为 1070 mg/100 g。海参、海蜇中的胆固醇含量较低 [8]，海蜇中仅为 10 mg/100 g 左右。

3．糖类 鱼类糖类的含量很低，约为 1.5%，主要以糖原形式存在。有些鱼不含糖类，如草鱼、青鱼、乌鳢、银鱼、鲢鱼、鲑鱼、鲈鱼等。鱼类肌肉中的糖原含量与鱼的死亡方式密切相关，捕后即杀者糖原含量高；挣扎疲劳后死去的鱼类，体内糖原消耗严重，含量降低。软体动物体内糖类的含量在 3.5% 左右，海蜇、鲍鱼、牡蛎和螺蛳等可达 6% ～ 7%。

4．矿物质 鱼类矿物质含量为 1% ～ 2%，磷的含量占总灰分的 40%，钙、钠、氯、钾、镁含量丰富。钙的含量较畜、禽肉高，海水鱼高于淡水鱼，为钙的良好来源。海水鱼类含碘丰富，有的海水鱼含碘 0.05 ～ 0.1 mg/100 g。此外，鱼类含锌、铁、硒也较丰富。河虾的钙含量高达 325 mg/100 g，鲍鱼、河蚌和田螺的铁含量均超过 19 mg/100 g。软体动物含矿物质为 1.0% ～ 1.5%，其中钙、钾、铁、锌、硒和锰等含量丰富，如钾含量达 200 mg/100 g；河蚌、泥蚶和蛤蜊等含锌量均高于 10 mg/100 g[7]；海蟹、牡蛎、海参等的硒含量都超过 50 mg/100 g。

5．维生素 鱼类是维生素 A 和维生素 D 的重要来源，也是维生素 B_2 的良好来源，维生素 E、维生素 B_1 和烟酸的含量也较高，但几乎不含维生素 C，维生素 B_6、维生素 B_{12}、叶酸、泛酸等的含量不高。如黄鳝丝含维生素 B_2 2.08 mg/100 g，河蟹为 0.28 mg/100 g，海蟹为 0.39 mg/100 g。维生素 B_1 存在于鱼肉及肝中，但有些生鱼中含有硫胺素酶，当生鱼存放或生吃时可破坏维生素 B_1，但加热可破坏此酶。海水鱼的肝、鱼油是富含维生素 A 和维生素 D 的食物。河蟹和河蚌中含有丰富的维生素 A。软体动物的维生素含量与鱼类相似，但维生素 B_1 的含量普遍较低，泥蚶、扇贝和贻贝中维生素 E 的含量较高。

（三）加工、烹调、储存对畜、禽、水产类营养价值的影响

1．加工 畜、禽、鱼类食品可加工制成罐头食品、熏制食品、干制品、熟食制品等，与新鲜食品比较更易保藏且具有独特风味。在加工过程中对蛋白质、脂肪、矿物质影响不大，但高温制作时会损失部分 B 族维生素（如维生素 B_1、维生素 B_2 和烟酸）。

2．烹调 畜、禽、鱼等肉类的烹调方法多种多样，常用有炒、焖、蒸、炖、煮、煎炸、熏烤等。在烹调过程中，蛋白质含量的变化不大，而且经烹调后，蛋白质变性更有利于消化吸收。无机盐和维生素在用炖、煮方法时，损失不大；在高温制作过程中，B 族维生素损失较多。如猪肉切丝用炒的方法，维生素 B_1 可保存 87%，用蒸肉丸的方式保存率为 53%，用清炖猪肉方式时（用大火煮沸后，小火煨 30 min）维生素 B_1 仅保存 40%。

3．储存 畜、禽、鱼、蛋等动物性食品一般采用低温储藏，储藏的温度、湿度根据食品的性质、储藏的时间不同而定，包括冷藏法和冷冻法。

二、乳类及乳制品类

乳类（milk）通常是指动物的乳汁，常见的有牛乳、羊乳，有时也包括人乳。其中人们食用最多的是牛乳。乳类是一种营养素种类齐全、组成比例适宜、容易消化吸收、营养价值较高的优质天然食品，能满足初生幼仔迅速生长发育的全部需要，也是各年龄组健康人群及特殊人群（如婴幼儿、老年人和患者等）的理想食品。以乳类为原料经浓缩、发酵等工艺可制成乳制品，如乳粉、酸乳、炼乳等。

（一）乳类的营养价值

乳类主要是由水、脂肪、蛋白质、乳糖、矿物质、维生素等组成的一种复杂乳胶体，水分含量占 86% ~ 90%，因此其营养素含量与其他食品比较相对较低。乳味温和，稍有甜味，具有特有的乳香味，其特有的香味是由低分子化合物如丙酮、乙醛、二甲硫、短链脂肪酸和内酯形成的。

1．乳类的营养素种类以及特点

（1）蛋白质：牛乳中蛋白质含量为 2.8% ~ 3.3%，羊乳约为 1.5%，人乳约为 1.2%。在牛乳蛋白质中，主要由酪蛋白（79.6%）、乳清蛋白（11.5%）和乳球蛋白（3.3%）组成。酪蛋白属于结合蛋白，与钙、磷等结合，形成酪蛋白胶粒，并以胶体悬浮液的状态存在于牛乳中。乳清蛋白大部分为热敏性 α- 乳清蛋白，受热易凝固并沉淀，对酪蛋白具有保护作用。乳球蛋白与机体免疫有关。此外，牛乳中还含有 5% 的非蛋白氮。乳类蛋白质的必需氨基酸种类齐全，构成均衡，为优质蛋白，易被消化吸收。人乳中的酪蛋白与乳清蛋白构成比例与牛乳不同，人乳中蛋白质以乳清蛋白为主，常在牛乳中添加乳清蛋白，使之接近人乳的蛋白质构成。

（2）脂肪：牛乳中脂肪含量一般为 3.0% ~ 4.0%，与人乳大致相同。脂肪提供的能量占牛乳供能的一半，其中油酸占 30%，亚油酸和亚麻酸分别占 5.3% 和 2.1%。乳脂肪以微粒状的脂肪球分散在乳浆中，也是脂溶性维生素的载体，呈高度乳化状态，容易消化吸收，吸收率达 97%。乳脂肪主要由三酰甘油组成，其中的脂肪酸组成复杂，短链脂肪酸（如丁酸、己酸、辛酸）含量较高，这是乳脂肪风味良好及易于消化的原因。此外还含有少量的卵磷脂和胆固醇。

（3）糖类：乳中糖类含量为 3.4% ~ 7.4%，人乳中含量最高，羊乳居中，牛乳最少。糖类的主要形式为乳糖，有调节胃酸、促进胃肠道蠕动和消化液分泌作用，还能促进钙的吸收和助长肠道乳酸杆菌繁殖，抑制腐败菌的生长，因此对婴儿的消化道具有重要意义。乳糖在人体内经乳糖酶分解成葡萄糖和半乳糖后被吸收，如果人体内乳糖酶不足或活性低，乳糖不能被分解，进入大肠后被细

菌发酵而产酸、产气，这就是乳糖不耐症。牛乳中还含有少量的单糖（葡萄糖和半乳糖）、寡糖及氨基己糖等。牛乳中乳糖含量较人乳低，用牛乳喂养婴儿时，除调整蛋白质含量和构成外，还应注意适当增加糖的含量。

（4）矿物质：牛乳中矿物质含量一般为 0.7% ~ 0.75%，富含钙、磷、钾，其中大部分与有机酸结合形成盐类。100 ml 牛乳中含钙 110 mg，且吸收率高，是钙的良好来源。牛乳中铁含量很低，仅 0.3 mg/100 ml[8]，属贫铁食物，用牛乳喂养婴儿时应注意铁的补充。此外牛乳中还有多种微量元素，如铜、锌、硒、碘等。

（5）维生素：牛乳中含有几乎所有种类的维生素。牛乳中维生素含量与饲养方式和季节有关，如放牧期牛乳中维生素 A、维生素 D、胡萝卜素和维生素 C 含量，较冬春季在棚内饲养明显增多。牛乳中维生素 D 含量较低，但夏季日照多时，其含量有一定的增加。牛乳是 B 族维生素的良好来源，特别是维生素 B_2。

2．乳类中的特殊成分

（1）酶类：牛奶蛋白质部分由血液蛋白转化而来，其中含有大量酶类，主要是氧化还原酶、转移酶和水解酶。水解酶包括淀粉酶、脂酶、酯酶、蛋白酶、磷酸酯酶等。其中水解酶可以帮助营养物质消化，对幼小动物尤其具有营养意义。牛乳中还含有具有抗菌能力的溶菌酶、过氧化物酶，可保障牛乳有一定的保存期。牛乳中的碱性磷酸酯酶常用来作为热杀菌的指示菌，加热后测定此酶活性可推知加热的效果。酯酶的存在使得牛奶脂肪缓慢水解而酸败。

（2）有机酸：乳中有机酸中，90% 为枸橼酸，能帮助促进钙在乳中的分散。牛乳中尚含有微量的丙酮酸、神经氨酸、尿酸、丙酸、醋酸、乳酸等。

（3）生理活性物质：乳中含有大量的生理活性物质，其中较为重要的有激素和生长因子、乳铁蛋白（lactoferrin）、免疫球蛋白、生物活性肽、共轭亚油酸（conjugated linoleic acid）等。牛乳中的激素和生长因子对新生动物具有重要的意义，一些生长因子的浓度甚至超过血浆水平，如雌激素、促性腺素释放激素、胰岛素样生长因子等。活性肽的种类也很多，包括镇静安神肽、抗增压素、抗血栓肽、免疫调节肽、酪蛋白磷肽（促进钙吸收）、促生长肽、抑菌肽等。乳铁蛋白是一类重要的生理活性物质，可调节铁代谢，促进生长，同时，还具有强力抑菌杀菌，调节巨噬细胞和其他吞噬细胞的活性的作用，抵抗炎症，此外还具有抗病毒的效应。共轭亚油酸是牛乳脂肪中最重要的抗癌物质，同时还具有预防动脉粥样硬化、调节免疫系统、促进生长等多方面的作用。

（二）乳制品类的营养价值

以乳为原料生产的各种产品统称为乳制品（milk products）。主要包括巴氏杀菌乳、灭菌乳和调制乳、乳粉、发酵乳、炼乳、乳油等。因加工工艺的不同，乳制品的营养素含量有很大差异。

1．巴氏杀菌乳（pasteurized milk）、灭菌乳和调制乳（modified milk） 巴氏杀菌乳为仅以生牛（羊）乳为原料，经巴氏杀菌等工序制得的液体产品。灭菌乳又分为超高温灭菌乳（ultra-high-temperature milk）和保持灭菌乳（retort sterilized milk），前者是指以生牛（羊）乳为原料，添加或不添加复原乳，在连续流动的状态下，加热到至少 132℃并保持很短时间的灭菌，再经过无菌灌装等工序制成的液体产品；后者是指以生牛（羊）乳为原料，添加或不添加复原乳，无论是否经过预热处理，在灌装并密封之后经灭菌等工序制成的液体产品。调制乳是指以不低于 80% 的生牛（羊）乳或复原乳为主要原料，添加其他原料或食品添加剂或营养强化剂，采用适当的杀菌或灭菌等工艺制成的液体产品。这 3 种形式的产品是目前我国市场上流通的主要液态乳，除维生素 B_1 和维生素 C 有损失外，营养价值与新鲜生牛乳差别不大，而调制乳因其是否营养强化差异较大。

2．乳粉（milk powder） 是指以生牛（羊）乳为原料，经加工制成的粉状产品。其中以生牛

（羊）乳或及其加工制品为主要原料，添加其他原料，添加或不添加食品添加剂和营养强化剂，经加工制成的乳固体含量不低于 70% 的粉状产品称为调制乳粉（formulated milk powder）。目前市场上的产品多为调制乳粉。

（1）全脂乳粉和脱脂乳粉：根据生牛（羊）乳是否脱脂，可将乳粉分为全脂乳粉（whole milk powder）和脱脂乳粉（skimmed milk powder）。全脂乳粉加工将鲜乳消毒后除去 70% ~ 80% 的水分，采用喷雾干燥法，将乳喷成雾状微粒而成。喷雾干燥法生产的乳粉质量好，粉粒较小，受热均匀，溶解度高，无异味，对蛋白质的性质、乳的色香味及其他营养成分影响很小。一般全脂乳粉的营养素含量约为鲜乳的 8 倍。脱脂乳粉生产工艺同全脂乳粉，但原料乳经过脱脂过程。由于脱脂乳粉脂肪含量仅为 1.3%，并损失较多的脂溶性维生素，其他营养成分变化不大。此种乳粉适合于腹泻的婴儿及要求低脂膳食的患者食用。

（2）调制乳粉（formula milk powder）：以牛乳为基础，根据不同人群的营养需要特点，对牛乳的营养组成成分加以适当调整和改善调制而成。如婴幼儿配方乳粉，调整各种营养素的含量、种类和比例使其接近母乳，更适合婴幼儿的生理特点和营养需要。如改变牛乳中酪蛋白的含量和酪蛋白与乳清蛋白的比例，补充乳糖的不足，以适当比例强化维生素 A、D、B_1、B_2、C、叶酸和微量元素铁、铜、锌、锰等。除婴幼儿配方乳粉外，还有孕妇乳粉、儿童乳粉、中老年乳粉等。

3．发酵乳（fermented milk） 以生牛（羊）乳或乳粉为原料，经杀菌、发酵后制成的 pH 降低的产品。其中以生牛（羊）乳或乳粉为原料，经杀菌、接种嗜热链球菌和保加利亚乳杆菌发酵制成的产品称为酸乳（yogurt）。

风味发酵乳（flavored fermented milk）是指以含 80% 以上的生牛（羊）乳或乳粉为原料，添加其他原料，经杀菌、发酵后 pH 降低，发酵前或后添加或不添加食品添加剂、营养强化剂、果蔬、谷物等制成的产品。其中以含 80% 以上的生牛（羊）乳或乳粉为原料，添加其他原料，经杀菌、接种嗜热链球菌和保加利亚乳杆菌、发酵前或后添加或不添加食品添加剂、营养强化剂、果蔬、谷物等制成的产品称为风味酸乳（flavored yogurt）。

乳经过乳酸菌发酵后，乳糖变成乳酸，蛋白质凝固，游离氨基酸和肽增加，脂肪不同程度水解，形成独特的风味，营养价值更高，如蛋白质的生物价从 85 提高到 87.3，叶酸含量增加 1 倍。酸乳更易消化吸收，还可刺激胃酸分泌。乳酸菌中的乳酸杆菌和双歧杆菌为肠道益生菌，在肠道可抑制肠道腐败菌的生长繁殖，防止腐败胺类产生，对维护人体的健康有重要作用。酸乳适合消化功能不良的婴幼儿、老年人食用，并能使乳糖不耐受症状减轻。

4．炼乳（condensed milk） 炼乳是一种浓缩乳，主要有以下几个类型。

（1）淡炼乳（evaporated milk）：是指以生乳和（或）乳制品为原料，添加或不添加食品添加剂和营养强化剂，经加工制成的黏稠状产品。淡炼乳经高温灭菌后，维生素受到一定的破坏，因此常用维生素加以强化，按适当的比例冲稀后，其营养价值基本与鲜乳相同。高温处理后形成的软凝乳块及经均质处理后脂肪球变小，均有利于消化吸收，适合喂养婴儿。

（2）加糖炼乳（sweetened condensed milk）：以生乳和（或）乳制品、食糖为原料，添加或不添加食品添加剂和营养强化剂，经加工制成的黏稠状产品。加糖炼乳中蔗糖含量高，可达 40% ~ 45%，渗透压增大。利用其渗透压的作用抑制微生物的繁殖，因此成品保质期较长。甜炼乳因糖分过高，食前需加大量水冲淡，造成蛋白质等营养素含量相对降低，故不宜长期喂养婴儿。

（3）调制炼乳（formulated condensed milk）：以生乳和（或）乳制品为主料，添加或不添加食糖、食品添加剂和营养强化剂，添加辅料，经加工制成的黏稠状产品。

5．奶油 包括以下 3 种类型。

（1）稀奶油（cream）：以乳为原料，分离出的含脂肪的部分，添加或不添加其他原料、食品添加剂和营养强化剂，经加工制成的脂肪含量 10.0% ~ 80.0% 的产品。

（2）奶油（黄油）（butter）：以乳和（或）稀奶油（经发酵或不发酵）为原料，添加或不添加其他原料、食品添加剂和营养强化剂，经加工制成的脂肪含量不小于 80.0% 产品。

（3）无水奶油（无水黄油）（anhydrous milk fat）：以乳和（或）奶油或稀奶油（经发酵或不发酵）为原料，添加或不添加食品添加剂和营养强化剂，经加工制成的脂肪含量不小于 99.8% 的产品。

6．乳酪（cheese） 是一种营养价值较高的发酵乳制品，是在原料乳中加入适量的乳酸菌发酵剂或凝乳酶，使蛋白质发生凝固，并加盐、压榨排除乳清之后的产品。乳酪制作过程中，维生素 D 和维生素 C 被破坏和流失，其他维生素大部分保留。由于发酵作用，乳糖含量降低，蛋白质被分解成肽和氨基酸等产物，不仅赋予乳酪独特味道，也利于消化吸收。乳酪蛋白质消化率高达 98%。

三、蛋类

蛋类主要包括鸡蛋、鸭蛋、鹅蛋、鹌鹑蛋、鸽蛋、火鸡蛋等，以及蛋制品如皮蛋、咸蛋、糟蛋、冰蛋、干全蛋粉、干蛋白粉、干蛋黄粉等。其中食用最普遍、消费最多的是鸡蛋。

（一）蛋的结构

各种蛋类大小不一，但结构基本相似，都是由蛋壳（shell）、蛋清（albumin）、蛋黄（yolk）3 部分组成。以鸡蛋为例，每只鸡蛋平均重约 58 g。蛋壳占全蛋重的 11% ~ 13%，主要由碳酸钙构成。蛋壳上布满细孔，但表面附着有霜状水溶性胶状黏蛋白，对微生物进入蛋内和蛋内水分及二氧化碳过度向外蒸发起保护作用。蛋壳的颜色从白色到棕色，因鸡的品种而异，与蛋的营养价值无关。

蛋壳内面紧贴一层厚约 70 μm 的蛋白膜，由角质蛋白纤维交织成为坚韧的网状结构，微生物不能直接通过蛋白膜进入蛋内。在蛋的钝端，蛋白膜分离成一气室。

蛋白膜之内为蛋清，为白色半透明黏性溶胶状物质，分为 3 层：外层的稀蛋清、中层的浓蛋清和内层的稀蛋清。蛋黄由无数富含脂肪的球形微胞所组成，为浓稠、不透明、半流动黏稠物，表面包围有蛋黄膜，由两条韧带将蛋黄固定在蛋的中央。

新鲜的鸡蛋清 pH 为 7.6 ~ 8.0，蛋黄 pH 为 6.0 ~ 6.6。鲜蛋打开后 3 层蛋清层次分明，蛋黄系带清晰完整。随着储藏时间的延长，pH 逐渐上升，浓蛋清部分逐渐变稀，蛋黄系带消失，蛋黄膜弹性减弱甚至破裂。

（二）蛋的营养价值

蛋类的微量营养素含量受品种、饲料、季节等多方面的影响，而宏量营养素含量基本稳定。各种蛋的营养成分有共同之处。

1．蛋白质 蛋类含蛋白质一般都在 10% 以上。全鸡蛋蛋白质含量为 12.8%，蛋清中较低，蛋黄中较高，加工成咸蛋或皮蛋后，蛋白质含量变化不大。蛋清中所含蛋白质种类超过 40 种，主要有卵清蛋白、卵伴清蛋白、卵黏蛋白、卵胶黏蛋白、卵类黏蛋白、卵球蛋白等。蛋黄中蛋白质主要是卵黄磷蛋白和卵黄球蛋白。蛋类蛋白质均为优质蛋白，尤其是鸡蛋蛋白，生物价高达 94，在各种食物蛋白质中最高。

2．脂肪 蛋清中含脂肪极少，98% 的脂肪集中在蛋黄内，呈乳化状，分散成细小颗粒，故易消化吸收。蛋黄中的脂肪大部分为中性脂肪，占 62% ~ 65%，磷脂占 30% ~ 33%，固醇占 4% ~ 5%，还有微量脑苷脂类。中性脂肪的脂肪酸主要是油酸，约占 50%，亚油酸约占 10%。

蛋黄是磷脂的良好食物来源，蛋黄中的磷脂主要是卵磷脂和脑磷脂，除此之外还有神经鞘磷脂。

卵磷脂具有降低血胆固醇的作用，并能促进脂溶性维生素的吸收。

蛋类胆固醇含量极高，主要集中在蛋黄，以乌骨鸡蛋黄含量最高，每 100 g 达 2057 mg。

3．糖类 蛋类含糖类较少，蛋清中主要是甘露糖和半乳糖，蛋黄中主要是葡萄糖，大部分以与蛋白质结合的形式存在。

4．矿物质 蛋类的矿物质主要存在于蛋黄内，蛋清中含量极低。其中以磷、钙、钾、钠含量较多，如磷为 240 mg/100 g，钙为 112 mg/100 g。此外还含有丰富的铁、镁、锌、硒等矿物质。蛋黄中的铁含量虽然较高，但由于是以非血红素铁形式存在，并与磷蛋白结合，因此生物利用率不高，仅为 3% 左右。蛋中的矿物质含量受饲料影响较大。

5．维生素 蛋类维生素含量较为丰富，而且种类较为齐全。绝大部分的维生素都集中在蛋黄内。鸭蛋和鹅蛋的维生素总体含量高于鸡蛋，此外，蛋类的维生素含量受到品种、季节和饲料的影响。

蛋类烹调一般采用油炸、炒、蒸或带壳水煮。在烹调过程中，除维生素 B_1、B_2 有少量损失外，对其他营养素影响不大。烹调过程中的加热不仅具有杀菌作用，而且还能破坏生蛋清中存在的抗生素和抗胰蛋白酶，使蛋白质的消化吸收和利用更完全。

（马玉霞）

参考文献

[1] 翟凤英．公共营养．北京：中国轻工业出版社，2009：35-42.

[2] 孙长颢．营养与食品卫生学．7 版．北京：人民卫生出版社，2012：162-164.

[3] Jenkins DJ，Wolever TM，Taylor RH，et al. Glycemic index of foods：a physiological basis for carbohydrate exchange. Am J Clin Nutr，1981，34（3）：362-366.

[4] 中国营养学会．中国居民膳食指南（2010）．拉萨：西藏人民出版社，2013：3-16.

[5] 葛可佑．中国营养科学全书．北京：人民卫生出版社，2004：373-387.

[6] 孙长颢．营养与食品卫生学．6 版．北京：人民卫生出版社，2007：131-148.

[7] 李勇．营养与食品卫生学．北京：北京大学医学出版社，2005：266-268.

[8] 杨月欣，王光亚，潘兴昌．中国食物成分表（2002）．北京：北京大学医学出版社，2002：67-89.

[9] Simonetti P，Ciappellano S，Gardana C，et al. Procyanidins from vitis vinifera seeds：in vivo effects on oxidative stress. J Agric Food Chem，2002，50（21）：6217-6221.

[10] Mccullorgh ML，Peterson JJ，Patel R，et al. Flavonoid intake and cardiovascular disease mortality：a prospective cohort of US adults. Am J Clin Nutr，2012，95（2）：454-464.

[11] Rossi M，Negri E，Parpinel M，et al. Proanthocyanidins and the risk of colorectal cancer in Italy. Cancer Causes Control，2010，21（2）：243-250.

[12] Rossi M，Rosato V，Bosetti C，et al. Flavonoids，proanthocyanidins，and the risk of stomach cancer. Cancer Causes Control，2010，21（10）：1597-1604.

[13] Rossi M，Edefonti V，Parpinel M，et al. Proanthocyanidins and other flavonoids in relation to endometrial cancer risk：a case-control study in Italy. Br J Cancer，2013，109（7）：1914-1920.

[14] Bolanos R，Del Castillo A，Francia J. Soy isoflavones versus placebo in the treatment of climacteric vasomotor symptoms：systematic review and meta-ananlysis. Menopause，2010，17（3）：660-666.

[15] Ma DF，Qin LQ，Wang PY，et al. Soy isoflavone intake increases bone minera density in the spine of

menopausal women：meta-analysis of randomized controlled trials.Clin Nutr，2008，27（1）：57-64.

[16] Taku K，Melby MK，Takebayshi J，et al. Effect of soy isoflavone extract supplements of bone mineral density in menopausal women：meta-analysis of randomized controlled trials.Asia Pac J Clin Nutr，2010，19（1）：33-42.

[17] 孙维琦，郭英，张义全，等．大豆异黄酮与大豆皂甙抗辐射作用的实验研究．中国辐射卫生，2007，16（3）：273-274.

[18] 葛可佑．中国营养科学全书．北京：人民卫生出版社，2004：387-397.

[19] Gabay O，Sanchez C，Salvat C，et al. Stigmasterol：a phytosterol with potential anti-osteoarthritic properties.Osteoarth Cart，2010，18（1）：106-116.

[20] Heaney RP，Weaver CM，Fitzsimmons ML. Soybean phytate content：effect and calcium absorption. Am J Clin Nutr，1991，53（3）：745-747

[21] 傅翠真，李安智，张丰德，等．中国食用豆类营养品质分析研究与评价．中国粮油学报，1991，6（4）：8-11，20.

第六章

矿工对营养的特殊需求

第一节　生产性粉尘环境的营养

在煤矿的诸多职业危害中，粉尘的危害位居第 1 位。粉尘及其释放的自由基等成分损害机体健康，煤矿粉尘中的游离二氧化硅（SiO_2）与煤工尘肺发病有一定关系。而食物中的活性成分对呼吸系统黏膜的防护有十分重要的作用；在不断改善作业环境条件的同时，应根据矿工的特殊营养需求，合理调配膳食，有选择地补充营养物质。

一、煤矿生产性粉尘及其危害

（一）煤矿生产性粉尘

生产性粉尘（productive dust）是影响矿工健康的重要职业危害（occupation hazard）因素之一[1]。在煤矿开采过程中均能产生包括浮沉和落尘等煤矿粉尘，而生产性粉尘是指在生产过程中产生的能够较长时间漂浮在生产环境中的固体微粒。煤矿生产性粉尘的来源广泛，在矿山开采中，如凿岩、打眼放炮、坑道掘进、采矿、清理工作面、装卸、运输等生产过程中都产生大量煤矿粉尘。据统计，煤矿粉尘的 80% 来自采掘工作面；综采工作面总粉尘浓度为 200 ～ 300 mg/m^3，有的高达 4000 ～ 8000 mg/m^3。

长时间暴露于高浓度的粉尘可以引起尘肺等多种职业性肺疾病。矿工从事开采的矿种和作业岗位不同，接触的粉尘种类不同，主要有硅尘（矽尘）、石棉尘、煤尘、各种金属矿尘和混合粉尘等。矿工接触的粉尘的化学成分与其生物学作用密切相关，煤矿粉尘的主要化学成分有二氧化硅、三氧化二铁、三氧化二铝、氧化钙、氧化镁、氧化钾、氧化钠、二氧化硫、二氧化铁、碳、氢、氧和氮。粉尘分散度表示构成分散相的粒子直径大小；分散度影响粉尘在呼吸道的沉积，大的粉尘在呼吸道被阻留，微细粉尘可达呼吸道深部，但直径为 0.5 ～ 0.1 μm 的粉尘，因其重力极小，可随呼气气流排出，反而在呼吸道的阻留率下降。粉尘的吸附能力随表面积增大而增强。

煤矿生产性粉尘危害性的影响因素包括粉尘浓度、煤的品位、石英含量、煤灰分、碳含量和金属元素等。流行病学研究证实，尘肺（pneumoconiosis）的发生主要与呼吸性粉尘浓度有关，而与总粉尘浓度不相关；碳含量与煤的品位有直接关系；高品位煤层的粉尘引起尘肺的发病率显著高于低品位煤层的粉尘引起的尘肺发病率；在考虑品位的情况下，煤矿粉尘中石英浓度越高，硅肺（矽肺，硅沉着病）发病率越高，灰分高的粉尘的致病性较强；尘肺发病率高的煤矿，粉尘中铜、铁、铅和镍等金属元素含量也高。金属元素之间也有相互作用，如镍有较强的细胞毒性，而锌却有抗镍毒性的作用。

（二）粉尘对人体健康的危害

根据不同特性，粉尘可对机体引起各种损害。煤矿生产性粉尘与其他粉尘一样主要通过呼吸道进入人体，其次是皮肤粉尘暴露，部分粉尘也可经口腔被吞入消化道。煤矿工人长期暴露于煤矿生产性粉尘可引起各种疾病。对机体影响最大的是呼吸系统损害，包括上呼吸道炎症、肺炎、肺肉芽肿、肺癌、尘肺以及其他职业性肺部疾病等。

1．呼吸系统疾病 健康人体的呼吸系统有良好的防御功能。鼻腔的毛、黏液和弯曲的鼻道可以阻挡和滞留 30% ～ 50% 的吸入性粉尘。$< 5\ \mu m$ 的尘粒会进入支气管，附着于管壁黏膜，随纤毛的运动，可由咳嗽反射排出体外；一般来讲，97% 左右进入呼吸道的粉尘尘粒可通过上述机制清除出去，而滞留在肺内的尘粒只有吸入粉尘总量的 2% ～ 3%。虽然吸入的粉尘只有少量在肺内滞留，但长期吸入高浓度可吸入性粉尘，将逐渐使肺内储留量增多，如果机体同时患慢性支气管炎等病变或营养不良，可使防御功能降低，更容易被粉尘侵入而发生尘肺。

（1）煤工尘肺：煤矿生产性粉尘最常见的危害首推煤工尘肺。尘肺是工人在生产过程中长期吸入高浓度的粉尘而导致的以肺组织纤维化为主的一种全身性疾病；该病不可逆转，目前尚无有效的根治方法。粉尘的化学成分直接影响其对机体的危害程度，特别是其中游离二氧化硅的含量。煤矿工人在不同工序和工种作业，接触粉尘的性质和程度有所不同，发生尘肺的患病情况也有不同。从事矿山开采的凿岩工及坑道掘进工主要接触岩尘，其吸入含大量游离 SiO_2 的粉尘，可引起矽肺（silicosis）；矽肺是尘肺中发展较快、病情最为严重的一种；在慢性职业病中，矽肺的发病率相当高，其影响劳动力最为严重。吸入含游离 SiO_2 粉尘引起矽肺的原因有各种学说，至今尚无确切定论。根据多年研究进展，较为趋向一致的意见认为，当进入肺泡的矽尘被巨噬细胞吞噬后，在细胞内溶解并聚合成硅酸盐，作用于细胞膜，使细胞膜的通透性和稳定性发生改变，致吞噬细胞崩解。崩解产物中的非脂质成分刺激纤维增生，导致其纤维化发展并形成胶原纤维结节。

采煤、运煤工主要接触煤尘而引起煤肺（anthracosis），患病率比矽肺低、病变轻、发病工龄长；煤肺曾被认为是极轻的煤矽肺，但国内外大多数学者认为煤尘可以引起肺部纤维化，其病理改变以肺间质弥漫性纤维化为主。由于许多工人工种常有变动，可能既接触煤尘也接触岩尘，肺内会有两种粉尘引起的病变，通常称为煤矽肺（anthracosilicosis），是我国煤矿工人中最多见的尘肺；煤矽肺是一种混合型尘肺，病理改变兼有间质和结节型两者的特征。接触石棉尘的石棉矿工人可引起石棉沉着病（asbestosis），为硅酸盐尘肺中的一种，在我国煤矿工人职业危害中也占一定的地位。

（2）其他呼吸系统疾病：粉尘进入体内，首先侵入上呼吸道黏膜，早期引起黏膜功能亢进，血管扩张、充血，黏膜腺分泌增加，造成如萎缩性鼻炎等萎缩性病变。随着尘肺病程的进展，可导致肺功能改变，出现气短、胸闷、胸痛、咳嗽等症状。并可引起结核、肺气肿、肺源性心脏病、肺部感染等并发症。尘肺病会大大增加患者伴发肺结核感染的机会，从而加速病情进展，加重症状，增加治疗难度。长期吸入煤矿生产性粉尘，还会引起慢性阻塞性肺病，如慢性支气管炎、支气管哮喘和肺气肿等。在临床上，慢性阻塞性肺疾病可以独立存在而不伴有尘肺，其发病机制尚不清楚，可能与吸烟、呼吸道感染有关。

国际癌症研究机构已经确认粉尘中二氧化硅为致癌性物质。有报道认为[1]，尘肺患者的肺癌的发病危险性高于非尘肺患者。但煤尘是否致癌仍在争论中，国际癌症研究机构的研究小组的同期报道中认为，尚没有充分资料证实煤尘的致癌作用。

（3）粉尘的局部作用：某些其他粉尘如锡尘、铁尘被大量吸入时，在肺组织呈现异物反应，可继发轻微的纤维性变，称为粉末沉着症，对人体危害较小。此外，经常接触粉尘还可引起一些皮肤、耳、眼部等疾病。粉尘沉着于皮肤可能堵塞皮脂腺，容易继发感染，引起暴露性皮炎、毛囊炎等；粉尘颗粒进入眼内，可引起结膜炎等；粉尘刺激鼻黏膜，导致肥大性鼻炎、萎缩性鼻炎等。

（三）粉尘对自由基稳态的影响

目前的研究表明，自由基和人类健康及几乎所有常见疾病有密切关系，在许多疾病的发生、发展过程中，自由基对机体的损伤起着重要作用[2]。从20世纪80年代初，国外就开展了粉尘释放自由基的研究，研究表明，呼吸性粉尘能进入下呼吸道，在此产生氧自由基而引起急慢性肺损伤，活性氧的产生是粉尘在呼吸系统中产生毒性作用的一个重要因素。

1．粉尘释放的自由基

（1）大气粉尘中的自由基：大气中飘浮的微细粉尘，具有很强的吸附能力，有害气体、液体和金属元素都能吸附在微细粉尘上而被带入肺部，从而促成急性和慢性病的发生。呼吸性粉尘能进入下呼吸道，在此产生氧自由基而引起急性和慢性的肺损伤。在引起内皮细胞损伤中涉及超氧化物、H_2O_2及其他氧自由基。Donaldson等研究[3]，大气可吸入粉尘通过产生的·OH造成对DNA的损伤，可吸入粉尘的活性既可来源于粉尘本身成分，又可来源于粉尘释放到溶液中的自由基产生体系；粉尘提取物诱导的细胞毒性与NO有关，活性氧能解释早期阶段暴露于粉尘下内皮细胞的损伤机制。粉尘也能减弱巨噬细胞产生抗生素的能力，而这种能力对大鼠提高其对肺部感染的敏感性有很大作用。国外的研究表明，煤炭和石油燃烧产生有机过氧自由基等均有较稳定的自由基信号。

（2）粉尘表面活性自由基：粉尘表面活性基团影响粉尘的生物效应，粉尘进入机体能激发吞噬细胞的呼吸爆发，形成活性氧（$\cdot O_2^-$，H_2O_2，·OH）自由基[4]。新破碎石英表面自由基决定着尘粒表面活性，对细胞的损害和粉尘性疾病形成起着至关重要的作用。现在对粉尘表面活性的研究集中在粉尘表面Fe^{2+}的作用上，粉尘中的Fe^{2+}对自由基的产生起关键作用，即Fenton反应：$Fe^{2+}+H_2O_2 \rightarrow Fe^{3+} + \cdot HO + OH^-$；但有研究表明，在没有$Fe^{2+}$的存在下，粉尘也能释放·OH。粉尘的表面活性与它自身的特性（持久性、溶解度、拉伸强度、表面结构、表面反应性、表面组分、表面电性及矿物的内部结构和组成）有密切关系。新鲜研磨的石英和石棉的表面活性及吸入“老化”石英均能引起肺损伤，增加脂质过氧化及刺激肺吞噬细胞产生更多的氧自由基。

（3）粉尘的遗传毒性与自由基：有研究发现[5]，二氧化硅是遗传毒物，可与DNA和染色体发生直接或间接的相互作用；在亚毒性剂量水平可引起遗传物质的改变或损伤，可使细胞发生转化，导致基因突变和癌症发生。石英粉尘和青石棉有直接遗传毒性，诱导DNA分子氧化损伤并形成强致突变作用。目前许多研究集中在粉尘对肿瘤坏死因子（TNF-α）和核转录因子（NF-κB ）的影响上；TNF-α在硅肺病及其他慢性炎性肺部疾病的发病机制中起重要的作用，NF-κB是一多功能的转录因子，调控炎性细胞因子、细胞黏附分子、细胞表面受体等，它的持续活化参与了疾病的发生和发展。有研究表明，SiO_2介导产生的自由基和NF-κB激活在SiO_2诱导的TNF-α基因表达上起重要作用。

2．粉尘自由基的氧化损伤 Athanasios等研究发现[6]，在H_2O_2的存在下，粉尘能在磷酸缓冲液中产生·OH。体内脂质可被活性氧诱发或氧化反应，不断破坏各种结构，导致细胞产生病变。在长期生物进化过程中，生物体已发展出对活性氧抗自由基的防御系统，如线粒体酶防御系统和通过补充抗氧化物质，都有助于提升机体的抗氧化能力。Bai等研究[7]，抗氧化酶如超氧化物歧化酶、过氧化氢酶能显著减少内燃机燃烧颗粒中活性氧对肺动脉内皮细胞的毒性作用。一氧化氮作为一种生物信使分子和细胞毒效应因子，近年来受到了极大的关注。矽尘进入肺后，可以诱导和激活诱导型一氧化氮合成酶（iNOS）活性的大量增加，催化一氧化氮的产生，导致血液中一氧化氮含量显著升高。过多的一氧化氮累积在肺组织并扩散到邻近的细胞内导致细胞死亡。另外，一氧化氮还可以与超氧阴离子结合生成过氧亚硝酸根（$ONOO^-$）。过氧亚硝酸根及其分解的产物可以引起膜脂质过氧化，降低谷胱甘肽过氧化物酶的活性。

3．清除粉尘自由基体系 人体内清除自由基体系即抗氧化能力包括抗氧化剂和抗氧化酶等防御体系；线粒体酶防御系统如过氧化氢酶（CAT）、谷胱甘肽过氧化物酶（GHS-Px）、超氧化物歧化酶（SOD）和辅酶 Q_{10}（CoQ_{10}）等，抗氧化物质如维生素 C、维生素 E、β- 胡萝卜素、硒、谷胱苷肽、辅酶 A、氨基酸和蛋白质，以及生物活性物质如番茄红素、多酚类化合物等，均具有强抗氧化性，起到清除自由基，预防脂质过氧化，保护细胞免受自由基损害的作用[8]。

有研究表明[9]，煤工尘肺患者血浆氧化损伤指标一氧化氮（NO）、丙二醛（MDA）及抗氧化指标铜锌超氧化物歧化酶（CuZu-SOD）、GHS-Px 和总抗氧化能力（T-AOC）等与健康接尘对照者比较均有统计学差异。有研究证明[10]，尘肺患者血清 SOD 活力较任何粉尘接触史的对照组明显降低。赵道昆等研究表明[11]，与对照组比较，接尘组与矽肺组 NO 水平、GSH-Px 活力均明显升高，SOD 水平明显降低；与对照组、接尘组比较，矽肺组 T-AOC、NOS、MDA 均明显升高；矽肺组较接尘组 GSH-Px 活力明显升高；与观察对象组和一期矽肺组比较，三期矽肺组 GSH-Px 活力明显升高。且血清中 GSH-Px 水平与矽肺分期、分组、接尘工龄、工种成正相关。说明机体氧化和抗氧化系统的失衡与矽肺的发生发展有关，对氧化应激指标的监测有利于预测矽肺发病和评估预后。曹燕花等研究[12]，染尘组大鼠支气管肺泡灌洗液（BALF）中 SOD 活力较对照组升高。粉尘进入肺组织后产生大量活性氧物质，从而启动了脂质过氧化的链式反应，伴随着大量自由基的产生，机体防御功能增强，清除自由基酶的合成增加，SOD 活力代偿性升高，从而使机体的氧化 / 抗氧化体系保持一个动态平衡。在尘肺病变过程中，GSH 被动员参与抗氧化反应，生成氧化型谷胱甘肽（GSSG），GSH 含量下降。

研究表明[13]，接触粉尘工人经用微量元素及清除自由基的药物治疗后，血中 SOD 含量明显提高。由于与粉尘接触的肺衬层里有多种表面活性剂和蛋白质，尤其是谷胱甘肽和维生素 C 等最为丰富，这些人体防御的抗氧化剂中的任何一个减少都会导致周围细胞的氧化应激。因此，现在许多研究也转向在体外用粉尘与体内抗氧化剂的反应来证实粉尘的致病性。维生素 C 与结晶 SiO_2 的交互作用，在生理维生素 C 浓度下，SiO_2 与维生素 C 反应生成了 1∶1 的 Si- 维生素 C 络合物；当在维生素 C 更高的浓度下，维生素 C 的反应量超过了 Si 的释放量。动物实验研究发现[14]，染尘组大鼠应用茶多酚联合维生素 C、维生素 E 处理 30 天、90 天后，血液中 NO 含量与 NOS 活性显著下降，GSH-Px 活性明显上升，表明应用茶多酚联合维生素 E 和维生素 C 可以提高染尘大鼠体内抗氧化酶的活性，降低血液中一氧化氮的水平。

（四）细胞凋亡与肺纤维化

矽肺纤维化是一种慢性炎症间质性疾病，其特征是肺泡区细胞结构的改变、并伴随过度的胶原沉积。研究表明[15]，吸入石英粉尘可导致肺部炎症反应，慢性粉尘暴露可致肺纤维化并可发展成矽肺。细胞因子（cytokine，CK）是一类能在细胞间传递信息、具有免疫调节和效应功能的蛋白质或小分子多肽，包括淋巴因子（lymphoine）、干扰素（interferon）、白细胞介素（interlukin，IL）、肿瘤坏死因子（tumor necrosis factor，TNF）、趋化因子（chemokine）和集落刺激因子（colony-stimulating factors，CSFs）等。在肺纤维化过程中，TNF-α、IL-1、IL-8、转化生长因子 $β_1$、巨噬细胞炎症蛋白 -1α 及单核细胞趋化蛋白 -1 在局部损伤和炎症反应及纤维化进展过程中发挥重要作用[16]。体外试验及动物实验研究表明，SiO_2 进入肺泡后，肺泡巨噬细胞（alveolar macrophage，AM）发生聚集，吞噬尘粒后被活化，合成并释放大量具有多种生物活性的细胞因子、前炎症因子、趋化因子和蛋白酶类；AM 被激活后，部分产生天冬半胱氨酸特异性蛋白酶（cysteinyl aspartate specific protease，Caspase）依赖性凋亡，同时释放细胞因子 IL-1、IL-8、TNF-α、花生四烯酸代谢产物等，募集中性粒细胞，引发巨噬细胞性肺泡炎，进而引起 AM 功能改变、崩解死亡和肺泡结构改变及其他细胞受损破坏，导致弥漫性肺间质纤维化[17]。

肺纤维化的病因目前还未完全清楚。已有大量研究表明[18]，细胞凋亡在肺纤维化过程中起着重要作用。培养的肺巨噬细胞与石英粉尘颗粒结合，并吞噬粉尘颗粒，很快经历凋亡和坏死过程；但是粉尘颗粒与 AM 结合的机制及粉尘颗粒产生毒性机制尚不清楚[19]。体外试验及动物实验的发现，细胞凋亡从内外多因子复杂的相互作用来诱导产生凋亡信号，传递至 Caspase 级联酶，死亡受体和线粒体对外来有害刺激或死亡信号进行加工处理，决定是否启动凋亡通路，死亡受体与相应的配体结合后，可以通过一系列信号转导过程，将凋亡信号向细胞内部传递，其从 Caspase 活化开始，以蛋白底物裂解细胞解体结束，从而使细胞凋亡完成。

有研究发现[20]，在促凋亡信号作用下，ROS 的升高可能作为第二信使上调促凋亡蛋白表达，在体内矽尘可诱导生物大分子氧化损伤或通过 AM 的“呼吸爆发”，产生超氧阴离子和过氧化氢等。这些自由基可参与或影响细胞内的信号转导和基因表达。SOD 是一类广泛存在并能在生物体内专一清除超氧阴离子的酶类，可以有效地抑制 ROS 和拮抗由 TNF-α 和 ROS 引起的细胞凋亡，矽尘诱导 AM 凋亡受 ROS 的调节，ROS 通过线粒体途径和死亡受体途径启动 Caspase 并激活其级联反应。研究提示，矽尘诱发 AM 凋亡过程中，SOD 不仅可通过清除与 AM 表面的 SR 结合的活性氧，抑制 SR 与 ROS 的结合，下调死亡受体的表达，还可抑制死亡受体与死亡配体的结合，同时可抑制 Caspase 的级联效应，从而起到全面抑制死亡信号转导，抑制 AMS 凋亡及纤维化有关细胞因子的释放，阻止抑制肺纤维化的发生和发展的作用，同时发现在各种死亡信号抑制剂中，SOD 的阻断效果最佳，推测除阻断死亡受体信号转导外，还可通过阻断线粒体或内质网通路发挥凋亡抑制作用[21]。

二、营养素及食物中生物活性成分对粉尘损害的防护作用

预防和减少生产性粉尘对人体健康的危害，除了规定生产环境空气中粉尘容许浓度和严格的监测制度、采取各种防尘与降尘技术措施和加强个人防护等关键措施外，合理的营养与膳食补充也具有重要的积极作用。营养是提供机体结构的物质基础和生命活动能量的源泉，所有能增强和健全机体防御功能和屏障的因素，均对降低发病、推迟发病或延缓病程起到相应的效果。食物中的各种营养素和生物活性物质能增强人体呼吸道的防御功能，有利于将吸入的绝大部分粉尘阻止并排出体外。对接尘矿工和矽肺患者而言，营养不良至关重要的是影响呼吸功能、免疫功能。研究表明[22-23]，矽肺和尘肺患者早期便出现细胞免疫功能减退，这种免疫损伤先于形态学的改变，可能是组织结构改变的先兆，并与矽肺病变的进展起协同作用，而蛋白质、维生素和微量元素对免疫细胞的增殖分化有积极的促进作用。实践证实，根据矿工的营养需求和膳食现状，针对某些营养素进行合理强化，配制营养保健餐是非常行之有效的保护措施。

（一）蛋白质对接触粉尘的作用

蛋白质是许多重要生理活性物质的构成成分，具有免疫保护作用，对提高机体免疫力和抵抗力具有重要的意义；蛋白质也是生物膜的重要组成部分，具有维持生物膜的功能，促进体内物质交换和信息流通；并且参与遗传信息的传递、基因的表达物质的合成。研究表明[24]，煤工尘肺患者血清白蛋白含量低于健康对照组，而球蛋白含量高于对照组。血清总蛋白由白蛋白和球蛋白组成，白蛋

白可以在组织中被细胞吞噬而摄取，其氨基酸可被用于组织修补；尘肺患者肺组织中的异物出现较多时，血清白蛋白水平下降；白蛋白由肝内合成，具有保护肝功能和改善蛋白质代谢的功能。球蛋白是嗜酸性粒细胞增多抑制剂，尘肺患者机体处于损伤状态，球蛋白水平升高，以发挥免疫作用；所以补充蛋白质有利于受损伤肺组织的修补和增强其免疫能力。矽肺患者合并慢性阻塞性肺病，组织因缺氧而分解代谢增强，血清中的赖氨酸、丙氨酸、亮氨酸、蛋氨酸和苏氨酸低于正常人，细胞免疫功能也随之降低。羟脯氨酸和羟赖氨酸是胶原蛋白的前体物质，也是胶原蛋白的代谢产物，矽肺进展阶段肺组织纤维化改变导致肺组织中羟脯氨酸增多。研究表明[25]，石英染尘大鼠早期肺灌洗液细胞中羟脯氨酸明显增加，并与全肺胶原之间成正相关；矽肺患者尿中羟脯氨酸水平也增高。羟脯氨酸的消耗会导致营养不良和体内蛋白质亏损。近年认为，血清蛋白在吸入粉尘早期有保护肺泡上皮细胞免受直接毒害作用；粉尘吸附蛋白质及肺表面活化剂，可降低粉尘的细胞毒性；这种有保护膜的尘粒接触巨噬细胞的表面或被吞噬后，加快粉尘被清除；因此，肺表面蛋白质的蓄积是肺组织对毒性矿物质的早期反应之一。蛋氨酸是体内重要的甲基供给体，参与体内许多重要物质的生物合成，如磷脂合成等；而磷脂又是生物膜和血浆脂蛋白及肺表面活性物质的主要组成成分，有稳定肺泡功能的作用。谷氨酸能促进腺苷酸的生物合成，在体内经脱氨基作用可转变为 α- 酮戊二酸，促进三羧酸循环进行和产生 ATP 的作用；谷氨酸又可接受氨转变为谷氨酰胺，进一步促进腺苷酸合成及能量代谢。谷氨酸的抗矽肺作用，可能与其提高巨噬细胞对矽尘细胞毒性作用的抵抗力有关，谷氨酸对噬尘细胞膜结构有明显的稳定作用。

尘肺早期即有蛋白质代谢障碍，需要增加膳食中蛋白质的供给，对尘肺病的发生、发展有一定防治作用。提高血中各种蛋白含量，重要的措施是加强营养。动物实验表明[26]，高蛋白膳食能增加染尘大鼠的抵抗力；在矽肺患者膳食中补充酪蛋白水解物有较好的效果。在矿工膳食中供给丰富的优质蛋白，可改善蛋白质的代谢，使血清蛋白恢复正常，血象改变，巨噬细胞活性增强。如果膳食蛋白质供给不足，可使病情发展迅速。膳食中有丰富的优质蛋白和充足的甲硫氨酸，不仅有利于蛋白质代谢，也利于脂质、核苷酸、核酸及维生素代谢的改善。研究表明，尘肺患者不仅血清白蛋白含量降低和球蛋白增加，而且白蛋白和球蛋白中巯基含量及血清蛋白中巯基总量均有减少，以二硫键连接的半胱氨酸含量增加，并有随尘肺严重程度增高的趋势。谷胱甘肽由谷氨酸、半胱氨酸和甘氨酸通过肽键缩合而成，广泛存在于动植物体内，增加其食物来源，提高血浆中谷胱甘肽含量，不仅对预防尘肺的产生也有一定作用，也可以保护巯基蛋白及生物膜上的巯基免遭氧化，起到稳定生物膜的作用。

（二）脂肪对接触粉尘的作用

关于膳食中脂肪含量对矽肺患者病变的影响，研究结果并不一致[26]。有研究发现，低蛋白、高脂肪的膳食可以加速硬蛋白的生成，故认为长期接触矽尘作业工人应适当控制膳食脂肪供给量；但也有研究认为，矿工膳食中充足的脂肪可减少矽肺的发生。动物实验表明，石英染尘大鼠肺灌洗液细胞中总脂含量增加，并与全肺胶原之间呈正相关；表明染尘大鼠肺脂质代谢增强[27]。许多研究表明[28]，矽肺患者肺组织中有脂质蓄积，可引起肺组织纤维化；在实验性矽肺的大鼠饲料中增加脂肪含量，会促进肺组织脂质蓄积。脂蛋白是体内脂类的转运形式，能促进肝脂类代谢，同时有促进肺泡表面活性物质的合成，稳定肺泡功能的作用。

（三）维生素对接触粉尘的作用

关于维生素对接触粉尘矿工的营养作用，与其他人群一样有其普遍意义。长期吸入高浓度工业粉尘的作业工人对水溶性维生素 B_1、维生素 B_2 和维生素 C 的需要量较同等劳动强度的一般人群增多，从清除粉尘自由基、保护肺细胞膜、提高机体免疫能力和抵抗能力方面，维生素中的维生素 A、维生素D、维生素E及维生素C等的作用更为重要。维生素C是机体内一种很强的抗氧化剂，可直接与氧化剂作用，以保护其他物质免受氧化破坏；维生素C也可还原超氧化物、羟基、次氯酸及影响DNA转录或损伤DNA、蛋白质或膜结构的活性氧化剂。维生素B_2可作为谷胱甘肽还原酶的辅酶，维持还原性谷胱甘肽的浓度，参与体内的抗氧化防御系统。维生素A的前体类胡萝卜素能捕捉自由基，提高机体抗氧化防御能力。脂褐质是一些长寿命的蛋白质和DNA、脂类共价缩合形成的交联物，这些细胞代谢产物累积至一定的量后会危害细胞，导致细胞衰老；补充维生素E可减少细胞中脂褐质的形成，保护细胞膜的完整性和稳定性，使胸腺萎缩减轻，增强免疫功能，可减缓肺细胞衰老的进程。

免疫细胞对自由基的损害作用十分敏感。维生素A、维生素E和维生素C这些抗氧化剂，可通过增强巨噬细胞和自然杀伤细胞的活力及改变淋巴细胞的生长或分化、增殖，来调节细胞免疫功能；长期缺乏时，循环中T淋巴细胞数及其反应降低[29]。甘振威等实验研究表明[30]，矿工矽肺患者采用强化维生素E、C等营养素的保健膳食后，其外周血淋巴细胞转化反应增强，GSH-Px活性增高，血清LPO含量降低。维生素E具有促进淋巴细胞成熟的功能，并能协同胸腺因子，产生成熟辅助性T细胞（T helper cell，Th细胞）。一般认为，维生素C并不能直接促进淋巴细胞转化反应，但能提高组织和血浆中维生素E浓度，因而起到协同与增效作用。维生素A也可以促进上皮细胞的完整性和分化，利于抵抗外来致病因子的作用。维生素D是一种新的神经内分泌-免疫调节类激素，对细胞免疫具有重要的调节作用，对单核-巨噬细胞、T淋巴细胞、B淋巴细胞、胸腺细胞增殖分化及细胞功能具有重要的影响；动物长期维生素D不足，其感染的概率增高。矿工长期在井下作业，光照时间短，维生素A和维生素D也容易缺乏，为了预防维生素缺乏症，在膳食中应特别注意维生素A和维生素D的供给。

1, 25-$(OH)_2$-D_3作为活化的维生素D可作用于如免疫器官等很多器官，参与细胞代谢或分化的调节。维生素A在体内除组成视觉物质外，其磷酸酯（视黄醇磷酸酯）作为寡糖基的载体参与糖蛋白的合成；同时，维生素A还与ATP-硫酸化酶（sulfurylase）及硫酸转移酶（sulfate transferase）的活性有关。这两种酶也都参与氨基多糖（酸性黏多糖）的生物合成，直接关系到上皮细胞及黏膜组织的正常和完整。维生素A可调节细胞的分化、增殖和凋亡；维生素A参与细胞膜上糖蛋白的合成，因而与细胞膜表面的功能如细胞连接、受体识别、细胞黏附和细胞聚集有关。维生素A也具有稳定生物膜的作用；在矿工膳食中提高维生素A的供给量，可增强上呼吸道的防御体系功能，保护生物膜的稳定，对防止和减少粉尘的侵入及对机体的危害有重要意义。

半胱氨酸是抗体合成的原料，高浓度的维生素C促进来自于膳食蛋白质的胱氨酸还原为半胱氨酸，从而参与抗体的合成。半胱氨酸可在体内由蛋氨酸转变而成，维生素C和蛋氨酸能延缓实验性矽肺的发展。毒物在内质网上的羟化过程是生物转化中的重要反应，维生素C能提高氧化酶的活性，增强毒物的解毒过程，促进有机物或毒物的排出和解毒。研究表明，实验性矽肺大鼠有维生素C代谢改变的表现，需要量增加。在豚鼠的饲料中补充维生素C，可增加肺、肝和肾上腺中的维生素C含量，减轻肺纤维化病变，说明维生素C对吸入矽尘动物有良好的作用。因此，接触粉尘作业的个人应注意维生素C的补充，如多吃富含维生素C和膳食纤维的新鲜蔬菜和水果，以提高吸附和促排粉尘的效果。唐咏梅等报道，采用饱和试验法探讨主要接触二氧化硅粉尘和硅酸盐粉尘的陶瓷粉尘作业工人水溶性维生素需要量，每人每日维生素B_1、B_2、C需要量分别为3.0 mg、3.1 mg和227 mg以上[31]。宁鸿珍等通过饱和试验认为煤矿井下工人3种维生素的适宜需要量分别为维生素B_1 3.49 mg、维生素B_2 3.22 mg和维生素C 1118.0 mg，远高于一般人群；不仅需要通过膳食摄取，也要通过额外补充[32]。

（四）微量元素对接触粉尘的作用

矿物质对接触粉尘矿工的营养作用，也与其他人群一样有其普遍意义；尤其是锌、硒、铁、铜等微量元素。对染尘动物和矽肺患者，在抗氧化、维护细胞膜和提高机体免疫力等方面的作用更为重要。研究表明[33]，尘肺患者和染尘动物体内铜含量均有变化，血清、头发、肺组织和BALF中铜含量升高，也有研究的结果没有显示染尘组与对照组BALF中铜含量的变化差异。关于接尘者体内锌含量的变化研究报道也不一致[33]，有研究报道对煤工尘肺患者血清锌含量的测定结果为锌含量降低；也有研究报道锌含量染尘组较对照组升高，可能是机体启动自我保护机制而代偿性升高。在尘肺病变时，铁、铬含量或活性可能受到影响，BALF中染尘组铁和铬含量比对照组降低。硒与金属有较强的亲和力，可与体内的汞、镉、铅等有毒重金属结合成金属-硒-蛋白质复合物，起到解毒作用，并促进其排出。

自然营养物中的抗氧化剂可以切断过氧化链反应来抑制脂质过氧化，从而保护机体免受自由基损伤。微量元素硒、锌、铁、铜等均为人体从饮食中摄取的天然抗氧化剂。硒是GSH-Px的组成成分，能特异性地催化还原型谷胱甘肽为氧化型谷胱甘肽，促进有毒的过氧化物还原为无毒的羟化物，阻断活性氧和自由基对机体的损伤，从而可以保护肺细胞膜等组织免受过氧化物损伤。有研究发现，矽肺患者血清中的抗氧化剂与其X线表现呈负相关，矽肺一期患者与其他期患者相比具有较高的谷胱甘肽水平，三期矽肺患者的血清硒及硒蛋白P（SeP）水平较低。研究表明[34]，矽肺患者的血清硒及SeP水平比对照组有所降低，而且硒和SeP与矽肺的X线检查结果呈负相关，X线分期越高，硒与SeP水平越低。所以，提高矽肺患者体内的硒水平状态对矽肺患者是非常重要的。矽肺患者的SeP水平低于健康人，这种降低最有可能是矽肺的结果而不是矽肺患者各种饮食习惯的原因。对于饮食来源的硒和硒膳食补充剂在矽肺患者中的作用还需进行详细研究，以预防潜在的肺癌；需要注意的是，硒的过量也可能增加患病率和死亡率[35]。锌是超氧化物歧化酶等80多种多种金属酶的组成成分或酶的激活剂，在组织呼吸及抗氧化过程中发挥重要的作用。铜、锌是SOD的成分；锌主要结合在细胞膜含硫、氮的配基上，少数结合在含氧的配基上，形成稳定的化合物，增强膜的稳定性和抗氧自由基的能力。缺锌可造成膜的氧化损伤、结构变形。铁是机体内重要的抗氧化保护物质的组成成分，是自由基反应的催化剂，以协助体内清除自由基。在尘肺病变时，其含量或活性可能受到影响。铁与抗脂质过氧化有关，随着铁缺乏程度的加重，脂质过氧化损伤也加重。但铁过多诱导的脂质过氧化反应的增强也会导致机体氧化和抗氧化平衡失调，致细胞老化或死亡。国内外研究证实，自由基引发的脂质过氧化是引起多种慢性疾病的重要原因之一[36]。铬主要参与体内能量物质的代谢，在一定量SiO_2作用下，细胞受到损伤，机体启动修复机制；铬还参与脂质的代谢，在体内具有抗氧化作用。但是细胞内的铬与大分子结合，形成的化合物分子量很大，进行离心时，易于沉降。机体内众多微量元素既有协同亦有拮抗，它们相对维持在某种水平上，参与机体的各种代谢，使机体保持平衡。由于粉尘的侵入，微量元素在机体总体调节下，参与对粉尘的清除，这一过程中可能存在着某些元素在一定时期的一定程度上的代偿性改变，最终会出现机体微量元素的失调，导致体内某些酶含量减少或活力减弱，脂质过氧化进程加速，细胞膜受损，机体免疫功能下降。

研究表明[37]，当机体长期处于营养素缺乏或亚临床缺乏状态时，虽然其生命活动器官功能及某些生化指标尚处于正常范围，但其体内免疫指标水平可能表现出各种异常的变化。动物实验证实[38]，微量元素锌、铁等营养素摄入不足导致的变化过程中免疫功能的改变在早期即发生，从而增加对感染的易感性。锌可促进淋巴细胞有丝分裂，增加T细胞的数量和活力，能调控周围血中单核细胞合成免疫调节因子如干扰素γ（interferon-γ）、白细胞介素-1（interleukin-1，IL-1）、白细胞介素-6（interleukin-6，IL-6）、肿瘤坏死因子-α（tumor necrosis factor-α，TNF-α）、白细胞介素-2受体（interleukin-2 receptor，IL-2R）等，对机体的免疫功能有调节作用。缺锌可引起胸腺萎缩、胸腺激素减少、T 细胞功能受损及细胞介导的免疫功能改变。适量的硒对保护细胞免疫和体液免疫是必需的；通过下调细胞因子（cytokine）和黏附分子（adhesion molecule）的表达，上调白细胞介素 -2 受体（interleukin-2 receptor，IL-2R）的表达，使淋巴细胞、NK 细胞、淋巴因子激活的杀伤细胞（lymphokine-activated killer cells，LAK）的活性增加，从而可以提高接尘工人的免疫应答能力。铁与维持正常的免疫功能特别是细胞免疫功能如淋巴细胞转化率、吞噬细胞移动抑制因子、中性粒细胞功能有关。缺铁可影响 T 淋巴细胞、吞噬细胞的增殖分化，细胞因子的产量下降，自然杀伤细胞（natural killer cell，NK cell）活性降低。研究表明，随着染尘剂量的增加，血浆铜含量明显地升高；故血铜升高不仅是染尘后早期炎症反应的结果，而且是实验性矽肺的一个重要特征。铜是单胺氧化酶系的主要成分，催化胶原蛋白和弹性蛋白的共价交联和多聚化的氧化过程，而硅肺病的主要特征之一是肺胶原含量的增加；铜的增加与矽肺纤维化有密切的联系。矽肺患者铜蓝蛋白活性与铜、铜 / 锌比值均显著高于健康对照组，铜蓝蛋白与铜呈正相关。矽肺患者血清和头发中的 Cu、Zn、Se、Ca 有异常改变 [39]。锌有抑制巨噬细胞吞噬功能，阻抑脂质过氧化和稳定细胞膜的作用。矽肺大鼠体内锌含量减少，锌的这种抑制作用减弱，有利于巨噬细胞的激活和损伤，促进矽肺病变的发展。动物实验证明，二氧化硅粉尘可导致血铜含量随着染尘剂量增加而升高，血锌含量随着染尘剂量增加而降低。并呈现良好的剂量 - 效应关系。人群研究发现，肺内有矽结节融合块的患者，血清铜含量比小阴影样改变的明显增高，铁和锌的含量明显降低 [40]。

（五）其他生物活性物质对接触粉尘的作用

近些年，一些研究揭示了食物中的非营养素活性成分如多酚类化合物（polyphenols）、类胡萝卜素、花青素、番茄红素等对接触粉尘的影响，主要是通过这些植物活性成分的抗氧化和减轻细胞损伤的作用。茶多酚是一类从茶叶中提取的酚类化合物。它可以直接清除超氧阴离子、羟自由基、抑制亚硝酸的形成及诱导型一氧化氮合酶 mRNA 的合成与转录，降低一氧化氮的水平及酶的活性；还可以清除脂质过氧化链反应中间产物脂过氧自由基和烷氧自由基，阻止脂自由基的扩增，降低体内脂自由基水平。消除因自由基过剩引起的 DNA 损伤；茶多酚能提高细胞内多种抗氧化酶的活性，增强机体自身抗氧化防御系统对活性氧的清除能力。许多实验研究表明茶多酚或联合维生素 C、维生素 E 对石英染尘动物的氧化损伤有保护作用。实验发现 [41]，茶多酚联合维生素 C、维生素 E 应用后，能显著降低染尘大鼠肺泡巨噬细胞 DNA 损伤率（拖尾率），缩短损伤细胞拖尾的长度；提示茶多酚、维生素 C、维生素 E 联合应用对染尘大鼠肺泡巨噬细胞 DNA 损伤有保护作用。染尘组大鼠应用茶多酚联合维生素 C、维生素 E 处理 30 天、90 天后，血液中 NO 含量与 NOS 活性显著下降，GSH-Px 活性明显上升，表明应用茶多酚联合维生素 E 和维生素 C 可以提高染尘大鼠体内抗氧化酶的活性，降低血液中一氧化氮的水平。通过应用茶多酚联合维生素 C、维生素 E 这些抗氧化剂处理染尘大鼠，使之及时清除体内大量过剩的氧自由基。减缓大鼠体内一氧化氮等自由基所致的脂质过氧化、DNA 损伤等；推测对于矽肺患者及时补充一些抗氧化剂可以有效地清除体内氧自由基、降低 DNA 的氧化损伤，延缓肺组织纤维化的进程。动物实验结果表明 [42]，茶多酚配制的矿工饮料可有效地调节和提高小鼠血清中 SOD 活性，降低老龄小鼠血清脂质过氧化物水平，对于机体抗衰老保健有重要的价值；实验组中小鼠肝脂褐质含量明显低于老龄对照组，说明茶多酚矿工饮料在加速小鼠体内脂褐质的清除或阻止体内脂褐质的产生有作用。

实验结果显示 [43]，染尘 3 个月的大鼠中总脂、胆固醇和磷脂含量明显增加，而矿尘 80 mg 茶多酚组大鼠中脂质含量则明显低于单纯染尘 80 mg 组；提示茶多酚在肺内能抑制或减弱由于矿尘引起的脂质代谢异常。茶多酚可能是作为自由基清除剂而发挥作用；有报道茶多酚清除活性氧自由基的能力是维生素 C 的近 5 倍，也大于维生素 E[41]。由于茶多酚清除自由基、阻止过氧化的作用，从而使得染尘大鼠的脂类含量降低，有利于减轻石英尘侵入肺内导致磷脂和蛋白蓄积而形成的肺泡脂蛋白沉着症与肺纤维化的发生发展及其脂质过氧化。

刀豆蛋白 A（ConA）是一种常见的植物凝集素，可与红细胞膜的主要内在蛋白 - 带 3 蛋白的糖链相结合。SiO_2 粉尘引起的肺泡巨噬细胞膜和肺组织的脂质过氧化反应是导致矽肺发病的始动因素和重要原因之一。实验研究发现 [44]，刀豆蛋白对 SiO_2 粉尘致红细胞膜损伤效应有抑制作用，ConA 与红细胞膜的结合，可明显地抑制 SiO_2 粉尘的致溶血作用并可拮抗 SiO_2 粉尘引起的红细胞膜内颗粒分布的改变，提示 SiO_2 粉尘与红细胞膜带 3 蛋白的糖链及随后对带 3 蛋白的作用可能在 SiO_2 致红细胞膜损伤中占有一定的重要地位；ConA 也可抑制巨噬细胞的损伤效应。

原花青素是植物中广泛存在的一大类多酚化合物的总称，近年研究证实原花青素具有清除自由基、抗氧化、抗突变、抗癌、抗辐射和促进细胞增殖等多方面的生物学活性。原花青素由于来源于自然，使用时几乎无不良反应，已成为目前抗氧化剂研究和开发的一大热点。原花青素种类繁多，其中葡萄籽原花青素（grape seed proanthocyanidin extracts，GSPE）是葡萄籽的提取物，最具代表性。实验研究发现 [45]，以 SD 大鼠为对象复制矽肺模型，研究原花青素对染尘大鼠肺组织转化生长因子 β_1（transforming growth factor beta，TGF-β_1）、热休克蛋白 47（heat shock protein 47，HSP47）蛋白表达及血清 SOD 活力的影响，结果显示矽肺组中 SOD 活力明显低于对照组，而 TGF-β_1 和 HSP47 的表达均明显高于对照组，提示 SiO_2 可使大鼠体内抗氧化能力下降，造成氧化损伤，加速促纤维化因子的表达，从而加快肺纤维化进程。原花青素能有效提高染尘大鼠血清 SOD 活力，能有效减少 TGF-β_1 和 HSP47 在肺组织中的表达，抑制和延缓肺纤维化的进展。提示原花青素可能通过抗氧化机制提高机体抗氧化能力，减少氧化损伤所导致的促纤维化细胞因子的表达，达到延缓肺纤维化的作用。

第二节　高温环境的营养

矿山生产环境中的气象条件可来自自然界的大气环境和人为的生产环境，主要包括温度、湿度、气流和热辐射及气压等。矿工在生产中主要接触有高温、高湿和通风不良等特殊环境，即湿热环境，通风不良影响着高温、高湿。潮湿的深矿井内，气温可达 30℃以上，相对湿度达 85% 以上，如果同时通风降温条件不好，即形成高温、高湿和低气流的不良气象条件。在《工作场所职业病危害作业分级第 3 部分：高温》（BBZ/T229.3-2010）里，根据劳动强度、接触高温作业时间表和湿球黑球温度（wet bulb globe temperature，WBGT）指数对高温作业进行了分级。WBGT 指数是综合评价人体接触作业环境热负荷的一个基本参量，从作业环境相对湿度、热辐射和风速 3 个方面综合评价人体接触作业环境的热负荷。生产环境的湿球黑球温度可用热指数仪综合测定，通过测量自然湿球温度、黑球温度和干球温度 3 个参数计算获得。在 GB934-2008 高温作业环境气象条件测定方法中，室外 WBGT=0.7 自然湿球（tnw）+ 0.2 黑球温度（tg）+0.1 干球温度（ta），室内 WBGT=0.7tnw+0.3 tg。

在高温条件下劳动，一方面机体代谢增强，机体要更多地通过汗的蒸发来散热，能量代谢和营养素消耗增多，特别是机体对水溶性维生素及无机盐的需要量增加；另一方面高温引起的排汗和体液丢失增多导致血液浓缩、外周血管扩张等心血管系统的高度应激状态，这种适应性改变导致机体对营养有特殊的要求。根据湿热环境的特殊营养消耗的需要合理膳食和营养补充，不仅可以保持矿工的工作能力，也能防止高温对矿工的健康损害。

一、煤矿高温环境及其危害

（一）煤矿的高温环境

矿工作业环境中的气温、气湿均较高，而热辐射不强烈。潮湿的深矿井内，由于煤层产热、空气的压缩热和水分的蒸发，以及随着深度矿井开采的机械化程度增高的机械散热增多，加之通风条件不良，容易形成湿热环境。造成矿井高温热害的主要因素有地热、采掘用机电设备运转时放热、运输中的矿石放热及风流压缩放热等，个别矿井内高温水涌出、矿物强烈氧化等也可造成高温热害。

各个煤矿的高温情况由于规模大小、地层条件和离地面深度、有无机械通风设备及其效果等有很大差别。一般规模较大的矿井，由于设备比较完善合理，既可通风良好，又可降低井内温度和湿度。而一些中小型矿井或地形比较复杂的矿井，因缺乏充分的通风设备，或效果很差，往往使井内温度高、湿度大。

（二）高温作业时机体功能的改变

高温环境作业时，为了维持热平衡，人体会产生一系列的应激反应，出现一系列生理功能改变，主要为体温调节、水盐代谢、循环系统、消化系统、神经系统和泌尿系统等适应性变化。一般在高温环境劳动数周时间，人体可产生热适应；从事同等强度的劳动，热适应者出汗量可增加30% ~ 100%，汗液中无机盐含量减少1/10，皮肤和中心体温先后降低，心率明显降低。热适应者对热的耐受能力增强，不仅可以提高高温作业的劳动效率，而且有助于防止中暑的发生。但人体热适应有一定的限度，超出热适应限度则会引起生理功能紊乱，甚至引起病变。

1．体温调节与水代谢改变 高温环境中，人体通过两种方式增强散热作用来维持正常体温：一是在高温中体表血管反射性扩张，皮肤血流量增加，皮肤温度增高，通过辐射和对流使皮肤的散热增加；二是汗腺增加汗液分泌，通过汗液蒸发使人体散热增加。在环境温度明显低于皮肤温度时，皮肤通过辐射和对流散热的效果明显，但在环境温度接近或超过皮肤温度时，皮肤辐射和对流散热很困难或不可能；在这种情况下，人体只能通过汗液蒸发来散热。

汗的主要成分为水，占99%以上。体内水分具有调节体温作用。在高温环境下，机体通过汗液蒸发来散发体内的热积蓄，在37℃体温的条件下，蒸发1 g水可带走2.4 kJ的热量。高温刺激体温调节中枢，通过神经和体液的共同调节作用引起机体大量出汗，通过出汗及体液蒸发来散发代谢所产生的热，以维持体温的相对恒定。出汗的多少因气温及劳动强度的不同而异，一般为1.5 L/h，最高可达4.2 L/h。

在常温下，正常人每天进出的水量为2 ~ 2.5 L。在炎热的季节，正常人每天出汗量为1 L，在闷、潮、热的矿井下从事繁重的体力劳动时8 h内出汗量最高可达6 L以上。当水分丢失量超过体重的5%时，如不及时补充水分，可引起血液浓缩，出现体温升高、出汗减少、口干、头晕、心悸等中暑症状及酸中毒。矿工主要以出汗蒸发散热为主，高温作业时如果伴有高湿度、风速又不大时，则汗液蒸发很慢而散热困难，甚至蒸发散热停止，可导致体内热蓄积，使体温调节发生障碍，出现疲劳、头晕目眩、心悸、恶心、注意力不集中，容易诱发事故的发生。

2．营养物质代谢的改变

(1) 矿物质和维生素丢失：汗液含有一定量的小分子营养物质；出汗会带走体内多种维生素及矿物质，引起这些营养素的丢失。有研究表明，高温作业工人水溶性维生素 B_1、B_2、C 需要量增加，汗、尿中水溶性维生素 B_1、B_2、C 的丢失量分别占供给量的22%、26%和6%，由汗丢失的钾、钠、铁、锌等元素量约为尿丢失量的9.3倍、20.5倍、30.0倍和4.6倍；但这些维生素和钙等矿物质的摄入量明显不足或食物来源较差[46]。大量出汗不仅对人体的水盐代谢产生显著的影响，同时也对微量元素和维生素的代谢产生一定影响。

汗液中 0.3% 为矿物质，其中包括钠、钾、钙、镁等常量元素，还有一定量的铁、铜、锌、硒等微量元素。高温作业时，汗液是常量元素钠、钾大量丧失的主要途径，丢失最多的是氯化钠，占汗液矿物质总量的 54% ～ 68%。大量出汗时，每天损失的氯化钠可达 20 ～ 25 g，如不及时补充将引起严重的盐分丢失。钾的丢失仅次于钠，从汗液丢失的钾可达 3910.2 mg/d，如不及时补钾，可使血钾及红细胞内的钾浓度下降，机体对热的耐受能力下降。文献报道[47]，煤矿井下工人班中汗液排出量为 3 ～ 4 L，其中钠和钾排出量分别为（5543 ± 1034）mg 和（1480 ± 410）mg，因而必须根据出汗情况，利用多种形式给予水和电解质的补充。此外，通过汗液损失的钙为 0.17 ～ 0.21 mmol/h，损失的镁可达 0.065 ～ 0.3 mmol/h。大量出汗后，只补充水而不补充矿物质，可出现低钠、低氯血症，也可出现低钾血症。

高温环境下大量出汗也引起水溶性维生素如维生素 C、B_1、B_2、烟酸等的大量丢失。汗液中的维生素 C 约为 10 μg/ml，维生素 B_1 约为 0.14 μg/ml。如果摄取不足或不注意补充，容易导致这些维生素的亚临床缺乏，甚至是缺乏症状。

（2）能量和蛋白质代谢的改变：高温作业一方面引起机体基础代谢的增加；另一方面机体在对高温应激和适应过程中通过大量出汗来散发热量，使机体能量消耗增加。

在高温条件下，机体因失水和体温增高而引起蛋白质的分解代谢增加，尿中肌酐排出量增多。出汗也引起氮丢失。高温作业时，汗液中可溶性氮的含量为 0.2 ～ 0.7 g/L。

3．心血管系统的改变 高温环境中，机体由于大量出汗，体液丢失，血容量减少，血液浓缩；同时，高温使外周血管扩张，末梢循环血流量增大，加上劳动的需要，肌肉血液循环增加，可引起心率加快，皮肤散热作用增强。同时，血压升高，每搏心排血量减少，加速心脏负担。

4．消化系统的改变 高温环境下，机体失水是消化液分泌减少的主要原因；在高温条件下劳动时，体内血液重新分配，皮肤血管扩张，腹腔内脏血管收缩，引起消化道贫血，出现消化液分泌减少，使胃肠消化过程所必需的游离盐酸、蛋白酶、脂酶、淀粉酶、胆汁酸的分泌量减少。出汗引起的体内氯的急剧减少，也影响到胃中盐酸的分泌，使血液中形成胃酸所必需的氯离子储备减少，也会导致胃酸浓度降低。高温刺激引起的体温调节中枢和摄水中枢兴奋，对摄食中枢产生抑制性影响，引起食欲缺乏。高温环境中胃的排空加速，使胃中的食物在尚未充分消化情况下就过早进入十二指肠。这些因素共同作用的结果，使机体的食欲缺乏、消化功能减退，出现消化不良及其他胃肠疾病。

5．其他系统的改变 高温刺激和作业所致的疲劳，均可使大脑皮质功能降低和适应能力减退。高温环境的热作用，可使人体中枢神经系统的兴奋性降低，导致机体体温调节功能减弱，热平衡的破坏易促发中暑。由于中枢神经系统的抑制，高温作业者出现注意力不集中，动作的准确性和协调性降低，反应迟钝，易出现作业能力下降和工伤事故的发生。当体温升至 38℃以上时，对神经心理活动的影响更加明显。

机体在高温环境中，肾负担加重。由于高温条件下人体的水分主要经汗腺排出，肾血流量和肾小球滤过率下降，经肾排出的水和无机盐的量可加重肾负担。

此外，高温还可引起机体免疫功能下降，抗体合成减少，抵抗力减弱，对环境中有毒物质的排泄能力减弱。

二、高温环境下机体对营养物质的需要

（一）高温作业水的需要

体内水分具有调节体温作用。在高温环境下，机体通过汗液蒸发来散发体内的热蓄积；热环境中同等劳动强度下，环境温度越高，机体出汗量越大，水分丢失越多，需要的液体量增加。

矿工在湿热环境进行强体力劳动，每个工作日出汗量变动范围很大，平均每天要消耗 4 ~ 6 L 水，甚至 6 L 以上。矿工每个工作日内排汗损失水分情况，可利用下井劳动前后的体重改变作为估量指标，即分别测量下井前和经一日劳动后出井时的体重而计算的差值。如果体重有不同程度的减轻，可认为有水债产生。精确的出汗失水量的测定计算：作业班期间内非经肾失水量 =A – D + B – C。式中，A 为进餐后下井时的体重，B 为井下作业班期内排出尿及粪便量、C 为井下作业班期间内饮水及摄食量，D 为完成作业班劳动出井时体重。非经肾的失水量包括出汗及由肺呼吸两种途径排出水的总和，由于呼气失水量的测定需要特殊的仪器，而且占比重较小，故一般常忽略不计。研究表明 [48]，利用体重差法调查工人在热接触时间的出汗量，钢铁重体力劳动工人在 WBGT 40 ~ 43℃时出汗量为（4.1±2.8）L，≥ 35℃出汗量为（3.3±4.1）L，≥ 30℃出汗量为（3.03±1.4）L；中体力劳动 ≥ 30℃出汗量为（2.5±3.2）L。

矿工在高温作业时需要根据出汗损失水分的情况，进行合理的水的供给和补充。高温环境中按出汗量饮水方法最好，凭口渴饮水次之；实际应用中，高温作业者在凭口渴感饮水时，饮水量大体控制在按出汗量波动幅度规定的合理饮水范围。在《高温作业人员膳食指导》（WS/T 577-2017）里，给出了不同 WBGT 指数与劳动强度的每小时饮水量，见表 6-1。

表 6-1 不同 WBGT 指数与劳动强度的每小时饮水量

工作地点 WBGT 指数（℃）	劳动过程的适宜饮水量（ml/h）		
	轻度劳动	中度劳动	重度劳动
25 ~ 30	310	380 ~ 530	380 ~ 560
31 ~ 35	330	560 ~ 680	600 ~ 740
36 ~ 40	380	710 ~ 830	780 ~ 930
41 ~ 45	480	860 ~ 970	970 ~ 1110

注：以上数据来源《高温作业人员膳食指导》（WS/T 577-2017）。

（二）高温作业矿物质的需要

1．常量元素的需要 高温作业时，汗液是常量元素钠、钾大量流失的主要途径。研究分析，高温作业工人汗钾排出占汗、尿总排出量的 87.8% ~ 94.3%。钾对维持糖类和蛋白质正常代谢、细胞内正常渗透压、神经肌肉应激性、心肌的正常功能、细胞内外酸碱平衡和电解质离子平衡等有重要作用。一般人群正常饮食不会发生钾缺乏。高温作业时，因出汗排出的钾显著增多，可出现负钾平衡；如果得不到及时补充，可出现钾缺乏症，表现为肌肉无力及瘫痪、心律失常及肾功能障碍等。宁鸿珍等研究表明，井下矿工班中由汗和尿排出的钾分别为 1480 mg 和 340 mg。膳食钾在 2.15 g 以下进行热暴露时，心电图出现变化，体力锻炼的耐力下降；我国学者通过平衡法研究，建议热环境钾的摄入量比一般成人钾适宜摄入量（AI）2.0 g 增多，应为 2.737 ~ 3.128 g/d[49]。

研究表明 [48]，钢铁高温作业工人中汗钠排出占汗、尿总排出量的 92.3% ~ 96.5%；工中工人汗液丢失钠 1067 ~ 1323 mg/L，平均为（1234±264）mg/L，工间随汗钠排出 2929 ~ 4692 mg。钠具

有维持体液的渗透压和酸碱平衡，维持神经、肌肉、心肌细胞的兴奋性，参与新陈代谢等生理活动。Hailcin 提出，每损失 1 L 汗应补盐 3 g（钠 1.18 g）。钠得不到及时补充，可发生以失盐为主的水盐代谢紊乱，主要表现为热痉挛。摄入钠低会使心率和体温增高，尿盐低会影响肾功能。高温作业时因大量出汗而钠丢失较多，因此需增加钠的摄入量。宁鸿珍等报道井下矿工出汗量 3.3 L 时钠的排出平均 6.6 g[47]。

中国人盐摄入量普遍较高，会导致观察到的汗钠浓度较高。流行病学调查盐分摄入多是高血压发生的主要危险因素。所以，高温作业者不宜建议过高的盐推荐量。可依据国外报道[50]，取汗盐平均浓度 800 mg/L 和出汗量 3 ~ 6 L 为计算依据，每日比一般人群 1500 mg 增加 2500 ~ 5000 mg 为宜。

对于盐的补充方式存在不同的意见。我国学者提出，出汗量＜ 3 L 时每日从食物中摄入即可，如果每日出汗量超过 3 L，还需从饮料或淡盐水中补充适量的盐，食盐浓度以 0.1% ～ 0.2% 为宜[49]。在美国的“军人食用营养标准”里建议[51]，热环境中强体力工作，盐的额外需要取决于汗液丢失的严重程度和适应新环境程度。需要钠补充时，应该通过食物、饮品和添加盐的食品来补充钠量，不推荐使用盐片。在《高温作业人员膳食指导》（WS/T 577-2017）里给出了电解质、糖类饮品的主要成分，每 100 g 饮品中提供 25 ～ 70 mg 钠、9 ～ 25 mg 钾和 5 ～ 9 g 糖类，见表 6-2。

表 6-2　电解质糖类饮品的主要成分

成分	每 100 g 饮品中的含量
钠	25 ～ 70 mg
钾	9 ～ 25 mg
糖类	5 ～ 9 g

注：以上数据来源于《高温作业人员膳食指导》（WS/T 577-2017）。

钙的生理功能包括维持正常骨代谢和心脏功能，参与调节神经、肌肉兴奋性，毛细血管通透性，参与调节多种激素和神经递质释放，激活多种酶调节代谢过程。因此，高温作业时应防止负钙平衡。2002 年中国居民营养与健康调查城乡居民钙摄入量仅为 391 mg，相当于推荐摄入量的 41%，奶类、豆类制品摄入过低仍是全国普遍存在的问题；2012 年中国居民营养与慢性病调查我国居民豆类和奶类消费量依然偏低，钙和维生素 A、D 等营养素缺乏依然存在。邱仞之等对夏季热区部队战士钙代谢研究，在热适应后，仍处于负钙平衡（–204.8 mg/d）。除了因大量出汗使钙排出增加外，可能与钙摄入水平低有关[49]。中国居民膳食营养素参考摄入量（2013 年版）中[52]，钙的 RNI 为 50 岁以下成人 800 mg/d，50 岁以上 1000 mg/d。尚无证据此数量不适合高温作业人员。

镁在维持神经肌肉兴奋性方面具有重要作用，缺镁时可引起神经肌肉兴奋性亢进。如果高温作业时镁丢失量较多，高温作业后可引起血清镁下降，引起抽搐。一般人群正常饮食较少发生镁缺乏。中国居民膳食营养素参考摄入量（2013 年版）中镁的 AI 成人为 330 mg/d，我国营养调查成人镁摄入量为 357 mg/d。邱仞之等对夏季热区部队战士镁代谢研究，在热适应后，镁负平衡 –3.6 mg/d[53]。祖国栋等 1989 年观察高温作业工人汗中镁的排出量为 18 mg，血清镁在正常值范围，但有部分人血清含量低[46]。

2．微量元素的需要　高温作业时，汗液也是微量元素铁、锌、铜大量丢失的主要途径。铁参与红细胞的生成和组织氧的运送；铜在维持正常造血功能、维护中枢系统的健康和抗氧化等方面有重要作用；锌是多种酶的活性中心和生物膜的成分，对机体生长和食欲有促进作用；铁、锌、铜均有促进免疫细胞增殖分化作用。健康成人正常饮食一般很少发生铜的缺乏，锌和铁摄入不足和缺乏高发于育龄妇女和儿童。实验研究发现[54]，增加体内锌的供给水平可以提高动物抗应激能力；高锌有利于改善热应激机体锌的营养状况，有利于保证重要脏器及组织锌的供给，从而有利于这些脏器及组织更好地发挥抗应激功能。祖国栋等报道钢铁高温作业工人铁、锌、铜摄入量分别为 31 mg、16 mg、4.2 mg，汗液中铁、锌、铜的排出量分别为 0.943 mg、0.787 mg、0.080 mg，占摄入量的 3.0%、4.9%、1.9%，而尿中排出量为摄入量的 0.1%、0.6%、0.8%[46]。由于高温大量出汗能使微量元素大量丢失，因此，邱仞之等研究认为，高温下劳动时夏季微量元素的供给量应在 DRI 的基础上增加 10%[53]。

（三）高温作业维生素的需要

高温环境作业，由于体内代谢增强和大量出汗，必将影响到一些维生素的代谢，特别是一些水溶性维生素如维生素 B_1、B_2、B_6、烟酸和维生素 C 等消耗量与需要量的增高。在摄入量不变的情况下，高温环境作业后，人体血液和组织中这些维生素的水平降低，尿中排出量减少。

维生素 B_1、B_2 的主要生理功能是参与机体能量代谢过程。维生素 B_1 缺乏时易引起周围神经炎和心脏功能受影响而引起的水肿，维生素 B_2 缺乏时易引起口腔、眼和外生殖器皮肤等部位的炎症。高温作业时维生素 B_1、B_2 需要量增加，一方面，由于热环境中能量代谢增强需要，每 1000 kcal 需 0.5 mg 维生素 B_1 和 0.5 mg 维生素 B_2；另一方面，维生素 B_1、B_2 作为水溶性维生素，在热环境中由汗和尿中丢失增多，出汗越多 B 族维生素丢失量越多；研究表明[48]，钢铁高温作业工人中汗、尿维生素 B_1 排出量为 0.240 mg、0.111 mg，总丢失量为 0.351 mg；汗、尿维生素 B_2 排出量为 0.201 mg、0.095 mg，总丢失量为 0.296 mg；随作业温度增高出汗量增多，工人中 B 族维生素需要更多。有研究报道提出[49]，热区部队夏季 B 族维生素的供给量应增加 10%。高温作业时 B 族维生素的额外需要主要是补充汗液丢失和能量增加的需要，而汗液排出量又随作业环境温度升高而增多，所以建议按出汗量给出 B 族维生素的供给量更为实用一些。唐咏梅等研究分析显示[48]，钢铁高温作业工人汗液维生素 B_1 丢失为 0.08 mg/L，维生素 B_2 丢失为 0.065 mg/L；按 WBGT 指数每升高 1℃能量需要增加 0.5%，根据能量推算的中、重度体力人群维生素 B_2 的需要量分别为 1.3 mg、1.5 mg，同时考虑到人群 10% 变异度；建议高温作业人员维生素 B_1 的摄入量宜为 1.8 ～ 2.4 mg，维生素 B_2 的摄入量宜为 1.7 ～ 2.3 mg。

维生素 C 具有很强的抗氧化性和还原性，是胶原蛋白形成、胆固醇代谢等羟化过程中酶的激活剂，缺乏时典型症状是坏血病。目前我国边缘性维生素 C 缺乏的较多，也称亚临床缺乏，其表现为疲劳、食欲差、睡眠质量不高等，影响生活质量和工作效率。有学者提出无临床原因长期疲劳的人应考虑维生素 C 不足。有研究认为，对一般人群 200 mg 是维生素 C 的摄入上限，当摄入超过 200 mg 时，血清水平不随着摄入量的增多而成正比升高，摄入量的 50% 随尿排出。多数研究报道认为高温作业对维生素 C 的需要量有影响。宁鸿珍等在 20 世纪 90 年代采用饱和试验法确定井下矿工维生素 C 每日需要量为 118 mg[32]；邱仞之等研究发现，热区部队夏季维生素 C 的供给量应增加 10%[49]。近年调查发现[48]，钢铁高温作业工人在暑季高温生产环境下，工间有较多的西瓜等水果摄入时，工人每日平均维生素 C 摄入量为 105 mg，但按工人 8 h 尿维生素 C 与肌酐比值评价，维生素 C 缺乏率炼钢工达 95%，非高温作业人员维生素 C 缺乏率为 77%。高温作业工人中汗、尿维生素 C 排出量为 16.3 mg、5.7 mg，总丢失量为 22 mg。高温作业工人汗液维生素 C 丢失为 5.5 mg/L，3 ～ 6 L 汗中维生素 C 丢失 16.5 ～ 33.0 mg。考虑工人维生素 C 摄入量虽然达到一般人群 RNI，但体内缺乏率较高，建议在一般人群基础上除增加汗中丢失部分外还需再增加摄入量，每日维生素摄入量在 130 ～ 180 mg 比较适宜。

高温对维生素 A 代谢的研究报道相对较少。Rousson 等报道[55]，当环境温度由 25℃升至 34℃时，大鼠血浆和肝中维生素 A 浓度分别下降 54% 和 17%；也有实验报道指出，缺乏维生素 A 可缩短动物热致死时间，且较缺乏 B 族维生素更易死亡。另有研究观察发现，进食平衡膳食的船员到热带地区时血浆维生素 A 浓度降低，离开热带后又恢复正常，提示高温可能引起维生素 A 代谢加快，消耗增加。中国居民成人男性维生素 A 的 RNI 为 800 μgRE；有报道指出，热区部队战士维生素 A 摄取 1800 μgRE/d 时，其血清维生素 A 能保持较高水平。高温作业工人维生素 A 需要量平均比一般人群高 1 倍，建议高温作业人员维生素 A 供给量 1500 μgRE/d 比较恰当。

（四）高温作业对能量和产能营养素的需要

1．能量的需要 高温时基础代谢率增加、心肌收缩增强、末梢循环血流量增加及汗腺活动增强，使机体能量消耗增加。建议环境温度在 30 ~ 40℃时，每增加 1℃，能量供给量应比温带增加 0.5%。赵法伋等通过研究炎热夏季热区部队能量代谢和需要量，建议热区部队能量供给量为 3000 ~ 3500 kcal/d，与相同内容和强度的温带区部队的 3100 kcal/d 比较，略有增加。在《高温作业人员膳食指导》（WS/T 577-2017）里，建议高温作业人员能量摄入按作业环境 WBGT 指数超过 25℃时，工作地点温度每增加 1℃，能量摄入比一般人群增加 0.5%。

目前高温作业人员工作环境有所改善，高温作业人员如果正常饮食，能量摄入接近需要。高温作业人员也存在能量摄入过多的问题，有研究[45]于 2000 年 9 月调查的炼钢工能量摄入量为 4279 kcal/d，超过高温环境重体力劳动的能量需要；另一研究[48]于 2012 年 6—7 月调查的炼钢工体质指数（BMI）低于 18.5 的仅占 1.3%。而煤矿井下工人井下作业时不愿进食，高温环境影响食欲，导致班中餐能量摄入偏少。宁鸿珍等 2002 年报道[47]的煤矿井下矿工（作业环境温度 32 ~ 34℃）能量摄入 2631 kcal/d，占推荐摄入量（RNI）的 84.6%。建议高温作业人员的能量摄入应根据作业温度适当增加，并主要通过班中餐来满足工间能量需要。注意班中餐合理搭配，食物适当调味、少油腻，并脱离高温环境用餐，以促进食欲和消化吸收，而在班后用餐时应注意能量摄入过多问题。

2．蛋白质、脂类和糖类的需要 在高温环境影响下，机体组织蛋白分解代谢增强，尿中肌酐排出增多；同时由于大量出汗也增加了体内氮的排出，每 100 ml 汗液含氮 20 ~ 70 mg。Consoluzio 等报道[56]，在环境温度 38℃中持续热暴露 15 天，尽管汗氮排出量有降低趋势，但整个机体趋于负氮平衡。郭俊生等对湿热区部队中等强度劳动战士进行氮平衡试验，当膳食蛋白质水平在 80.5 ~ 89.3 g [1.46 ~ 1.62 g/(kg·d)] 时，血液蛋白质和免疫球蛋白水平升高，维持在正常范围的较高水平。研究发现[57]，高温作业工人汗液中的氨基酸约 1/3 为必需氨基酸，其中以赖氨酸最多。因此，高温作业工人需要摄入充足的优质蛋白，否则将影响其应激能力和身体健康。随着生活水平的提高，动物性食物摄入的增多，蛋白质的摄入量也在增加。陈水发等 2002 年报道的炼钢工人蛋白质摄入量为 159 g/d[58]；宁鸿珍等 2002 年报道的煤矿井下工人，即便在班中餐进食很少的情况下，蛋白质摄入量仍为 89 g/d[47]；2012 年 6 月末唐咏梅等调查的钢铁高温作业工人蛋白质摄入量为 102 g/d[49]；因此，目前高温作业工人的蛋白质摄入量容易达到或超过推荐的摄入量。同时对钢铁作业工人 8 h 工中汗液进行检测，总氮量范围为 0.59 ~ 1.62 g，均值为（1.11 ± 0.33）g；汗液氮浓度范围为 0.021 ~ 0.049 g/100 ml，均值为（0.033 ± 0.008）g/100 ml，按每日 3 ~ 6 L 出汗量，相当于由汗丢失 0.99 ~ 1.98 g 氮，即 6.2 ~ 12.4 g 蛋白质。

过去认为高温作业对脂类代谢无明显影响，但随着有关高温与人体心血管疾病的深入研究，高温对脂类代谢的影响引起了注意。高温作业人员食欲缺乏，消化能力减弱，厌食油腻食物，而且脂肪摄入较多是肥胖和慢性病发生的危险因素。所以，高温作业人员的脂肪摄入参照中国居民膳食营养素参考摄入量，即成人脂肪适宜供能比为 20% ~ 30%。

糖类是能量的主要来源，具有抗生酮和节约蛋白质的作用。充足的糖类摄入能促进机体热适应，提高机体耐力和对热的耐受性，而且对高温作业者的水盐代谢调节有积极作用。中国居民糖类适宜供能比为 50% ~ 65%。2002 年陈水发等对钢铁高温作业工人调查的糖类供能比为 56%[58]。所以高温作业工人应选择富含糖类的食物，其供能不低于总能量的 55% ~ 65%，保证合理的能量来源。

（五）营养因素与热适应能力

研究表明[59]，热诱导细胞合成热应激蛋白以保护细胞免遭热损伤，热应激蛋白中必需氨基酸中以赖氨酸、缬氨酸含量较高。大鼠于热暴露前静脉给予甘氨酸较静脉给予生理盐水可以延缓热休克的发生，并延长其存活时间。热应激时由于机体分解代谢增强导致精氨酸缺乏而不能维持正氮平衡与正常生理功能，可影响组织的修复。

较多的实验研究均表明[49]，某些维生素和微量元素可明显提高动物的热耐受能力。于永中等报道，给热暴露大鼠每日补充维生素 B_1 40 mg/kg，可使动物的游泳时间和热致死时间延长；邱璐等报道[60]，以 36.5℃为热暴露温度，对热暴露模型果蝇不同剂量维生素 B_1、B_2、C 及烟酸进行干预，观察到除烟酸外，其余一种或几种干预的剂量效果能增加果蝇的热生存时间和热应激蛋白 HSP70 含量；观察生物素、叶酸、维生素 A、E 也有提高热暴露果蝇的热耐受能力。此方面的人体观察实验还较少，动物实验表明[49]，微量元素锌、铁、硒、锡、硅、钼能显著提高热暴露果蝇的生存率及 HSP70 含量。锌还能提高小鼠高温游泳和耐缺氧时间，延长致死高温环境中的动物存活数。郭俊生等报道[61]，锌、铁、铜、锰、钾、钠、镁等和维生素组成的复合微量营养素能提高热暴露果蝇的生存率、延长热致死时间及游泳和耐缺氧时间等热适应能力，其作用机制与改善神经内分泌调节、提高抗氧化功能和增加 HSP70 合成有关。

高温下机体维生素含量下降，补充维生素能提高耐热能力，加速热适应。维生素可能通过垂体-肾上腺系统提高机体应激反应能力，或通过神经系统和酶系统调节物质代谢，以改善生理功能，达到增强体力、耐力的功效。高湿热气候下强度劳动及代谢显著增加和大量汗液流失等原因，维生素尤其是维生素 A、B_1 和 B_2 不足和缺乏，造成一定维生素缺乏的症状和体征。实验研究证明[60]，维生素可促进大鼠热习服、提高耐热能力。添加维生素 B_1、B_2、C 及烟酸的培养基可显著增加果蝇的热生存时间。高温常伴随能量代谢的增强和激素水平的变化，B 族维生素是能量代谢中的辅酶成分，也是众多激素合成时重要的辅助因子。维生素对热暴露果蝇的保护作用，可能与参与激素合成、氨基酸的羟化、叶酸的还原及抗脂质过氧化作用有关。

近年来的研究表明[62]，热暴露后除了引起水盐代谢紊乱以外，还会引起体内脂质过氧化反应的加剧，自由基产生增加，造成体内重要脏器与组织的氧化损伤。动物实验观察到，丙二醛（MDA）水平与高温暴露时间有关，高温暴露引起的脂质过氧化损害可使膜的通透性发生改变。因此，减轻热暴露后体内的脂质过氧化反应对于防止体内重要脏器与组织的氧化损伤具有十分重要的意义。MDA 作为脂质过氧化反应链式终止阶段产生的小分子产物，其含量可以间接反映自由基的产生情况和机体组织细胞的脂质过氧化程度。在高温高湿环境下，机体通过汗液蒸发散热而丢失大量体液，使水、电解质代谢紊乱，加之高温环境下体内氧运输障碍，出现广泛的脂质过氧化反应，造成机体 MDA 含量升高。所以，高温作业工人应从饮食中多摄取天然抗氧化剂，如类胡萝卜素、维生素 A、维生素 E，以及微量元素硒、锌、铁、铜等，以利于热暴露后切断过氧化链反应、抑制脂质过氧化和过氧化物的清除，从而保护机体免受自由基损伤，必要时，给予复合营养素的干预对机体有一定的保护作用。

我国药食两用植物中，除含有较多的维生素和微量元素外，还含有较多的植物多糖和生物黄酮等生物活性物质，动物实验表明对热损伤动物具有较好的保护作用[63]。中医学认为，西瓜不仅生津止渴，而且营养丰富。根据《食用本草》记载："西瓜性寒解毒，有天性白虎汤之号。"西瓜的汁液几乎含有人体所需要的各种营养成分，如维生素 A、B、C 和蛋白质、葡萄糖、果糖、蔗糖酶、谷氨酸、瓜氨酸、精氨酸、苹果酸、番茄色素、磷酸及钙、铁、粗纤维等。因此，夏季高温作业工人常吃些西瓜，能预防中暑及辅助治疗其他温热病。张玖等报道 [63]，金银花原药材及其热水浸提物能增强果蝇的耐热能力，当对照组果蝇死亡超过半数时，各实验组的死亡率不超过 10%，在添加了金银花粉末或水提物的培养基上生活的果蝇，受热后体态正常，行动活跃、敏捷。有研究发现 [64]，苦丁茶饮品能提高果蝇和小鼠高温暴露时的存活率，延长小鼠高温游泳时间，促进热应激蛋白合成，增强热暴露大鼠的抗氧化功能；在苦丁茶中强化维生素和微量元素后，其提高热适应的作用进一步增强。由党参、麦冬、五味子等组成的生脉饮，具有养阴生津、治疗暑热伤气和口渴脉虚等作用；同时也具有提高耐热力，改善神经内分泌调节功能和保护热损伤动物的免疫功能等作用。葛宇等报道海藻糖可提高动物热耐受性的研究 [65]，考察不同成分饮用水（水蔗糖和海藻糖）饲喂的小鼠热暴露的存活时间和衰竭游泳时间，并比较了高温适应前后及高温处理前后小鼠的一些生理生化指标，结果表明海藻糖能显著延长小鼠的热暴露存活时间，具有抗脱水并能够在高温环境中维持细胞中钾离子浓度、有效维持血红蛋白含量及有一定储能作用。也有报道 [66]，复合人参制剂（内含人参和少量维生素 B_1、B_2、C）对高温下大鼠的影响，灌制剂组与凉开水组比较，大鼠肛温上升速率减缓，存活时间延长，死亡率降低。

三、高温作业的主要膳食问题

根据热环境中人体营养素代谢和需要的特点，高温作业人员需充足饮水外，还需要通过食物获取更多的矿物质、维生素、蛋白质，这些需要应来源于合理选择食物。高温作业工人的能量供应一般容易达到参考摄入量，能量不足的原因往往是食欲缺乏所致，因此改善伙食、增进食欲是使高温作业工人摄入适宜能量的重要手段。

高温作业时，饮水以少量多次饮用最好，切莫感到口渴时再喝水，这样可减少高温作业的体内水债，减少直肠温度变化，避免因过量饮水而加重心、肾负担。空腹饮水 1 h 左右就可以补充给全身的血液，体内水分达到平衡时，可以保证进餐时消化液的充足分泌，增进食欲，帮助消化。一次性大量饮水会加重胃肠负担，使胃液稀释，既降低了胃酸的杀菌作用，又会妨碍对食物的消化。含碳酸的饮料会对胃肠黏膜产生刺激并影响营养素的消化吸收，高温作业时应避免选用。

高温使交感肾上腺系统广泛兴奋，消化系统功能呈现明显的抑制反应，出现消化液的分泌量较少、胃液酸度降低、胃肠排空速度改变，皮肤血管扩张而内脏血流量减少，从而引起消化功能和食欲明显减弱。由于饮水中枢的兴奋使食物中枢抑制，高温作业影响工人食欲，工人在高温作业时食欲普遍下降，饭量减少。宁鸿珍等 2002 年报道井下矿工班中餐进食量平均为 75 g，上井后多数人愿喝稀吃咸。 从事高温作业的工人在工间饭后不久即开始作业，不能保证胃肠道血液充分供给，不利于消化和吸收，同时由于出汗多，氯离子损失多，加之大量饮水冲淡胃液，降低了消化功能，易引起胃肠道疾病。

因此高温作业工人膳食制度应不同于一般人群。高温作业人群要吃好班前餐，提高班中餐质量，主餐应放在下班后 1 h 后进食，但要注意能量摄入过多问题。班中餐保障能量需要，以少油脂和能促进食欲的饭菜为主。为了促进食欲和增强消化吸收能力，作业期间的餐饮尽可能安排在凉爽环境中，最好餐前稍作休息以解除高温刺激；餐前适量饮用些凉汤或饮料，以解除因渴觉中枢兴奋引起的摄食中枢抑制；班中餐后应有一定的休息时间，避免饱餐后进行作业。

第三节 噪声和振动环境的营养

一、煤矿噪声和振动及其危害

（一）煤矿的噪声和振动

生产性噪声和振动来源于很多工业环境，属于特殊环境作业的有害因素，在矿工的许多劳动过程中，都有同时暴露这两种职业危害的机会。煤炭行业的噪声和振动主要来自凿岩、采矿过程使用的各种风动或电动工具，以及坑道中运输用的电动矿车等，其中机械振动是噪声的主要来源，接触振动的矿工往往同时也受到噪声的刺激。

煤炭行业是高噪声行业之一，从井下的采煤、掘进、运输、提升、通风、排水、气压，到露天矿的开采、地面选煤以及机电设备等，噪声作业环境的污染相当严重。矿山凿岩作业使用的以压缩空气为动力的风动工具，成为手臂振动或手传振动的职业暴露。随着手持振动工具功率和转速的增加，劳动生产率得到提高，但同时也使振动危害更加严重。

噪声和振动是两种不同的物理因素。在一定条件和程度下，噪声和振动都对人体有不同的影响。但两者都是物理性刺激源，又可引起相似的非特异性反应，两者的联合作用会使机体受到的危害更加严重。

（二）生产性噪声和振动对机体的危害

1．噪声对机体的损害 生产性噪声是在生产过程中产生的声音，因其频率和强度没有规律，使人听起来感到厌烦，这种声音也称工业噪声。在强噪声的作业环境下工作，影响作业者之间的信息交流，使工作效率降低，易发生工伤事故。长期暴露于一定强度噪声中，可对人体产生不良影响。长期接触一定强度噪声不仅对听觉系统产生损害，也可使神经系统、心血管系统、内分泌与免疫系统、消化系统与代谢功能及生殖功能与胚胎发育等受到全身性的影响，如表现出神经衰弱，胃肠功能紊乱，消化液分泌减少，肾上腺皮质功能增强等症状。

噪声对人体危害的最早表现是听觉器官的损伤，这种影响是生理过渡到病理的过程，噪声强度和接触时间达到一定程度即造成病理性听力损伤。强噪声刺激可导致大鼠血液黏滞度显著增高、血管痉挛及微循环障碍、耳蜗血流下降、内耳供血不足和内淋巴氧张力下降，从而导致耳蜗听觉细胞内环境改变。神经传导的突触部位对内环境改变的易感或易疲劳，可使听神经改变其传导兴奋性，细胞能量代谢紊乱，导致耳蜗 Corti 器发生退行性变，表现为听力下降、耳聋等。强噪声还可导致虹膜辐射肌收缩，瞳孔扩大，使睫状体辐射状肌收缩，睫状体环增大，眼睑平滑肌收缩，表现为视物模糊，光适应能力减弱，反应时延长。这种状态在脱离噪声现场几小时内基本可以恢复，但却对工作效率有一定影响。

近年来许多研究证实，噪声性耳蜗损伤的主要因素是毛细胞内大量自由基的产生[67]。在强噪声暴露过程中，由于听毛细胞本身的能动性，高强度噪声迫使听毛细胞线粒体通过有氧呼吸产生大量能量，来满足毛细胞过度运动的需求。在合成细胞主要能源 ATP 的过程中，会发生将电子由一个载体传递到另一个载体以释放能量的一系列磷酸化反应，这一过程中活性氧以中间分子的形式产生。线粒体为了满足细胞越来越多能量需求时，也就有越来越多的活性氧产生，从而造成耳蜗内自由基的堆积，氧化应激是强噪声下细胞水平上触发耳蜗毛细胞死亡的重要原因。强噪声使血管纹边缘细胞产生大量过氧化物、羟基，而 DNA 对羟基敏感，很容易受到羟基损伤。

除影响听觉系统外，噪声也引起人体心理和生理的广泛反应和变化，使人烦躁、紧张、失眠、易疲劳、易怒等，从而工作效率下降。噪声严重时，可引起神经系统症状如神经衰弱、自主神经功能障碍、反应迟钝及辨别、识别、校对和思考能力下降等。长期接触噪声可导致交感神经兴奋，儿茶酚胺的增多使心搏增强、心率加快及耗氧量增加、心肌负担加重，而外周血管收缩和外周阻力升高又可使左心室负担加重，从而危害心脏功能，还可导致血压升高，心电图 ST 段与 T 波异常[68]；也会出现食欲缺乏、消化腺分泌减少，胃肠道蠕动减弱，括约肌收缩、胃肠蠕动及排空速度减慢等胃肠功能紊乱症状。

2．振动对机体的损害　生产性振动有全身振动和局部振动，全身振动是指工作地点或座椅的振动，人体足部或臀部接触振动，通过下肢或躯干传导至全身，主要见于运输和生产过程。局部振动常称为手传振动或手臂振动，是指手部接触振动工具、机械或加工部件，振动通过手臂传导至全身，如风铲、气锤、凿岩机及电动工具等作业。生活中适宜的振动有益于身心健康，但在生产条件下，工人暴露振动的强度大、时间长，可对机体产生不良影响，甚至引起疾病。有时噪声与振动并存，可加重噪声对听觉系统的损伤并增加全身振动的生物学效应。研究发现，振动可致家兔血浆内皮素水平随接振强度、时间和剂量的增加而增高。

全身振动对接振者的神经系统、血管系统、泌尿系统、听力、肌肉和骨组织及消化能力等均有影响。对神经系统的影响可能首先引起交感神经和痛觉神经的损害。当振动达到一定强度后，表现出大脑皮质功能下降，末梢神经感觉迟钝，交感神经功能亢进，并出现组织营养障碍等，人体会出现头痛、头晕、疲劳、嗜睡、出汗、食欲缺乏、焦虑、虚弱、失眠和记忆力减退等神经衰弱症候群。对血管系统的影响主要是周围毛细血管形态和张力的改变，表现为心动过缓、窦性心律失常及房室传导阻滞等。研究表明，全身振动对人体的泌尿系统也会产生不良影响。机动车司机（接振工人）肾活动度 > 3 cm 者的标化检出率显著高于非接振人群，计算的 RR 值及 AR 值提示接振组肾活动度增加的 44.89% 可归因于全身振动，表明全身振动暴露对人体肾的正常位置会造成一定影响。全身振动对肌肉和骨组织的影响，可表现为肌无力、萎缩，骨质增生或呈现脱钙、骨质疏松，关节变形，尿肌酸排出增多症状。振动能造成耳蜗听觉细胞受损，使耳蜗螺旋神经节细胞发生萎缩，导致听力的语言频率损伤。振动与噪声造成听力损伤的区别是以 125 ~ 250 Hz 低频音损伤为主，但通常噪声往往与振动并存，此时既有高频也有低频听力损伤，但振动的存在可加速噪声性耳聋[69]。振动会增加机体的胃肠蠕动，长期剧烈振动会引起胃下垂、胃液分泌和消化能力下降。

局部振动对人体的影响，早期以神经系统改变为主，之后表现出对局部微循环和骨及关节系统的影响。局部振动可引起中枢神经系统功能改变及自主神经系统的病变，其中以末梢神经感觉和运动障碍为主，肢端麻木和感觉异常。自主神经系统的病变是植物性多发性神经炎，许多研究表明，局部振动可致自主神经功能紊乱，包括交感神经功能亢进、迷走神经功能下降，体内去甲肾上腺素水平明显增高。局部振动也可导致血管和血流动力学改变，肢体末梢组织缺血、缺氧，严重者可出现振动性白指，甚至发生营养性坏疽。局部振动亦可导致颈椎和腰椎的唇样增生、椎体扁平的改变。

二、振动和噪声对机体营养代谢的影响

1．蛋白质代谢　由于噪声对人体也是一种不良的刺激，机体在噪声环境中的代谢特点与应激状态下的代谢有很多相似之处；一些研究表明[70]，营养素可减轻噪声对机体的不利影响。长期处于噪声环境中，人体血清中 γ 球蛋白增多，白蛋白含量减少。球蛋白的增多可能是应激反应的结果，而白蛋白含量下降则被认为是噪声引起体内代谢过程增强所致。在噪声作用下，动物耳蜗组织中蛋白

质合成增多，而血中色氨酸、赖氨酸及组氨酸的浓度较对照组低，特别是谷氨酸下降更为明显。脑组织中有非常活跃的氨基酸代谢池，其中尤以谷氨酸为主。由噪声和振动刺激引起的神经系统兴奋，致使脑中产生氨量增多，因而需要更多的谷氨酸在谷氨酰胺合成酶的催化下与氨形成谷氨酰胺而解毒和转运。实验表明[71]，解除噪声的工人，膳食中补充氨基酸特别是谷氨酸对人体有保护作用。

生产性振动可对机体蛋白质代谢产生一定影响。动物实验表明[70]，长期受到振动刺激的大鼠，其蛋白质分解代谢增强，尿氮排出量增加，出现负氮平衡，动物生长速度减慢，血红蛋白和血清蛋白水平也有所降低。在饲料中给予含量高且质量好的蛋白质，则对机体有保护作用。对患有振动损伤的工人的观察表明，局部高频振动可使血液中白蛋白含量减少，球蛋白含量增多，因而两者的比值下降。研究表明，振动刺激可影响机体胶原蛋白代谢，其分解产物羟脯氨酸的尿中排出量增加。受振动作用的大鼠发生脯氨酸和羟脯氨酸代谢障碍，振动病患者尿中羟脯氨酸含量较正常人明显增高。

2．维生素代谢 动物实验表明[70]，动物体内缺乏维生素 A，其内耳细胞可发生退行性变化，在毛细胞基底部几乎无正常的输入神经终端。缺乏维生素 D 的动物，可出现听力损伤。

水溶性维生素特别是 B 族维生素，如维生素 B_1、B_6 及烟酸，作为体内主要构成辅酶或酶的辅基，广泛参与体内氧化还原反应及能量转化，对噪声造成的神经、心血管和消化系统的危害均有一定的拮抗作用。维生素 B_6 构成氨基转移酶及氨基酸脱羧酶（如谷氨酸脱羧）的辅酶，参与蛋白质和氨基酸的代谢。在噪声环境中，人体短期内即可出现尿中维生素 B_1、B_6 及烟酸排出量减少。维生素 C 也是体内羟化反应中羟化酶的激活剂，参与体内胶原蛋白和神经递质的合成与代谢。因此，当物质分解代谢加强时，这些维生素的消耗量增高，组织及脏器中的含量减少，尿中排出量降低，而需要量增加，容易引起不足或缺乏。在膳食中增加维生素的供给和补充，可减少振动和噪声对机体的损害、维持正常生理功能，起到一定的防护作用。

日本学者发现[49]，噪声对大鼠各组织器官中维生素 B_1 和维生素 B_6 水平产生影响。大鼠实验表明，在噪声刺激情况下，某些脏器的维生素 B_1 含量降低，其中脑内维生素 B_1 含量可减少一半，同时，尿中 B_1 排出量增加约 30%。观察发现肝、肾、心、脑、肠及肌肉中的维生素 B_1 含量分别降低为原来的 57.5%、55.0%、59.4%、69.7%、58.3% 和 72%。用 3000 Hz 的噪声每天 8 h 刺激大鼠 35 d，第 1 周时动物尿中维生素 B_1 有所增加，10 天后开始减少，第 3 周后基本保持稳定，血中维生素 B_1 的浓度变化不大，肝、肾、脑、肠中维生素 B_1 降低较为明显，用同样的噪声条件作用于大鼠来观察维生素 B_6 的变化，开始 2 周内脏中含量逐渐下降，以后又逐渐增高至恢复正常，尿中维生素 B_6 于 1 周内增加，以后不断下降且 2 周后达最低点，然后再逐渐升高而恢复正常。这些变化规律似与机体对噪声刺激的适应有关。

噪声也可使大鼠各器官中维生素 C 的含量降低，而尿中排出量减少。动物体内维生素 C 含量不足时，在噪声环境中基底膜外毛细胞损失明显重于充分补充维生素 C 的动物。苏联学者 Цвйтииа 等研究[71]，以每日 4 h 噪声刺激豚鼠共 21 天，实验的前 2 周给予维生素 C 25 mg/d，实验组动物尿中维生素 C 排出量略低于对照组；后 1 周给予维生素 C 100 mg/d，实验组维生素 C 排出量显著低于对照组。证明短期而强烈的噪声刺激可改变机体维生素 C 的代谢，增加维生素 C 的消耗，补充维生素 C 可使尿维生素 C 排出量减少。

据报道[72]，人体在生产噪声刺激下的尿中维生素 B_1、B_2、B_6、C 及烟酸的排出量也呈现降低现象。对塑料厂编织车间挡车工人的负荷试验结果表明[72]，在环境噪声为 104 dB（A）时，接触噪声的工人体内维生素 B_1、B_2 和 C 水平均显著低于对照组。据海军医学研究所的人体试验报道[49]，试验组每天 8 h 生活于 95 ～ 110 dB 的噪声和温度为 35℃的环境中，其余时间生活于 75 dB 和 25℃环境，对照组除噪声都为 75 dB 外，其余条件与试验组相同。结果发现，试验组的食欲比对照组差，各种维生素的需要量比对照组有所增加，并从第 3 周开始陆续出现维生素 B_2 缺乏症状。当补充复合维生素后，尿中维生素排出量明显增多。

振动对机体维生素代谢的影响与噪声所致的变化基本相同。据报道，接触全身振动的工人，血和尿中维生素 B_1、B_2、C 和烟酸的含量均降低，振动的频率和振幅越大，维生素代谢紊乱的程度也越严重。

3．其他变化 长期处于噪声环境中，人体内与能量代谢有关的肌酸激酶活性明显增高。在噪声环境中，早期大鼠肌肉代谢有利于增加能量储备，而长期则可抑制能量代谢。小鼠暴露于噪声环境中，可观察到肝糖原含量明显下降。在噪声和振动的联合作用下，动物的血糖、胆固醇和 β 脂蛋白的含量增加，使动物易患糖尿病和高脂血症 [49]。

在噪声环境下，机体内一些矿物质和微量元素的代谢可发生变化，其中 Mg^{2+} 的变化最为明显。有研究表明 [73]，噪声环境中，人血清中 Mg^{2+} 浓度及尿中 Mg^{2+} 排出量增加，而红细胞中 Mg^{2+} 含量减少。噪声环境中，外淋巴与红细胞中 Mg^{2+} 浓度下降，外淋巴中 Mg^{2+} 含量低会使动物的听力损伤更易发生，Mg^{2+} 浓度下降程度与听力损伤程度成正相关。实验动物体内缺铁时，可观察到动物听阈升高，出现耳蜗静纤毛的融合、扭转及丧失。对缺铁性贫血患儿脑干听觉诱发电位（BAEP）的研究分析，听觉传导通路的周围性损害，主要表现为 BAEP 波形分化不良，反应阈提高，Ⅰ、Ⅲ和Ⅴ波绝对潜伏期（PL）延长，少数缺铁性贫血患儿Ⅰ～Ⅲ峰间期（IPL）达临界值，而Ⅲ～Ⅴ波 IPL 无异常改变。经补铁治疗后，BAEP 各参数恢复正常，这种听觉功能改变有可逆性 [74]。

许多实验结果表明 [75]，经常接触振动的作业工人，除血浆清蛋白降低和球蛋白增高外，还有血钾、血磷降低和血钙升高现象。有研究认为，钙平衡及其调节障碍是局部振动病发病的重要环节之一。振动病患者手指皮肤结构、代谢及酶活性的改变，主要表现有血管硬化、神经和感受器营养不良、酶活性及核蛋白、色氨酸、组氨酸、巯基、磷脂等含量的改变，并且与病情的严重程度有关。此外，在噪声干扰下喂养大鼠，发现动物体液有酸中毒的趋向，并可导致骨骼的变化。

动物实验观察发现 [67]，机体对噪声的应激反应是脂质过氧化作用加强，噪声可破坏机体氧自由基的产生和清除之间的平衡状态。内源性抗氧化酶和外源性抗氧化剂的增加可提高对噪声性聋的抵抗力。谷胱甘肽和超氧化物歧化酶的增加，促进血液流动、改善局部缺血和抑制谷氨酸兴奋，耳蜗外毛细胞损伤明显减少。Hight 等用谷胱甘肽乙酯来清除耳蜗内 ROS 证明抗氧化剂的保护意义 [76]。Kopke 等动物腹腔注射左旋肉碱（ALCAR）和甲硫氨酸（DMET），两种药物改善线粒体呼吸效率，增加谷胱甘肽水平，减少 ROS 产生，有效保护了噪声对毛细胞的损伤 [77]。

三、振动和噪声条件下的营养保障

依据暴露振动和噪声环境中机体营养代谢的变化，对于接触振动和噪声的工人，在膳食中应提供足够的热量、丰富的优质蛋白、适当补充谷氨酸、赖氨酸，提高几种主要 B 族维生素和维生素 C 的供给量 [78]。

由于振动对蛋白质代谢、维生素代谢有影响，进而危害人体健康，所以在振动环境中的作业人员的合理膳食补充十分重要。振动条件下，摄取蛋白质含量高而且质量好的膳食对机体有保护作用；补充维生素 B_1 能防止噪声对听觉的损伤；注射维生素 B_2 可减轻血压的变化；补充维生素 C，可提高肌肉耐力，减轻疲劳感；补充维生素 B_1、B_2、C 和烟酸等有益于振动损伤的预防。

由于振动能通过自主神经系统，反射性地抑制胃肠道的运动和消化腺的分泌，引起食欲缺乏、腹胀、腰痛等消化道症状，容易影响营养物质的消化吸收；还可能由于前庭功能紊乱而出现恶心、呕吐，进一步导致营养不良和体重减轻。因此，振动条件下的作业人员应摄取能促进食欲、营养素含量丰富且易消化吸收的食物。应注意选用蛋白质及维生素 B_1、B_2 和维生素 C 含量丰富的食物。

噪声环境中的作业人员，还应根据噪声环境中人体营养代谢的特点，平衡膳食；摄取足量优质蛋白质，增加维生素特别是 B 族维生素和维生素 C 的摄入，以促进神经系统的恢复[79-80]。此外，富含 Mg^{2+} 和易吸收的血红素铁等食物的摄取及矿物质和微量元素的补充也十分重要，对受噪声影响的人体有一定的保护作用，同时有助于提高作业人员在噪声环境中的工作耐受力，减轻其精神紧张和疲劳。增加富含抗氧化物质的食物摄取，以利于耳蜗外毛细胞氧自由基的清除，促进血液流动，减少氧化损伤。

第四节 低照度和低日照环境的营养

煤矿工人从事井下工作，每日井下作业时间均在 8 h 以上。矿工长期在低照度环境中从事机械操作和劳动，保护暗适应能力与提高夜间视力，对井下作业人员避免或减少不安全因素、提高劳动效率意义重大。矿工在井下无阳光照射，升井后由于体乏而户外活动较少，每天实际接触阳光的时间大多在 30 min 左右，在这种特殊的工作环境和生活方式下，工人会因长期缺乏有效光照即阳光紫外线照射，而缺少体内转化维生素 D 的途径，影响钙、磷吸收，进而影响骨骼质量。所以通过合理膳食和必要时的补充，保证充足维生素 A 和维生素 D 等与暗视觉和骨密度相关的营养素的摄取，对井下低照度和低阳光照射环境的工人的身体健康和高效率工作，显得尤为重要。

一、低照度和低日照及其影响

（一）低照度与暗视觉

低照度是指光照强度低于 30 lx（勒克斯）的照度。外界环境的光照强度用照度来衡量，是指单位被照面积上接收到的光通量，单位为 lx。能保持视功能的外界照度范围极广，从晴天 100 000 lx 至黑夜 1/3000 lx。视锥细胞能接受 30 lx 以上的照度，视杆细胞可接受 0.01 lx 以下的照度，0.01 ~ 30 lx 的照度由两者协同接受，称为黄昏视觉。视觉信息在视网膜内主要由 3 级神经元传递，即光感受器细胞、双极细胞和神经节细胞。光感受器细胞是视网膜上的第 1 级神经元，分为视杆细胞和视锥细胞两种。视杆细胞感受弱光和无色视觉（暗视觉），视锥细胞感受强光和色觉（明视觉）。视杆细胞对光的敏感度较高，能在昏暗的环境中感受光刺激而引起视觉，但视物无色觉而只能区别明暗，且视物时只能有较粗略的轮廓，精确性差，称为视杆系统或晚光觉系统。视锥细胞对光的敏感性差，只有在类似白昼的强光下才能被刺激，但视物时可以分辨颜色，且对物体表面的细节和轮廓边界都能看清楚，有高分辨力，称为视锥系统或昼光觉系统。

夜间视力也称暗视力，是指视杆细胞视力或周边视力。夜间视力与暗适应能力之间有密切的联系，暗适应良好时，夜间视力增强，为了提高夜间视力，应注意保护与提高暗适应能力，检查暗适应功能可反映视杆细胞功能。暗视觉为无色视觉，但如在黄昏或在暗光下停留较长，人眼仍可依据明暗度来区别颜色之间的差别。视锥细胞对光波较长的光较敏感，对波长 550 nm 即介于黄绿色之间的光最为敏感，在白昼人体感到黄绿色最为明亮。视杆细胞对光波较短的光（接近紫端）较敏感，对波长 500 nm 即介于绿蓝之间的光最为敏感，在黄昏人们感到蓝绿光最为明亮。具有正常黄昏光觉的人，总是感到绿色比橙色亮、黄色比红色亮，如果产生此现象的时间明显延长，为色觉降低，这一现象可以作为选拔低照度作业人员的一项指标。

（二）低日照对骨密度的影响

日光中的紫外线强度及量与机体内骨代谢、骨密度以及骨质疏松症的发生有非常密切的关系。适当的日照不仅能改善骨代谢和骨密度情况，还能有效预防维生素 D 缺乏而导致的各种疾病的发生、发展。阳光中的紫外线照射皮肤后，引起体内一系列的生物学变化，产生有活性的维生素 D_2 和 D_3，它们调节体内钙磷代谢，促进钙磷吸收，从而影响骨密度。有学者通过对传统的犹太人儿童的研究发现 [81]，他们的腰椎骨密度低于对照组，其骨折发生率也高于对照组，这可能与他们衣着上比较保守且常喜欢在室内活动，日照时间少有关。有着丰富的日照，虽生活在海拔较高的西藏的人群，其骨密度仍可高于生活在海拔较低、但日照较少的深圳人群 [82]。

杨荣华等通过对 200 名井上及平均在 1000 m 以下的井下矿工的跟骨密度进行测定后发现 [83]，在井下工作的矿工，跟骨超声振幅衰减、骨强度和超声声速明显低于井上矿工。在井下工作的工人，由于特殊的环境，可引起机体各系统生理病理改变，骨密度降低，骨量减少，导致骨强度下降，容易引起骨折。而导致井下工人骨代谢异常的主要原因之一是长期在井下作业，缺乏阳光照射，从而导致维生素 D 合成不足。近年也有报道，井下作业人员腰椎退行性变的发病率、骨质疏松的发生率同样较井上人员高，这都与长期缺乏阳光照射有关 [84]。

二、营养因素与视觉和骨密度的关系

（一）营养与暗适应

1. 维生素 A 维生素 A 在体内的形式包括视黄醇、视黄醛和视黄酸。与暗视觉产生有关的视杆细胞，其外段含有感光色素即视紫红质，由顺式视黄醛与视蛋白构成。11- 顺式视黄醛是体内维生素 A 的主要生物活性形式。光照使 11- 顺式视黄醛（红色）异构为反式视黄醛并与视蛋白分离而失色，此过程称“漂白”。此时若进入暗处，因对光敏感的视紫红质消失，故不能视物。一部分分离后的反式视黄醛可被还原为反式视黄醇，反式视黄醇从光感受器细胞弥散到视网膜色素上皮细胞中，被酯化后再转变为 11- 顺式视黄醇，后者可被视黄醇脱氢酶氧化为 11- 顺式视黄醛，被光感受器细胞重摄入，与视蛋白重新结合为视紫红质。储存于视网膜色素上皮细胞中的维生素 A 也可参与视紫红质的再合成，此过程称为视紫红质的再生。人在暗处视物时，既有视紫红质的分解，又有它的合成，这是人在暗处能不断视物的基础。光线越暗，分解过程越弱，视网膜处于合成状态的视紫红质越多，对光越敏感；相反，在亮处时，视紫红质的分解增强，视网膜中较多的视紫红质处于分解状态，使视杆细胞几乎失去了感受光刺激的能力，其功能逐渐为视锥系统所取代。

人从亮处进入暗处，最初看不清任何东西，经过一定时间，才逐渐恢复对光的敏感性，能在一定照度的暗处视物，此过程称为暗适应（dark adaptation）。这是视紫红质在亮处漂白后，在暗处再合成的过程。若维生素 A 充足，则视紫红质的再生快而完全，故暗适应时间短；若维生素 A 不足，则视紫红质再生慢而不完全，故暗适应时间长，严重时可产生夜盲。暗适应是人眼对光的敏感度在暗处逐渐提高的过程。光觉为光度的逆对数，即越能感觉弱光，则光觉越好。引起光觉的最小光能称为视阈。在暗处停留一段时间后，视紫红质合成增多，视网膜对光敏感度逐渐增强，视阈值逐渐下降，至某一限度（需 30 ～ 40 min）则不再下降即绝对阈。在进入暗室后的不同时间，连续测定人的视觉阈值，以纵坐标代表光强度，以横坐标代表时间，可绘制暗适应曲线。开始时视阈值迅速下降，5 min 趋于平坦，此为视锥细胞适应曲线，然后视阈又继续下降，至绝对阈时则不能再降，即为视杆细胞适应曲线，其转折点称为视锥 - 视杆细胞转折点。

维生素A缺乏可由摄入不足引起，也可由慢性酒精中毒及肠道疾病导致的吸收不良引起。视网膜维生素A的营养状况可以通过测定暗适应功能来反映。维生素A缺乏者暗适应时间延长，暗适应曲线的视锥-视杆细胞转折点时间推迟，暗适应曲线及绝对阈上移。

2．蛋白质 蛋白质与维生素A代谢有密切的关系。体内视黄醇、视黄醛和视黄酸在血浆、细胞间隙和细胞内与视黄醇结合蛋白（RBP）结合，其中血浆中的视黄醇与RBP结合，在细胞内则与细胞视黄醇结合蛋白（CRBP）和CRBP Ⅱ（小肠中）结合，而在眼中视黄醛与视黄醛结合蛋白（CRALBP）结合，视黄酸则在许多组织中与细胞视黄酸结合蛋白（CRABP）结合。视紫红质本身是视蛋白与视黄醛的结合体。

机体蛋白质营养不良时，对维生素A的吸收、储存、运输、利用都有影响，而维生素A缺乏又影响肌肉及血清蛋白的合成。动物摄取任何形式的维生素A，经维生素A棕榈酯水解酶的作用转变成棕榈酸视黄酯，储存于肝。蛋白质缺乏时，酶活性下降，影响维生素A的储存和利用。肝储存的维生素A与血浆中前白蛋白结合成视黄醇结合蛋白-转甲状腺蛋白（A-RBP-PA）复合物转移到血液。蛋白质缺乏时，维生素A不能从肝释放出来，维生素A的运输受到影响，其利用和功能发挥也受限。动物实验表明，蛋白质缺乏的大鼠，肝组织中维生素A含量高于对照组，且随时间延长而增高，但全肝含量增加很少；血浆维生素A随蛋白质的缺乏而下降。

3．脂类 维生素A是脂溶性维生素，脂肪影响维生素A的吸收，但对维生素A的利用影响较少或无影响。有报道，吸收不良引起的维生素A缺乏可导致视网膜电图（electroretinography，ERG）b波下降。健康人摄入足量的脂肪（$>$ 10 g/d），其维生素A的吸收率$>$ 80%，但某些影响脂肪吸收的因素或疾病，如胃酸缺乏、腹泻、慢性胰腺炎、胆囊纤维化和胃切除等，影响维生素A和类胡萝卜素的吸收。所以，适量的脂肪摄取有助于维生素A的吸收，从而利于视觉功能。

ω-3和ω-6系列的长链多不饱和脂肪酸，在营养学上最具价值。ω-3系列的二十二碳六烯酸（DHA）和ω-6系列的二十碳四烯酸（AA）是构成生物膜的重要组分，在视网膜和大脑中尤为重要。膳食中DHA及其前体α-亚油酸（ALA）的变化可以改变视网膜DHA水平，8%ALA和0.6%的DHA即可维持正常的视网膜DHA水平。徐章华等研究[85]，α-亚麻酸能够促进大鼠的脑、视觉发育，提高仔代大鼠的学习记忆能力和视网膜电位；在生化方面提高了肝总脂中$C_{18:3}$、$C_{20:5}$和脑总脂中$C_{22:6}$的百分含量；α-亚麻酸缺乏将对脑、视觉发挥正常功能造成不利影响；说明α-亚麻酸对脑和视网膜具有较高的营养生理作用。

在视杆外段盘膜中发现有高浓度的DHA，较其他组织中高40%～60%，对维持盘膜的物理特性和功能有非常重要的作用。DHA不仅是维持正常视力的主要功能成分，也可能与视紫红质的功能、视杆细胞的光传导过程、视网膜中视觉的信号转导有关。DHA直接影响生物膜的流动性，视紫红质在外段盘膜中的循环代谢受膜流动性的影响。Jeffrey等发现[86]，低膳食ALA喂养选择性地改变猴视杆细胞感受光刺激后的复原及失活。Rotstein等实验研究发现[87]，在体外培养新生大鼠视神经细胞，普通培养液中添加DHA能完全防止细胞死亡，并能增加视神经细胞DHA含量。

4．水溶性维生素 维生素C、B族和如维生素B_1、维生素B_2、烟酸等水溶性维生素摄入不足可导致暗适应能力下降的问题，近年来逐渐引起研究学者的广泛注意[88]。研究提示，维生素C缺乏时，机体虽然血清视黄醇水平正常，但暗适应能力可减低。脂质过氧化产物的堆积可能影响光感受器膜通透性，影响暗适应。维生素C作为抗氧化剂，可有助于此种情况下的暗适应功能的恢复；维生素C还可对视网膜及视杆外段所受的光化学损伤有防护作用。

维生素B_1作为α-酮酸氧化脱竣酶的辅酶，缺乏时可引起神经生理功能失调，在视觉系统表现为眼运动障碍、视敏度下降等。膳食维生素B_1缺乏可引起神经精神病症，出现视觉紊乱。长期酗酒导致的酒精中毒也可导致维生素 B_1 缺乏，可发生酒精中毒性弱视，引起视敏度下降，给予维生素 B_1 后视敏度的下降可恢复。维生素 B_1 反应性巨幼细胞性贫血是一种常染色体隐性遗传性疾病，其原因是一个编码维生素 B_1 转运体的基因 -SLC19A2 发生了突变，导致细胞摄入维生素 B_1 障碍；其中部分患者被发现有视神经萎缩及视网膜营养障碍，有可能导致视锥 - 视杆细胞营养不良。

维生素 B_2 在体内活性形式为黄素单核苷酸（FMN）和黄素腺嘌呤二核苷酸（FAD），FMN 及 FAD 作为体内氧化还原酶的辅酶，在能量代谢过程中起递氢体作用。FMN 和 FAD 也可与不同的酶蛋白结合成黄素酶类即黄素蛋白。视网膜含有维生素 B_2，动物实验证明，缺乏维生素 B_2 的大鼠，组织中 FAD 和 FMN 减少，视网膜维生素 B_2 含量和耗氧量很快下降。研究发现，一种对昼夜节律敏感的蛋白——Cryptochromes，是以黄素蛋白为基础，被认为是一种蓝光感受器，其代谢与自然界的光 / 暗循环同步；它可能存在于视网膜神经节细胞、视网膜下丘纤维及视交叉上核。

膳食中烟酸主要以辅酶Ⅰ（NAD）和辅酶Ⅱ（NADP）在细胞生物氧化过程中起传递氢的作用，参与体内的能量代谢过程，从视黄醛到视黄醇异构体的转换依赖于 NAD 或 NADP。烟酸缺乏可影响视色素的合成，使视觉绝对阈值提高。大鼠视网膜神经节细胞上包含烟碱受体位点，对烟碱配体有高亲和力。维生素 B_6 参与神经系统中许多酶促反应，大鼠缺乏维生素 B_6 可见视杆细胞退行性变化。

5．微量元素　锌在视网膜含量丰富，其中的大部分锌与蛋白质紧密结合，以螯合形式存在，其余约 10% 以游离的或与蛋白质松散结合的形式存在。视网膜内螯合态的锌主要分布于光感受器细胞和视网膜色素上皮细胞。大量研究证实，人体锌缺乏可引起暗适应功能下降及夜盲，补锌可以改善暗适应功能。黄国荣等研究表明 [89]，对 6 ~ 7 岁学龄前儿童每日补充锌 15 mg，可降低快速暗适应恢复时间，同时补充多种微量营养素对提高儿童暗适应功能效果更显著。段亚东等的研究也认为 [90]，低照度作业人员的维生素 A 及锌的需要增加，故在补充维生素 A 的同时，必须补充锌才能明显改善暗适应功能。锌为人体内多种酶的结构及维持活性所必需。研究认为，在视循环中，有许多酶是锌依赖性的，体外研究发现，锌可直接结合到视紫红质及光感受器的盘膜上，增强视紫红质的磷酸化作用。锌缺乏时的暗适应功能下降，可能是由于在光感受器的光化学循环中的锌依赖性反应受到损害。锌还可与光感受器的 cGMP 磷酸二酯酶结合并使之激活，参与光转导过程。也有研究认为，Zn^{2+} 在中枢神经系统可作为神经调质对视网膜突触传递有调节作用。Zn^{2+} 对视网膜抑制性神经递质 γ- 氨基丁酸受体介导的电流也有抑制作用，通过调节视网膜信号传递而影响视网膜功能。光感受器和双极细胞均以谷氨酸为主要的兴奋性神经递质，在光感受器末梢的 Zn^{2+} 可能协同谷氨酸的释放。

硒是人体的一种必需元素。它是谷胱甘肽过氧化物酶（GSH-Px）的一个构成组分。具有抗氧化、保护生物膜的作用。硒还可加强维生素 E 的抗氧化作用。在人体多种组织细胞中，眼睛的含硒量最多。硒存在于视网膜中，可能与视神经兴奋有关。研究表明 [49]，硒可保护视觉器官白内障及糖尿病性视力下降，患者补充硒后，视觉功能有改善。喂养大鼠低硒的而维生素 E 适量的饲料两代后，出现生长延缓、毛发稀疏、白内障等症状。用缺硒饲料喂养大鼠 12 个月后，光镜及电镜发现视网膜内核层细胞数减少，无足细胞及水平细胞数明显减少，喂养 1.5 年后，光感受器细胞也明显减少 [91]。大鼠及兔视杆外段谷胱甘肽还原酶含量高，可降低过氧化氢及脂质过氧化物对细胞膜的损害，保护视杆细胞盘膜。刘学东等研究发现 [92]，体外培养视网膜神经细胞，加 Na_2SeO_3 后辐照可使凋亡细胞数量减少，说明硒对视网膜神经细胞凋亡具有保护作用。

6．牛磺酸　牛磺酸（taurine）在体内可由半脱氨酸代谢转变，被认为是一种条件性必需氨基酸或类维生素。牛磺酸是视网膜上含量最为丰富的游离氨基酸，在哺乳动物的个体发育阶段，牛磺酸是视网膜及中枢神经系统发育必需的营养物质。Hayes 等 1975 年首先证实，饲料中缺乏牛磺酸，会导致幼猫视功能减退，甚至失明。牛磺酸是光感受器发育必需的营养因子，在视网膜生长发育及维持正常视功能方面发挥了极其重要的作用。视网膜中的牛磺酸2/3分布在光感受器细胞层，与光感受器功能密切相关。缺乏牛磺酸会引起ERG缺陷，长期缺乏甚至会引起视网膜结构紊乱、光感受器退化。

研究表明[88]，长期接受全胃肠外营养儿童血清牛磺酸水平明显减少，ERG发生异常，经补充牛磺酸后恢复正常，说明牛磺酸对维护视网膜的稳定性和正常的视觉功能是必需的。牛磺酸与视杆细胞的功能密切相关，光可以刺激牛磺酸的释放，牛磺酸可以保护视杆细胞外段免受光化学损伤。牛磺酸对视网膜外节段ATP依赖性Ca^{2+}的摄入具有调节作用，Ca^{2+}在光感受器受到光刺激后的兴奋及复原中起重要的负反馈作用。在视网膜关键性病理改变即光感受器退化出现之前，补充牛磺酸可以防止视网膜结构和功能的损害。实验表明[93]，腹腔注射25 mg/kg的牛磺酸可降低视网膜谷氨酸含量，并能减少谷氨酸兴奋毒性损伤。近年研究表明[94]，牛磺酸也是一种抗氧化物质，光照引发及产生的自由基和大量脂质过氧化物均与视网膜光化学损伤有关。牛磺酸饲料能保护光化学损伤大鼠视网膜功能和感光细胞超微结构，其保护作用部分可能与牛磺酸的抗氧化及自由基清除有关[95]。

牛磺酸也可以促进视紫红质再生，而光损伤会导致视紫红质的代谢需求增加。縻漫天等研究发现[95]，大鼠饲料中添加牛磺酸，可增加视网膜暗适应时视杆细胞光转导蛋白的表达。在低照度作业人员中每日补充0.8 g牛磺酸及复合微量营养素2周后，微光近视力和快速暗适应功能明显提高，服用4周后夜视功能进一步改善，同时，2周、4周快速暗适应时间分别缩短，暗适应恢复曲线明显下移[96]。

（二）营养与骨密度

骨密度的影响因素大致可分为两大类，分别是遗传因素和环境因素，多数文献认为骨密度受两者共同影响。遗传因素大致包括遗传、种族、年龄和性别；环境因素也是可控制和可预防的因素，包括膳食营养因素、室外日照情况、运动情况、健康情况和不良嗜好等，其中膳食营养因素占重要地位。营养物质为骨代谢提供合成的原料。

1．维生素D 与其他维生素不同，维生素D人体自身就能合成，人体所需维生素D约有80%靠自身合成。人、脊椎动物皮下的胆固醇衍生物（7-脱氢胆固醇）是维生素D_3合成的前体物质。7-脱氢胆固醇的类固醇B环5～7位共轭双键吸收紫外线中290～315 nm波长的光量子后，B环破裂和双键移位，生成维生素D_3。无论是通过小肠吸收的维生素D_3，还是皮肤光合作用合成的维生素D_3，必须到其他部位激活才具有生理作用。首先与血中特异载体蛋白——维生素D结合蛋白（vitamin D-binding protein，DBP）结合，由DBP携带运输。其中约60%进入肝，在肝微粒体和线粒体D_3-25-羟化酶的催化下生成25-(OH)-D_3，后者由肝分泌入血，并由DBP携带运输至肾，在肾小管细胞线粒体25-(OH)-D_3-1羟化酶的催化下，进一步羟化成1,25-$(OH)_2$-D_3，1,25-$(OH)_2$-D_3由肾释放入血，与DBP结合运至靶器官，产生生物学效应。维生素D的主要作用是促进肠道钙磷的吸收，维持正常的血清钙磷浓度，调整神经肌肉和细胞的功能，促进代谢。维生素D对骨骼的作用是复杂的，既可促进骨形成，也可加速骨吸收。其对成骨细胞的作用主要是通过对该细胞中维生素D受体基因的调控实现。

研究表明，B型紫外线照射与血清25-(OH)-D_3水平有剂量-效应关系，并且维生素D与骨代谢相关。大鼠经单层玻璃的紫外线照射不能显著提高血浆25-(OH)-D_3水平，但可降低维生素D缺乏造成的骨转化率升高并提高骨密度，与直接紫外线照射达到相似效果[97]。日光照射作用与骨质疏松症的发生有关，1, 25-$(OH)_2$-D_3与暴露阳光呈正相关。Jones等通过对330名8岁儿童的对照研究表明[98]，晒太阳的时间对跟骨超声参数均数大小排列顺序为：30 min /d ＞ 10～30 min/d ＞ 10 min/d，日照时间多者其骨密度明显高于日照时间少者，表明接受日光照射，皮肤内的维生素D的合成增多，维生素 D 含量增高，从而促进骨代谢。井下工作环境及升井后不愿活动，使工人晒太阳的时间较少，比一般工作人群容易导致维生素 D 的缺乏，从而影响钙吸收。

骨密度测定是目前国际上公认的诊断骨质疏松的标准方法。维生素 D 对预防骨质疏松起重要作用，适量的钙及维生素 D_3 的补充可保持人体内钙的平衡，提高骨量。活性维生素 D_3 能活化成骨细胞和破骨细胞，由于血钙增加所致的反馈作用，使甲状旁腺分泌减少，破骨作用减弱，成骨作用相对增强，可有效预防骨质疏松症的发生。

2．维生素 A　有调控细胞生长和分化作用。视黄酸受体（retinoic acid receptor，RAR）和视黄醇的 X 受体（retinoid X receptor，RXR）是核受体超家族的重要成员。作为配体，细胞内的视黄酸及其代谢产物与 RARs 和 RXRs 形成的异源性二聚体 RAR/RXR 特异性地结合，作用于特异的 DNA 反应元件，激活靶基因的转录和特异性蛋白质的合成，调节神经系统、心血管系统、眼、四肢和上皮组织等细胞的生长、分化、增殖及凋亡过程。在视黄酸及其代谢产物中，9- 顺式视黄酸和全反式视黄酸在细胞分化中的作用尤为重要。缺乏维生素 A 的儿童生长停滞，发育迟缓，骨骼发育不良。但是过量的维生素 A 可降低细胞膜和溶酶体膜的稳定性，释放出组织酶，使皮肤、骨骼、脑、肝等多种脏器组织发生病变。

刘臻等研究发现 [99]，骨量减少者血清视黄醇水平低于正常对照者，血清视黄醇水平和骨密度有正相关趋势，上肢、股骨、骨盆和脊椎 4 个部位的骨密度与血清视黄醇水平都呈现正相关趋势，其中以股骨骨密度的趋势最明显。以往许多研究表明，血清视黄醇水平与膳食维生素 A 摄入呈正相关，但是该研究分析骨量减少者与正常对照者之间视黄醇当量（RE）摄入水平分布的差异与以往研究不同，RE 摄入水平和骨密度有负相关趋势。可能是由于人群 RE 摄入水平较低，且排除了维生素 A 补充剂的使用的原因，而且个体肝维生素 A 储存有很大差异。该研究也认为 RE 摄入水平过高，可能与骨密度降低有关，特别是股骨骨密度。有研究表明 [100]，采用血清视黄醇浓度作为维生素 A 营养状况的指标，得到血清视黄醇水平最高的人群骨折危险也最高的结论，认为血清视黄醇浓度较高与骨折危险率上升有正相关。说明只有在正常浓度范围内，较高的血清视黄醇水平才可能有利于维持骨密度。

3．矿物质　钙与骨密度的关系非常密切，它是组成骨骼矿物质的主要元素。人体总钙量约为 1300 g，占体重的 1.5% ～ 2.0%。其中 99% 以羟磷灰石形式存在于骨骼和牙齿中，成为机体内钙的储存库。另外 1% 存在于软组织、细胞间隙和血液中，统称为混溶钙池，与骨钙保持着动态平衡，对人体所有细胞功能的发挥起着重要的生理作用。成年早期摄入足量的钙能够获得最佳的峰值骨量，成年期充足钙的摄入可以预防生命后期骨质疏松的发生 [101]。成人膳食钙吸收率为 20% ～ 30%，膳食因素是抑制肠内钙吸收的主要因素，包括植物酸、草酸、碱性磷酸盐、膳食纤维和未被消化的脂肪酸。

骨骼中的磷占体内总量的 85%，研究表明 [102]，磷的缺乏和过量均对骨密度有不良影响。高钠饮食是通过增加钙的排泄从而对钙平衡产生负面影响，进而导致骨密度的变化。人体内的元素，除钙和磷的含量最高外，钾居第 3 位，流行病学研究和短期干预研究发现，大量钾的摄入可降低尿钙的排出，并增加钙的重吸收，从而提高骨密度 [103]。镁与钙磷等形成骨矿物质，是促进骨生长、维护骨细胞结构与功能的重要元素。动物实验表明 [104]，受试物（含镁、锌、铜和维生素 D 的钙补充剂）能明显增强大鼠股骨的骨密度。提高锌、钾、镁、碘、维生素 D 的摄入，减少钠、磷等的摄入对骨密度的增加有促进作用。

4．蛋白质　是人体所需的五大营养素之一，过多的动物蛋白摄入，可造成含硫氨基酸摄入过多，这样可加速骨骼中钙质的丢失，使骨密度降低；Neville[105] 等对 443 名 15 岁的青少年做了营养素的摄入与骨密度的关系调查研究，结果发现，高蛋白、磷的摄入对青少年的骨密度有明显的负面影响。但摄入蛋白质不足时可影响正常的人体发育，使免疫力下降，骨密度降低。

5．其他因素 McGartland 对 378 名 12 岁女孩的研究表明[106]，大量食用蔬菜、水果的儿童跟骨骨密度要比平时吃蔬菜、水果少的儿童高很多，可能是因为蔬菜、水果中碱性成分有利于体内的酸碱平衡，从而有利于骨密度的增加。有调查资料显示，经常不吃早餐对骨密度有较大的影响，经过一夜，血液中钙离子的消耗非常大，如果早晨不通过食物及时补充钙，就会导致血液中的钙离子明显下降，刺激甲状旁腺激素分泌，导致骨吸收的速度加速，长此以往，则会导致骨密度下降。有研究证明[107]，大量酸如碳酸的摄入，会影响钙的吸收；长期喝碳酸饮料，可影响机体对钙的吸收，从而引起钙、磷比例失调，影响骨密度。

许多研究都表明[108]，饮酒对骨密度有影响。乙醇经消化道吸收进入血液后，可以阻断机体对钙的吸收，同时又促进尿钙和镁的排泄，使钙的吸收不足，引起低血钙，骨骼生长所需的原料减少；血钙的浓度的降低，对甲状腺的抑制减弱，使甲状旁腺激素分泌增多，促进骨的吸收，破坏骨钙的平衡，进一步加重了骨质的流失；乙醇还是一种性腺毒素，过量或长期嗜酒，可引起性腺功能减退，性激素的减少会使骨量的丢失增加，骨的生成减少；大量的饮酒会造成肝细胞受到损伤，使维生素 D_3 的生成减少，从而影响肠道对钙、磷的吸收和利用。过多饮酒时，乙醇对成骨细胞有毒性作用，可导致骨钙素下降，骨细胞代谢及成骨能力均降低，同时可导致维生素 D 的代谢紊乱，影响峰值骨量的形成。

烟草中含有数百种复杂的化合物，尼古丁可使血管壁的通透性发生改变，造成动脉硬化，不利于血管内外物质的交换，使蛋白质、钙、磷的有效利用率降低。其他有毒的物质可以增加血液的酸度，促进骨骼的溶解。吸烟可以使性激素及前列腺激素的分泌减少，同时，长期吸烟对人体的免疫功能有极大的危害，免疫功能低下使骨的生长发生障碍，骨的破坏增加，从而导致骨质疏松的发生。过多吸烟可使胃肠功能紊乱，钙吸收障碍。国内外大量的研究资料表明，吸烟与骨折，特别是髋骨、椎骨等松质骨骨折有密切的关系[109]。吸烟可降低骨密度的途径涉及骨形成 - 骨吸收之间的偶联和内分泌钙调节激素，烟碱可直接或间接刺激破骨细胞活性，使血钙、尿钙的浓度增加，与此同时，烟碱可以促进雌激素分解代谢，降低血雌激素含量，使钙调节激素分泌失调，进而影响骨密度值的高低。

三、低照度和低日照环境下的营养需要

在低照度和低日照环境下长期作业，营养需要的重点是维护和促进作业工人的暗适应能力，减少因维生素 D 缺乏影响钙代谢而引起的骨密度受影响问题。

（一）暗适应的营养需要

发生暗适应功能降低的问题，主要与维生素 A 和蛋白质、锌、硒等的缺乏有关。李占山等[110]通过研究 101 名煤矿井下作业工人维生素 A 营养状况与夜视功能的关系及适量补充维生素 A 对煤矿井下作业人员夜视功能的改善作用，结果表明， 井下矿工蛋白质、能量、钙、铁的摄入量均占到推荐的营养素摄入量（RNI）的 90% 以上，但维生素 A、B_2 和 C 的摄入量与 RNI 比较差距较大，仅占 RNI 的 50% ～ 70%。临床检查井下作业人群中暗适应时间延长及结膜干燥等症状发生率占 28.7%，明显高于非作业人群。而且井下作业工龄越长，暗适应能力越差，表现出与井下作业年限的正相关趋势。井下人群经口服鱼肝油丸治疗后，快速暗适应时间、微光近视力与强光刺激后暗适应恢复时间、视网膜光感绝对值均有明显改善。提示井下作业人群对维生素 A 的需要量增高，适量补充维生

素 A 对煤矿井下作业工人夜视功能有改善作用。

煤矿工人长期在井下作业易发生维生素 A 缺乏。蒋婉似等对煤矿工人调查分析[111]，工人体内维生素 A 营养水平与膳食中摄入量不足有关，血清维生素 A 的测定值与膳食中视黄醇摄入量成正相关，而膳食中视黄醇当量的摄入量与暗适应时间成负相关，维生素 A 摄入量较低的工人暗适应时间延长。邓明明对 239 名煤矿工人的视觉反应时、暗适应级数、听觉反应时进行了测试，对其事故倾向进行了调查，结果表明随着年龄的增长，工人的反应变慢、暗适应能力下降、事故倾向加重；各工种工人的视觉选择反应时存在显著差异；视觉与暗适应反应能力较弱的煤矿工人的事故倾向较重[112]。我国 2013 年版的 DRIs 中，维生素 A 的 RNI 为成年男性 800 μg RE。杨家驹等用相对剂量反应（relativedose response，RDR）试验，研究低照度作业人员的维生素 A 需要量，结果表明 RDR 随着维生素 A 摄取量增多而逐降下降，当维生素 A 摄取量增加至 5300 U 时，RDR 下降至 18.4%，同时暗适应绝对阈值自 –4.50 ± 0.89 下降至 –5.20 ± 0.84，表明暗适应功能有明显提高。

宁鸿珍[32]等用饱和试验法对煤矿井下工人维生素 B_1、B_2 和维生素 C 需要量的研究，结果表明当摄入维生素 B_1 3. 49 mg/d、维生素 B_2 3.22 mg/d、维生素 C 118 mg/d 时，其 4 h 负荷尿中的排出量分别为 491.5 μg、1256.8 μg、26.8 mg，与对照组比较差异显著。杨家驹等对雷达操纵员进行了相关系列研究，以健康雷达操纵员为受试对象，研究维生素 B_2 需要量。将 28 名健康雷达操纵员分为 4 个剂量组，维生素 B_2 摄取量分别为 0.5 mg、1.0 ～ 2.0 mg 和 3.0 mg；以全血谷胱甘肽还原酶活性系数（BGR-AC）为指标，辅以尿维生素 B_2 排出量 / 肌酐比值检测，在严格控制膳食条件下进行 28 天试验，以各剂量组两两回归方程交点作为机体维生素 B_2 饱和的转折点，确定维生素 B_2 需要量。结果表明，雷达操纵员维生素 B_2 需要量为 1.25 ～ 1. 8 mg，供给量为 1.50 ～ 1.66 mg。

低照度作业人员锌和硒的需要量，尚无确切报道。杨家驹等对雷达作业部队人体锌、硒状态进行了对比调查，结果表明雷达操纵员与非操纵员血清锌含量分别为（1.327 ± 0.219）μg/ml 及（1.902 ± 0.191）μg/ml；血清硒含量分别为（0.070 9 ± 0.010 2）μg/ml 及（0.0846 ± 0.009 5）μg/ml；可见雷达操纵员血清锌、硒水平较非操纵员明显下降，说明其锌、硒需要量增加。

关于低照度作业人员对蛋白质需要有关于士兵的调查研究。据热区雷达兵调查，当蛋白质摄取量为 86 ～ 89 g 时，血清总蛋白春、夏和秋三季的测定平均值分别为（8.2 ± 0.9）g、（9.1 ± 1.8）g 及（6.6 ± 0.9）g，除秋季稍低外，其余均在正常值范围。杨家驹等对雷达操纵员这一低照度作业人群进行的营养状况评价，通过分析血浆白蛋白、前白蛋白、转铁蛋白水平，建议低照度作业人员蛋白质膳食营养素供给量为 100 ～ 110 g。

（二）低照度时骨骼的营养需要

阳光中的紫外线照射是皮肤产生活性维生素 D 的唯一条件，进而促进钙吸收。煤矿工人长期在井下作业，不能接触阳光紫外线照射；因工作劳累，升井后大多不愿意参加户外活动，受紫外线照射的时间偏少；且饮食结构不合理，更不注意额外补充维生素 D。普通人群维生素 D 正常水平一般在 75 ～ 80 nmol/L；有研究发现[113]，鲁南地区煤矿工人血清 25-OH-D_3 水平为（44.64 ± 32.65）nmol/L，血清维生素 D 水平偏低。所以，煤矿工人需要在升井后的时间里，增加室外业余活动机会，接受适当日光照射，以利于维生素 D 的体内合成；同时食物中的维生素 D 摄取量也要高于一般人群，必要时，进行适量补充鱼肝油。对煤矿工人维生素 D 及相关生活方式因素调查结果表明[113]，煤矿工人吸烟、饮酒率均较高；有、无吸烟史的矿工血清 25-OH-D_3 水平分别为（43.83 ± 26.89）nmol/L、（40.48 ± 19.06）nmol/L，有、无饮酒史的矿工血清 25-OH-D_3 水平为分别为（ 45.82 ± 35.47）nmol/L、（41.36 ± 23.02）nmol/L，受饮酒及骨折史等因素影响尚不明显，可能与病例数量较少有关。Supervia 等研究认为[114]，男性吸烟者血清 25-OH-D_3 水平明显低于不吸烟者。

钙营养是人体骨骼营养中极为重要的部分，人体内的钙主要来源于膳食。我国膳食营养素参考摄入量成人钙适宜摄入量为 800 mg/d。我国一般人群食物钙的摄入量及其来源较差，2004 年公布的《中国居民营养与健康状况调查报告》显示，我国居民每日钙的摄入量仅为 391 mg，相当于推荐摄入量的 41%；奶及其制品摄入量为 27 g/d，仅为发达国家的 5%；豆制品摄入量为 11.8 g。奶类、豆类制品摄入过低仍是全国普遍存在的问题。2015 年发布的《中国居民营养与慢性病状况报告》显示，我国居民豆类和奶类消费量依然偏低，钙缺乏依然存在。钙与骨质疏松的关系非常密切，骨组织与细胞外液也是不断地进行钙的动态平衡。当饮食中钙的含量不足时，骨骼中的钙会释放以维持血钙水平，从而使各组织细胞维持其正常生理功能。一般认为，从出生开始到 20 岁，随着年龄增长骨量持续增加，20 岁以后骨生长速度开始减缓，骨长度停止生长，但骨密度仍在增大，在男性 20 ～ 29 岁、女性 30 ～ 39 岁时，骨密度达到峰值，之后随着年龄增长，骨密度逐渐减少。在骨的生长过程中，足量的钙摄取可获得较高的骨峰值，在骨量下降期，补钙可以减少负钙平衡，增加肠道吸收，减少骨钙游离回吸入血。随着年龄的增加，食物中钙的吸收率也在下降，饮食中钙的需求就要适当地增加，以缓解其骨量丢失，减少骨质疏松和发生骨折的可能性。研究表明 [96]，喝牛奶人群的骨密度和骨强度明显高于不喝牛奶的人群，说明钙的补充对骨的代谢提供合成的原料。蔬菜、水果中碱性成分有利于体内的酸碱平衡，从而有利于骨密度的增加。井下矿工由于环境条件食欲较差，所以，煤矿井下工人应提高蔬菜、水果的摄入量。同时通过合理膳食，多补充容易缺乏的维生素和微量元素，为骨代谢提供合成的原料。

第五节　接触电离辐射的营养

电离辐射也是煤矿职业危害之一。接触辐射的作业人员对辐射的敏感性和对辐射损伤的耐受性与人体的营养状况有关，其辐射损伤的轻重程度也与营养状况有关的自由基稳衡性动态相关。营养素与植物性食物中的活性成分对辐射损伤有一定的防治作用，应根据矿工在辐射条件下营养保障的主要问题，合理选择食物，有选择地补充营养物质。

一、煤矿电离辐射及其危害

（一）煤矿生产过程的电离辐射

电离辐射是一切能引起物质电离射线的总称。广义上讲，机械波（如声波）、电磁波（如无线电波、可见光、X 线、γ 射线）与 α 粒子、β 粒子、质子等高速的带电微观粒子及高速质子流或中子流均可称为辐射。其中电子射线、γ 射线及 α 粒子、β 粒子、质子等高速带电微观粒子和不带电的中子流的射线辐射，具有卫生学意义，称为电离辐射。辐射环境作业人员所受到的辐射仅指电离辐射，其辐射环境常为受到电离辐射污染或作业人员未得到很好防护的环境。

在煤炭行业中，煤田地质勘探、采煤、洗煤等工业过程中都存在电离辐射。接触放射线的人群主要是煤田地质勘探者、使用含放射源或射线装置进行采煤或洗煤的工人、核子秤运输皮带的清扫工或维修工、使用质量流量计进行煤矿勘探、采煤、选矿和精煤的人员等。氡放射性惰性气体，在水泥、砂石、砖块中形成后，一部分会释放到空气中，吸入人体后形成照射，破坏细胞结构分子。在煤矿矿井中，由于煤炭开采和矿井通风不良，容易造成氡及其子体的积聚，引起矿井内接触这些物质的煤矿工人的放射性损伤。

（二）电离辐射对人体健康的危害

电离辐射作用于机体后，通过物理、化学和生物学的复杂机制，继 DNA 等大分子损伤后，出现细胞、组织、器官、系统乃至整个机体功能代谢和形态学的辐射损伤。由于机体敏感性不同，各器官系统辐射损伤的程度和发生发展的速度也不同，细胞增殖更新速度快的组织如骨髓、小肠等属于高辐射敏感组织，细胞增殖更新慢和长期不分裂的组织如骨骼组织属于中、低敏感组织。

机体的造血系统更新增殖旺盛，具有很高的辐射敏感性，可导致造血系统受辐射的远期效应，如导致再生障碍性贫血、白血病和骨髓纤维化等。一定剂量照射后，消化系统可出现功能和结构的改变，短时间内可出现恶心、呕吐等反应；肠型放射病的突出表现为广泛性肠黏膜上皮脱落、坏死，失去黏膜屏障功能。神经组织和骨组织对辐射的敏感性低，但大剂量照射时也可造成其细胞核功能的改变，产生神经损害和骨损伤。此外，辐射也可对生物体生殖细胞中的遗传物质造成损伤，造成急、慢性放射性皮肤损伤，导致辐射性白内障，辐射致癌效应等。

（三）电离辐射对自由基稳态的影响

辐射损伤在自由基所致的疾病中具有代表性，已证明电离辐射所致 DNA、生物膜等重要生物大分子的损伤，是辐射损伤发生的重要原因。辐射影响自由基稳衡性动态的同时，也会影响非自由基的稳衡性动态，以及两者之间相互作用。较高辐照剂量不仅在原发反应中损伤 DNA 等重要生物大分子，发生原发性辐射损伤，影响重要非自由基的稳衡性动态；而且还可通过继发反应，使机体内自由基稳衡性动态更为异常，如内源性氧自由基产生量增加、抗氧化酶活性降低及 DNA、蛋白质、脂质等重要生物分子损伤，从而使辐射损伤加重。因此，自由基稳衡性动态异常是辐射损伤发生的主要病因。辐射损伤程度与辐照剂量有关，并且没有阈值。低水平辐射诱发适应性辐射兴奋效应，可能通过它对自由基稳衡性动态的影响而显示有益的、类似活性氧的生物效应。有研究报道[115]，低剂量辐射可以诱导小鼠肝抗氧化酶升高，预先给予 0.05 Gy、6 h 后再施以大剂量 X 线照射较单纯施用大剂量照射者肝细胞过氧化脂质（LPO）含量降低，谷胱甘肽过氧化物酶（GSH-Px）、超氧化物歧化酶（SOD）活性增强，说明大剂量照射肿瘤组织前采用低剂量全身照射对机体正常组织有保护作用，同时也有利于对肿瘤组织的杀伤作用。在辐射损伤发展过程中，自由基产生量超过了被清除量就会显示自由基的氧化效应，即氧化应激。外源性辐射作业环境与内源性氧化应激均可使自由基稳衡性动态及其他重要物质如巯基化合物的稳衡性动态异常，从而发生自由基损伤，并且会继发一系列的异常反应，影响健康。

1. 抗氧化酶活性降低 辐射损伤可导致内源性自由基产生量增加与抗氧化酶活性降低。离体实验和临床观察均显示[116]，被辐射后，机体 Cu,Zn-SOD 活性下降，免疫学性质发生改变，可能与内源性氧自由基损伤 Cu,Zn-SOD 有关。方允中等实验研究，离体照射、H_2O_2 或维生素 C-Fe^{3+} 的处理使 Cu,Zn-SOD 与抗牛 Cu,Zn-SOD 抗血清的抗原抗体反应增强，Cu,Zn-SOD 免疫学性质发生改变。Tarnawska 等报道[116]，放疗所致的头与颈部癌症患者的 GSH-Px 和 Cu，Zn-SOD 活性改变与早期黏膜辐射损伤程度有关。临床观察，2 例放射事故患者在患病 1 个月期间，其血中 Cu,Zn-SOD 的活性出现不同程度的异常变化；受到较低剂量照射的患者在患病后第 2、5 天和 11 天的血液中该酶活性在正常范围，但在第 18 天为 252.5 μg/g Hb，比健康成人下降了 46.3%，在第 26 天虽增至 328.8 μg/g Hb，但仍低于正常水平；受到较高剂量照射的患者在患病第 2 ~ 26 天的血中 Cu,Zn-SOD 的活性一直较低，第 11 天和第 26 天分别为 260.7 μg/g Hb 与 276.5 μg/g Hb，较健康成人约下降 46.3% 与 41.8%；同时患者血中 Cu,Zn-SOD 与抗牛 Cu,Zn-SOD 抗血清的抗原抗体结合效能高于健康成人，提示 Cu,Zn-SOD 免疫学性质发生了异常变化。另一临床研究观察了 3 例急性放射事故患者，其中 5 个月累积受照射剂量约相当于一次照射 5 ~ 6 Gy，在事故后的第 2 个月与第 5 个月，患者与抗牛 Cu,Zn-SOD 抗血清的抗原抗体复合物的量均高于健康成人。

2. DNA、蛋白质、脂质等重要生物分子的损伤 氧自由基可使 DNA 解聚、单链或双链断裂、嘧啶或嘌呤碱基破坏、分子内脱氧核糖变化、DNA 与 DNA 或蛋白质交联，从而使 DNA 损伤。周丽君等发现[117]，用 γ 射线 20 ~ 100 Gy 辐照质粒 PBR322 后，随着照射剂量的增加，正常的双链闭环超螺旋状（SC）构型的 SC·DNA 含量减少，开环分子（OC）的 OC·DNA 含量相应增多。另一实验结果指出，加入 2.5 ~ 5.0 mmol/L 的甲酸钠，随着甲酸钠浓度增加，SC·DNA 含量相应增多，而 OC·DNA 含量降低。甲酸钠为·OH 清除剂，在其作用下，电离辐射对质粒 PBR322 DNA 的链断裂显著减少，表明电离辐射对 DNA 的损伤效应主要来自辐照所产生·OH 的作用。但是，随着甲酸钠浓度增高，并没有完全防止 DNA 链断裂。因此，DNA 链断裂的部分原因可能是射线的直接作用或其他氧自由基对 DNA 的损伤。

氧自由基可使蛋白质中氨基酸残基氧化。研究电离辐射对蛋白质的损伤常以酶作为对象。研究表明[112]，随着辐射损伤的发生和发展，内源性氧自由基产生量增加、抗氧化酶活性降低，核苷磷酸化酶活性受到损伤。实验观察发现[118]，8.5 Gy 全身照射第 1 天，大鼠红细胞嘌呤核苷磷酸化酶活性下降不显著，照射后第 3 天和第 5 天该酶活性显著下降；康鑫等也观察到氧自由基所致膜脂过氧化值的增加也有类似的效应[119]。方允中等临床观察[118]，1 例急性放射事故患者在照射后第 2 天、第 11 天和第 24 天，红细胞嘌呤核苷磷酸化酶活性分别为 37.3 U/100 mg（蛋白质）、39.2 U/100 mg（蛋白质）与 38.2 U/100 mg（蛋白质）；在照射后第 37 天红细胞嘌呤核苷磷酸化酶活性恢复至 73.9 U/100 mg（蛋白质）；第 46、57 和 82 天的测定值波动在健康人的 73.9 U/100 mg（蛋白质）的范围。实验研究表明[114]，一次性 20 Gy X 线局部照射大鼠咬肌区，照射后 3 天大鼠咬肌 Na^+-K^+-ATP 酶、Ca^{2+}-ATP 酶、Mg^{2+}-ATP 酶和 Ca^{2+}-Mg^{2+}-ATP 酶等活性分别降低了 15.3%、15.1%、31.1% 和 16.4%，照射后 30 天分别降低了 36.9%、35.0%、48.8% 和 36.9%。照射后 30 天，照射组大鼠咬肌 ATP 酶活性与对照组有显著差异，说明 ATP 酶活性降低，肌细胞离子代谢紊乱与放射性骨骼肌损伤有关。

3. 组织脂质过氧化物增加 实验证实整体照射后动物组织中脂质过氧化物较照射前增加。康鑫等实验观察发现[119]，整体照射后大鼠和小鼠组织中脂质过氧化物测定值比对照显著增高，而且随着照射剂量增加而增加。王崇道等报道[121]，Th $(NO_3)_4$ 内照射后第 15 天时，小鼠肝、脾、肾和骨髓中的脂质过氧化物（LPO）含量明显升高，而组织中的蛋白质明显降低，两者成负相关；γ 射线整体照射（2 ~ 4 Gy）后 72 h，小鼠肝、脾和肾中的 LPO 含量随着剂量的增加而升高；辐射剂量与 LPO 含量之间呈线性关系。高空宇宙辐射主要由质子、中子、电子、α 粒子、γ 射线等组成，陈蔚如等研究发现[122]，飞行人员外周血淋巴细胞胞质分裂阻滞微核（CB 微核）和常规培养微核、化学比色法测定的血清过氧化脂质、超氧化物歧化酶及总抗氧化活性均明显增高。其中 CB 微核与宇宙辐射年均有效剂量、年均飞行小时呈线性关系，血清过氧化脂质水平也有随两者的增加而增加的趋势，说明在宇宙射线的作用下，飞行人员染色体和基因组的稳定性受到损害，体内脂质受到氧化损伤。

二、电离辐射与机体营养代谢的关系及影响

电离辐射与机体营养代谢的关系及影响是相互作用的。一方面，电离辐射后机体的营养代谢发生变化，电离辐射引起机体的消化功能的改变而影响机体对食物中各种营养物质的消化和吸收，电离辐射影响营养物质代谢相关的酶的活性而影响营养代谢过程；另一方面，营养缺乏或不足可使机体对疾病抵抗力降低，而影响机体对各种环境因素的耐受性，对辐射敏感性增高。营养物质和食物中的活性成分对辐射损伤有防治作用，自由基稳衡性动态和辐射损伤程度也与营养状况有着

密切关系。

（一）电离辐射与营养物质消化吸收

辐射后肠黏膜上皮改变，影响食物中营养物质的消化吸收和转运。有研究表明，实验大鼠受到4 Gy以上电离辐射照射后，在2～3天内肠上皮的细胞数量明显降低，仅为正常大鼠的50%左右；并且照射的剂量越大，肠上皮细胞的减少幅度越大，最低可仅为正常大鼠的35%左右。同时，电离辐射可产生明显的肠道细菌移位，肠道细菌大量出现在肝、脾和肠系淋巴结中；光镜下检查肠道的黏膜和绒毛高度降低；肠道通透性明显升高。这些肠上皮的改变使肠黏膜消化吸收和转运营养物质的能力降低，如对葡萄糖的转运率降至正常的10%左右，对氨基酸的转运率降至正常的60%左右。辐射引起的食欲缺乏、消化不良、呕吐、腹泻等症状，也影响食物中营养物质的代谢，如出现水盐代谢的紊乱等。

（二）电离辐射与能量代谢及糖代谢

1．电离辐射对能量代谢及糖代谢的影响　机体代谢率的高低与其辐射敏感性有关，一般是代谢率越高，辐射损伤越重。关于电离辐射对整个机体、组织与细胞的氧耗量有无影响的问题有不同意见。多数学者认为，照射后即使氧耗量没有改变，也不一定能说明照射对体内能量的释放、传递与利用没有影响。如照射后动物脾与肝线粒体氧耗量虽没改变，而有机磷生成量却减少，P/O比例降低，这种变化并非由于ATP酶活性增强，而是氧化磷酸化作用受到抑制。而在离体条件下，即使照射量增加至百倍或千倍，却仅能使线粒体中氧化磷酸化作用发生轻微变化。因此，诱发辐射对氧化磷酸化作用影响的原因，不仅与电离辐射对线粒体的直接作用和间接作用有关，而且还与整个机体的代谢紊乱和功能障碍等因素有关。

食物中，糖类是机体所需能量的主要来源，糖类也是构成组织的成分。正常人体中储存的糖原不能满足机体一天的能量消耗。实验动物患急性放射病初期，由于食欲缺乏或消失，糖类的摄取量不能满足能量消耗，要动用体内储存，但此时肝糖原的含量仍高于摄取同样食量的对照动物，其增加的肝糖原可能是来自组织分解产物，如体内蛋白质的非氮部分及脂肪的代谢产物，例如甘油通过糖原异生作用转变而来，糖原异生作用增强的同时糖酵解作用减弱，表明组织对糖的利用能力下降。

2．能量不足对辐射损伤的影响　能量摄入长期低于消耗时，将不断消耗体内脂肪与蛋白质来产生能量，后果是肌肉萎缩，体重和免疫能力下降，甚至影响生命。据Carroll与Brauer报道，摄取低能量膳食的大鼠经X线照射后的死亡率高于正常大鼠，认为供给低能量膳食可使实验动物的放射损伤加重。长期受到小剂量照射的放射性工作人员如果能量摄入不足或缺乏，其辐射敏感性可能增加。

3．能量和糖类对辐射的防治作用　由于人或动物受辐射后，出现食欲缺乏，随之能量摄取减少，一般难于满足体内能量需要，会引起组织进一步分解，导致辐射损伤加重，推迟恢复。如果此时给予适当高能量膳食或其他相应措施，可使组织分解程度减轻。恢复期患者摄取充足能量的膳食，可使体重增加，利于恢复。

各种糖类对辐射损伤的营养效应可能因其消化吸收或利用的差异而有所不同。Ershoff报道[123]，将葡萄糖、蔗糖、糊精和玉米淀粉加入基础膳食中配成4种膳食，分别饲喂4组小鼠，观察多次亚致死剂量照射后各组存活数。结果表明，葡萄糖的营养效果最佳，蔗糖次之，糊精和玉米淀粉效果最差。但葡萄糖与果糖相比较，果糖防治辐射损伤的效果比葡萄糖更佳；摄食果糖后，不仅照射后果糖吸收率受到影响很小，而且其他症状较轻，恢复也较快。Peny还观察到果糖、维生素B_{12}和叶酸合用，可增多照射大鼠的红细胞生成，并提高存活率。

（三）电离辐射与蛋白质和氨基酸代谢

1．电离辐射对蛋白质和氨基酸代谢的影响　电离辐射使机体处于应激状态，蛋白质的代谢加快，组织分解增多，故尿中含氮化合物排出量增高，使需要量增加；电离辐射影响食欲，进食量减少使含氮物质的摄取量低于排出量；机体出现氮代谢的负平衡。实验表明，受到 9.5 Gy 的 γ 射线辐射后大鼠的体重增加缓慢，甚至体重降低，补充多种营养素后，受照射大鼠的体重增长并达到正常组水平。照射后，机体氨基酸代谢可能发生紊乱。大鼠受到 γ 射线辐射后，血清氨基酸水平产生明显的变化，其中谷氨酸、组氨酸、色氨酸、缬氨酸、半胱氨酸、亮氨酸、异亮氨酸、苯丙氨酸、酪氨酸和赖氨酸等明显降低，而蛋氨酸明显升高。蛋氨酸的升高和半胱氨酸的降低可能与 γ 射线使蛋氨酸转变为半胱氨酸的代谢途径中的酶活性受抑制有关。研究表明，机体在应激状态下对谷氨酸等氨基酸的需要量的增加已超过机体的合成能力。体内谷氨酸等氨基酸的合成能力降低，使体内蛋白质含量降低，从而影响到免疫球蛋白的合成与分泌，影响免疫功能；同时也使小肠黏膜萎缩，导致肠道功能减退，又进一步影响机体对营养物质的消化吸收。

2．蛋白质缺乏或不足对辐射损伤的影响 蛋白质或氨基酸缺乏或不足必然造成组织蛋白质分解，影响蛋白质的生理功能，增高机体对辐射的敏感性。辐射引起机体损伤时，蛋白质分解作用常高于照射前，而且又由于糖原异生作用增强，更加重组织分解，从而使辐射损伤加重。动物实验表明，急性或慢性辐射损伤时蛋白质或氨基酸不足或缺乏可造成辐射损伤加重，无氮膳食可使动物对辐射敏感性增高。Smith 等观察 [124]，摄取 4% 酪蛋白膳食的大鼠，受照射以后的 30 天的死亡率比摄取 18% 酪蛋白膳食的大鼠为高。

3．蛋白质和氨基酸与辐射氧化 电离辐射引起机体的自由基产生增加，蛋白质和氨基酸被自由基氧化生成脱氢过氧化物自由基，其进一步氧化维生素 C 和 GSH 等抗氧化剂，并且与蛋白质分子上的 Met 残基反应，使谷胱甘肽还原酶失活并氧化脂质。有报道，半胱氨酸对培养的细胞用 0.5 ~ 2.0 Gy 的照射引起的细胞损伤有明显的防护作用。

重组人铜锌超氧化物歧化酶（rh-Cu，Zn-SOD）可直接清除氧自由基，也可通过这种保护功能促进其他抗氧化酶发挥协同作用。有实验观察发现 [125]，rh-Cu，Zn-SOD 可明显减轻 ^{60}Co γ 射线照射 5 ~ 7 Gy 小鼠血液和肝细胞质中总超氧化物歧化酶（T-SOD）、铜锌超氧化物歧化酶（Cu，Zn-SOD）、谷胱甘肽过氧化物酶（GSH-Px）和过氧化氢酶（ CAT）的活性下降的程度；rh-Cu，Zn-SOD 亦可明显增强受照小鼠脾 T 淋巴细胞对刀豆蛋白 A 的增殖反应和自然杀伤细胞的活性，提高小鼠全脾淋巴细胞、外周血白细胞和淋巴细胞的数量，延长小鼠 30 天的平均存活时间。说明 rh-Cu，Zn-SOD 对小鼠抗氧化酶和免疫细胞及整体均具有辐射防护作用。

有研究显示 [126]，辐射会引起肝的纤维化。牛磺酸和精氨酸均有抑制照射后肝胶原形成的作用。实验观察了大鼠肝照射基础上给予牛磺酸和精氨酸，探讨它们在肝纤维化发生中的作用。实验大鼠在麻醉后 ^{60}Co γ 射线在右腹部一次性照射 30 Gy，照射前 3 天饮用水中给予 1% 的牛磺酸或精氨酸，连续 10 周，观察肝中羟脯氨酸含量、丙二醛（MDA）含量和光镜下Ⅰ、Ⅲ型胶原的变化。结果显示，肝羟脯氨酸受照射后明显升高，补充牛磺酸和精氨酸的两组的水平明显低于照射对照组。说明牛磺酸具有抗氧自由基、稳定膜系统和抗纤维化的作用，牛磺酸和精氨酸均具有明显的抑制照射后肝细胞羟脯氨酸增加的作用。

4．蛋白质对辐射的防治作用 机体增加蛋白质供给量，可改善照射后初期动物体内的负氮平衡，甚至变为正氮平衡，减轻辐射对蛋白质代谢的影响。藤开正道观察发现，高蛋白质膳食摄取对大鼠的辐射损伤有减轻效果，也可使照射后大鼠的白细胞下降程度减轻。高蛋白质膳食可以减轻照射后大鼠氮代谢的异常程度。用 X 线对摄取 8%、11%、14%、17% 或 20% 蛋白质膳食的小鼠进行全身照射后，摄取 8% 或 11% 蛋白质膳食照射小鼠的肝发生脂质与蛋白质的氧化损伤，其骨髓中染色体损伤高于摄取 14%、17% 或 20% 蛋白质膳食的照射小鼠；在摄取 8% 或 11% 蛋白质膳食照射小鼠的肝中抗氧化剂维生素 C、维生素 E 与 GSH 的浓度低于摄取 14%、17% 或 20% 蛋白质膳食的照射小鼠。有报道，组氨酸可使肝中组氨酸酶活性维持正常，血浆中球蛋白下降程度减轻，表明组氨酸可减少电离辐射对机体的损伤。金宏等的研究表明[127]，用大豆分离蛋白作为实验大鼠的蛋白质来源，大鼠在 8.5 Gy 的 γ 射线照射下的死亡率明显降低，对大剂量电离辐射的敏感性降低。也有实验观察发现，大豆蛋白对防治放射性肠炎有效果，可降低辐射引起的肠道细菌移位和肠道黏膜损伤及肠道免疫功能的损伤，表明大豆蛋白具有减少辐射对肠屏障功能的损害和提高机体抗辐射能力的作用。

（四）电离辐射与脂类代谢

1．电离辐射对脂类代谢的影响 研究表明，实验兔经照射后发生高脂血症，其总脂含量中以中性脂肪增加最多，其次为磷脂与胆固醇。在实验期间死亡动物的血液中总脂、中性脂肪、磷脂与胆固醇均高于存活动物。

2．必需脂肪酸缺乏对辐射损伤的影响 机体摄取无脂肪膳食时，体内的糖类可转化为脂肪，但所需的必需脂肪酸需由膳食供给。无脂肪膳食不仅会影响脂溶性维生素的摄取和吸收，还会出现必需脂肪酸缺乏或不足。研究证明，必需脂肪酸缺乏的动物对辐射的敏感性较正常动物为高，辐射损伤的程度也更重。Deuel 等观察发现[128]，在无脂肪膳食中加入必需脂肪酸可以降低动物对辐射的敏感性。

3．膜脂质与辐射氧化 电离辐射作用于机体产生氧自由基。氧自由基作用于细胞的膜系统，使其氧化产生脂质过氧化物。这种氧化过程是自由基的链式反应，对脂质的破坏性极强。膜脂质氧化产生脂质过氧化物会使膜的刚性增加、细胞稳定性降低，膜脂质化合物交联和聚合增加，产生的沉积增加，从而降低细胞的寿命。

4．脂类对辐射的防治作用 虽然受电离辐射，但总能量中脂肪所占百分比不宜过高，其中必需脂肪酸供给量应适当增加。据报道，用牛油、葵花油及酸奶油分别饲喂实验犬，其中仅膳食中含有酸奶油或掺有花生四烯酸的脂肪可使放射病减轻，恢复较快。脂类防治辐射损伤的效果还和给予方式有关。Ashikawa 等实验观察发现[129]，用橄榄油注射到小鼠体内可使照射后动物体重下降程度减轻，不同种类的脂肪或脂肪酸对辐射损伤的防治效果不同，油酸防治辐射损伤的效果最好。

（五）电离辐射与维生素代谢

1．电离辐射对维生素代谢的影响 电离辐射对维生素代谢的影响主要是通过观察维生素的血液和组织中含量与尿中排出量的变化或其生理功能是否受影响。有些学者认为照射后体内维生素水平降低，部分原因是照射后食欲缺乏及摄食量减少所致。

体内 90% 以上的维生素 A 储存在肝。用 X 线照射豚鼠，给予维生素 A 后的照射豚鼠肝中维生素 A 含量低于未照射的豚鼠，照射引起豚鼠肝对维生素 A 耐量降低的机制可能是网状内皮细胞受到损伤或功能发生紊乱。Coniglio 等也观察到照射动物肝中维生素 A 含量有时低于未照射动物，但认为其原因不是辐射的直接效应，而是照射后摄食量减少所致[130]。动物实验表明，长期低剂量电离辐射可使大鼠血中维生素 E 下降。人体研究表明，从事放射性作业 15 年以上人员的血清含量低于对照组，说明长期接触低剂量放射可对人体的维生素 E 的代谢产生影响，使维生素 E 的需要量增加。

维生素 B_1、B_2 和烟酸都是能量代谢过程的辅酶。照射后，组织利用维生素 B_1 增加，当维生素 B_1 摄取量不变时，组织中维生素 B_1 量常有下降。Bernardini 实验发现[131]，对大鼠进行全身照射或局部照射后，动物肝中维生素 B_1 与维生素 B_1 焦磷酸盐含量均降低。但也有些学者怀疑照射后动物体内维生素 B_1 的变化可能是食欲减退造成的间接效应。照射后维生素 B_2 血中含量与尿中排出量是否发生变化尚无一致意见。一些学者认为照射引起尿中维生素 B_2 的排出量下降主要与照射后食量减退而摄取量减少有关。实验观察发现，照射动物组织中游离型维生素 B_2、FMN 与 FAD 的含量变化与维生素 B_2 总量变化并不一致，如肝、心、肾和脾中 FAD 减少，而 FMN 与游离型维生素 B_2 却增加，表明照射后某些组织对维生素 B_2 的利用能力减弱。机体需要的烟酸除直接来自食物外，还可由色氨酸转变而成。有些学者观察到照射后色氨酸转变为烟酸的能力发生变化。Gurnani 等观察[132]，1.548×10^{-1} C/kg 照射后 24 h 和 48 h，大鼠肝与肾中色氨酸含量下降，而肝与肾中烟酸含量却增加 45% ~ 58% 和 54% ~ 69%，表明辐射可引起体内色氨酸转变烟酸的能力增强。但是，另一些学者却认为照射后组织中烟酸含量不仅未增加，而且有下降趋势，Bernardini 指出全身照射或局部照射后大鼠肝与肌肉中的烟酸含量均明显下降。这些实验结果差异可能主要与实验条件不同有关。

已有很多文献报道，照射后组织与血液中维生素 C 减少。有研究表明，受 5 Gy 照射的大鼠和豚鼠的血浆、脾和肾上腺中维生素 C 含量均低于正常组。猴子受低剂量照射 2 个月后，全血和白细胞中维生素 C 含量降低，在停止照射后 2 年仍然可以观察到维生素 C 的代谢紊乱。豚鼠受到 45 天、总吸收剂量为 38.8 rad（1 rad = 0.01 Gy）的辐射，其血浆维生素 C 含量低于正常组，说明豚鼠在受到小剂量电离辐射后维生素 C 的需要量增加。但有关照射后尿中维生素 C 排出量变化的报道不一致。如 Monier 和 Weiss 观察到照射大鼠的尿中维生素 C 排出量增加 150%，而 Dutra de Olivara 报道照射后猴子的尿中脱氢维生素 C 排出量却没有增加。

叶酸在体内以四氢叶酸形式携带一碳单位参与核酸和蛋白质的合成与代谢，对维持细胞的正常分裂，特别是造血细胞的繁殖有重要作用。电离辐射损伤后，核酸和蛋白质代谢出现障碍，特别是 DNA 的合成受到抑制。实验观察[70] γ 射线 8 Gy 照射后大鼠血液中叶酸含量的动态变化，发现在照后 24 h，叶酸水平没有明显变化，但照后第 5 天急剧下降，其含量约为照前水平的 50%；照后第 10 天约为照前水平的 67%。血红蛋白含量在照后虽也有所减少，但叶酸水平的下降与血红蛋白含量的减少无平行的关系，说明电离辐射可引起大鼠叶酸营养状况不良。其原因一方面可能与射线损伤后出现食欲缺乏和腹泻使叶酸经口摄入量减少及在肠道吸收受影响有关，另一方面可能也与照射后叶酸代谢发生变化有关。

2．维生素缺乏或不足对辐射损伤的影响 除维生素 D 外，其他维生素在体内不能合成，如果膳食中某种维生素长期缺乏或不足，常可引起代谢紊乱，出现病理变化。单独缺乏一种维生素可使机体对辐射敏感性增加，多种维生素缺乏更使机体对辐射的耐受性下降。缺乏维生素 A、B_1、B_2、B_6、K 或 E 的小鼠，照射后的存活率显著降低；用全身照射大鼠观察，无维生素膳食饲喂 20 天的大鼠的辐射损伤比补充维生素的大鼠为重。在电离辐射引起血中叶酸含量下降情况下，叶酸供应不足可能会加重核酸代谢障碍。亚胺甲基谷氨酸是组氨酸代谢的中间产物，当叶酸缺乏或不足时，亚胺甲基谷氨酸不能进一步转变为谷氨酸，而在体内蓄积并从尿中排出。受照大鼠尿中亚胺甲基谷氨酸排出量增加，大鼠肝叶酸含量明显降低。维生素 B_{12} 缺乏或不足时，尿中亚胺甲基谷氨酸排出量也增加，提示维生素 B_{12} 与叶酸的营养缺乏或不足都将提高机体对电离辐射的敏感性。

3．维生素与辐射氧化 辐射具有与其他环境物理因素不同的特点，即可引起生物体内物质分子的电离与激发。水的含量约占生物体总重的 80%，辐射引起的生物效应很大程度上来自于辐射对水的作用。对于含有水分较多的物质，辐射主要间接通过在氧的存在下与水分子作用产生的自由基，使生物分子受到损伤，导致一系列生物化学与病理学变化，最后发展为辐射损伤。自由基稳衡性动态和辐射损伤程度与营养状况有着密切关系。

维生素 C、E 是主要的抗氧化物质，对辐射损伤有保护作用，能降低辐射对细胞的损伤，提高全身照射的存活率，对辐射引起的溶血反应也有一定的防护作用[133]。电离辐射可使大鼠血中维生素 C、E 下降，可能是由于辐射引起自由基产生增加，对机体产生损伤。有实验研究，以照射剂量

16 Gy 照射培养的人淋巴细胞，观察在细胞培养液中加入维生素 C、E 对受照射后 2 h、4 h、8 h、16 h 和 32 h 细胞培养液中脂质过氧化物（LPO）水平，结果显示，在受照射后 2 h LPO 水平明显升高，之后逐渐下降，至 16 h 与照射前比较有显著差异。临床观察，接受放射治疗的癌症患者放疗后的血清脂质过氧化物（LPO）水平比放疗前明显升高，维生素 E 和 β- 胡萝卜素浓度和 SOD 活性比放疗前明显降低，GSH-Px 活性比放疗前明显升高。给予维生素 E 和 β- 胡萝卜素后，患者血清 LPO 水平明显降低，血清维生素 E 浓度明显增高，SOD 活性恢复正常。

4．维生素对电离辐射的防治 在辐射损伤的防治中，营养措施的目的是保证营养需要，充分发挥其生理功能，以达到减轻辐射损伤和促进恢复的效果。增加抗氧化剂如维生素 C、E 的供给量，可以改善照射动物的氧化损伤及营养状况。有些维生素如烟酰胺、维生素 C、K、B_{12}、叶酸可能还有药理作用，在临床治疗措施中为了配合辐射损伤时的食欲缺乏、出血和造血障碍的防治，常供给这些维生素超过生理需要量的 5 ~ 10 倍。

有些学者观察发现，维生素 A 对辐射损伤具有防治效果。使用维生素 A 防治放射病综合征，在肿瘤患者放射治疗过程中取得较好效果。增加维生素 A 的供给量可使照射动物存活日数延长。维生素 E 作为自由基的清除剂与脂质过氧化反应中的阻断剂，可使辐射所致脂质过氧化程度大为减轻。Bertoncello 等发现[134]，抗氧化维生素类的化合物能很好地减少辐射损伤，小剂量无毒性的维生素 E（加 1.5 μg 于 3 μl 盐水中）可提高小鼠精原细胞对抗 ^{125}I 的 Auger 电子线损伤。饮食中的抗氧化成分如维生素 C、维生素 E 对小鼠淋巴细胞和骨髓细胞有保护作用。方允中等观察维生素 E 可减轻辐射所致红细胞脂质过氧化。刘广青等观察[135]，长期低剂量电离辐射条件下补充大剂量维生素 E 防护电离辐射损伤的效果，结果表明大鼠照射后体重增长低于不照射动物，而补充维生素 E 后只在实验初和终期增长缓慢。补充维生素 E 的动物，照射与不照射动物间的白细胞、淋巴细胞计数及血红蛋白含量无差异。照射后动物全血谷胱甘肽过氧化物酶及超氧化物歧化酶活力均增高，但补充维生素 E 者低于未补充者。表明补充大剂量维生素 E 动物对长期小剂量电离辐射引起的生长缓慢，白细胞、淋巴细胞计数及血红蛋白含量减少有一定防护作用，但对体内清除自由基的一些酶活力有抑制作用，注意补充维生素 E 的剂量应适当 。在放射病治疗中，常使用维生素 K 的药用剂量防治出血。松本秀雄观察到，给照射白鼠注射维生素 K，其血象改变恢复较快，如白细胞恢复较早，骨髓细胞亦大多恢复。

维生素 B_1、B_2 对辐射损伤有一定的防治效果，并且与辐射损伤的轻重程度有关。据报道，照射前给予大鼠维生素 B_1 可有助于糖原异生作用的恢复，如果将照射剂量增加 1 倍或 2 倍时，维生素 B_1 的效果不显著。 研究报道，维生素 B_2 可减轻照射动物糖代谢的紊乱程度。实验大鼠全身照射 2.58×10^{-1} C/kg 时，注射维生素 B_2 0.08 mg/kg，其存活日数长于未注射维生素 B_2 的动物。很多学者以动物实验和临床治疗结果也证明了维生素 C 对辐射损伤的防治效果。研究表明，烟酸有改善辐射对机体损伤的作用。烟酰胺腺嘌呤二核苷酸（NADH）为还原型辅酶，具有抗电离辐射诱导的外周血淋巴细胞凋亡的作用，并对辐射引起的造血功能损伤有一定的保护作用。刘发全和张积仁对还原型辅酶 NADH 抗辐射损伤的实验研究表明，NADH 降低人正常肝细胞（L-O_2）X 线的损伤，在不同辐射剂量下，辐射后加入 NADH 药物组比不加 NADH 药物组的细胞生长抑制程度减轻，辐射后 6 h、12 h 和 24 h 检测细胞凋亡率，加入 NADH 药物组辐射诱导的细胞凋亡百分率降低，并随着 NADH 剂量的增加，凋亡率逐渐下降，辐射后加入 NADH 培养 24 h 细胞凋亡率下降最明显。也有实验表明，NADH 能抑制辐射引起的小鼠外周血白细胞的减少，增加骨髓有核细胞数及分裂指数。因此，受到辐射作用时机体对烟酸的需要量增加，为合成更多的 NADH 提供原料，以对抗辐射对机体产生的影响。维生素 B_{12} 和叶酸对电离辐射损伤也具有一定的防护作用。实验表明，机体受到 8 Gy 的电离辐射损伤后，补充治疗剂量的维生素 B_{12} 和叶酸可明显提高实验大鼠的存活率和大鼠的存活时间，并且补充治疗剂量的维生素 B_{12} 和叶酸还可提高活存大鼠体重的恢复速度和增长幅度。

（六）矿物质与电离辐射的防治

有研究证实，电离辐射使机体对还原性矿物质的需要量增加，矿物质可保护细胞免受或减少辐射的影响，但同时要注意补充过量也会加重辐射损伤效应的问题。有些学者观察到矿物质对辐射损伤的防治效果，Simmons 等观察，动物注射氯化钠溶液使白细胞的恢复程度比未注射氯化钠溶液的好，说明照射后机体水盐代谢紊乱时，根据病情进行对症治疗有较好效果。Konishi 等采用照射动物自择食物的方法，观察到照射动物多选择富含蛋白质和含盐多的膳食，说明动物受照射后可通过自择食物方式纠正营养缺欠或不足。但是，有些实验证明供给动物或人超过需要量的矿物质对机体有害。Lamson 等指出[136]，供给照射动物过多的氯化钠，反而使其死亡率增加。所以，对于辐射防治，适当给予矿物质尤其是微量元素才可能是有益的。

人群流行病学调查及实验研究的大量资料已经证实，硒对于电离辐射诱发的致癌、致畸和致突变效应具有保护作用[137-138]。樊飞跃等观察了硒对辐射所致人胚肺细胞系（HEL-9402）DNA 链断裂损伤的防护效应，接受 1 Gy ^{60}Co γ 射线照射的 HEL-9402 细胞，在 1×10^{-7} mol/ L 硒作用 24 h 后与单纯接受射线照射的比较，^{3}H-dTTP 掺入量明显下降，说明硒对辐射所致细胞 DNA 链断裂损伤效应具有一定的防护效果[139]。有实验研究发现，对人胚肝细胞系第 5 代细胞，用 ^{60}Co γ 射线照射剂量为 0.25 Gy、0.5 Gy、1.3 ~ 3.5 Gy，硒保护组于细胞接受照射前 24 h 加入亚硒酸钠 1×10^{-7} mol/L。结果显示，随着照射剂量的增加，细胞的 ^{3}H-dTTP 掺入量明显增加，硒保护组的 ^{3}H-dTTP 掺入量比对照组明显降低一半，说明硒对辐射致 HEL-9402 细胞 DNA 链断裂损伤具有保护作用。也有研究表明，硒对肿瘤患者放疗后受到抑制的免疫功能有调节作用。适宜浓度的硒可显著提高肿瘤放疗患者的淋巴细胞转化率，提高 NK 细胞的杀伤活性。硒作为 GSH-Px 的组成成分，通过清除自由基发挥抗氧化损伤的生理功能，对辐射损伤具有保护作用。有实验研究发现，16 Gy 照射培养的人淋巴细胞，在细胞培养液中加入亚硒酸钠，观察对受照射后 2 h、4 h、8 h、16 h 和 32 h 细胞培养液中脂质过氧化物（LPO）水平的变化。结果显示，在照射后 2 h LPO 水平升高，之后逐渐下降，至 16 h 低于照射前的水平。富硒制剂对放射性肺炎模型大鼠的保护作用的研究表明，在照射前 7 天补硒，对减轻肺的充血、出血和渗出性变化、减轻肺泡壁增厚程度，以及对肺胶原 mRNA 的合成抑制等方面均有作用。

发生辐射时，体内铁过量可能对机体是不利的，照射后补铁会引起肝的纤维化。宋良文等实验观察发现[126]，大鼠麻醉后右腹部 ^{60}Co γ 射线一次性照射 30 Gy，照射前 3 天饲料中补充 2.5% 碳酰铁，连续 10 周；结果显示，补铁组大鼠的肝 MDA 含量在照射后 1 个月和 3 个月均明显高于正常组和照射未补铁对照组，受照射两组肝羟脯氨酸均有所升高；照射 1 个月后两组的 Ⅰ 型胶原成分增加，照射 3 个月后补铁组的 Ⅰ 型胶原和 Ⅲ 型胶原的增加均比对照组更为明显。提示照射补铁后会使过氧化物生成增多和促进照射后肝内纤维化的形成。

膜结合酶的辐射敏感性为 Ca^{2+}-Mg^{2+}-ATP 酶 > Na^{+}-K^{+}-ATP 酶 > Mg^{2+}-ATP 酶。由此，细胞内的离子浓度由于膜成分的破坏，如膜孔洞的形成、膜通道蛋白、膜结合蛋白的变性及膜液体流动状态的改变而发生变化。紫外线和 γ 射线均能引起细胞内 Ca^{2+} 浓度的升高，细胞损伤后细胞内 Ca^{2+} 浓度升高，而 Ca^{2+} 浓度升高又将引起细胞的继发性损伤。Ca^{2+} 引起损伤的主要部位在浆膜、线粒体、内质网和细胞骨架。混溶钙池中的 Ca^{2+} 的一个主要作用是参与多种酶及蛋白的协同作用，并且在细胞内参与细胞的生理过程和细胞内的调节，从而维持细胞的正常功能。射线对膜蛋白的作用表现在蛋白链上的—SH 及—S—S 被氧化或还原而断裂，导致膜上的通道蛋白及膜结合酶的结构破坏。损伤的机制主要包括激活磷酸酯酶和蛋白激酶，以及直接或间接地作用到细胞膜的通透性，其中蛋白酶的激活和线粒体的变性是损伤的关键。电离辐射的直接作用是直接将能量传递给生物分子，引起电离和激发，导致分子结构的改变和生物活性的丧失；间接作用是射线先作用于水，引起水分子的活化和自由基的形成，然后通过自由基再作用于生物分子，造成生物分子的损伤。在射线的直接及间接作用下，膜脂质的不饱和碳氢链部分被直接氧化或通过自由基作用被氧化，形成脂质过氧化物和脂质过氧自由基作用的链式反应，不断地使膜磷脂破坏，同时引起蛋白质分子内交联及亚细胞结构的损伤。细胞的辐射损伤会引起细胞内 Ca^{2+} 浓度升高。研究表明，随着照射剂量的增高，细胞内 Ca^{2+} 浓度增高，加重损伤。有报道，钙拮抗剂可降低小鼠受照后 30 天内的死亡率及增加体重，说明 Ca^{2+} 拮抗剂具有辐射防护效应。

三、食物中生物活性成分对辐射损害的防护作用

从预防辐射损伤角度，营养物质的补充既要按照营养学的要求，又要符合自由基生物学的原则，保证自由基的产生和清除维持于正常平衡，预防疾病的发生。因此，除了必需的营养素外，凡是能清除自由基或能有助于减轻或修复自由基所致生物分子损伤的食物及抗氧化剂、生物活性物质，均能显示对辐射损伤的防治效果。天然抗氧化剂因为具有毒性低、来源广等特点，其辐射防护作用的研究备受关注。除抗氧化剂如维生素 A、E、C 及硒元素等以外，植物性食物中营养素生物活性成分，有些具有很好地清除氧自由基的作用，不仅有防治辐射损伤效果，而且对自由基损伤时自由基稳衡性动态失常也有改善作用。如多酚类化合物、原花青素等在自由基损伤防治的应用已受到重视，而且复合应用的效果更好。其他如多糖、类胡萝卜、异黄酮类等也有一定的抗辐射作用。芦丁不仅在临床可作为防治出血的辅助药物，而且对辐射损伤时出血及其他症状也有治疗效果。明志君等报道了积雪草总苷对辐射损伤小鼠的抗氧化和免疫增强作用[140]，结果表明，积雪草总苷 25 mg/kg 及 50 mg/kg 剂量组与模型组比较，均可提高辐射损伤小鼠的 SOD 含量，增强胸腺和脾指数，提高小鼠的巨噬细胞吞噬百分比和脾淋巴细胞增殖能力，提高血清溶血素水平。

（一）多酚类化合物的防治辐射损伤作用

多酚类物质具有较强的抗氧化和清除自由基作用及抗突变、抗诱变作用。有报道，茶多酚对 γ 射线照射体外培养的 CHL 细胞的诱导细胞转化有防护作用；实验观察发现，中国地鼠肺细胞系 CHL 实验细胞受到 0.5 Gy、1.0 Gy、3.0 Gy、5.0 Gy 和 8.0 Gy 的 γ 射线照射后，细胞的增殖能力和有丝分裂指数明显降低，细胞的集落形成率明显升高；而在细胞培养液中补充茶多酚的细胞的增殖能力和有丝分裂指数比对照细胞明显增强，细胞的集落形成率则比对照细胞明显降低，保护效率达 74% ～ 100%。将空白的对照细胞、照射对照组细胞和茶多酚防护组细胞培养 25 ～ 28 代，并分别接种于裸小鼠背部皮下，45 天后照射对照组细胞的小鼠背部形成肿瘤（1.02 ± 1.81）个，而其他两组没有肿瘤形成。说明茶多酚具有一定的抗辐射致细胞癌变的作用。

近年研究的丹参素（salvianicacid）是从唇形科植物丹参水溶性成分中提取的多酚类物质。大量实验报道，丹参素具有抗炎、增强机体免疫力、抗肿瘤、保护肝、抑制肝纤维化、保护心肌细胞及中枢神经系统、防治心脑血管疾病的作用。郭娟等研究发现[141]，丹参素能广泛清除各种自由基，降低小鼠经电离辐照后的死亡率，并明显减轻在体内和离体实验中辐射引起的各种损伤。丹参素对电离辐射损伤的防护作用及机制的研究表明，丹参素能明显延长和提高辐照小鼠的生存时间和存活率，丹参素能明显降低受照小鼠外周血、脾、骨髓细胞的损伤程度，并能增强机体的抗氧化能力；丹参素对 L-O_2、HIEC、GES、HaCa T 细胞没有明显的细胞毒性，并且其辐射防护效果显著；丹参素能抑制 γ 射线导致的细胞凋亡，促进细胞增殖，其作用与保护细胞 DNA，清除 ROS，增强细胞的抗氧化

力有关；丹参素是通过抑制线粒体介导和钙离子诱导的细胞凋亡途径、促进细胞 DNA 损伤后修复分子的活化、抑制辐射诱导的 JNK 途径的激活发挥辐射保护作用。

芝麻酚（sesamol，SM）是存在于芝麻油中的一种天然抗氧化剂，具有很强的抗氧化作用。邬志薇和秦立强[142]等观察了芝麻酚对辐射损伤大鼠的防护作用。结果显示，芝麻酚对·OH 及·DPPH 均有良好的清除作用，清除能力呈现剂量 - 反应关系，略低于维生素 C。芝麻酚灌胃 3 天后显著提高了受照大鼠血浆 SOD 活性，降低了 MDA 含量。摄取芝麻酚水溶液喂养 8 周对大鼠无任何不良作用，与单纯照射组相比，芝麻酚摄取显著升高了受照大鼠血浆 T-AOC、GSH 水平和 SOD 活性，降低了 MDA 含量；有效维持了受照大鼠的脾指数，提高了受照大鼠淋巴细胞百分比及红细胞、血红蛋白数量；降低受照大鼠外周血细胞彗星尾长、尾 DNA 含量、尾矩和 Olive 尾矩；降低辐照所致的骨髓微核形成率；维持小肠绒毛高度，减轻小肠炎症；保护脾组织结构完整，维持脾小体数目。说明芝麻酚能够有效减轻 ^{60}Co γ 射线辐射对大鼠造成的损伤，其作用机制可能与清除自由基、提高机体抗氧化能力有关。

（二）花青素的防治辐射损伤作用

谢靖和于文功等观察了紫薯素对 ^{60}Co γ 射线辐射导致的小鼠胸腺细胞损伤的抑制作用[143]。紫薯素中的主要成分是花青素。研究结果显示，受 ^{60}Co γ 射线辐射作用，细胞活力降低，辐射各组细胞活力从 4 h 开始急剧衰减。4 Gy 辐射后 4 h 的细胞活力接近 50%。选择 4 Gy 辐射后 4 h 建立细胞损伤模型，辐射后，紫薯素在 0.625 ～ 2.500 g/L 浓度范围内，能够提升辐射小鼠胸腺细胞的活力，并与剂量成量效关系，在此剂量范围内紫薯素对细胞无毒性。DNA ladder 显示，辐射后小鼠胸腺细胞产生明显的 ladder，紫薯素干预使 DNA ladder 减弱。紫薯素的防辐射机制试验结果显示，紫薯素降低了细胞内 ROS 的含量，提高了抗氧化酶 SOD 与 GSH-Px 的活性，稳定了线粒体膜电位，降低 Caspase 3 和 PARP 的蛋白表达，抑制 Caspase 9 和 Caspase 3 的酶活性，并使 Bcl-2 蛋白表达升高而 Bax 蛋白表达降低；但对 Fas mRNA 和 FADD 蛋白表达无显著作用，而中、高剂量的紫薯素对 Caspase 8 的酶活性有一定的提升。说明紫薯素能够有效抑制 ^{60}Coγ 射线辐射引起的小鼠胸腺细胞损伤，提高细胞活力，抑制细胞凋亡，缓解细胞周期阻滞，通过调节多种基因与蛋白的表达，达到紫薯素抗氧化、抗凋亡、缓解细胞周期阻滞的辐射防护作用。

（三）大豆异黄酮

大豆异黄酮具有多种生物活性功能，具有防癌、抗衰老、抗氧化和防治骨质疏松，以及调节细胞的基因表达、抑制细胞凋亡等作用。由于电离辐射损伤机体的机制之一是产生自由基，所以，大豆异黄酮也具有抗电离辐射的作用。实验研究发现[144]，补充不同剂量大豆异黄酮组，喂养 2 周后，7.0 Gy γ 射线照射，观察各组小鼠在 30 天内的死亡时间，显示补充 0.5% 大豆异黄酮组的抗辐射能力最好，其 30 天的存活率为 60%，而对照组仅为 25%；补充 0.5% 大豆异黄酮组的死亡小鼠存活时间也最长。4.0 Gy γ 射线照射条件下，于照射前 3 天和照射后 6 天、10 天、17 天、25 天和 30 天取血进行血细胞观察，补充大豆异黄酮可改善受辐射小鼠的血细胞状况，使照射 6 天后的血红细胞、白细胞、淋巴细胞水平及淋巴细胞占白细胞的百分比均高于对照组水平，照射 10 天后血小板水平明显高于对照组水平。补充大豆异黄酮也可降低 MDA 的升高幅度和 SOD、GSH-Px 活性的降低幅度；照射前饲料中补充大豆异黄酮可增加脾结节数和骨髓基质细胞集落数，降低淋巴细胞的拖尾率及尾长，提高了胸腺淋巴细胞的自发增殖能力和血清抗体的生成，对巨噬细胞吞噬功能、脾淋巴细胞的转化能力、迟发型超敏反应的强度及胸腺和脾脏淋巴细胞数都有一定的增加趋势。说明膳食中补充大豆异黄酮可提高机体的抗辐射能力。

贾海全等[144]探讨了大豆异黄酮防治电离辐射损伤作用及其机制。以 8 Gy 的致死辐射剂量和

4 Gy 的辐射剂量一次性全身照射小鼠，分别观察补充大豆异黄酮对电离辐射后小鼠存活率及对抗氧化、免疫、造血系统代谢功能的影响。实验结果表明，膳食中补充适量的大豆异黄酮可提高小鼠辐射后 30 天的存活率，并可显著抑制受辐射小鼠血清和组织中 SOD、GSH-Px 活性的降低及 MDA 含量的升高；大豆异黄酮可明显减轻电离辐射对胸腺和脾指数的影响，可通过降低 G_1 期阻滞、增加 G_2 期和 S 期细胞的百分比，从而降低辐射对胸腺、脾细胞周期的影响，促进免疫细胞的增殖，降低辐射诱发的细胞凋亡率；大豆异黄酮还可使外周血 $CD3^+$、$CD4^+$、$CD4^+/CD8^+$ 及脾和胸腺的 $CD3^+$、$CD4^+/CD8^+$ 升高，说明它可促进 T 细胞的信号转导和胸腺淋巴细胞的成熟，具有提高免疫功能的作用；大豆异黄酮可降低辐射对骨髓细胞凋亡率及骨髓细胞周期的影响，降低 G_1 期阻滞，增加 G_2 期和 S 期细胞的百分比，促进骨髓细胞的增殖，并可提高辐射后小鼠骨髓有核细胞数量，促进外周血象的恢复。说明膳食中补充适量的大豆异黄酮可提高受辐射小鼠的存活率，提高机体的抗氧化能力、免疫和造血功能，具有较好的辐射防护作用。

（四）多糖

多糖为一类具有生物活性的天然产物。研究表明[145]，多种多糖能够通过提升机体的抗氧化系统和免疫系统的活性，从而发挥辐射防护的作用。

研究显示枸杞多糖可提高恶性肿瘤放疗患者的免疫功能；补充枸杞多糖可使放疗后的 CD3、CD4 细胞比例和 CD4/CD8 比值、淋巴细胞转化率及巨噬细胞的吞噬率均比治疗前和放疗对照组提高。另一实验观察，照射前给予 2.5 mg/kg 枸杞多糖能提高 5 Gy ^{60}Co γ 射线照射小鼠的脾细胞对 ConA 及 LPS 的增殖反应，增强脾细胞混合淋巴细胞反应和迟发超敏反应，拮抗辐射引起的小鼠脾细胞 SRBC 抗体形成能力降低。

菌多糖也是多糖的一种。多糖抗辐射研究表明[146]，用木耳中分离纯化得到木耳多糖，于照射前 1 h 以每鼠 5 mg 剂量腹腔注射，能显著提高 8 Gy 照射小鼠 30 天存活率。用 8.5 Gy 照射小鼠，给药组每只小鼠分别于照射前或照射后 1 h 一次性腹腔注射猴头菇多糖 30 mg，能使小鼠 30 天存活率提高 35% ~ 97.5%，效果优于阳性对照组。灵芝多糖和灵芝提取液对电离辐射有明显的防护作用。口服补充灵芝多糖或灵芝提取液可提高 7.5 Gy 照射小鼠的 30 天存活率和存活时间，保护指数达到 3.0 以上，并可提高血白细胞和血小板的数量。用流式细胞术研究黄蘑多糖对受照小鼠胸腺细胞周期进程的影响，结果显示，给药组 S 期细胞高于对照组，而 G_0 ~ G_1 期细胞低于对照组，说明黄蘑多糖具有加速胸腺细胞从 G_0 ~ G_1 期进入 S 期的作用，从而加速 DNA 合成，增强机体的免疫功能。云芝多糖对红细胞辐射引起的免疫功能损伤有保护作用，体内实验研究表明，云芝多糖对辐射损伤小鼠脾及胸腺 SOD 活力有增强效应，从而提高机体的自由基清除能力，增强抗辐射能力。李小雨和王振宇等研究了元蘑多糖活性部位分析及对 ^{60}Co γ 射线辐射损伤的防护作用[147]。结果显示，食用菌中性元蘑多糖（NTHSP）具有很强的抗氧化活性；能够显著提升辐射后大鼠脾细胞中抗氧化酶 SOD 和 CAT 的活性，并降低脾细胞脂质过氧化反应的发生对辐射诱导氧化损伤具有防护功效。NTHSP 还能够有效降低外周血白细胞中异形淋巴细胞、带空泡分叶细胞和退行性变细胞的数量，提升正常白细胞的数量，对外周血白细胞起到有效的防护。NTHSP 对电离辐射诱导脾细胞 DNA 凋亡起到防护功效，并不同程度地促进了脾细胞和内皮细胞增殖，提升辐射后脾细胞和内皮细胞的存活率。NTHSP 能够有效地提升小鼠血液系统免疫能力、增加小鼠免疫器官指数、促进脾淋巴细胞增殖并增强单核细胞的吞噬作用。实验研究发现[148]，钝顶螺旋藻多糖（spirulina platensis polysaccharide，SPP）对辐射损伤小鼠造血功能的影响。小鼠辐射损伤后的骨髓有核细胞数、粒单系 CFU-GM、红系 CFU-E、BFU-E 及造血干细胞 CFU-S 集落数均显著低于正常对照组，连续注射 SPP 6 天后，上述各项指标数值均比同伤情的不用药组显著提高，说明 SPP 对辐射损伤有明显保护和促进造血恢复的作用。

南沙参是桔梗科沙参属植物杏叶沙参和轮叶沙参的根，可从中提取南沙参多糖（RAPS）。多项实验表明[149]，南沙参多糖具有电离辐射防护作用。实验动物受到致死剂量的γ射线照射后，其血中GSH-Px活性降低，血MDA水平比正常组升高。而补充南沙参多糖可使GSH-Px活性升高，达到或接近正常组水平，并抑制MDA水平的升高，使其接近正常组水平。补充南沙参多糖还可提高实验动物30天存活率和存活时间。南沙参多糖可通过增加GSH-Px活性，降低MDA含量，清除辐射过程中的脂质过氧化物，间接抑制脂质过氧化分解产物对器官和组织的损伤，使机体的辐射防护能力得到增强。

第六节　有毒有害气体环境的营养

毒物（toxicant）是指在一定条件下，较小的剂量就能够对生物体产生损害作用或使生物体出现异常反应的外源性物质。毒物可以是固体、液体和气体。在煤炭行业中，工人接触的主要毒物是有毒气体。有毒有害气体与机体接触或进入机体引起机体功能或器质性的损害，严重的甚至危及生命。要减轻或杜绝有毒有害气体对作业工人健康的危害，主要应从改革生产工艺、生产技术等方面着手，尽量减少毒物对环境的污染和进入人体的数量，同时提高人体对毒物的耐受和抵抗力，而合理的膳食营养是其中的重要措施之一。

一、煤矿有毒有害气体的来源及影响

（一）煤矿有毒气体的来源

我国煤炭开采形式囊括了世界上所有的开采方式，开采过程中接触的有害物质主要是有毒气体，是煤矿职业危害因素之一。如氮氧化物、碳氧化物、硫化氢和甲烷等。

氮氧化物是氮和氧化合物的总称，俗称硝烟，是煤矿生产中最常见的刺激性气体之一，主要有氧化亚氮（N_2O）、一氧化氮（NO）、二氧化氮（NO_2）、三氧化二氮（N_2O_3）、四氧化二氮（N_2O_4）及五氧化二氮（N_2O_5），除二氧化氮以外，其他氮氧化物均极不稳定，遇光、湿、热会变成二氧化氮和一氧化氮，一氧化氮可被氧化成二氧化氮。生产中接触并引起职业中毒的常是混合硝烟，其中主要是一氧化氮和二氧化氮，以二氧化氮为主。二氧化氮的生物活性大，毒性是一氧化氮的4～5倍，两者也有协同作用。煤炭生产中接触到的硝烟主要是二氧化氮；露天煤矿坑下爆破采煤、井下岩巷及煤巷爆破等作业使用的炸药，多为硝铵炸药，放炮产生的烟气中含有大量氮氧化物；地下矿井的意外事故如火灾时也可产生氮氧化物，再有就是采煤、掘进和运输等柴油机械设备工作时的尾气排放。

碳氧化物通常指一氧化碳和二氧化碳。在采煤过程中，岩巷爆破可产生一氧化碳和二氧化碳。在煤巷爆破、采煤打眼、水力采煤、机械采煤、采煤装载和采煤支护时可产生一氧化碳，煤矿爆炸事故时，燃烧也会产生大量一氧化碳。二氧化碳主要存在于长期不开放的各种矿井处，当发生二氧化碳突出时，大量二氧化碳即会喷涌出来。

硫化氢是自然界硫循环的主要物质之一，地壳中存在硫及硫化物的地方，尤其是低洼积水和通风不良地方均有可能存在硫化氢气体，煤炭形成过程也会有硫化氢气体产生。煤矿生产过程中，如果煤质含硫及硫化物浓度高，通风条件差，容易致井下硫化氢气体超标。硫化氢多滞留在煤矿坑道和底部，在勘探打孔时可从煤及岩层内逸出，煤炭开采各岗位也可能存在，透水事故排水时随水位下降，积存被淹井巷中的硫化氢可能会大量涌出。煤矿井下残采也会出现较高浓度的硫化氢气体。

甲烷，俗称沼气、煤层气、瓦斯，为煤井下有害气体的最主要成分，占 80% 以上，是煤矿中吸附在煤层中的可燃性气体。甲烷在一定浓度、一定温度和足够氧情况下引起爆炸损害。甲烷对人体基本无毒，高浓度时可引起组织缺氧。

（二）有毒气体的危害及氧化损伤

1．有毒气体的危害　煤炭生产中的硝烟中以二氧化氮为主时，主要引起肺损害，如肺组织的刺激作用，个别严重者可导致肺部纤维化，引起组织缺氧，也可引起神经衰弱综合征和皮肤刺激，对心、肝、肾和造血组织也有一定影响。一氧化氮除刺激作用外，主要引起高铁蛋白血症和中枢神经系统的损害。氮氧化物的发病机制包括直接刺激和腐蚀作用、肺泡及肺泡间隔毛细血管通透性增强、氧化损伤、缺氧损伤和神经因素作用等。一氧化碳毒性很强，吸入人体后会引起窒息和中毒以致死亡，其导致的组织缺氧以对心脏和大脑的影响最为显著。二氧化碳的危害主要是引起作业工人中毒，且随二氧化碳含量增加，对人体的影响越严重。中枢神经系统对缺氧最为敏感，急性一氧化碳中毒可造成细胞性脑水肿、细胞间隙水肿和脑内微循环障碍，进一步加重组织缺氧。硫化氢具有刺激性和窒息性，吸入后主要引起细胞内窒息，导致中枢神经系统、肺、心脏及上呼吸道黏膜刺激等多脏器损害。

许多化学毒物可经体内代谢活化，转变成亲电子的活性代谢物，再与细胞内生物大分子如核酸、蛋白质、脂质等的亲核部位和基团发生共价结合，如蛋白质分子中的巯基、DNA、RNA 及一些小分子物质如 GSH 等发生烷基化或芳基化，导致 DNA 损伤、蛋白质正常功能丧失，甚至细胞的损伤或死亡。在细胞功能的调节中，Ca^{2+} 可作为第二信使起着信号转导的关键作用，参与蛋白质、磷脂和核酸分解酶的激活。当细胞内 Ca^{2+} 浓度持续高到生理水平以上时，会完全破坏正常生命活动所必需的由激素和生长因子刺激而产生的短暂的 Ca^{2+} 浓度瞬变，危及线粒体功能和细胞结构，最终激活不可逆的细胞内成分的分解代谢过程，导致维持细胞结构和功能的重要大分子的破坏。外来化合物可在不同水平上干扰细胞信号的传递，导致细胞内 Ca^{2+} 对激素及生长因子正常反应丧失，最终导致细胞死亡。

2．有毒气体的氧化损伤　许多外源性化学物质可被代谢酶转化为比原毒性更大的自由基[150]。某些外源性化学物质也可使机体内的生物大分子、分子态氧与水等形成自由基即 ROS，当 ROS 和其他自由基引起细胞氧化还原反应平衡失调后，造成氧化应激，导致损害。所有的细胞成分包括脂类、蛋白质、DNA 及糖类均可受 ROS 损害，引起脂质过氧化损伤、蛋白质氧化损伤和 DNA 的氧化损伤等细胞损害。工业生产中接触的一氧化碳、四氯化碳、二氧化氮、氟烷、三氯甲烷、三溴甲烷和三碘甲烷等，均能引起自由基和脂质过氧化。氮氧化物作为氧化性气体，可直接作用于组织的脂质，可与细胞膜上的不饱和脂肪酸发生氧化反应，产生大量以自由基为主的氧化物质，造成细胞膜的结构损伤、功能障碍，从而损伤肺组织。碳氧化物引起的缺氧可激活黄嘌呤氧化酶，生成大量自由基及花生四烯酸产物，造成组织损伤及血脑屏障功能障碍。硫化物可与体内谷胱甘肽中的巯基结合，使谷胱甘肽失活，影响细胞的生物氧化过程，加重组织缺氧。

许多研究证实[151-152]，NO 在缺血缺氧性脑损伤中起着关键作用。缺血性脑损伤发生过程中，谷氨酸和天冬氨酸大量释放，引起钙通道大量开放，Ca^{2+} 的大量内流激活依赖 Ca^{2+} 和钙调蛋白的 NOS，合成过量的 NO，最终引起神经细胞的损伤，即 NO 介导了兴奋性氨基酸的神经毒作用，其可能机制为 NO 与 O^{2-} 结合产生过氧化亚硝基 $ONOO^-$，这种强氧化剂氧化蛋白质的巯基，使多种酶失活，造成脂质过氧化，严重影响生物膜的功能。

（三）有毒物质的代谢转化

外源性化学物质通过不同途径被吸收进入机体后，将发生一系列化学变化，形成一些分解产物或衍生物，这一过程称为生物转化或代谢转化，所形成的衍生物或分解产物称为代谢物。生物转化通常分为两相反应，各相变化又分为多种不同类型，在细胞的不同部位进行。包括药物在内的各种外源性化学物质（xenobiotics）大都是脂溶性化合物，在体内代谢包括Ⅰ相反应（phase Ⅰ reaction）和Ⅱ相反应（phase Ⅱ reaction）两阶段。

第Ⅰ相反应主要包括氧化、还原和水解反应，在各种酶的催化下，将羟基、氨基、羧基等极性基团导入分子中，使之成为极性更大的代谢物，以利于后续的Ⅱ相反应。Ⅰ相反应增加分子的极性和水溶性，同时也改变毒物分子结构上的某些功能基团，或产生新的功能基团。其结果是使原毒物减毒、解毒，但也可活化增毒、甚至致癌。脂溶性毒物可被微粒体的氧化酶系催化，加氧形成各种羟化物，羟化物再进一步代谢，形成各种产物。在反应过程中需要辅酶Ⅰ和辅酶Ⅱ、细胞色素b5、细胞色素c还原酶和磷脂酰胆碱等。在毒物代谢中，氧化作用远比还原作用多，在机体氧张力较低的情况下，含有硝基、偶氮基和碳基的外源性化学物质及二硫化物等在体内可被还原。前者参与催化Ⅰ相反应主要的酶是细胞色素P450（CYPs）。在人类肝最主要的几种占CYPs总量百分比约CYP3A4为28%，CYP2C9为20%，CYP1A2为12%，CYP3A5为0 ～ 8%，CYP2E1为6%，CYP2D6为4%[153]。其中CYP3A4是极其重要的一种，不仅含量最大而且参与近50%临床用药在体内的代谢。

第Ⅱ相反应又称结合反应（conjugation），Ⅱ相反应在肝中将Ⅰ相代谢产物中暴露出来的羟基、羧基等极性基团与葡萄糖醛酸、谷胱甘肽、氨基酸、乙酰基等结合，增强其水溶性而利于其从体内排出。参与该反应的酶主要有葡萄糖醛酸转移酶（UGT）、谷胱甘肽—S—转移酶（GST）、N-乙酰基转移酶（NAT）等。外源化合物本身具有的或经过Ⅰ相反应产生或暴露出来的羟基、氨基、羧基和环氧基等极性基团，与内源化合物或代谢物进行生物合成。通过结合反应，不仅可以遮盖外源性化学物质分子上某些功能基团而改变其作用，而且还可改变其理化性状和分子大小及增加水溶性和脂溶性，有利于排出体外。结合反应多为减毒反应，但近年发现，有些外源化合物经过结合反应后，其生物学活性或毒性反而增强。葡萄糖醛酸结合是体内最多见的结合形式，在葡萄糖醛酸基转移酶作用下，来自糖代谢的葡萄糖醛酸基结合到外源性化学物质上。许多外源性化学物质在谷胱甘肽—S—转移酶催化下与GSH结合，特别是外源性化学物质的环氧化物与GSH结合比较常见，有助于保护细胞免受毒物及遗传毒物的损害；但有些外源性化学物质如二氯甲烷等与GSH结合反而使毒性增强。

由于Ⅱ相反应速度比Ⅰ相反应快，因而药物等外源性化学物质在体内的消除速度主要取决于Ⅰ相反应，因此是药物在体内代谢的关键一步。肝CYPs的活性可以决定药物的代谢速率，与药物的清除率有直接的关系。如果代谢某种药物的酶缺乏或活性受抑制则可能导致该药物的血药浓度升高，半衰期延长，从而导致毒性反应。同样，如果诱导增强代谢特定药物的酶活性，则可能导致其药理作用发生变化。

二、接触有毒有害气体者的营养

有害气体中毒时可能造成体内营养水平的下降，如慢性一氧化碳中毒时，脏器中维生素A、B_1、B_2、C的含量下降，长期接触一氧化碳的工人，需要增加这些营养素的摄入。充足的食物活性成分的摄入，对有毒有害气体中毒后的神经修复、体内生物氧化和能量生成、提高机体的抵抗力和应激适应能力及增强毒物的解毒过程有重要作用。研究表明[154]，重度一氧化碳中毒患者给予营养干预后，第8天与第1天相比，补体C_3、T细胞及其亚群的$CD4^+$显著升高，院内感染和迟发性脑病发生率分别为 0.0 和 9.1%，而对照组两项指标均为 21.4%。食物中的抗氧化剂维生素 E 和 C、胡萝卜素、巯基化合物如半胱氨酸和谷胱甘肽、硒、辅酶 Q_{10}，以及抗氧化酶如超氧化物歧化酶、过氧化氢酶、过氧化物酶和谷胱甘肽还原酶等均有消除体内自由基的作用，对毒物造成的氧化损伤有防治作用。

（一）蛋白质、脂类和糖类

毒物进入人体后，其生物转化所需酶的活性将受到多种营养素的影响。某些营养素能捕捉和清除自由基，防止脂质过氧化或破坏已形成的过氧化物，从而发挥其解毒防癌的作用。维生素 E 和 C、胡萝卜素、巯基化合物如半胱氨酸和谷胱甘肽、硒、辅酶 Q_{10}、超氧化物歧化酶、过氧化氢酶、过氧化物酶、谷胱甘肽过氧化物酶和谷胱甘肽还原酶等均有消除体内自由基的作用。但是，有些毒物还会影响营养素的吸收和利用，甚至促进某些营养素的分解破坏，从而降低机体的营养水平。营养成分失调不仅影响健康，而且影响机体对外源化学物质的毒性效应。膳食蛋白质对机体的解毒能力随着其质和量的变化而不同。毒物在体内的代谢转化需要各种酶的参与，蛋白质是酶的主要构成成分，膳食蛋白质缺乏时，酶蛋白合成量减少，酶活性降低。Murphy 等实验观察发现[155]，给大鼠无蛋白饲料 4 周，动物的肝微粒体酶仅为正常饲料组的 25%，且不能被外源性化学物质诱导。蛋白质中的含硫氨基酸如蛋氨酸、胱氨酸和半胱氨酸等能提供—SH，为合成重要解毒剂如 GSH 等提供原料。细胞严重损伤时，组织内的 GSH 含量降低、谷胱甘肽—S—转移酶的活性也明显降低。硫化物可与体内谷胱甘肽中的巯基结合，使谷胱甘肽失活，影响细胞的生物氧化过程。如能事先给予半胱氨酸，使细胞内的 GSH 含量升高，可减低毒性作用。

膳食中的脂肪会增加脂溶性毒物在肠道吸收和体内蓄积。多不饱和脂肪酸摄入过多，易造成机体过氧化反应，损伤细胞和组织，还可抑制机体免疫功能。磷脂是生物膜的主要成分，在红细胞膜脂类中占 40%，在线粒体膜的脂类中占 95%。食物中缺少亚油酸和过多的胆固醇摄入，都可能影响微粒体中磷脂的产生，从而影响生物膜的功能及微粒体混合功能氧化酶系的功能，使与毒物代谢的有关酶系不能根据毒物代谢的需要而增加活性，从而影响毒物的代谢。

糖类是参与体内生物氧化的最主要的营养物质，能快速地提供人体解毒过程需要消耗的能量，并提供结合反应所需的葡萄糖醛酸。机体肝糖原储存足够时，能增强对某些有害物质的解毒作用，而肝糖原不足时，则解毒作用下降。研究表明，高碳水化合物且低蛋白质的膳食对三氯甲烷和四氯化碳中毒有保护作用，而饥饿则加剧毒物的毒性，并引起肝糖原减少。碳水化合物丰富时的抗生酮作用可防止酸中毒的发生。膳食纤维属于不能被机体消化吸收的糖类，但其能吸收水分，增大肠内容物量，增加肠蠕动，使肠内容物迅速通过肠道，有利于清除有毒有害物质，减少其对人体的毒害作用。果胶能在胃肠道形成一层薄膜，具有延缓和阻止有毒物质的吸收的作用。

（二）维生素

维生素 A 与毒物的关系主要体现在维生素 A 的参与细胞生长和分化、维护上皮组织细胞完整性、调节免疫功能和抗氧化等方面的作用。缺乏维生素 A 会使生物膜受损，影响微粒体氧化酶系的功能。对于接触有毒有害气体的工人，由于刺激性气体主要是对眼、呼吸道黏膜和皮肤的损伤，维生素 A 可以维持上皮细胞组织的健康，增强呼吸道黏膜的抵抗力。胡萝卜素有消除体内自由基的作用，可对有毒有害气体的氧化损伤起到防护作用。维生素 E 充足时，可避免微粒体毒物代谢酶活性下降，利于外源化学物的解毒。动物实验显示，略高于正常量的维生素 E，可减轻四氯化碳、二氧化氮等毒物对动物的毒性损害[156]。刘晓芳等研究表明，维生素 E 有预防四氯化碳所致三酰甘油在肝中蓄积和脂肪肝形成的作用[157]。维生素 E 的解毒作用还来源于其强抗氧化性。生物膜上的磷脂分子中的不饱和脂肪酸易于受到氧自由基和过氧化物的氧化破坏，维生素 E 可保护细胞生物膜上多不饱和脂肪酸免遭自由基攻击而氧化，从而保护生物膜的完整性和稳定性。维生素 E 也可阻止脂质过氧化物的形成，减少或避免脂质过氧化物对细胞及血管的氧化损害。维生素 E 所具有免疫调节的作用，能提高细胞介导的免疫应答反应，增强吞噬细胞功能，从而增强机体对有毒有害物质的防御功能。略高于正常量的维生素 E 可减轻一些化学毒物对动物各脏器组织的毒性损害。

B 族维生素是氧化代谢过程中多种酶的辅酶。维生素 B_1 作为丙酮酸脱羧酶的辅酶催化丙酮酸的氧化，是体内糖代谢的关键环节，神经组织的能量来源主要是碳水化合物的氧化。缺乏维生素 B_1 时，丙酮酸和乳酸在组织中堆积，血中含量增高，同时由于神经组织能量不足导致多发神经炎[158]。甲烷等可引起神经炎症状时，血中丙酮酸含量增高，补充维生素 B_1 有良好效果。维生素 B_1、B_{12} 和维生素 E 合用于治疗中枢神经系统损害和神经炎，可促进脑细胞和神经组织代谢及其功能的恢复。因此，维生素 B_1 对 CO 中毒后的神经修复有积极作用。维生素 B_2 是各种黄素酶的重要组成成分，参与体内生物氧化和能量生成，提高机体对环境应激的适应能力。在毒物代谢中，许多还原酶都属于黄素酶。维生素 B_2 缺乏时，肝及肠道细菌中偶氮还原酶活性下降，补充维生素 B_2 即可恢复。维生素 B_6 的生物活性形式 5′- 磷酸吡哆醛是许多酶的辅酶，参与所有氨基酸代谢及神经递质、糖原、神经鞘磷脂、血红素、类固醇和核酸的代谢。烟酸作为能量代谢和毒物生物转化中极为重要的递氢体，能促进机体的新陈代谢，增强解毒功能。

维生素 C 能使酶的活性升高，可以提高肝微粒体混合功能氧化酶系的活性，促进有机毒物的氧化或羟化反应，缺乏维生素 C 时，毒物在内质网上的羟化反应明显下降，毒物的代谢显著减慢，给予维生素 C 后，羟化酶系活性升高，促进毒物的代谢转变，增强毒物的解毒过程。维生素 C 可参与人体的氧化还原反应，活化细胞，把毒素转化为无毒物质，提高人体对工业化学毒物的抵抗力。维生素 C 能保护巯基和使巯基再生，维生素 C 能使酶分子中—SH 保持在还原状态，从而保持酶的活性。维生素 C 还可使氧化型的谷胱甘肽（G—S—S—G）还原为 GSH，使—SH 再生，保证 GSH 的功能，从而提高解毒能力。维生素 C 的清除自由基作用，能维持机体氧化与抗氧化平衡，保护细胞成分免受自由基的攻击，减少毒物的氧化损伤。由于贫血可增加人体对一氧化碳的敏感性，而维生素 C 能促进铁的吸收，可辅助治疗贫血。维生素 C 具有的抗过敏和抗感染功能，对刺激性气体造成的接触性皮炎或过敏性皮炎有保护作用。但是由于维生素 C 理化性质的不稳定性，在解毒的过程中自身也会受到破坏和消耗，而且毒性越高，对维生素 C 的需求量就越大。

氮氧化物和碳氧化物均可引起组织缺氧。刘晋和郭长江等探讨联合补充维生素 B_1、B_2、PP 对急性低氧暴露小鼠营养代谢变化的影响[159]，结果表明，联合补充维生素 B_1、B_2、PP 2 周，可以延长急性低氧暴露小鼠的生存时间、营养代谢及其相关酶活性均有改善。小鼠肝全基因表达谱的研究结果显示，急性低氧暴露和 8 倍剂量维生素 B_1、B_2、PP 的补充引起众多基因的差异性表达，涉及多条代谢通路，如包括糖酵解途径、磷酸戊糖途径、三羧酸循环、脂类合成、磷脂代谢、氨基酸代谢及电子传递链等方面的变化。提示补充大剂量维生素 B_1、B_2、PP 可以通过影响相关基因的表达调节营养代谢。

（三）矿物质

钙参与体内多种激素和神经递质的合成，增强人体免疫功能。外来抗原激活 T 细胞受体，启动钙离子介导的信号通路，促使免疫细胞分化和生长，捕获和吞噬抗原。钙缺乏会使免疫系统功能紊乱，影响信号转导，使机体对外源化学物识别能力降低。

铁是呼吸酶的成分，参与组织呼吸过程。缺铁会使酶活性降低，不能为解毒反应提供足够的 ATP。铁还催化促进 β- 胡萝卜素转化，参与外源化学物在肝的解毒等功能。补充铁剂对某些毒物引起的缺铁性贫血有一定的防治作用。铁离子参与合成的乳铁蛋白，在结构上与转铁蛋白密切相关，也是一种抗感染、抗炎的免疫调节蛋白，能提高人体免疫力。

硒的最主要生理功能是抗氧化作用，参与谷胱甘肽过氧化物酶（GSH-Px）的组成，特异性催化GSH与过氧化物的氧化还原反应。在膜的脂质上，GSH-Px与维生素E的抗氧化作用互相补充，具有协同作用。很多实验证实，硒有抵抗毒物的作用[160]。缺硒使肝微粒体酶的活性下降，影响毒物的转化。研究表明[161]，人体患肝病时血硒降低，可使Na^+-K^+-ATP酶及核苷酸酶的活性降低，肝细胞膜发生退行性改变。随着肝组织内硒水平及GSH-Px活力的降低，不足以清除过量自由基及防止过氧化脂质对肝细胞的损害。补硒能防治自由基引起的肝损伤[162]。

锌是人体内很多金属酶的组成成分，参与能量代谢、蛋白质合成、核酸代谢及免疫功能的调节。锌参与金属硫蛋白的合成，以结合毒物和降低毒性。锌可以激活细胞色素氧化酶、ATP酶活性，促进细胞呼吸链的电子传递和氧化磷酸化，尤其对肝细胞线粒体内电子传递有重要作用，从而诱导肝的解毒功能的正常发挥。锌可促进GSH生成，提高GSH-Px活性。锌参与构成生物膜脂蛋白，在维持生物膜的结构和功能中起重要作用。锌缺乏时，影响膜的通透性及膜结合酶的活性，容易使膜系统的完整性和稳定性遭破坏，进而不能有效阻止有毒物质进入细胞内。

铜是生物体内血浆铜蓝蛋白、超氧化物歧化酶、细胞色素c氧化酶、多巴胺β-羟化酶等的活性成分，在清除体内自由基和维持生物体内的新陈代谢方面起着重要的作用。

（四）食物中其他活性成分

很多种植物化学物如芥子油苷、多酚、单萜类、硫化物等都具有免疫调节和抗氧化作用。类黄酮化合物分子中的酚羟基可与自由基结合，或与金属离子络合，发挥解毒作用。来源于植物性食物的抗氧化物中，多酚类的抗氧化作用最为明显，可更有效地保护低密度脂蛋白胆固醇不被氧化。日常饮食中摄入较多的十字花科蔬菜、洋葱、大蒜、柑橘、草莓等蔬菜、水果，以及很多植物化学物质如类黄酮在这方面发挥着重要作用，抑制Ⅰ相反应（主要是CYPs）酶对致癌物活化、诱导或者增强Ⅰ相反应酶的解毒活性则是其发挥作用的关键[163]。

在膳食、营养与癌症的关系中，只有蔬菜和水果的保护作用最具说服力[164]。流行病学研究结果证实，大量食用蔬菜和水果可以预防人类多种癌症的发生，发生率大约低50%，可能与通过这些食物而摄入较多的植物化学物有关。Ⅰ相反应主要的酶是细胞色素P450（CYPs），其中CYP3A4是极其重要的一种，不仅含量最大而且参与大部分临床用药（近50%）在体内的代谢，CYP1A2可以代谢多种环境致癌物。研究表明，食用洋葱和大蒜及其制品对CYP等具有调节作用。Teyssier等采用体内实验，在大鼠饲料中添加20%洋葱粉末喂养9天后，提取微粒体测定其在致癌物的活化中起到催化作用的CYP1A、CYP2B、CYP2E1、CYP3A影响，发现洋葱粉末可以诱导CYP1A、CYP2B，降低CYP2E1活性[165]。Foster等研究认为，大蒜能够调节由CYP 2C、2D、3A所催化的代谢过程[166]。

有研究在饲料中添加姜黄素，喂养大鼠30天观察其抗氧化及对Ⅱ相解毒酶的影响，结果发现姜黄素可以使GSH-Px和GSH-R增加189%和179%，GST和QR活性也增加1.7和1.8倍[167]。类胡萝卜素除有抗氧化作用外，对免疫功能也有调节作用。有研究观察黄连解毒汤有效部位（HJDAF）对培养皮层神经细胞一氧化氮损伤的保护作用[168]，结果显示，HJDAF可减少受损细胞的乳酸脱氢酶（LDH）漏出率，提高受损细胞的活性，减少丙二醛（MDA）生成，提高受损细胞超氧化物歧化酶（SOD）的活性，表明HJDAF对培养神经细胞NO损伤具有一定的保护作用，其机制可能与抗脂质过氧化作用有关。

第七节 创伤营养

一、创伤及其代谢变化

（一）煤矿创伤的流行病学

由于煤矿生产环境的特殊性和劳动强度大等特点，煤矿创伤是一种具有明显职业特征的伤害，各种创伤事故在我国仅次于交通伤而居第 2 位。现在的煤矿创伤具有群体伤多、高能量尚多、复合伤多和死亡率高等特点[169]。

杨大明等对某矿区 1958—1992 年 69 749 例煤矿井下创伤回顾性调查[170]，受伤部位最多为四肢，占 47.86%，其次为头部伤占 7.50%，多发伤占 1.87%，四肢损伤中轻伤的占 97.8%，轻伤致残占 9.54%。流行病学特点为 20 ～ 35 岁年龄组伤员最多占 71.11%，采掘工和运输工种受伤率高，各占 43.4% 和 17.11%，轻伤发病率高占 98.60%，致残占 9.54%。朱戊明等对 1992—1999 年收治的煤矿创伤 4278 例的回顾性分析[171]，受伤部位以皮肤软组织损伤为主者占 33.6%，四肢骨折占 26.1%，头部损伤占 12.1%，胸部损伤占 9.8%，腹部损伤占 13.6%，脊柱损伤占 2.6%，其他占 2.2%，多发伤占 15.2%。事故构成为井下顶板事故占 29.1%，支护事故占 10.3%，机组事故占 7.1%，运输事故占 36.1%，提升牵引事故占 2.6%，机电事故占 4.9%，瓦斯事故占 3.1%，选煤系统事故占 2.9%，其他占 3.9%。陈德春等对某煤矿井下作业工人 1992—2001 年伤亡调查分析[172]，10 年间井下作业工人平均受伤率为 3.67%，受伤工种以采煤、掘进、混合和运输为主，砸伤、机械交通伤、跌落伤、中毒等种类受伤占 90% 以上，躯干和四肢受伤几乎占 80%，其次还有胸部伤、头颈部伤、腹部伤和泌尿生殖系伤占 1.95% ～ 9.64%。多发伤是死亡的主要原因，刘铭等对某煤矿事故进行分析，683 例多发性创伤中，多发伤伴骨折的占 70%，其中开放性创伤和闭合性创伤各占 42% 和 58%，致伤因素主要是煤矿石砸伤和煤车挤压伤。

（二）创伤的代谢反应

感染是创伤后常见的并发症，而休克和多器官功能障碍综合征（multiple organ dysfunction syndrome，MODS）是创伤后的严重并发症。若控制不好，可发展成多器官功能衰竭（multiple organ failure，MOF），甚至死亡。创伤的代谢反应由一系列综合因素所激发，主要包括低血压及低血容量性休克、缺血、缺氧和缺血再灌注损伤等。创伤及其感染后会出现血容量的骤降及血压下降，但机体可以通过肾素 - 血管紧张素 - 醛固酮系统和抗利尿激素的调节作用来恢复血容量，保持血压。缺血是创伤后的基本病理变化，创伤后缺氧往往和缺血相伴发生。低血压及低血容量性休克可造成器官和细胞缺血，细胞由有氧代谢转为无氧代谢。由糖酵解过程产生的三磷腺苷（ATP）被迅速消耗，以及细胞膜和细胞器受损及各种酶功能被破坏，最终导致细胞因缺血而死亡。但缺氧损害还有其自身的特点。缺血组织再灌注时，可因氧自由基的产生破坏细胞膜结构，攻击细胞内酶、RNA 和 DNA，造成细胞和组织损伤。严重创伤患者除有组织的损伤外，还有大量血液和体液的丢失及胃肠功能障碍和继发感染。

创伤诱发的代谢反应表现在应激反应的变化、细胞因子的变化和各种组织、器官的变化等方面，激素、细胞因子和脂质介质是继发于感染和创伤的复杂系统反应的主要炎症介质。神经 - 激素反应主要是兴奋交感神经系统、刺激下丘脑 - 垂体 - 肾上腺轴及与胰岛素分泌增加相关的胰高血糖素分泌增加，表现为心动过速、呼吸急促、高血糖、体内脂肪的动员及骨骼肌蛋白质分解等。激素方面的变化主要是胰岛素分泌的减少或胰岛素抵抗的产生及胰岛素样生长因子合成不足。细胞因子是由各类细胞合成并分泌的小分子蛋白、糖蛋白或多肽类物质，参与调节细胞的增生、分化、成熟和游走等重要生理过程。与创伤和烧伤后组织修复有关的生长因子包括表皮生长因子、转化生长因子、血小板源生长因子、胰岛素样生长因子和酸性或碱性成纤维细胞生长因子等，参与免疫功能调节、组织修复。创伤后细胞因子通过损伤细胞自身释放、炎性反应和血小板释放等途径被释放。创伤的组织修复过程主要包括细胞趋化、细胞增生、胶原合成和基质成熟等过程。细胞因子聚集于创伤部位发挥作用。各种组织、器官的变化表现为神经损伤、血管损伤、心肌损伤和肝损伤，这些应激反应也伴随着明显的基因表达变化。神经损伤导致初级感觉神经元出现一系列神经化学、电生理学和神经解剖学方面的变化，进而引发各种症状。血管损伤的一个显著特点是血管平滑肌细胞的表型改变，即从静止、收缩状态变成更原始和增生的表型。研究发现，心肌梗死后与心肌应激和损伤修复相关的基因在数量上和表达动力学上均有明显变化。间充质细胞的活化是创伤愈合反应的中心环节，而肝中与器官纤维化有关的间质成分是肝星形细胞，肝星形细胞活化也受基因调控[70]。

（三）创伤的营养代谢变化

创伤的营养代谢反应，早期特点为心排血量、耗氧量和体温下降，而血糖和血乳酸浓度增高。中期随着循环血容量恢复和组织再灌注，出现心排血量、氧耗量和体温增高，尿氮排泄增加则出现负氮平衡，而血糖和血脂肪酸增高。创伤晚期，随着血容量丧失的纠正和感染的控制，合成代谢开始，体脂储存并蛋白质重新积累。创伤后机体代谢增强，营养物质大量消耗，而此时食物的摄入、吸收和利用可能满足不了机体需要，患者往往在短期内会出现严重的营养不良、免疫功能下降、对感染的易感性增高、创面愈合迟缓，甚至出现多器官功能衰竭而危及生命。应激状态下的代谢改变的特点为能量激增、分解代谢增加、糖代谢紊乱，其程度与创伤和感染的程度呈正比。创伤后有效的营养支持能维护机体器官的结构与功能，增进免疫功能与加速创伤组织修复，促进患者的康复。

1．蛋白质和氨基酸的代谢变化　创伤后蛋白质代谢变化主要表现是蛋白质分解增加，尿氮排出量增多，出现负氮平衡，并可持续一段时间。这种改变主要是由于循环中糖皮质激素、胰高血糖素和儿茶酚胺分泌增加，而胰岛素水平下降所致。研究观察，创伤后尿中尿氮、硫化物、磷酸盐、钾、镁、肌酐排泄增加，提示细胞内物质分解。蛋白质的丢失主要是细胞体积的减少而非数量的下降。创伤后蛋白质代谢改变与创伤严重程度有关，负氮平衡的原因分为两类：一类是伤后蛋白质合成速率下降，而分解速率不变；另一类是合成与分解速率均明显增快，但分解速率的增加大于合成代谢的增加。择期手术和小的创伤导致蛋白质合成率下降而分解率正常；严重创伤和感染则表现为蛋白质分解代谢明显增加。创伤前后机体营养状况及患者的性别、年龄等也与创伤后机体蛋白质代谢有关。健康青年男性创伤后蛋白质丢失程度明显高于女性和老年人，营养不良可增加尿氮排出达正常人的 1 倍，而饥饿时会降低尿氮的排出，严重创伤时尿氮排泄量可高达 35 ～ 40 g/d。

创伤后由于糖皮质激素、细菌、内毒素和缺氧原因，肌肉细胞膜功能改变，失去对氨基酸浓缩转运机制，骨骼肌中大量游离氨基酸释放入血，引起早期出现尿氮排出量增加。创伤后骨骼肌中大量游离氨基酸释放入血，而血浆游离氨基酸水平反而降低，说明内脏器官对血浆中游离氨基酸的摄取量增加，即利用增多，主要作为肝和肾糖异生原料、合成急性期反应蛋白的原料及创伤局部组织的修复。创伤后机体氨基酸谱也发生一系列变化。研究表明，创伤患者细胞内谷氨酰胺（glutamine，Gln）浓度显著降低，其下降幅度与疾病严重程度密切相关。骨骼肌释放的游离氨基酸中占比例最大的是谷氨酰胺和丙氨酸，细胞内谷氨酰胺浓度下降通常与骨骼肌的氨基酸释放有关，其中谷氨酰胺和丙氨酸约占氨基酸释放的 70%。分解代谢期间，肌肉氨基酸浓度变化还表现为支链氨基酸、芳香族氨基酸和蛋氨酸浓度的增加。徐琪寿等的实验研究表明，自创伤后 3 天开始，创伤大鼠血浆游离总氨基酸浓度均较创伤前和对照组降低，其原因为创面渗出液中丢失大量氨基酸及创伤后氨基酸的分解代谢增加。

创伤后特别是前几日的急性期，由于组织受伤或感染后引起的局部炎症反应、血管的管径与血流量的改变、血管通透性与白细胞浸润增加等一系列变化，血浆蛋白质含量发生明显改变，称为急性期反应蛋白，以利于致伤因子的封闭及移除、损伤组织的移除和受伤组织的修复。这些蛋白质大多是由肝合成，浓度增加 50% 的有铜蓝蛋白和补体 C_3，浓度增加 24 倍的有 α_1- 酸性糖蛋白、α_1- 抗胰蛋白酶、α_2- 抗糜蛋白酶、纤维蛋白原和结合珠蛋白，浓度增加几百至几千倍以上的有 C 反应蛋白、血清淀粉样 A 蛋白。有些血浆蛋白质在急性期合成增快，但同时分解代谢也增快，血浆浓度不变，如血浆抗凝血酶Ⅲ。也有一些蛋白在急性期反应过程中含量明显下降，如血浆白蛋白、运铁蛋白和糖蛋白等。全身约 90% 的 3- 甲基组氨酸分布在骨骼肌中，当骨骼肌肌动球蛋白分解时，可以释出游离的 3- 甲基组氨酸，直接由肾排出，测定尿中 3- 甲基组氨酸排出量可以反映骨骼肌的分解状况。创伤患者尿中 3- 甲基组氨酸排泄增加及氮 / 硫、氮 / 钾比例的改变均提示蛋白质的丢失主要来自骨骼肌，创伤后骨骼肌蛋白质分解代谢增强，在创伤后整体蛋白质代谢变化中占重要地位。创伤后，瘦组织（leanbody mass，LBM）在很长一段时间内被消耗，而且通过减少蛋白质合成与分解以抑制蛋白质的更新，从而尽可能地保存蛋白质，以免被过度消耗。

2．脂肪代谢变化 体脂分解增加也是创伤后机体代谢改变的又一特征。正常情况下，禁食可动员脂肪储备，而葡萄糖可抑制脂肪分解。脂肪组织中的三酰甘油分解产生甘油和脂肪酸，甘油经血流运送到肝后转化为葡萄糖，脂肪酸则氧化产生能量，可被骨骼肌和肝等大多数组织利用。在伤后高代谢期机体消耗的能量来源主要是脂肪氧化。高代谢期的创伤患者的脂肪分解释放的游离脂肪酸可以在许多组织中氧化供能，可利于减少糖原异生而保存蛋白质。创伤后游离脂肪酸增高伴随着脂肪酸氧化增强，高代谢期脂肪动员仍然处于增强状态，由于应激激素仍处于高水平及脂肪组织的胰岛素抵抗，虽然血浆胰岛素含量增多，但不能有效地抑制脂肪的分解。严重创伤患者在高代谢期早期脂肪的氧化速度明显增高，脂肪、蛋白质、糖在供能比例为 1∶0.22∶0.28，脂肪仍是体内最主要的能量来源。

创伤早期，血浆游离脂肪酸的增加幅度与创伤严重程度有关，此时由于胰岛素水平下降及交感神经活性增加，导致机体脂肪动员加速。过强的交感神经活性增加可抑制游离脂肪酸从脂肪组织中释放，而脂肪组织中游离脂肪酸浓度的增加又可抑制脂肪分解。动物实验表明，阻滞交感神经兴奋可明显降低脂肪分解。创伤中后期仍存在持续的脂肪分解，表现为血浆游离脂肪酸浓度增加或脂肪酸清除增加。如果供氧充足，大多数组织包括骨骼肌和心肌都能氧化脂肪酸而获得能量。如果脂肪酸的清除率与产生率相等，则血浆游离脂肪酸浓度不增加。如果脂肪酸的清除率大于产生率，则血浆游离脂肪酸浓度下降。研究观察发现 [78]，创伤患者与正常人比较，甘油转运约高 2 倍，血浆游离脂肪酸的氧化率增加 1 倍，而游离脂肪酸的转运率仅增加 30%。中轻度创伤患者游离脂肪酸增加的幅度与其严重程度成正相关，但严重创伤时患者血浆游离脂肪酸含量增加的幅度反而下降，甚至低于正常水平。

由于创伤后的高血糖水平和细胞高浓度脂肪酸，导致乙酰辅酶羧化酶活性受抑制，进一步造成丙二酰辅酶 A 浓度和脂肪酸合成降低，从而刺激了肝细胞内肉碱乙酰转移酶活性，进而增加乙酰辅酶 A 转运进入线粒体氧化和生成酮体。当脂肪酸氧化速率增加时，在缺少乙酰辅酶 A 的情况下，脂肪酸不完全氧化会产生过多酮体，脑、心肌、肾、骨骼肌等组织中均存在活性很强的利用酮体的酶，提示酮体是这些组织良好的能量燃料，而肝细胞自身缺乏利用酮体的酶。创伤后的酮体生成因创伤严重程度的不同而有所变化。轻微创伤时，酮体生成稍增加；而严重创伤后，酮体生成降低或缺乏。

3. 糖代谢变化　创伤机体糖代谢特点是血糖升高、糖耐量下降。创伤后早期患者血糖水平主要表现为高血糖症，甚至超过肾阈值而出现糖尿，血糖浓度的升高幅度与创伤程度一致。创伤后各个时期糖代谢调节的机制不同，高血糖产生的原因开始是由于肝糖原的分解，可能是由于交感神经兴奋与循环血中肾上腺素水平升高，激活肝磷酸化酶体系，加速肝糖原分解。高浓度的肾上腺素还可以刺激胰高血糖素的分泌并抑制胰岛素的分泌，因而增强了肝糖原的分解并抑制依赖胰岛素的外周组织对葡萄糖的利用。刘广湘等观察发现[173]，创伤患者血糖、胰岛素和C肽表达在伤后早期即升高，3～6天达高峰后开始下降，其在轻伤、重伤和严重伤3组的升高程度和持续时间都有显著差异，说明创伤引起血糖升高，且与创伤的严重程度成正相关。

在创伤后低潮期，儿茶酚胺、胰高血糖素、糖皮质激素的增高和胰岛素水平的降低均导致肝糖原快速分解和葡萄糖产生增加，这些激素的改变也刺激丙氨酸和乳酸的糖异生作用，所以创伤后特别是高代谢期，产生高血糖的主要原因是糖异生增强。创伤早期血浆胰岛素水平下降，提示B细胞对葡萄糖刺激的反应性下降。在涨潮期，B细胞敏感性恢复正常，胰岛素浓度回升，但由于胰岛素抗性和肝持续产生葡萄糖，血糖水平仍在较高水平。当患者进入高代谢期，血糖从休克期的高水平逐渐下降，最后到正常水平。创伤休克期，虽然出现高血糖，但葡萄糖的氧化却是降低的，甚至低到只被中枢神经系统等依赖于葡萄糖为唯一能源的组织利用水平，这可能是因为严重创伤时高水平的肾上腺素与糖皮质激素对胰岛素的抑制，而使葡萄糖在外周组织的利用受阻。高代谢期组织对葡萄糖的摄取是增加的，同时分解速率也升高。严重创伤患者虽有高血糖，组织对葡萄糖摄取增多，并且通过乳酸的再循环比例增高，但摄取后葡萄糖完全氧化的比例却下降。

二、营养在创伤愈合中的作用

蛋白质、脂类和碳水化合物构成机体成分和产生能量。矿物质是很多代谢酶的成分和激活剂，也构成骨骼等成分。维生素虽不构成机体成分也不产生能量，但在三大产能营养素的代谢中起着重要调节作用。这些营养素均有利于手术后代谢、组织修复创伤愈合。所以，增强合成代谢有利于创伤愈合。

（一）蛋白质和氨基酸与创伤愈合

蛋白质是构成机体组织的基本成分，起支架作用的胶原蛋白的合成利于伤口的愈合。创伤后出现的蛋白质分解增加等蛋白质代谢异常及蛋白缺乏导致的水肿和感染，不利于伤口的愈合。郭俊生等研究发现[174]，乳鸽水解蛋白氨基酸组成与鸡蛋白质接近，必需氨基酸占40.6%，支链氨基酸占20.9%，精氨酸的含量较高。以乳鸽水解蛋白为基液，添加某些传统药用食品，配制成两种复方液，观察乳鸽水解蛋白、复方乳鸽水解蛋白Ⅰ和Ⅱ 3种水解蛋白液对手术创伤大鼠为动物模型血清氨基酸模式及创伤愈合的作用。结果显示，3种口服液均可促使创伤动物血清氨基酸模式恢复正常，提高血清白蛋白含量及愈合伤口张力强度，增加新生皮肤羟脯氨酸含量，提示水解蛋白对创伤愈合有促进作用。

靳继德等研究表明[175]，创伤等分解代谢状态下机体氮利用障碍，摄入外源性氮可改善机体氮平衡。大鼠行创伤和中心静脉插管手术后，分别输以不含Gln、含1.8% Ala-Gln或1.2% Gln的等氮、等能量结晶氨基酸注射液，结果表明丙氨酰谷氨酰胺二肽和谷氨酰胺组动物术后8天氮平衡、血浆Gln的浓度、外周血淋巴细胞转化率和小肠黏膜DNA、RNA和蛋白质含量均高于对照组，表明Ala-Gln和Gln都有助于改善创伤后机体的代谢状况，增强免疫功能，促进小肠黏膜细胞增殖，以维持肠道的完整性。Delany的研究证实[176]，术前营养正常的鼠在术后3天产生营养不良、负氮平衡和体重下降，而皮肤伤口的张力或聚乙烯化合物海绵嵌入的羟脯氨酸含量无变化，说明创伤修复对营养缺乏相当敏感。Felcher 研究表明 [177]，低蛋白血症并不直接引起创伤修复迟滞，而是与血浆胶体渗透压降低和伴随的组织水肿有关。而其他研究证实，慢性蛋白质缺乏动物的血管生成、成纤维细胞增殖、胶原合成与沉积和创伤修复均减慢。临床上常见蛋白质缺乏与能量缺乏同时发生，在蛋白质和能量不足时，机体的胸腺萎缩，T 淋巴细胞和 B 淋巴细胞功能变化，纠正蛋白质缺乏可明显改善创伤修复和抗感染能力。

动物实验和临床应用证实，多种氨基酸与创伤愈合有关。靳继德等实验证实 [178]，丙氨酰谷氨酰胺（Ala-Gln）和支链氨基酸（BCAA）的氨基酸注射液有助于改善大鼠创伤后机体的营养及代谢状况、增强免疫功能和促进小肠黏膜细胞增殖。谷氨酰胺体内含量最为丰富的游离氨基酸，约占人体游离氨基酸库的 60%。具有改善氮平衡、促进 DNA 和 RNA 的合成、改善膜屏障防御功能、保持和恢复体内的酸碱平衡、增加免疫功能和促进伤口愈合、增加创伤后谷胱甘肽和胰岛素水平等作用。在创伤和感染等应激情况下，谷氨酰胺的需要量超过机体的合成能力，血浆与肌肉细胞内的谷氨酰胺水平分别可降低 30% ～ 40%。由于创伤机体术后进食量减少，膳食摄入和体内合成的谷氨酰胺不足，机体谷氨酰胺的过度消耗不能满足伤口及小肠等对其的需求，从而影响蛋白质的合成，使伤口愈合减慢，肠壁萎缩。许多实验表明，给创伤机体提供含谷氨酰胺的肠内肠外营养支持，利于减少肌蛋白的分解并改善氮的负平衡，减轻肠黏膜萎缩，从而促进创伤愈合。谷氨酰胺也是巨噬细胞、淋巴细胞等免疫细胞的重要能源物质，充足的谷氨酰胺可增强机体的免疫功能。研究表明，谷氨酰胺可增强大、小鼠 T 淋巴细胞增殖反应，促进小鼠吞噬细胞的吞噬功能，还可增强烧伤患者中性粒细胞的杀菌能力。也有实验证实谷氨酰胺促进小肠黏膜合成分泌型 IgA（sIgA），防止细菌肠道移位，在维持肠道免疫功能上起着重要作用。蒋与刚等观察 [179]，创伤大鼠肠外静脉输注富含谷氨酰胺二肽的新型氨基酸注射液 14 天，20 种氨基酸注射液组伤口皮肤的抗张力强度、伤口皮肤的胶原蛋白质量浓度、氮平衡和血浆白蛋白质量浓度及胸腺质量和小肠黏膜 sIgA 值高于 18 种氨基酸注射液组和葡萄糖对照组，说明含谷氨酰胺二肽氨基酸的注射液更有利于促进创伤愈合，其效用与促进蛋白质合成、抗氧化能力提高及免疫功能增强等有关。

研究表明 [78]，给受伤大鼠补充 1.8% 精氨酸可促进伤口的抗张力强度及胶原沉积速度，防止胸腺退化和肾上腺异常增生，并刺激皮下结缔组织形成，从而改善伤口愈合。健康志愿者服用精氨酸 14 天，测定皮下留置导管中的羟脯氨酸、α- 氨基氮和 DNA 含量均高于安慰剂组，提示精氨酸能促进纤维增殖与胶原合成，利于组织修复和伤口愈合。在创伤或感染的条件下，精氨酸浓度下降，提示精氨酸消耗增加，因此需补充精氨酸以满足机体修复创伤的需要。精氨酸也能促进胰岛素及生长激素分泌，纠正氮的负平衡，从而加速创伤愈合。有报道 [180]，30 例腹部手术的患者，术后静脉给予精氨酸 20 g/d 或复合氨基酸治疗 7 天，精氨酸组氮平衡为 –8.8 g/d，复合氨基酸组氮平衡为 –9.2 g/d。大量动物及人体研究表明，精氨酸具有免疫增强作用。腿部创伤患者补充精氨酸后，单核细胞促有丝分裂反应增强，并且血清 IGF-1 水平升高。Barbul 等的实验研究证实 [181]，在正常饲料中添加 1% 的精氨酸或以高浓度精氨酸液静脉输入，均能提高创伤动物免疫功能，改善氮平衡，提高动物存活率，促进创伤愈合。

也有实验研究发现，复合氨基酸对创伤愈合的促进作用。Laato 和 Niinikoski 等研究观察发现 [182]，给予鼠开放性伤口肉芽组织局部补充营养，可使动物伤口的胶原和细胞增加；给予烧伤豚鼠 19 种混合氨基酸液，能增加肉芽和痂下组织形成；给予创伤大鼠胱氨酸、甘氨酸和苏氨酸，对创伤愈合有综合效果。已有研究证实肌肽、β- 丙氨酸和组氨酸联合应用，能减轻用氢化可的松治疗受损动物的创伤愈合 [78]。

（二）糖类和脂肪与创伤愈合

糖类和脂肪代谢对创伤愈合也有一定的作用。当糖类不足而脂肪适合时，会增加氨基酸的氧化供能，容易导致进行性的氨基酸和蛋白质耗竭。当糖类供给不足时，会影响白细胞和成纤维细胞的供能不足。Coulton 等研究证实 [183]，戊糖旁路代谢活跃是细胞增殖的生物合成的需要，提示在损伤状况下，糖类的代谢调节可调控伤口不同细胞的增殖过程。由于创伤机体糖代谢特点是血糖升高、糖耐量下降，所以糖类对创伤愈合的影响，主要反映在糖尿病患者的创伤愈合，糖尿病患者的血糖未得到有效控制，或者长期存在临床病症者受到创伤后，将发生创伤修复严重迟滞和对感染的抵抗力降低。

脂肪在损伤愈合中的作用表现在某些关键的不饱和脂肪酸特别是必需脂肪酸。临床研究报道，必需脂肪酸缺乏引起创伤修复障碍。实验研究证实，必需脂肪酸缺乏主要影响的是皮肤的创伤愈合，而对肠吻合修复的影响较少。短链脂肪酸是结肠的基本能源物质，有促进肠道吻合口愈合，维持肠壁的完整性作用。实验发现，给全小肠切除的大鼠应用含短链脂肪酸的肠外营养，大鼠肠黏膜萎缩明显减轻；给予短链脂肪酸的肠内营养能提高大鼠肠吻合的强度；把果胶加到常规饮食，动物结肠内 pH 降低，结肠吻合张力强度增加，此结果可能与果胶发酵产生短链脂肪酸有关。

（三）维生素与创伤愈合

维生素虽然不产生能量也不构成机体成分，但在三大产能营养素的代谢中起着重要作用。B 族维生素特别是维生素 B_1、B_2 和烟酸等，作为辅酶参与能量代谢；维生素 C 作为羟化酶的辅酶参与胶原蛋白的合成、肾上腺皮质类固醇和抗体的合成，有利于手术后代谢、组织修复、抗感染和创伤愈合。手术后短期内维生素不会出现明显缺乏，但是由于术后代谢率增高，B 族维生素的消耗增加。术后维生素 C 的消耗量增加，如不及时补充，易发生维生素 C 缺乏症。伤口愈合过程中，脂溶性维生素 A、维生素 D、维生素 K 等需要量也增加。维生素 K 对肝产生凝血酶原有重要意义，术后长期使用广谱抗生素导致的肠道菌群失调会影响维生素 K 的合成。维生素 A、E、C 与 T 淋巴细胞的增殖分化和增加分泌性抗体产生等多项免疫功能有关，摄入不足导致的变化过程中免疫功能的改变在早期即发生，从而增加对感染的易感性。

维生素 C 不足使受到外伤时血管生成和弹性下降，毛细血管也容易破裂出血。研究表明，在维生素 C 缺乏鼠的伤口和皮肤切口的愈合延迟，并且有严重的出血，伤口虽然有小量胶原纤维形成，但伤口强度明显降低。饱和试验表明，手术及创伤后患者的维生素 C 显著滞留，在创伤后 5 ~ 10 天内给予维生素 C 0.5 g，尿中维生素 C 排泄量仍减少。创伤后患者的血浆维生素 C 浓度降低，负荷试验尿维生素 C 排出量减少。损伤后患者维生素 C 代谢的生化改变可能持续很长时间，由于维生素 C 在体内无储存，所以严重疾病和损伤时应补充维生素 C，否则极易迅速发展成坏血病。Pirani 等研究证实 [184]，行剖腹术的豚鼠伤口在正常情况下 6 周得到恢复，当正常饮食维生素 C 供给终止时，胶原合成和胶原分解的动态关系被破坏，合成代谢不足，胶原逐渐丢失，毛细血管完整性受影响而发生出血，伤口回到未成熟状态。研究显示，在维生素 C 缺乏的豚鼠皮下接种葡萄球菌属形成实验性脓肿，其炎症反应和感染机体的局限性减少，而扩散增多。表明维生素 C 缺乏的动物对创伤感染更为敏感。

维生素 A 有利于维持上皮组织结构的完整性，也是免疫细胞增殖分化所需的营养物质，促进创伤修复 [185]。多项研究证实创伤后供给维生素 A 有利于损伤的修复。Ievenson 等研究认为 [186]，维生素 A 对创伤修复改善是由于早期炎性反应，包括巨噬细胞注入的增加、促生长因子释放活化增加以及成纤维细胞分化率和胶原合成增加。实验研究表明 [78]，将维生素 A 加到成纤维细胞培养递质中，可加速成纤维细胞的成熟和成纤维细胞层胶原含量的增加，而不影响胶原酶的活性。给予小鼠商品化的标准饲料，在手术创伤后补充维生素 A，能促进伤口早期炎症反应、增加血管生成和预防肠道胶原降低。股骨骨折鼠补充维生素 A 后，通过增加皮肤切口张力的速率和皮下插入海绵管修复胶原的沉积，可利于损伤修复。大剂量可的松导致鼠肝和肾的维生素 A 迅速耗尽，如果同时补充维生素 A，可防止组织中维生素 A 的减少。李净观察了糖皮质激素联合维生素 C、维 A 酸对皮肤外伤后瘢痕形成的影响 [187]，治疗组在口服头孢拉定的基础上，联合口服醋酸泼尼松、维 A 酸和维生素 C，与对照组比较，治疗组伤口愈合后瘢痕减小，能够减轻皮肤外伤缝合后瘢痕的形成。

维生素 E 是主要的膜相关性阻链抗氧化剂，并且是防御脂质体过氧化作用的首要屏障。在各型细胞中，维生素 E 能抑制细胞生长和诱导细胞形态分化 [188] 。孙兴才等观察发现 [189]，角膜基质的创伤愈合，尤其是准分子激光屈光性角膜切削术后，引起的角膜上皮下雾状混浊是有害的。不同浓度维生素 E 对角膜基质细胞增殖的抑制作用，50 μmol/L 和 100 μmol/L 维生素 E 均在加药后 48 h 抑制率最高。

（四）微量元素与创伤愈合

锌、铁、硒和铜等是人体必需的微量元素，作为金属酶的成分参与体内多种代谢活动。必需微量元素与创伤愈合密切相关。实验研究提示锌、铁与免疫细胞的增殖分化、分泌性抗体产生和临床抗感染能力密切相关。严重创伤也可能诱发微量元素缺乏。蒋与刚等的实验研究认为 [190] 补充锌或金属硫蛋白对肝缺血再灌注损伤均具有一定的保护作用，且补锌的作用更为明显。胡建山等观察 [191]，非手术椎体骨折患者于入院采用非手术治疗后开始口服含铁、铜、锰、锌等微量元素片剂，治疗组及相应各对照组第 3 周、第 8 周和第 12 周血清微量元素铁、铜、锰和锌含量水平均高于治疗前及对照组的水平，骨痂积分与血清微量元素铁、铜、锰、锌含量成正相关，说明对微量元素代谢正常的骨折患者补充微量元素，对骨折愈合有促进作用。

铁是血红蛋白和肌红蛋白的组成成分，参与 O_2 的运输；铁也是细胞色素和多种酶的组成成分，在组织呼吸及生物氧化中起重要作用。铁与维持正常的免疫功能特别是细胞免疫功能有关。缺铁可影响 T 淋巴细胞、吞噬细胞的增殖分化，细胞因子的产量下降，自然杀伤细胞活性降低，易致感染的发生 [192]。机体铁缺乏可引起铁代谢紊乱，不利于创伤愈合。

锌作为多种酶的成分广泛参与机体各种代谢活动，并以各种锌蛋白的形式，参与基因转录、复制及蛋白合成等基因表达和调控。缺锌会导致蛋白质合成障碍及细胞分裂减少，也可致红细胞脆性增加及膜完整性的破坏，使红细胞功能受影响，不利于伤口的愈合。锌缺乏可影响机体抗感染能力。锌可刺激免疫细胞分泌白介素 -2、白介素 -4 和 γ 干扰素等，抑制肿瘤坏死因子介导的细胞毒及防止细胞死亡。实验观察发现 [193]，用 1 μmol/L、15 μmol/L、50 μmol/L 和 100 μmol/L 等不同锌浓度的培养基培养 HUT-78 细胞，并与 15 μmol/L 组比较，1 μmol/L、50 μmol/L 和 100 μmol/L 组 IL-2、TNF-α 活性和 mRNA 水平下降，同时 NF-κB 活性亦降低。胡艳丹研究发现，锌缺乏可致 IL-2 和 TNF-α 的分泌出现反向的变化，即 IL-2 水平降低而 TNF-α 的活性增加，说明锌在细胞免疫、抗炎反应及抗氧化损伤中均发挥重要作用 [194]。

硒是构成含硒蛋白和含硒酶的成分，如谷胱甘肽过氧化物酶（glutathione peroxidase，GSH-Px）、3 种硫氧还蛋白还原酶（thioredoxin reductase，TR）和碘化甲腺原氨酸脱碘酶（iodothyronine deiodinase，ID）等，有抗氧化、维持维生素 C 及其他分子呈还原态和调节甲状腺素代谢等作用。适量的硒对保护细胞免疫和体液免疫是必须的。硒可通过下调细胞因子（cytokine）和黏附分子（adhesion molecule）的表达，上调白介素 -2 受体（interleukin-2 receptor，IL-2R）的表达，使淋巴细胞、NK 细胞、淋巴因子激活的杀伤细胞（lymphokine-activated killer cells，LAK）的活性增加，提高宿主抗体和补体的应答能力。硒缺乏可导致多发性灶状坏死为主要病变的心肌病，也可引起生长迟缓及神经性视觉损害。硒缺乏还可使 GSH-Px 的活力下降，直接影响机体抗氧化系统的功能及对相关疾病的抵抗能力。

铜是细胞色素氧化酶等多种酶的组成成分。含铜赖氨酸氧化酶能促进骨骼、皮肤和血管中胶原蛋白和单行蛋白的交联，促进骨骼、血管和皮肤健康，在损伤愈合中起作用。铜也具有抗氧化作用，动物缺铜时，氧化酶活性下降，血管弹性硬蛋白、结缔组织和骨胶原蛋白合成受阻。铜维持正常的造血功能，维护中枢神经系统的完整性，铜蓝蛋白能促进血红素和血红蛋白的合成。患者长期接受静脉营养，临床上注意预防缺铜。

（唐咏梅）

参考文献

[1] 聚祥，范雪云，王广增．煤矿职业危害预防与控制指南．北京：北京大学医学出版社，2007：15.

[2] 贺小春，董发勤．粉尘释放自由基的研究动态．工业卫生与职业病，2003，29（3）：187-190.

[3] Donaldson K，Brown DM，Mitchell C，et al. Free radical activity of PM 10：iron-mediated generation of hydroxyl Radicals. Environ Health Perspect，1997，105（5）：1285-1289.

[4] 郭维新，郭鼐．粉尘表面活性与自由基研究进展．国外医学（卫生学分册），1996，23（4）：208-221.

[5] Park SH，Aust AE. Participation of iron and nitric oxide in the mutagenicity of asbestos in hgprt$^-$，gpt$^+$ Chinese hamster V79 cells. Cancer Res，1998，58（6）：1144 -1148.

[6] Athanasios V，Anastasia S，Anna T. Generation of hydroxyl radicals by urban suspended particulate air matter. The role of iron ions. Atmosphere Environ，2000，34：2379-2386.

[7] Bai Y，Suzuki AK，Sagai M . The cytotoxic effects of diesel exhaust particles on human pulmonary artery endothelial cells in vitro：role of active oxygen species. Free Radic Biol Med，2001，30（5 ）：555 -562.

[8] 赵金垣．自由基医学实践中的常见问题．中华预防医学会自由自预防医学分会 2013 年秋季学术交流会论文集，2013，11：1-4.

[9] 范红敏．8 项氧化损伤指标筛检煤工尘肺患者作用的比较．中华预防医学会自由自预防医学分会 2012 年夏季学术交流会论文集，2012，8：128.

[10] 李庆，徐从景，李倩，等．煤工尘肺与 T 淋巴细胞及微量元素关系的临床研究．中国工业医学杂志，2005，18（4）：208-210.

[11] 赵道昆，缪荣明．氧化应激反应在矽肺发病中的作用．职业与健康，2012，28（15）：1818-1820.

[12] 曹燕花，姚林，陈志远，等．染尘大鼠支气管肺泡灌洗液中铜、锌、锰、硅、铁、铬含量的研究．中国工业医学杂志，2009，22（2）：116-117.

[13] 张一峰，王金菊，谢峰，等．提高接触粉尘工人抗超氧阴离子（$O_2^{\cdot-}$）功能的研究．中国职业医学，2002，29（2）：28-30.

[14] 张艳淑，王广增，姚林，等．茶多酚联合维生素 C、E 对染尘大鼠血液中 NO、NOS 和 GSH-Px 的影响．中国公共卫生，2000，16（10）：894-895.

[15] 张喜英，姚三巧．凋亡蛋白及其配体系统介导的细胞凋亡与尘肺的关系，中国职业医学，2007，34（3）：237-240.

[16] 韦小瑜，何云，程明亮．细胞因子与肺纤维化．西南军医，2006，8（2）：54-61.

[17] Khalil N，Churg A，Muller N，et al. Environmental，inhaled and ingested causes of pulmonary fibrosis. Toxicologic Pathology，2007，35（1）：86-96.

[18] Schapira RM，Ghio AJ，Effros RM，et al. Hydroxyl radical production and lung injury in the rat following silica or titanium dioxide instillation in vivo. Am J Respir Cell Mol Biol，1995，12（2）：220-226.

[19] Costantini LM，Gilberti RM，Knecht DA. The phagocytosis and toxicity of amorphous silica. Amorphous Silica Phagocytosis，2011，6（2）：1-10.

[20] Churg A，Brauer M，Keeling B. Ozone enhances the uptake of mineral particles by tracheobronchial epithelial cells in organ culture. American Journal of Respiratory and Critical Care Medicine，1996，153（4）：254-256.

[21] Kuwano K，Hagimoto N，Tanaka T，et al. Expression of apoptosis-regulatory genes in epithelial cells in pulmonary fibrosis in mice. Journal of Paleopathology，2000，190（2）：155-164.

[22] 张麒，邓雄良，姜杰，等．煤工尘肺机体免疫水平分析．中华劳动卫生职业病杂志，1996，14（2）：96-97.

[23] 杨阳，张晓晔．矽肺患者细胞免疫水平分析．临床和实验医学杂志，2008，7（3）：45-47.

[24] 黄亚北，韩颖，柴红修，等．煤工尘肺患者血清中蛋白参数的研究．职业与健康，2012，28（9）：1064-1065.

[25] 秦孝发，刘世杰．石英染尘大鼠早期肺灌洗液细胞中羟脯氨酸等指标变化．中华预防医学杂志，1994，28（2）：88-90.

[26] 顾振华，姜洁琪，张长青．尘肺患者的膳食与营养．中国煤炭工业医学杂志，2010，13（6）：919.

[27] 秦孝发，刘世杰．SiO_2 染尘大鼠肺灌洗液细胞中总脂及磷脂变化．中华劳动卫生职业病杂志，1991，9（6）：362.

[28] Naziroglu M，Butterworth P. Protective effects of moderate exercise with dietary vitamin C and E on blood anti-oxidative defense mechanism in rats with streptozotocin-induced diabetes. Can J Apple Physiol，2005，30（2）：172-185.

[29] 林劲秋，李亚洁．二十一世纪维生素应用新思考．中国公共卫生，2002，18（5）：632-634.

[30] 甘振威，张娅婕，谢林，等．营养保健膳食对矽肺患者细胞免疫及脂质过氧化的作用．吉林医学，2004，25（10）：80.

[31] 唐咏梅，潘林，宁鸿珍，等．陶瓷粉尘作业工人维生素需要量的探讨．中华预防医学杂志，1996，30（2）：110.

[32] 宁鸿珍，关维俊，闫红，等．煤矿井下工人维生素 B_1、B_2、C 需要量初步探讨．实用预防医学，1998，5（6）：325-326.

[33] 朱玲勤，刘占江，刘志宏，等．煤工尘肺患者血清铜蓝蛋白活性与微量元素 Cu、Zn 相关性的探讨．工业卫生与职业病，2001，27（3）：149.

[34] Cozma LS. Nutrition and metabolism：cellular and extracellular antioxidant capacity and cardiovascular disease. Current Opinion in Lipidology，2007，18（1）：110-112.

[35] 张淑敏．矽肺患者的血清硒及硒蛋白 P. 中国现代药物应用，2013，7（2）：30-32.

[36] Kuhn M A，PhD RN. Oxygen Free Radicals and Antioxidants：An overview of how antioxidants protect the body from disease. American Journal of Nursing，2003，103（4）：58-62.

[37] Fang YZ，Yang S，Wu G. Free Radicals，antioxidants，and nutrition. Nutrition，2002，18：872-879.

[38] Srigiridhar K，Nair KM. Iron-deficient intestine is more susceptible to peroxidative damage during iron supplementation in rats. Free Radic Biol Med，2006，25：660-665.

[39] 王婷，尚慧，殷素雅，等．矽肺患者血清铜蓝蛋白的活性与微量元素铜相关初探．工业卫生与职业病，2006，32（4）：226-227.

[40] 韩素莉，斋藤健，斋藤和雄．二氧化硅对大鼠血浆中微量元素含量的影响．卫生研究，1994，23（6）：328-330.

[41] 刘英莉，张艳淑，王广增，等．茶多酚联合维生素 C、维生素 E 对染尘大鼠肺泡巨噬细胞 DNA 损伤的保护实验研究．中国职业医学，2000，27（5）：21-22.

[42] 宁鸿珍，闫红，张晓峰，等．茶多酚矿工饮料抗衰老作用的实验研究．中国煤炭工业医学，1998，1（1）：82-83.

[43] 李向红，袁秀玲，吴开国，等．茶多酚对染尘大鼠肺冲洗液中脂质含量的影响．广西预防医学，1995，1（4）：207-208.

[44] 尹宏，刘世杰，鲁奇吾，等．刀豆蛋白对 SiO_2 粉尘致红细胞膜损伤效应的抑制．北京医科大学学报，1992，24（2）：159-160.

[45] 曹福源，闫立成，李清钊，等．原花青素对矽尘致大鼠肺组织转化生长因子 β_1 和热休克蛋白 47 表达的抑制作用．中国工业医学杂志，2011，24（1）：6-9.

[46] 李玉玖，祖国栋，杨军，等．高温作业工人维生素 B_1、B_2、C 及无机盐营养状况的研究．中国公共卫生，1998，14（8）：468-470.

[47] 宁鸿珍，关维俊，任磊，等．煤矿井下工人营养与水盐代谢的调查．中国工业医学杂志，2002，15（5）：280-281.

[48] 顾景范，郭长江．特殊营养学．北京：科学出版社，2009：4-10.

[49] 刘为甜，唐咏梅．钢铁高温作业工人水和微量营养素摄入、汗液消耗及体内水平分析．唐山：河北联合大学，2014：10-15.

[50] Michael NSawka，Louise MBurke，ERandy Eichner，et al. Excercise and fluid replacement. Medicine & Sciense in Sports & Exercise，2007，39（2）：377-390.

[51] Headquarters Departments of the Army，Navy，and Air Force. Nutrition Standards and Education. Washington，2001：15-18.

[52] 中国营养学会．中国居民膳食营养素参考摄入量速查手册．北京：中国标准出版社，2014：26.

[53] 邱仞之．高温与汗液中的微量元素．广东微量元素科学，1995，2（11）：1-6.

[54] 李正银，赵法伋，郭俊生，等．锌对热暴露大鼠血浆与肝、肾上腺中锌、铜、铁含量的影响．营养学报，1999，21（3）：269-273.

[55] Rousson B，Leclercq M，Bourqeay-Causse M，et al. Effects of a rise in ambient temperature on the metabolism of vitamin A in the rat during growth. Studied by measurements in the liver and plasma. Ann Nutr Metab，1983，27（1）：8-13.

[56] Consolazio CF，Nelson RA，Matoush LO，et al. Nitrogen excretion in sweat and its relation to nitrogen balance requirements. J Nutr，1963，79（63）：399-406.

[57] 邬堂春，晏扬，张伟，等．不同来源 HSP70 的氨基酸组成分析．中华劳动卫生与职业病杂志，1995，13（3）：328-331.

[58] 陈水发，游满芳，张丽英．77 名炼钢工人膳食营养调查报告．海峡预防医学杂志，2002，8（4）：55.

[59] Mosser DD，Caron AW，Bourget-I. Role of the human heat shock protein Hsp70 in protection against strcss-in- duced apoptosis. Mol Cell Biol，1997，17（9）：5317-5327.
[60] 邱璐，郭俊生，赵法伋，等．维生素 B_1、B_2、C 及烟酸对热暴露果蝇保护作用的研究．解放军预防医学杂志，1999，17（5）：324-328.
[61] 郭俊生，赵法伋，邱璐，等．复合微量营养素提高热适应能力的作用及其机理探讨．卫生研究，2001，30（5）：273-274.
[62] 邱仞之，万为人，甄红军，等．热暴露时人体血浆丙二醛和中分子物质含量的初步观察．解放军预防医学杂志，1993，11（1）：70-71.
[63] 张玖，戴艳玲．金银花及其水提物对果蝇耐热能力的影响．中国野生植物资源，1997，16（3）：33-34.
[64] 李向辉，郭俊生．强化苦丁茶提高热耐受能力的观察．解放军预防医学杂志，2001，19（2）：92-94.
[65] 葛宇，宫衡，刘玲，等．海藻糖提高动物热耐受性的研究．食品科学，2005，26（11）：230-233.
[66] 杨军，朱受成，万为人，等．复合人参制剂增强大鼠耐热能力的初步观察．第一军医大学学报，2000，20（1）：7-9.
[67] 葛萨萨，郑贵亮，周义德．氧化应激在噪声性聋发病中的作用机制及干预．中华耳科学杂志，2014，12（2）：211-215.
[68] 佘晓俊，吴铭权．噪声对心脏影响的研究进展．中华劳动卫生职业病杂志，2005，23（2）：146-148.
[69] Tzaneva L，Savov A，Damianovs V. Audiological problems in patients with tinnitus exposed to noise and vibrations. Cent Eur J Public Health，2000，8（4）：233-235.
[70] 高兰兴，郭俊生，郭长江．军队营养与食品学．北京：军事医学科学出版社，2008：394-431.
[71] 陈仁惇．苏联与军事有关的营养研究（二）．军队卫生，1983（4）：46-53.
[72] 胡迎芬．噪声对人体某些营养素代谢的影响研究．青岛大学学报，1999，12（2）：59-61.
[73] 王艳军，王明科，丁猛，等．噪声和高温对机体健康影响的复合效应．现代生物医学进展，2014，14（26）：5175-5179.
[74] 王文广，陈振声，边立华，等．婴幼儿缺铁性贫血治疗前后脑干听觉诱发电位的变化．营养学报，1997，19（3）：296-300.
[75] 夏来顺．局部振动病发病机理与治疗．中国工业医学杂志，1993，6（1）：32-34.
[76] Hight NG，McFadden SL，Henderson D，et al. Noise-induced hearing loss in chinchillas pre-treated with glutathione monoethylester and R-PIA. Hearing Research，2003，179（1-2）：21-32.
[77] Kopke RD，Coleman JK，Liu J，et al. Candidate's thesis：enhancing in trinsic cochlear stress defenses to reduce noise-induced hearing loss. Laryngoscop，2002，112：1515-1532.
[78] 糜漫天，郭长江．军事营养学．北京：人民军医出版社，2004：100-102.
[79] 侯粉霞，王生，翟所强，等．维生素 C 对豚鼠噪声性听力损失的预防作用．工业卫生与职业病，2003，29（5）：5270-272.
[80] 侯粉霞，王生．维生素 E 对短期噪声暴露引起豚鼠听力损失的预防作用．中华劳动卫生职业病杂志，2005，23（6）：408-410.
[81] Taha W，Chin D，Silverberg AI，et al. Reduced spinal bone mineral density in adolescents of an ultra-othodox Jewish community in Brooklyn. Pediatrics，2001，107：E79.

[82] 连星烨，孟增东．不同地区光照量与人体维生素 D 水平及骨密度之间的关系．中国骨质疏松杂志，2012，18（2）：183-165.

[83] 杨荣华，王栓科，吴国兰，等．井上、井下矿工跟骨定量超声测定分析．中国骨质疏松杂志，2004，10（1）：59-60.

[84] 朱雄，吴国兰．煤矿井下环境对矿工跟骨定量超声及骨代谢的改变．中国社区医师，2010，12（14）：150.

[85] 徐章华，邵玉芬．α- 亚麻酸对大鼠行为、视网膜及肝脑脂肪酸构成的影响．中国公共卫生，2002，18（3）：301-303.

[86] Jeffrey BG，Neuringer M. Age-related decline in rod phototransduction sensitivity in rhesus monkeys fed an n-3 fatty acid-deficient diet. Invest Ophthalmol Vis Sci，2009，50（9）：4360-4367.

[87] Rotstein NP，Aveldano M I，Barrantes FJ，et al. Docosah exaenoic acid is required for the survival of rat retinal phot oreceptors in vitro. J Neurochem，1996，66（5）：1851-1859.

[88] 罗丽华，杜鹏，杨昌林．夜间视力与机体相关营养素．解放军预防医学杂志，2008，26（5）：382-385.

[89] 黄国荣，杨家驹，韦娜，等．锌及复合微量营养素对学龄前儿童暗适应功能影响的研究．中国公共卫生学报，1998，17（1）：27-28.

[90] 段亚东，朱秀领，马伯良，等．补锌对暗适应影响的应用评价．白求恩医科大学学报，1995，21（1）：7.

[91] Flohe L. Selenium，selenoproteins and vision. Dev Ophthalmol，2005，38：89-102.

[92] 刘学东，龚书明，杨瑞华，等．微波诱导视网膜神经细胞凋亡及硒的保护作用．第四军医大学学报，2000，21（6）：702-704.

[93] 许红霞，糜漫天，徐朝霞．牛磺酸对大鼠视网膜谷氨酸兴奋毒性的防护作用研究．营养学报，2005，27（2）：114-118.

[94] Káldi I，Dit tmar M，Pierce P，et al. L-NAME protects against acute light damage in albino rats，but not against retinal degeneration in P23H and S334ter transgenic rats. Exp Eye Res，2003，76（4）：453- 461.

[95] 陈卡，糜漫天，余小平．牛磺酸对大鼠视网膜光化学损伤的保护作用研究．第三军医大学学报，2005，27（9）：881-884.

[96] 韦娜，糜漫天，黄国荣，等．牛磺酸和微量营养素干预对人体蛋白营养状况及暗适应功能的影响．微量元素与健康研究，2000，17（3）：43-46.

[97] 武玮，王淑荣，张巍．经玻璃紫外线照射对大鼠 25- 羟维生素 D 水平及骨代谢的影响．中国当代儿科杂志，2009，11（2）：138-141.

[98] Jones G，Dwyer T. Bone mass in prepubertal children：gender differences and the role of physical activity and sunlight exposure. J Clin Endocrinol Metab，1998，83（12）：4274-9.

[99] 刘臻，赖建强，谷秀芳，等．中老年女性维生素 A 营养状况与骨密度关系的调查研究．卫生研究，2011，40（6）：723-726.

[100] Opotowsky AR，Bilezikian JP. Serum vitamin A concentration and the risk of hip fracture among women 50 to 74 years old in the United States：a prospective analysis of the NHANESI follow-up study. Am J Med，2004，117（3）：169-174.

[101] 唐咏梅，杨猛，黄晓辉．儿童青少年骨密度水平的影响因素研究进展．国外医学（医学地理分

册)，2012，33（4）：221-225.
[102] Flynn A. The role of dietary calcium in bone health. Proc Nutr Soc，2003，62（4）：851-858.
[103] Sellmeyer DE，Schloetter M，Sebastian A. Potassium citrate prevents increased urine calcium excretion and bone resorption induced by a high sodium chloride diet. J Clin Endocrinol Metab，2002，87（5）：2008-2012.
[104] 何丽，张坚，付萍，等. 补充钙、维生素 D 及镁、锌、铜对大鼠骨密度和骨强度的影响. 中国临床营养杂志，2005，13（3）：186-189.
[105] Neville CE，Robson PJ. The effect of nutrient intake on bone mineral status in young adults：the Northern Ireland Young Heart Project. Calcif Tissus Int，2002，70（2）：89-98.
[106] McGartland CP，Robon PJ，Murrary LJ，et al. Fruit and vegetable consumption and bone mineral density：the Northern Ireland Young Hearts Project. Am J Clin Nutr，2004，80（4）：1019-1023.
[107] 黄何平. 骨密度的影响因素分析. 中国临床康复，2006，10 (40)：124-126.
[108] 张楠楠，谭亚荣，张姗姗，等. 酒精与骨骼. 中国骨质疏松杂志，2014，20（7）：858-862.
[109] Judith S. Brand，Chan Mei-Fen，Luben Robert N，et al. Cigarette Smoking and Endogenous Sex Hormones in Postmenopausal Women. Journal of Clinical Endocrinology & Metabolism，2011，96 (10)：3184-3192.
[110] 李占山，胡金梅，周瑞华. 维生素 A 对煤矿井下作业人员夜视功能的影响. 华北煤炭医学院学报，2002，4（4）：409-411.
[111] 蒋婉似，王瑞妹，刘雪枫，等. 煤矿工人维生素 A 营养水平的调查研究. 山西医学院学报，1988，19（2）：110-114.
[112] 邓明明，孙林岩，孙林辉，等. 煤矿工人反应时、暗适应测试与事故倾向调查. 工业工程与管理，2013，18（6）：102-106.
[113] 李晓双，董克习，邵作峰，等. 鲁南地区煤矿工人血清 25-OH-D 水平检测及相关因素分析. 山东医药，2010，50（35）：23-25.
[114] Supervia A，Nogues X，Enjuanes A，et al. Effect of smoking and smoking cessation on bonemass，bone remodeling，vitamin D，PTH and sex hormones. J Musculoskelet Neuronal Interact，2006，6（3）：234-241.
[115] 刘蕴. 低剂量辐射对荷瘤小鼠肝抗氧化酶及肿瘤组织的作用. 中国自然医学杂志，2006，8（3）：220-221.
[116] Fang YZ，Liu ZF. New findings about the antigen-antibody reaction between antibovine Cu，Zn-SOD antisera and Cu，Zn-SOD in the blood of cancer patients. Chin Sci Bulle (Kcxue Tongbao)，1998，33：2036-2040.
[117] 周丽君，方允周，章扬培，等. 质粒 pBR352 的 γ 辐射损伤放应. 辐射研究与辐射工艺学报，1993，11（1）：28-30.
[118] 方允中，刘智峰 . γ 射线对红细胞嘌呤核苷磷酸化酶的影响. 军事医学科学院院刊，1986，10：20-23.
[119] 康鑫，方允中，陈吉中. 离体与整体照射对大鼠红细胞嘌呤核苷磷酸化酶活力与红细胞膜脂质过氧化值的影响. 辐射研究与辐射工艺学报，1989，4：59-63.
[120] 李志民，徐寿平，马绪臣，等. 电离辐射对大鼠咬肌细胞 ATP 酶活性的影响. 现代口腔医学杂志，2010，24（5）：364-366.

[121] 王崇道，劳勤华，强亦忠，等．辐射对小鼠组织中脂质过氧化物和蛋白质的影响及单宁酸与鲨烯的抗脂质过氧化作用．辐射研究与辐射工艺学报，1993，11（1）：49-52.
[122] 陈蔚如，冯英进，刘蜂光，等．宇宙辐射对飞行人员淋巴细胞微核及血清过氧化脂质和抗氧化活性的影响．科学通报，2001，46（20）：1676-1682.
[123] Ershoff BH. Effects of source of dietary carbohydrate on survival time of sublethally x-irradiated mice. Proc Soc Exp Biol Med，1961，106：605-607.
[124] Smith OL. Protein degradation in skeletal muscles after evisceration of fed or fasted rats. Am J Physiol，1986，251（4 pt 1）：E379-384.
[125] 陈晓穗，骆训懿，周丽君，等．重组人铜锌超氧化物歧化酶对小鼠抗氧化酶和免疫细胞的辐射防护作用．中华放射医学与防护杂志，1997，17（3）：189-192.
[126] 宋良文，王德文，崔雪梅铁，等．铁、牛磺酸和精氨酸对大鼠肝纤维化的影响．中华放射医学与防护杂志，1997，17（6）：410-413.
[127] 金宏，刘丽．大豆异黄酮抗辐射作用的实验研究．氨基酸和生物资源，2004，26（3）：23-26.
[128] Deuel TF，Louie M，Lerner A. Glutamine synthetase from rat liver. Purification，properties，and preparation of specific antisera. J Biol Chem，1978，253（17）：6111-6118.
[129] Ashikawa JK，Anderson OK. Postirradiation protection of x-irradiated mice with olive oil. Radiat Res. 1960，13：99-107.
[130] Coniglio JG，Darby WJ，Wilkerson MC，et al. Effect of x-irradiation on fat balance and on lipid and vitamin A content of the liver. Am J Physiol，1953，172（1）：86-92.
[131] Bernardini A，Lino A. Changes in vitamin B content of tissue of x-irradiated animals. I. Changes in riboflavin. Boll Soc Ital Biol Sper，1954，30（7）：1075-1077.
[132] Gurnani S，Arifuddin M，Augusti KT. Effect of visible light on amino acids—Ⅰ. Tryptophan. Photochem Photobiol，1966，5（7）：495-505.
[133] 张春生，彭珊茁．抗氧化物质在辐射防护中的作用．中国工业医学杂志，2003，16（4）：222-224.
[134] Bertoncello I，Kriegler AB，Woodcock DM，et al. Hematopoietic radioprotection by cremophor EL：a polyethoxylated cast or oil. Int J Radiat Biol，1995，67（1）：57-64.
[135] 刘广青，林嗣忠，刘民航，等．大鼠在长期低剂量 γ- 线照射作用下补充大剂量维生素 E 的效果．中华航海医学杂志，1999，6（4）：197-200.
[136] Lamson BG，Lang DA，Billings MS，et al. Late effects of total-body x-irradiation VI Increased susceptibility of irradiated rats to oral hypertonic sodium chloride. Radiat Res，1962，16：54-65.
[137] Bauer P，Belleville-Nabet F，Watelet F，et al. Selenium，oxygen-derived free radicals，and isch emia-reperfus ion injury. Biol Trace Elem Res，1995，47（1-3）：157.
[138] Gaziev AI，Podlutsky AJA，Panfilov BM，et al. Dietary supplements of antioxidants reduce hprt mutant frequency in splenocytes of aging mice. Mut at Res，1995，338（1-6）：77.
[139] 樊飞跃，杨素霞，李煜，等．硒对 ^{60}Co γ 射线照射人胚肺细胞 DNA 损伤的保护作用．中华放射医学与防护杂志，1997，17（4）：252-253.
[140] 明志君，江翊国，周鹂，等．积雪草总苷对辐射损伤小鼠的抗氧化和免疫增强作用研究．中华预防医学会自由基预防医学专业委员会 2012 年夏季学术交流会论文集，2012，8：128-129.
[141] 郭娟，张琰君，安广洲，等．丹参素对于电离辐射损伤小鼠的防护作用．时珍国医国药，2015，26（8）：1811-1813.

[142] 邬志薇，秦立强．芝麻酚对辐射损伤大鼠的防护作用及机制研究．苏州：苏州大学，2012：3-5.
[143] 谢靖，于文功．紫薯素对 $^{60}Co\gamma$ 辐射导致的小鼠胸腺细胞损伤的抑制作用和机制．青岛：中国海洋大学，2011：7-8.
[144] 贾海全，金宏．大豆异黄酮抗辐射损伤的实验研究．氨基酸和生物资源，2004，26（2）：23-26.
[145] Yeung JH，Chiu LC，Ooi VE. Effect of polysaccharide peptide（psp）on glutathione and protection against paracetamol-induced hepatotxicity in the rat. Methods Find Exp Clin Pharmacol，1994，16（10）：723-729.
[146] 刘志辉，孟庆勇．多糖抗辐射研究现状．中华放射医学与防护杂志，2003，23（1）：70-71.
[147] 李小雨，王振宇．元蘑多糖活性部位分析及对 $^{60}Co\ \gamma$ 辐射损伤的防护作用．哈尔滨：哈尔滨工业大学，2013：7-8.
[148] 梁明至，冉新泽，郭朝华，等．钝顶螺旋藻多糖对辐射所致小鼠造血功能抑制的对抗影响．重庆医学，2003，32（3）：293-295.
[149] 杨永建，梁莉，李梅，等．南沙参多糖对亚慢性辐射损伤的防护作用．中药药理与临床，2002，18（5）：21-23.
[150] 江泉观．中毒机制的一种学说：脂质过氧化．国外医学（卫生学分册），1980，（6）：346-350.
[151] Kader A，Frazzini VI，Solomon RA. Nitric oxide production during focal cerebral ischemia in rats. Stroke，1993，24（11）：1709-1716.
[152] Dawson VL，Dawson TM，London ED，et al. Nitric oxide mediates glutamat e neurot oxicity in primary cort ical cultures. Proc Natl Acad Sci USA，1991，88：6368-6373.
[153] 夏世均，吴中亮．分子毒理学基础．武汉：湖北科学技术出版社，2001：43-44.
[154] 洪忠新，徐英霞，王立静，等．营养干预对重度一氧化碳中毒患者免疫状况的影响．内科及危重症杂志，2001，7（3）：136-138.
[155] Murphy SE，Spina DA. Evidence for a high-affinity enzyme in rat esophageal microsomes which alpha-hydroxylates N′-nitrosonornicotine. Carcinogenesis，1994，15（12）：2709-2713.
[156] 尹连红，于浩，彭金咏．四氯化碳诱导肝损伤的分子机制及中药干预的研究进展．中国现代应用药学，2015，32（9）：1147-1153.
[157] 刘晓芳，夏元洵，仲来福．不同维生素 E 水平对四氯化碳肝损害的影响．营养学报，1998，20（2）：147-150.
[158] 薛启莫．代谢、营养和中毒性周围神经病．中国临床神经科学，2009，17（1）：58-71.
[159] 刘晋，郭长江，吴健全，等．联合补充维生素 B_1、B_2、PP 对急性低氧暴露小鼠物质代谢的改善作用．中国应用生理学杂志，2011，27（2）：215-218.
[160] Othman AL，Missiry MA. Role of selenium against lead toxicity in made rats. J Biochem Mol Toxicol，1998，12（6）：345-349.
[161] 张富春，舒昌杰．慢性肝损伤大鼠体内硒水平及谷胱甘肽过氧化物酶的活力变化．微量元素与健康研究，1994，11（3）：7-8.
[162] 杨成峰，陈学敏．高硒高镉对大鼠体内脂质过氧化作用影响的研究．中国公共卫生学报，1992，11（6）：345.
[163] 马超，徐海滨．膳食植物成分对肝药物代谢酶的影响．卫生研究，2006，35（4）：524-526.
[164] 陈君石．膳食、营养与癌症预防的新进展．营养学报，2004，26（2）：81-84.
[165] Teyssier C. Effect of onion consumpt ion by rats on hepatic drug metabolizing enzymes. Food Chem

Toxicol，2001，39（10）：981-987.

[166] Foster BC，Foster MS，Vandenhoek S，et al. An in vitro evaluation of human cytochrome P450 3A4 and P-glycoprotein inhibit ion by garlic. J Pharm Pharm Sci，2001，4（2）：176-184.

[167] Iqbal M，Sharma SD，Okazaki Y. Diet ary supplement ation of curcumin enhances antioxidant and phase Ⅱ metabolizing enzymes in ddY male mice：possible role in protect ion against chemical carcinogenesis and toxicity. Pharmacol Toxicol，2003，92（1）：33-38.

[168] 吴彦，孙建宁，石任兵．黄连解毒汤有效部位对一氧化氮诱导大鼠皮层神经元损伤的保护作用．中国药科大学学报，2005，36（1）：59-62.

[169] 程爱国，张柳．我国矿山医疗救护现状．中国急救复苏与灾害医学杂志，2007，2（7）：421-423.

[170] 杨大明，李世波，张彪，等．晋城矿区 69749 例煤矿井下创伤流行病学调查．中华创伤杂志，1995，11（3）：181.

[171] 朱戊明，赵素梅．4278 例煤矿创伤流行病学调查．中华创伤杂志，2001，17（12）：712.

[172] 陈德春，赵亚红．某煤矿井下作业工人 1992—2001 年伤亡调查分析．职业卫生与病伤，2003，18（3）：176-177.

[173] 刘广湘，李家兴，李学锋，等．创伤对糖代谢的影响与胰岛素抵抗的临床研究．第七届全国创伤学术会议暨 2009 年海峡两岸创伤医学论坛，2009：517-518.

[174] 郭俊生，陈洪章，赵法伋，等．复方乳鸽水解蛋白对创伤动物血清氨基酸浓度及创伤愈合的影响．营养学报，1995，17（1）：37-42.

[175] 靳继德，郑子新，韦京豫，等．丙氨酰谷氨酰胺对创伤大鼠静脉营养效用的研究．营养学报，2000，22（2）：151-154.

[176] Delany HM，Teh E，Dwarka B，et al. Infusion of enteral vs parenteral nutrients using high-concentration branch-chain amino acids：effect on wound healing in the postoperative rat. Jpen J Parenter Enteral Nutr，1991，15（4）：464-468.

[177] Felcher A，Schwartz J，Shechter C，et al. Wound healing in normal and analbuminemic（NAR）rats. Journal of Surgical Research，1987，43（6）：546-549.

[178] 靳继德，郑子新，王钢乐，等．Ala-Gln 和 BCAA 对创伤大鼠营养支持作用的实验研究．中国临床营养杂志，2001，9（1）：18-22.

[179] 蒋与刚，庞伟，房恒通，等．含谷氨酰胺二肽氨基酸对创伤大鼠肠外营养的效用．解放军预防医学杂志，2007，25（1）：5-8.

[180] Shi HP，Efron DT，Most D，et al. Supplemental dietary arginine enhances wound healing in normal but not inducible nitric oxide synthase knockout mice. Sugery，2000，128（2）：374-378.

[181] Barbul A，Uliyargoli A. Use of exogenous arginine in multiple organ dysfunction syndrome and sepsis. Critical Care Medicine，2007，35（9）：564-567.

[182] Laato M，Niinikoski J. Epidermal growth factor（EGF）and wound healing. Duodecim Lääketieteellinen Aikakauskirja，1990，106（11）：860-862.

[183] Coulton LA. Temporal relationship between glucose 6-phosphate dehydrogenase activity and DNA-synthesis. Histochemistry，1977，50（3）：207-215.

[184] Pirani CL，Levenson SM. Effect of vitamin C deficiency on healed wounds. Proceedings of the Society for Experimental Biology & Medicine Society for Experimental Biology & Medicine，1953，82（1）：95.

[185] Lin J，Song F，Yao P，et al. Effect of vitamin A supplementation on immune function of well-nourished children suffering from vitamin A deficiency in China. European Journal of Clinical Nutrition，2008，62（12）：1412-1418.

[186] Levenson S M，Gruber C A，Rettura G，et al. Supplemental vitamin A prevents the acute radiation-induced defect in wound healing. Annals of Surgery，1984，200（4）：494-512.

[187] 李净．糖皮质激素联合维生素 C、维 A 酸减轻瘢痕形成．中外治疗，2012，18：103-104.

[188] Azzi AL，Boscoboinik D，Chatelain E，et al. d-α-Tocopherol control of cell proliferation . Mol Aspects Med，1993，14（3）：265-271.

[189] 孙兴才，李海丽，吴静安．维生素 E 对体外培养的人角膜基质细胞增殖和移行的影响．中华眼科杂志，1998，34（5）：399-400.

[190] 蒋与刚，郭长江，杨继军，等．锌和金属硫蛋白对肝缺血再灌注损伤保护作用的比较．营养学报，2001，23（4）：365-367.

[191] 胡建山，李溥，任一，等．创伤性骨折微量元素含量变化与骨愈合相关性研究．右江医学，2012，40（3）：302-305.

[192] Srigiridhar K，Nair KM. Iron-deficient intestine is more susceptible to peroxidative damage during iron supplementation in rats. Free Radic Biol Med，2006，25（6）：660-665.

[193] Bao B，Prasad AS，Beck FWJ，et al. Toxic effect of zinc on NF-B，IL-2，IL-2 receptor a and TNF-a in HUT-78（Th0）cells. Toxicol Lett，2006，166（3）：222-228.

[194] 胡艳丹，卢豪，庞伟，等．缺锌对 0 ~ 2 月龄大鼠免疫功能影响的研究．营养学报，2011，33（2）：114-117.

第七章

营养不平衡对健康的影响

营养不平衡，即营养不良，是目前世界上很多国家面临的营养问题。营养不平衡包括营养缺乏和营养过量或“过剩”，主要原因是膳食营养素的供给和机体需要之间的不平衡。营养缺乏病是指长期严重缺乏一种或多种营养素而造成机体出现各种相应的临床表现或病症。在临床症状出现之前体内营养素水平下降的情况称为亚临床缺乏或边缘性缺乏状态，特别是一些矿物质和维生素等微量营养素的缺乏问题，也称“隐性饥饿”。因为没有明显的症状和体征，亚临床缺乏很容易被忽视、不易重视，但对人体健康状态会产生影响，如抵抗力降低、食欲差、视力降低、易疲劳，致使工作效率、生活质量降低。亚临床缺乏将是今后主要的营养问题。

随着社会的发展和人们生活水平的提高，人们的膳食模式也发生了很大变化，在某些微量营养素摄取不足的同时，脂肪等高能量营养素摄取过多，营养素与营养过剩有关的疾病如肥胖的患病率也在不断增高。《中国居民营养与慢性病状况报告（2015 年）》显示，钙、铁和维生素 A、D 等部分营养素缺乏依然存在。因此，目前我国居民正面临着营养缺乏和营养过量的双重挑战。我国矿工一般劳动强度大，作业持续时间长，井下低照度作业且接触阳光紫外线较少，并且所接触的职业危害中大多数可使机体营养代谢增强，所以，矿工对营养素需要量增加，如果长期营养摄入不足，容易发生营养缺乏。但由于倒班和不合理的三餐能量分配也会有营养“过剩”问题。

第一节　蛋白质 - 能量营养不良

蛋白质 - 能量营养不良（protein energy malnutrition，PEM）是由于能量和（或）蛋白质缺乏而引起的一种程度不同的临床综合征，同时伴有维生素和矿物质等多种营养素的缺乏[1]。临床上除体重明显减轻、皮下脂肪减少和皮下水肿外，常伴有各种器官的功能紊乱。蛋白质 - 能量营养不良在 1933 年被首次提出，到 20 世纪 70 年代，逐渐引起人们关注[2]。蛋白质 - 能量营养不良多发生于饥荒、战争、贫困国家和地区的人群及喂养不当的婴幼儿和临床患者，是发展中国家存在的普遍性营养问题之一。矿工如果在井下的班中餐过于简单或不食用，下井前和升井后又不注意合理膳食，也会发生蛋白质 - 能量营养不良。

一、病因

根据发病原因，蛋白质 - 能量营养不良可分为原发性与继发性两种。

（一）原发性蛋白质 – 能量营养不良

原发性蛋白质 - 能量营养不良常见原因是长期膳食供给不足[3]，如长期以淀粉类食品（粥、奶糕）为主；不良饮食习惯如偏食、挑食；节食、素食或三餐过于简单；饥荒、战争、贫困情况下引起的饥饿；特殊生理时期如生长发育期、特殊作业人群，蛋白质需要量增加，如不及时相应增加膳食能量和蛋白质的供给量，也有可能导致蛋白质 - 能量营养不良的发生。

（二）继发性蛋白质 – 能量营养不良

继发性蛋白质 - 能量营养不良一般多见于临床疾病，如腹泻、肠炎等消化系统疾病影响食物的消化和吸收；创伤、手术、生长发育快速阶段等引起机体需要量增多造成相对缺乏；糖尿病、大量蛋白尿、急性发热性疾病、甲状腺功能亢进、恶性肿瘤等疾病导致消耗量过大；一些药物的不合理使用影响食物的消化和吸收。以上原因均可造成患者蛋白质 - 能量营养不良。

二、发病机制

蛋白质 - 能量营养不良的发生是一个复杂的病理生理过程，当食物中蛋白质和能量供应不足时，机体开始通过生理调节降低组织器官对营养素的需要，可使机体在低营养水平的内环境中生存，但当蛋白质和能量继续缺乏时，生理功能失调，适应机制衰竭，便可引起一系列症状和体征。蛋白质 - 能量营养不良可分为水肿型、消瘦型及混合型。

（一）水肿型

水肿型（kwashiorkor）营养不良以蛋白质摄入不足为主。如果单纯性蛋白质缺乏，机体首先产生适应性代偿变化，内分泌系统胰岛素分泌增加、糖皮质激素分泌减少，肝蛋白质合成受到抑制，导致白蛋白、脂蛋白等合成减少，病情严重时可产生低白蛋白血症，出现水肿。同时，由于患者常有体液潴留现象，体内总钾含量相对降低，可出现低钾血症，水肿症状进一步加重，临床表现为典型的水肿型营养不良，如果不及时治疗，患者最后往往死于感染或水、电解质紊乱等并发症。

近年来有学者认为，自由基氧化损伤学说可能是水肿型蛋白质 - 能量营养不良的发病机制之一[4]。蛋白质 - 能量营养不良引起体内自由基产生与清除的平衡失调，而感染等并发症进一步加剧自由基产生与清除的平衡失调，体内自由基的大量增加，可以对体内重要脏器及血管内皮造成损伤，结果导致水肿型营养不良的产生。

（二）消瘦型

消瘦型（marasmus）营养不良以能量摄入不足为主。能量供应缺乏时，内分泌系统的主要变化恰好相反，即胰岛素分泌减少，糖皮质激素分泌增加，引起体内肌肉、脂肪组织的分解，造成消瘦型营养不良，如果不及时治疗，患者最后多死于腹泻、呕吐导致的脱水、酸中毒及水、电解质紊乱。

（三）混合型

介于水肿型和消瘦型之间的营养不良称为混合型（marasmic kwashiorkor），蛋白质和能量均供应不足。

三、临床表现

（一）体重下降

体重不增是最早出现的症状，随即体重下降，逐渐低于正常[5]。失水是蛋白质-能量营养不良患者常见的危重表现之一[6]。

水肿型蛋白质-能量营养不良又称恶性营养不良，患者体重下降至理想体重的60%～80%，出现水肿、脂肪肝、皮损、肝脾大、毛发无光泽、呈红棕色等表现。轻者水肿见于下肢足踝部，重者可发展至躯干、面部，出现“满月脸”；严重时出现胸腔积液、腹水，皮肤干燥、角化，失去弹性、光泽，伴有红斑、鳞状脱皮，类似于糙皮病；由于水肿，皮下脂肪消耗往往不明显，毛发干枯、脆细，颜色变浅，无光泽，患者多并发呼吸道、消化道等炎症。

消瘦型蛋白质-能量营养不良又称干瘦型营养不良，患者体重下降至理想体重的60%以下，主要表现为明显消瘦，严重者出现“皮包骨”外观，儿童出现“老人脸”，皮肤干燥、松弛、多皱纹，无弹性光泽，皮下脂肪几乎消失，肌肉组织也明显消耗，头发纤细稀少、干燥易脱落，脉搏缓慢，血压、体温偏低，患者多并发干眼病、腹泻，严重时出现脱水、酸中毒及电解质紊乱等症状。

混合型蛋白质-能量营养不良则同时有体重下降（理想体重的60%以下）和水肿的表现。

（二）并发症

营养性小细胞性贫血是蛋白质-能量营养不良最常见的并发症。此外，还易并发各种维生素（如维生素A、维生素D、维生素C、维生素E等）缺乏，上呼吸道感染，泌尿系统感染及自发性低血糖。

水肿型蛋白质-能量营养不良患者免疫功能严重受损，造成机体抵抗力低下，容易引发呼吸道、消化道感染；消瘦型蛋白质-能量营养不良早期免疫功能变化可能不明显，晚期免疫功能则极其低下，容易导致感染性并发症的发生。

水肿型蛋白质-能量营养不良患者一般均有不同程度的低钾、低钠、低钙和低镁血症。呕吐、腹泻严重时，患者出现脱水、酸中毒等症状。消瘦型蛋白质-能量营养不良患者水盐代谢无明显变化，发生并发症后，水钠代谢也可发生显著变化。

四、诊断

（一）人体测量

成人目前多通过体重指数（body mass index，BMI）、皮褶厚度和上臂肌围进行评价。BMI值为18.5～23.9 kg/m^{2}为正常，BMI值为17.0～18.4 kg/m^2、16.0～16.9 kg/m^2、< 16.0 kg/m^{2}分别为轻度、中度和重度蛋白质-能量营养不良。皮褶厚度主要反映体脂的储存情况，测量部位有三头肌部、肩胛下部和腹部等。蛋白质-能量营养不良时，体内脂肪消耗增加，储存减少，肩胛下和三头肌两者皮褶厚度之和男性< 10 mm、女性< 20 mm则可判断为消瘦。上臂肌围是反映体内肌肉消耗情况的一个简单指标，可通过测量上臂围（左上臂中点的臂围）和三头肌皮褶厚度推算上臂肌围。男性和女性的正常参考值分为是24.8 cm和21.0 cm，测量值为正常参考值的90%以上为正常，80%～90%、60%～80%、< 60%则分别为轻度、中度和重度营养不良。

（二）实验室检查

1．血浆蛋白质检测　不同血浆蛋白质由于半衰期和体内代谢库大小不一，因而对蛋白质-能量营养不良的敏感性也不一样。水肿型蛋白质-能量营养不良患者血浆白蛋白（albumin）显著下降，同时其他血浆蛋白质，如前白蛋白（prealbumin）、运铁蛋白（transferrin）、纤维结合蛋白（fibronectin）、视黄醇结合蛋白（retinol binding protein，RBP）浓度也显著下降。消瘦型蛋白质-能量营养不良患者血浆白蛋白一般下降不明显，或者仅有轻微下降，当有并发症发生时，血浆白蛋白将显著下降。按照血浆白蛋白或前白蛋白水平下降的程度可将营养不良分成轻、中、重度，见表7-1。蛋白质-能量营养不良可以影响到血红蛋白的合成，引起贫血。如果同时伴有其他营养素缺乏，如铁、维生素B及叶酸的缺乏，贫血症状加重。有报道认为，发生蛋白质-能量营养不良后，由于患者肌肉组织消耗，活动减少，引起组织氧耗量下降，导致血红蛋白合成出现适应性下调。

表 7-1　血浆蛋白质水平下降程度评价标准

蛋白质	正常	轻度	中度	重度
白蛋白（g/L）	＞35	30～35	25～30	＜25
前白蛋白（mg/L）	＞250	150～250	100～150	＜100

2．免疫功能检测　临床一般采用简易的外周血淋巴细胞总数和皮试反应来评价患者的免疫功能。正常外周血淋巴细胞总数＞2×10^9/L，外周血淋巴细胞总数为（1.2～2）$\times10^9$/L、（0.8～1.2）$\times10^9$/L和＜0.8×10^9/L分别为轻、中和重度营养不良。皮试反应常采用注射植物血凝素或链激酶、流行性腮腺炎病毒、白念珠菌、结核菌素等抗原方法进行，注射后24～48 h，注射部位如出现直径＞5 mm的硬结即为正常。

五、营养防治

（一）营养治疗

饮食的摄入应从小剂量开始，能量按照每日每千克实际体重125.5 kJ给予，蛋白质按照每日每千克实际体重0.8 g给予；病情稳定后能量逐步增至每日每千克体重167.4～209.2 kJ，蛋白质可增至每日每千克实际体重1.5～2.0 g，其中至少1/3为动物蛋白。应同时给予各种脂溶性和水溶性维生素。电解质和微量元素（如铁、锌等）亦应适当均衡补充。随体力恢复，逐渐增加活动量。营养素可经胃肠道或非胃肠道途径补充[7]。有肠道摄食禁忌证的患者可由外周或中心静脉的非胃肠道途径补充。

（二）预防

饥荒、战争、贫困、不良风俗习惯及临床许多疾病治疗不及时，或治疗不当等，是蛋白质-能量营养不良发生的常见原因，应当引起有关部门的足够重视，积极采取针对性的预防措施。

在发生矿山事故等紧急状态下，由于食物供应减少或中断，出现饥饿或半饥饿状态，再加上矿工作业强度较大，机体营养需要增加，极易导致矿工发生蛋白质-能量营养不良情况。因此，确保足够的食物供应是紧急状态下救治工作中重要任务之一，也是预防矿工蛋白质-能量营养不良发生的主要措施。

第二节　微量营养素缺乏

一、维生素 A 缺乏

维生素 A（vitamin A）缺乏是世界卫生组织（WHO）公认的四大营养缺乏病之一[8]。在发展中国家，由于维生素 A 缺乏引起的眼干燥症而致盲患者高达 1000 万人以上，亚洲每年约有 50 万儿童因缺乏维生素 A 而死亡。目前维生素 A 缺乏致死的病例在我国已罕见，但维生素 A 摄入不足在我国仍较为普遍[9]。矿工长期在低照度环境中从事机械操作和劳动，需要保护暗适应能力与提高夜间视力，对维生素 A 的需要量增多，如果不注意摄取富含维生素 A 的食物，容易患维生素 A 缺乏病。此外，维生素 A 缺乏，也会影响矿工的免疫能力和抗氧化能力，不利于抵御职业危害。

（一）缺乏原因

1．摄入量不足　人体不能合成维生素 A 和胡萝卜素，只可以将胡萝卜素转化为维生素 A。因此，如果从膳食中摄入的维生素 A 或胡萝卜素不足，不能满足体内的需要，则易导致维生素 A 缺乏。人体维生素 A 主要来自于动物性食品和植物性食品中的胡萝卜素，尤其是乳类、蛋类及动物肝含量较丰富。如果这类食品摄入不足，或在我国较贫困地区，动物性食品供应较少，是造成维生素 A 缺乏的原因之一。

2．吸收和利用障碍或不良　发生消化系统疾病时，胃肠功能紊乱，如急性肠炎、痢疾、炎性腹泻、结肠炎等均可影响维生素 A 的吸收。胰腺炎造成胰腺管堵塞、胆石症形成的胆道堵塞，可使胰酶、胆汁的分泌减少或停止，也可明显影响维生素 A 与胡萝卜素的吸收。一些寄生虫病如鞭毛虫病、蛔虫病和钩虫病等也可干扰小肠对维生素 A 和胡萝卜素的吸收。维生素 A 和胡萝卜素的吸收还受膳食中脂肪含量的影响，膳食中脂肪含量低时，则可明显影响它们的吸收。维生素 A 吸收后主要储存于肝，肝中的维生素 A 需通过视黄醇结合蛋白将其运输到需要维生素 A 的器官、组织和细胞。因此，维生素 A 的转运还受蛋白质营养状态的影响，当蛋白质 - 能量营养不良时必然会影响维生素 A 的转运和利用。

3．需要量和消耗量增加　生长发育期人群、运动员、在低照度和微波辐射环境下工作的人群维生素 A 的需要量均有所增加，应增加维生素 A 的摄入量，否则就会造成维生素 A 的缺乏。高热和高代谢状态下的患者，如烧伤、创伤、骨折和大外科手术等患者，机体合成代谢增强，各种营养物质的消耗增加，每天的维生素需要量可达到正常的 4 ～ 5 倍。上述患者如维生素 A 供给不足，不仅会造成体内维生素 A 缺乏，而且可影响损伤组织或伤口、创面的愈合。

（二）临床表现

1．眼部表现　夜盲症是维生素 A 缺乏时眼部较早发生的临床症状之一，由于维生素 A 的缺乏，造成在夜间或光线昏暗的环境下视物不清。干眼症也是维生素 A 缺乏时较早发生且较常见的症状之一。由于维生素 A 缺乏，导致眼的结膜部分增厚且发生皱褶，结膜失去正常光泽和弹性，变得混浊，并出现色素沉着。此外，在角膜边缘，球结膜中间还可出现白色泡沫状的白斑，初期椭圆形，后变为三角形，称为毕脱斑。当维生素 A 缺乏严重时，结膜和角膜进一步干燥、变粗、混浊，对触觉不敏感，甚至出现角膜溃疡，严重时溃疡扩大，前房积脓，角膜穿孔并使虹膜脱出，晶体消失而失明。

2．皮肤表现　毛囊角化和皮肤干燥是常见的维生素 A 缺乏的皮肤表现。维生素 A 缺乏的初期可表现为上皮组织干燥、变粗和脱屑，继而发生丘疹，这些多见于上臂与大腿的伸侧，以后逐渐向腹、背及颈部蔓延。较重时皮肤皱褶明显，犹如鱼鳞。

3．生长发育迟缓 儿童维生素 A 缺乏可影响骨和牙齿的生长发育。此外，维生素 A 缺乏影响雄性动物精液的生成，并使雌性动物雌激素分泌的周期性变化消失。

4．免疫功能低下 维生素 A 缺乏可影响体液免疫和细胞免疫，免疫球蛋白和特异性抗原反应降低；血清中抗体和补体水平均减少，淋巴细胞减少，尤其是外周血中 T 淋巴细胞减少更为明显，吞噬细胞功能降低，淋巴细胞的反应性和 K 细胞的活性也受到影响。动物实验观察到维生素 A 缺乏可使胸腺、脾、肠系膜淋巴结等萎缩，尤其是胸腺的细胞数明显减少，组织有纤维化，皮质和髓质间交界处消失。亚临床维生素 A 缺乏者血清维生素 A、RBP 和 RBP 饱和指数仍在正常范围内，但机体的环境适应能力、免疫功能和对疾病的抵抗力下降。亚临床缺乏者的血清维生素 A 的水平与外周血 T 淋巴细胞百分数和淋巴细胞转化率间成显著正相关。补充维生素 A 可以明显增加大鼠胸腺的重量、肺巨噬细胞数目，并增强其吞噬功能。亚临床维生素 A 缺乏使呼吸道或消化道黏膜受损，易于感染，而感染又能加重维生素 A 缺乏的症状。

（三）诊断

维生素 A 缺乏的症状和体征都很明显时，诊断比较容易，根据临床表现即可确诊。但在缺乏早期，症状和体征尚不明显时，或边缘性缺乏、亚临床缺乏，要明确诊断就必须通过实验室检测和生理功能检查，才能确诊。

1．血浆维生素 A 测定 正常成人血浆维生素 A 的含量为 300 ～ 900 μg/L。当血浆维生素 A 低于 100 μg/L 时，即可出现临床缺乏症状；低于 200 μg/L，为维生素 A 不足状态。

2．暗适应 维生素 A 轻度缺乏或亚临床状态，如夜盲症发生前或轻度夜盲，则暗适应的能力降低。暗适应能力的测定用暗适应计，正常状态暗适应时间低于 30 s，暗适应时间随维生素 A 缺乏程度的加重而延长，直至出现夜盲症。

3．生理盲点 生理盲点测定是比较灵敏的指标，长期维生素 A 缺乏可导致生理盲点扩大。

4．其他 血浆视黄醇浓度可反映近期膳食维生素 A 的摄入量和维生素 A 由肝的释出量，是评价维生素 A 营养状况常用的指标。RBP 是维生素 A 在体内运输的载体蛋白，其合成及释出受维生素 A 的调节，可用于评价维生素 A 的营养状况。

（四）营养防治

维生素 A 缺乏影响患者的工作能力，甚至可导致失明或死亡，但诊治及时则预后良好。维生素 A 缺乏的治疗比较简单，单纯维生素 A 缺乏只要补充维生素 A 即可。角膜已有混浊或软化的严重缺乏者，每天可肌内注射维生素 A 15 000 ～ 25 000 μg，同时用维生素 A 油剂滴眼，以保护角膜和巩膜，并用抗生素控制感染，1 周内眼部症状可显著减轻，角膜也可恢复透明。若维生素 A 缺乏是由于其他疾病造成的，应在补给维生素 A 的同时，积极治疗原发病，才可取得良好效果。

预防维生素 A 缺乏最有效的方法是从膳食中摄入足够的维生素 A 或胡萝卜素，不同人群每天的摄入量不应低于我国规定的供给标准 [10]；低照度作业的井下矿工应增加维生素 A 的摄入。维生素 A 最好的来源是动物性食品，尤其是动物肝含量最为丰富，其次是乳类及其制品、蛋类和动物内脏。植物性食物如番茄、胡萝卜、辣椒、红薯、空心菜、苋菜等都富含胡萝卜素。有些水果如香蕉、柿子、橘子、桃等也含有大量胡萝卜素。应注意公共卫生与环境卫生，如防止寄生虫感染、痢疾、肝炎、胃肠道炎症、肺炎、呼吸道炎症、长期慢性腹泻等，以免影响维生素 A 的吸收、储存和利用，以及避免维生素 A 的消耗。

二、维生素 B_1 缺乏

维生素 B_1（vitamin B_1）也称硫胺素，缺乏可引起全身性疾病，即脚气病，多发生于以精米精面为主要食物的人群。维生素 B_1 与能量代谢有关，矿工重体力劳动消耗较多，比一般人群的需要量增加。维生素 B_1 属于水溶性维生素，矿工高温作业时，因出汗量多而会丢失较多，如果不注意摄取，容易发生缺乏。

（一）缺乏原因

1. 摄入量不足 人体自身不能合成维生素 B_1，其主要来源于食物，常与其他 B 族维生素同存于食物中，在谷类、坚果、动物内脏、蛋类及酵母中含量丰富。精白米面加工过精使主要含在麦麸中的维生素 B_1 丧失，长期食用可引起维生素 B_1 缺乏。烹调方法不当，如煮粥加碱，致使食物中的维生素 B_1 损失较多；做饭去米汤，或做捞米饭，也可使维生素 B_1 白白浪费。饮食习惯不好、偏食挑食、疾病引起的食欲缺乏或饮食受限也可使维生素 B_1 摄入减少。

2. 吸收利用障碍 长期腹泻和肝、肾疾病影响焦磷酸硫胺素合成，导致维生素 B_1 缺乏[11]。维生素 B_1 主要在小肠的上段吸收，Na^+ 的浓度和 ATP 酶活性是正常吸收的必需条件，因此小肠病变、细胞内 Na^+ 和 ATP 酶活性的变化均可影响维生素 B_1 的吸收和利用。

3. 需要量增加 生长发育期人群、成人的重体力劳动者、在某些特殊环境条件下工作的人群如高温、低温或高原等环境条件下，病理状态如甲状腺功能亢进、烧伤、创伤、外科大手术及慢性消耗性疾病的患者等，机体对维生素 B_1 的需要量增加，若不及时补充，易引起缺乏。

（二）临床表现

维生素 B_1 缺乏引起的主要是脚气病。成人脚气病根据主要体征，分为干性、湿性和混合性脚气病。干性脚气病是以神经系统症状为主。湿性脚气病以心血管系统症状为主，水肿可从下肢遍及全身，浆膜腔积液，多发生于心包腔。混合性脚气病既有神经系统症状，又有心血管系统症状和水肿。

首先表现为下肢软弱无力、有沉重感、体重下降、消化不良和便秘。此外，可有头痛、失眠、不安、易怒、健忘等神经系统症状。神经系统有对称性周围神经炎、运动及感觉均可出现障碍，踝及足麻木和有灼烧感，跟腱及膝反射异常，腿伸、屈肌受累可出现足和趾下垂。感觉障碍初期过敏，后期感觉消失。病程长者有肌肉萎缩、共济失调，出现异常步态。循环系统有心悸、气促、心动过速和水肿。循环障碍者有端坐呼吸或口唇发绀，常出现心界扩大，以右心明显，心电图可见低电压等。

（三）诊断

维生素 B_1 缺乏的临床表现复杂、多样，在婴儿常为突发重症，故必须尽早确诊，及时抢救。根据膳食史、临床表现，结合实验室生化检测的结果可做出诊断。

1. 膳食史 维生素 B_1 缺乏的患者有长期食用精白米和精白面、偏食、不吃粗粮，长期膳食烹调不合理和大量饮酒等膳食史。食量降低或某些原因造成的饥饿状态均可出现维生素 B_1 的不足或缺乏。

2. 临床表现 有周围神经炎、感觉异常、运动障碍、肌肉萎缩、腓肠肌压痛、垂腕、垂足、跟腱和膝腱反射异常等表现；下肢水肿并向上扩散；心界扩大、心电图改变、心率增快、脉压加大等心血管系统的变化。

3. 实验室生化检查 维生素 B_1 的缺乏或不足的诊断，主要依据实验室的生化检查，特别是亚临床缺乏的诊断。常用指标有尿中维生素 B_1 的排出量、血液维生素 B_1 的含量、血中丙酮酸和红细胞转酮酶活性的测定等。

（1）尿中维生素 B_1 排出量：目前多采用 4 h 尿负荷试验，即口服 5 mg 的维生素 B_1，然后收集 4 h 的尿，测定其排出量，排出量 $< 100\ \mu g$ 为缺乏，$> 200\ \mu g$ 为正常。

（2）尿中肌酐维生素 B_1 指数：是指尿中每排出 1 g 肌酐时，所排出维生素 B_1 的量，其标准为成人＜ 27 μg/g 为维生素 B_1 缺乏，≥ 66 μg/g 为维生素 B_1 正常。

（3）红细胞转酮酶活性（E-TKA）：是评价机体维生素 B_1 营养状况的灵敏指标，维生素 B_1 缺乏早期，尚未出现临床症状以前，该酶活性即可显示出变化。

（4）焦磷酸硫胺素（TPP）效应评价：正常值为 0 ～ 15%，不足为 15.1% ～ 25%，缺乏为＞ 25%。

（四）营养防治

轻度缺乏患者可口服维生素 B_1，每日 3 次，每次 5 mg。出现湿性脚气病患者，首次可静脉注射维生素 B_1 20 mg，其后每 4 h 肌内注射 5 mg，心力衰竭消失后，改为口服，用量同前。所有维生素 B_1 缺乏者宜用含有丰富维生素 B_1 的高蛋白饮食，蛋白质按每日 100 ～ 150 g 供给，糖类不宜过多。

预防维生素 B_1 缺乏的主要措施是多吃粗粮和其他含维生素 B_1 较丰富的食物，少吃精米、精面，注意粮食加工、淘洗和烹煮方法。矿工重体力劳动或高温作业情况下，维生素 B_1 的需要量增加，应注意增加食物中的摄入量，必要时服用维生素 B_1 的补充剂。

三、维生素 B_2 缺乏

维生素 B_2（vitamin B_2）缺乏症又称核黄素缺乏症，是一种较常见的营养缺乏病，在一些发展中国家人群中患病率极高。维生素 B_2 缺乏症的发病率不仅与国家经济发展状况、居民食物供给等有关，而且与生活环境也有关。维生素 B_2 也属于水溶性维生素，参与能量代谢，矿工重体力劳动或高温作业出汗量多，维生素 B_2 消耗量较大，需要量增加，如果不注意从食物中摄取，容易发生缺乏。

（一）缺乏原因

1．摄入量不足 人体需要的维生素 B_2 主要靠膳食供给。富含维生素 B_2 的食物主要有乳类、肉类、肝、蛋等动物性食物和新鲜蔬菜。如果这些食物摄入量不足，就会产生维生素 B_2 缺乏或不足。慢性全身虚弱型疾病患者，因缺乏食欲，影响维生素 B_2 的摄入，易出现缺乏。

2．吸收和利用障碍 维生素 B_2 主要在小肠的近端吸收，胃酸对维生素 B_2 的吸收十分重要。维生素 B_2 在大肠内也可吸收。食物中结合的维生素 B_2 经消化分解出游离的维生素 B_2，经小肠磷酸化后才能被吸收。因此，胃肠道疾病和功能紊乱时必然影响维生素 B_2 的吸收和利用。

3．需要量增加 在生理负荷增加时，如气候不适应、生长发育期、重体力劳动和精神紧张时，需要量增加，易发生维生素 B_2 缺乏，应补充适量的维生素 B_2。代谢增加的疾病患者，如甲状腺功能亢进、长期低热、创伤、烧伤等患者，维生素 B_2 的需要量均有所增加，也易出现维生素 B_2 缺乏或不足，应补充维生素 B_2。

（二）临床表现

维生素 B_2 是体内 40 余种酶的辅酶，对人体正常的生理生化功能十分重要，故缺乏时临床症状和体征也是多种多样的。早期表现为疲倦、乏力、口腔疼痛，眼出现瘙痒、烧灼感；继而出现口腔和阴囊病变，称为“口腔 - 生殖系统综合征”，包括唇炎、口角炎、舌炎、皮炎、阴囊皮炎、角膜血管增生等，最常见的是阴囊皮炎和口腔部位的炎症。

1．阴囊炎 阴囊瘙痒是维生素 B_2 缺乏初期的自觉症状，夜间尤为明显，重者影响睡眠。皮肤损伤可分为以下 3 种类型。

（1）红斑型：阴囊两侧呈对称分布的片状红斑，大小不等，直径在 2 ～ 3 cm，有的红斑范围较大，在阴茎根部融合，单侧红斑少见。早期为鲜红色，病程长者为暗红色，其上盖有灰色或白色鳞屑；重者边缘有棕色和粘连的厚痂。同样病变可见于阴茎的根部及龟头包皮上。红斑型改变约占阴囊炎患者的2/3。

（2）丘疹型：阴囊皮肤上有红色扁平丘疹，略高出皮肤，有米粒至黄豆大，不对称地分布于阴囊两侧，有数个至几十个，其上有厚痂或白色鳞屑。

（3）湿疹型：其体征与一般湿疹相似，有脱屑、结痂、浸润、变厚等变化。重的有糜烂、渗液、皲裂或化脓、皮肤变硬，边缘为弥漫性或局限性，侵害范围较大，一般多占阴囊的1/3面积，有的可波及至阴茎和会阴部，阴毛分布处也可受累。妇女维生素 B_2 缺乏可有会阴瘙痒、阴唇皮炎和白带过多等表现。

2．口腔症状 维生素 B_2 缺乏引起的口腔症状包括唇干裂、口角炎、舌炎等。舌炎表现为舌紫红色或红紫色相间呈地图样，舌裂，乳头肥大充血，先在舌尖部，后波及其他部位，舌有疼痛与烧灼感，若累及咽部黏膜，则会感觉有咽痛。唇炎和口角炎表现为唇红肿，纵裂纹加深，后则干燥，皲裂及色素沉着，主要见于下唇，有的唇内黏膜有溃疡，严重时唇黏膜萎缩；口角有糜烂、裂隙和湿白斑，多为双侧对称。因有裂隙，张口时则感疼痛，重者有出血、结痂和小脓疮。

3．脂溢性皮炎 多见于皮肤分泌旺盛处，如鼻唇沟、下颌、两眉间、眼外眦及耳后、乳房下、腋下和腹股沟处，可见脂性溢出物，呈黄色鳞片。

4．眼部症状 有球结膜出血，角膜周围血管增生并侵入角膜，角膜和结膜相连接处有时会有水疱产生。严重缺乏时，角膜下部有溃疡，眼睑边缘糜烂及角膜浑浊等；怕光流泪、有烧灼感，视物模糊并易疲劳；出现角膜血管增生，血管往往从角膜边缘伸入角膜。

5．其他表现 维生素 B_2 缺乏一般往往伴有其他B族维生素的缺乏。因为维生素 B_2 缺乏会影响维生素 B_2 和烟酸的代谢，因此维生素 B_2 缺乏还可影响铁的吸收，可以继发缺铁性贫血。

（三）诊断

维生素 B_2 缺乏往往伴随其他B族维生素的缺乏，根据膳食史、临床表现和实验室检验结果，诊断并不困难。

1．膳食史 食物烹调方法不当，如米淘洗过度、蔬菜切碎后浸泡，均可使大量维生素 B_2 丢失，使膳食中维生素 B_2 的摄入不足；食物摄入不足或饥饿状态也可造成维生素 B_2 的缺乏或不足。膳食种类单调、偏食等也是维生素 B_2 缺乏的主要原因之一。

2．临床表现 维生素 B_2 缺乏的症状和体征多为非特异性的，如维生素 B_2 缺乏造成的阴囊皮炎易与阴囊湿疹相混。后者常单独发生，病程较长；而前者多为集体发生，常常是短期内大批人员发病，与膳食有明显的关系，检查时可见阴囊中缝皮肤正常，同时可能伴有口腔炎、眼和皮肤等维生素 B_2 缺乏的临床表现，其发病常与饮食中维生素 B_2 供给量、烹调方法和劳动强度有关。

3．实验室检查 目前，常用的维生素 B_2 营养状况评价方法是测定尿中维生素 B_2 的排出量、红细胞谷胱甘肽还原酶活性和红细胞中维生素 B_2 及其衍生物的含量。

（1）24 h尿维生素 B_2 排出量：我国正常人平均每天维生素 B_2 排出量为147.5 ~ 186.1 μg。每日尿中维生素 B_2 排出量＞120 μg或0.21 μmol/g（肌酐）为正常。

（2）负荷试验：口服核黄素5 mg后，收集4 h尿液测定维生素 B_2 排出量。结果＜400 μg者为缺乏，400 ~ 799 μg者为不足，800 ~ 1300 μg为正常，＞1300 μg为充裕。

（3）红细胞谷胱甘肽还原酶活性系数（EGRAC）：是评价维生素 B_2 营养状况的灵敏指标。红细胞谷胱甘肽还原酶是以FAD为辅基的黄素酶，当维生素 B_2 缺乏时酶活性降低，受试者的红细胞溶液加入FAD，则酶的活力可增强。增强后的酶活力与原来未加入FAD时的酶活力之比值，即称为EGRAC值。活性系数＞1.4为维生素 B_2 缺乏，1.4 ~ 1.2为不足，＜1.2为正常。

(4) 红细胞中维生素 B_2 及其衍生物的含量：人体内 90% 以上的维生素 B_2 存在于红细胞中，以黄素辅酶形式存在，通过水解红细胞，测定红细胞中维生素 B_2 的含量，可以了解维生素 B_2 的储存情况。目前，认为红细胞中维生素 B_2 含量 > 400 nmol/L 为正常，< 270 nmol/L 为缺乏。

（四）营养防治

维生素 B_2 不足或缺乏早期，体征尚不明显，可通过调配改善饮食结构进行治疗，可收到良好效果。维生素 B_2 缺乏症状和体征都很明显时，可口服维生素 B_2 片剂，每日 3 次，每次 5 mg，至症状和体征消失。治疗应同时给予干酵母或复合维生素 B 片。因为 B 族维生素的缺乏体征有相似之处，服用复合维生素 B 片可对症治疗其他 B 族维生素可能引起的缺乏症。阴囊炎局部干燥者，涂保护软膏，有渗液者可用 2% 硼酸湿敷。上述治疗效果不佳时应考虑是否合并真菌感染。在药物治疗的同时，必须注意饮食的改善，才能巩固疗效，避免复发。

矿工维生素 B_2 供给量应随劳动强度的不同而不同，每天从膳食中摄取的维生素 B_2 要达到相应劳动强度对应的水平，要尽量选择含维生素 B_2 丰富的动物性食品、豆类和绿叶蔬菜。注意食物的储藏方式和烹调方法，防止维生素 B_2 的丢失与破坏。纠正偏食习惯，应用强化食品也是预防维生素 B_2 摄入不足的良好方法。

四、维生素 C 缺乏

维生素 C（vitamin C）也称抗坏血酸，在人、灵长类和豚鼠等动物体内不能合成，必须从膳食中摄入。维生素 C 的功能与其他水溶性维生素有所不同，大部分水溶性的 B 族维生素都具有辅酶的作用，主要是以辅酶的形式发挥生物学功能。维生素 C 除以辅酶的形式发挥生物学功能之外，主要是直接参与机体的各种代谢过程。维生素 C 也是体内一种强抗氧化剂，在清除体内自由基和防止脂类过氧化过程中发挥主要作用；维生素 C 还具有促进结缔组织中胶原蛋白及基质中酸性黏多糖的合成，在维持血管的完整性和弹性中起重要作用。维生素 C 也是某些神经递质合成过程中不可缺少的活性物质。尽管新鲜蔬菜和水果中维生素 C 的含量较为丰富，但由于维生素 C 易被氧化破坏，加热、碱性溶液和金属离子都能使其氧化失去活性，因此在烹调和储存过程中易损失，人体维生素 C 不足和缺乏是比较常见的。

（一）缺乏原因

1．摄入不足 维生素 C 广泛存在于新鲜蔬菜水果中，动物性食物肝、肾等内脏中含量也较多，谷类和乳类中含量甚少。膳食中缺乏含维生素 C 丰富的食物，可致使维生素 C 摄入不足，如人工喂养的婴儿及成人食物中长期缺乏新鲜水果和蔬菜，均可引起缺乏。另外维生素 C 的性质很不稳定，遇金属离子（Cu^{2+}、Fe^{3+}）等的作用易被氧化；在 pH 7.6 以上的碱性环境中，亦易被分解破坏。所以食物烹调加工不当，往往导致维生素 C 大量破坏，引起维生素 C 摄入不足。

2．吸收利用障碍 消化道疾病，尤其是腹泻或小肠切除的患者可影响维生素 C 的吸收和利用。

3．需要量增加 妊娠期和哺乳期的妇女、生长发育期的儿童、重体力劳动和高温环境条件下作业的人群及吸烟者等，维生素 C 的需要量均增加，应适当增加维生素 C 的摄入量。肝疾病、风湿性疾病和癌症、严重烧伤、创伤患者等也需增加维生素 C 摄入量。

（二）临床表现

当膳食中维生素 C 的摄入量减少时，其在体内的贮存量降低，但血浆尚能维持正常水平，可能不出现任何临床症状和体征。当血浆维生素 C 的水平降到 2 mg/L 以下时，可出现维生素 C 缺乏的早期症状。血浆维生素 C 接近 0 时，便出现明显的临床缺乏症状，如果得不到维生素 C 的补充，可发展成为坏血病，导致死亡。在时间分布上，当维生素C缺乏20天左右时，组织中维生素C储备减少，缺乏20～30天时出现生化缺乏，表现为易疲劳，缺乏50天时出现功能障碍，并有临床症状，缺乏90天时出现解剖学变化，有出血及骨的病变，缺乏100天左右时即可能导致死亡。维生素C缺乏的主要症状为先有前驱感觉，之后有出血、齿龈炎及骨质疏松。

1．前驱感觉 维生素C缺乏的早期表现为疲乏无力、体重减轻、肌肉和关节疼痛；膝和踝关节可发生浆液性或血性肿胀；齿龈也可出现松肿或炎症。由于维生素C缺乏的最初症状是轻度疲劳，因此有学者建议对主诉疲劳的患者进行维生素C检测，以排除早期维生素C缺乏，找出确切的原因对症治疗。

2．出血 维生素C缺乏的中、后期主要症状为出血，全身出现点状出血，早期局限于毛囊周围及齿龈处，进一步可发展到皮下组织、肌肉、关节、腱鞘等部位，甚至可出现血肿或瘀斑。内脏和黏膜也可出血，如鼻出血、血尿、便血，妇女可出现月经过多，严重时可见心包、胸腔、腹腔及颅内出血。毛囊周围出血是维生素C严重缺乏的典型体征之一，早期体征是小的瘀斑和瘀点；进一步会出现毛囊角化过度，多见于臀部和下肢。最特异的毛囊过度角化体征是带有出血性晕轮，毛发变脆、卷曲并陷入毛囊内。继毛囊周围出血之后，可有毛囊肿胀、肥厚，致毛囊周围炎。齿龈出血是维生素C缺乏的另一个主要体征，在婴幼儿常见到齿龈上发生小血袋，稍加压力即可破裂、出血。成人常伴有齿龈炎症。严重维生素C缺乏的典型表现是坏血病，这是一种以胶原结构受损害，合并毛细血管广泛出血的严重疾病。坏血病的临床症状包括：疲惫无力，尤其在活动后呼吸困难，牙龈肿胀、溃烂、轻轻一碰即会出血，经常出鼻血，呼吸有臭味，眼球结膜出血、毛囊角化、皮下瘀斑、发绀和关节疼痛等。出血点的严重程度与维生素C的摄入水平成负相关，患者到晚期常因发热、痢疾、水肿、麻痹或肠坏疽而死亡。

3．骨质疏松 维生素C缺乏可引起胶原蛋白形成障碍，致使骨骼形成不良而导致骨质疏松。在儿童常表现出骨端呈杆状畸形，关节活动时疼痛，患儿常使膝关节保持屈曲位；肋骨及肋软骨交界处明显突出，呈串珠状，其角度比佝偻病串珠稍尖，在凸起的内侧可触及凹陷，而佝偻病串珠两侧对称。

（三）诊断

当维生素C缺乏发展到坏血病阶段时，可根据典型的临床症状和体征做出诊断。但在缺乏早期需结合饮食史、临床表现及生理生化检验，才能明确是否为维生素C的缺乏或不足。膳食维生素C摄入水平、临床症状和血浆、全血或白细胞维生素C水平是评价人体维生素C营养状况常用的指标。

1．血浆维生素C含量 血浆维生素C含量为4～8 mg/L为正常，2～4 mg/L为不足，＜2 mg/L为缺乏，＞8 mg/L为充裕。血浆维生素C水平仅能反映近期的维生素C摄入情况，不反映体内的储备水平。当维生素C的摄入量增加时，血浆中维生素C的浓度会迅速升高，膳食维生素C摄入水平达到每日90～150 mg时，血浆维生素C浓度可达到12～15 mg/L。

2．白细胞维生素C水平 该指标能反映体内组织维生素C储存状况，但不反映近期机体维生素C的摄入情况，一般认为＜2 μg/10^8（白细胞）为缺乏。

3．尿中维生素C含量测定 24 h尿中维生素C的含量＜7 mg为不足，7～12 mg为正常，＞12 mg为充裕。

4．4 h尿负荷试验 受试者空腹排尿后口服500 mg维生素C，然后收集4h尿液，测定维生素C的排出量。尿维生素C排出量＜5 mg为不足，5～13 mg为正常，＞13 mg为充裕。

（四）营养防治

维生素C缺乏和发展到坏血病阶段时，均需补充维生素C进行治疗。轻症患者每日可口服维生素 C 200 ～ 300 mg，重症患者每日口服 300 ～ 600 mg。感染时补充剂量应增加，分 3 次在饭前或吃饭时服用。如患者不能口服或吸收不良，可采用静脉给药，每日 1 次，婴幼儿为 100 ～ 200 mg，成人为 500 ～ 1000 mg，症状好转后减至 50 ～ 100 mg。其他症状应对症处理，严重贫血时给予输血，并服用铁剂。骨膜下巨大血肿或骨折不需手术时，用维生素 C 治疗后血肿可逐渐消失，骨折自行愈合，但骨折错位者恢复较慢。

人体必须从膳食中摄入维生素 C。因此，每日的膳食构成中应有含维生素 C 丰富的蔬菜和水果，使每天摄入的维生素 C 达到供给量的规定。新鲜水果和蔬菜中维生素 C 的含量丰富，但维生素 C 极易溶于水，易于被氧化，特别是 Fe^{3+}、Cu^{2+} 存在时更易被氧化破坏，酸性环境有利于维生素 C 保护。因此，蔬菜在烹调时要先洗后切，切好后立即烹调，缩短在水中浸泡的时间或在空气中的暴露时间，或加些醋，尽量减少维生素 C 的破坏或丢失。矿工井下用餐，蔬菜水果摄取较少，而由于劳动强度大或接触有毒有害物质而需要量增多，更应增加富含维生素 C 天然食物的摄取，以提高机体免疫能力和抗氧化能力，抵御不良环境对机体的影响。

五、维生素 D 缺乏

维生素 D（vitamin D）是一种脂溶性维生素，是固醇类化合物的衍生物，也是一种调节钙、磷代谢的激素前体。目前，已知的维生素 D 至少有 10 种，其中较为重要的是维生素 D_2 和维生素 D_3。维生素 D_3 可在日光或紫外线的照射下，由皮肤内的 7- 脱氢胆固醇转变形成，7- 脱氢胆固醇在体内可由胆固醇脱氢后形成，然后储存于皮肤下。维生素 D_2 是由植物油或酵母所含的不能被人体吸收的麦角固醇经日光或紫外线照射后生成。由于维生素 D 与阳光有非常重要的关系，因此，维生素 D 膳食需要量与机体是否受到足够的阳光照射有关。矿工井下作业，接触阳光紫外线照射很少，需要从食物中获得更多的维生素 D。而且现代生活和工作方式不易使机体有足够的时间和条件接受日光浴和定期紫外线照射，如果不能从食物中摄入充足的维生素 D 来满足身体需要，易引起缺乏[12]。

（一）缺乏原因

1．阳光照射不足 我国北方寒冷地区冬季长，人们较少到户外活动，且防寒服装的穿着影响日光对皮肤的照射，因此皮肤内的 7- 脱氢胆固醇不能转化成维生素 D_3。此外，空气污染、住在高楼林立的地区、生活在室内、使用人工合成的太阳屏阻碍紫外线、居住在日光不足的地区及特殊作业环境不能接触阳光照射等，均影响皮肤生物合成足够量的维生素 D。

2．膳食中摄入不足 各种食物中维生素 D 的含量并不丰富，含量较多的食物是动物性食品，如海水鱼、动物肝、鱼肝油等都是维生素 D 的良好来源，从鸡蛋、牛肉、黄油和植物油中也可获得少量的维生素 D，而植物性食物中含维生素 D 较少。由于生活水平、生活和作息习惯的差异，有相当多的人从膳食中摄入的维生素 D 不足，如果同时阳光或紫外线照射不足，即可造成维生素 D 缺乏。

3．疾病因素 维生素 D 的活性形式是 l, 25-$(OH)_2D_3$，其前体 25-$(OH)D_3$ 是在肝形成的，l, 25-$(OH)_2D_3$ 是在肾形成的。因此，当患肝或肾疾病时，尽管体内维生素 D_3 含量丰富，但也不能形成足够的活性型维生素 D，体内的钙、磷代谢将受到影响。小儿胆汁郁积、先天性胆道狭窄或闭锁、脂肪肝、胰腺炎、难治性腹泻等疾病均可影响维生素 D、钙、磷的吸收而导致缺乏。长期使用苯妥英钠、苯巴比妥钠等药物，可加速维生素 D 的分解和代谢而引起缺乏。

（二）临床表现

维生素 D 缺乏症在成人表现为骨软化症和骨质疏松[13]。

1．骨软化症 成人维生素 D 缺乏症表现为骨质软化，初期主要表现为四肢酸痛，尤以夜间为甚。病情发展时疼痛加剧，多在腰背部和腿部不定位时好时坏的疼痛，通常活动时加剧。严重时，骨骼脱钙，发生骨质疏松，可发生自发性或多发性骨折。维生素D缺乏严重时，可有骨盆、胸骨和脊柱的变形。

2. 骨质疏松 维生素D缺乏性骨质疏松主要表现为骨矿物质密度减少、骨小梁变细减少，骨质变松变薄，常导致脊椎骨压缩变形、股骨颈和前臂腕部易骨折。当骨质疏松症患者的血浆25-(OH)D_3浓度低于4 μg/L时，可伴有血浆钙磷水平的降低。老年人血清25-(OH)D_3低浓度比例常见，并且其比例随年龄的增长而增加，在患有慢性病的老年人中，低25-(OH)D_3的比例可高达79%。

此外，维生素D缺乏会影响免疫调节功能，可改变机体对感染的反应。

（三）诊断

根据患者的临床表现、实验室检测和X线检查，诊断维生素D缺乏并不困难。低血钙、低血磷和碱性磷酸酶活性升高是典型的维生素D缺乏的血清变化。在缺乏早期，血浆钙、磷比值异常，进一步发展出现低钙，血钙降至80 mg/L可发生手足抽搐；碱性磷酸酶活性升高，从正常值的5 ~ 15活性单位高到15 ~ 60活性单位（Dansky法）；血磷也明显降低。

（四）营养防治

1. 对症治疗 主要是补给足够的维生素D和钙。成人每日补给500 ~ 800 U的维生素D；儿童患者要适当减量；严重病例每日可补给1000 U以上的维生素D，也可使用合成的钙化醇，但要按医嘱服用，同时应补给钙片。

2. 维生素D缺乏的预防 主要从两个方面入手：首先，摄入的维生素D要尽量达到国家膳食参考摄入量规定的水平；其次，每天要有足够的时间接触阳光。实验研究证实[14]，高强度紫外线照射皮肤15 min可在每克皮肤中产生12.8 U的维生素D。多摄取含维生素D较多的食物如鱼肝油、蛋黄、黄油、动物肝、鱼类等。目前，很多儿童食品中都强化维生素D，主要是鲜奶或奶粉，这是预防维生素D不足的良好方法。矿工必要时也可选择维生素D强化食品。

六、钙缺乏

钙（calcium，Ca）是人体内含量最多的无机元素，占体重的1.5% ~ 2.0%。正常人体内含有1000 ~ 1200 g的钙。其中，99%的钙主要以羟磷灰石结晶形式集中在骨骼和牙齿中，少量为无定形钙。其余1%的钙，一半与枸橼酸螯合或与蛋白质结合，另一半以离子状态存在于软组织、细胞外液和血液中，称为混溶钙池。骨骼中的钙与混溶钙池中的钙不断交换。

钙的生理功能包括：①构成骨骼和牙齿；②维持心肌细胞的自主节律，维持神经肌肉的兴奋性；③参与多种酶活性的调节，如脂肪酶、腺苷酸环化酶、鸟苷酸环化酶、钙调蛋白等；④是凝血酶原的激活剂，参与凝血过程；⑤维持体液酸碱平衡及生物膜的通透性。因此，钙是人体必需的一种重要营养素。

（一）缺乏原因

2010—2012年中国居民营养与健康状况监测结果表明，全国城乡居民日平均钙摄入量仅366.1 mg，相当于推荐摄入量的45.7%。因此，我国人群钙缺乏较普遍。主要缺乏原因如下。

1. 摄入不足 长期摄入低钙食物或食物中含有较多的植酸、草酸或纤维素，或由于接受日晒太少而引起体内维生素D水平下降，均可导致机体含钙总量减少。

2. 吸收利用障碍 钙主要在小肠近端吸收，是一个耗能的主动吸收过程，小肠远端也可通过被动扩散吸收钙。钙的吸收率受到机体需要量的影响，成人吸收率为20%，需要量增加时吸收率也增加。活性维生素 D[1, 25-$(OH)_2D_3$] 通过促进钙结合蛋白合成而促进钙的吸收。食物中许多因素影响钙吸收。凡能在小肠中与钙形成不溶性复合物的物质均干扰钙的吸收，如植酸、草酸、磷酸盐、未被吸收的脂肪酸、膳食纤维的糠醛酸残基、碱性药物、咖啡因等。相反，能降低肠道 pH 或能与钙形成可溶性络合物的物质能促进钙吸收，如乳酸、乳糖、蛋白质等。

3．需要量增加 身体处于发育期的人群及骨折愈合患者，对钙的需要量均增加。这时如未得到及时补充，体内将出现钙的相对缺乏。

（二）临床表现

钙缺乏是常见的营养性疾病，主要表现在骨骼病变。矿工长期钙摄入不足，再加上蛋白质和维生素 D 不足，可出现钙的缺乏症状。表现为骨软化症（骨软化症临床表现详见维生素 D 缺乏部分）和骨质疏松症（骨质疏松症的临床表现详见“维生素 D 缺乏”部分）。

（三）诊断

1．钙平衡测定 所谓的钙平衡是指钙的摄入量与排出量（粪钙 + 尿钙 + 汗液钙）之差。当差值为 0 时，刚好平衡；为负值时则为负平衡；为正值时则为正平衡。采用平衡法评定人的钙营养状况时，主要是观察该对象的钙摄入量能否达到正平衡。

2．骨质的测量 骨质测量一般采用骨矿物质含量和骨密度两个指标，可直接反映机体的钙营养状况。前者指在某一特定骨骼部位中矿物质的含量，后者是骨矿物质含量除以扫描部位的骨面积。

3．生化指标检测 由于血钙浓度受严格调控而相对稳定，只有在严重营养不良或甲状旁腺功能亢进时，血离子钙才会出现异常。血清总钙浓度正常为 2.25 ～ 2.75 mmol/L，低于 2.25 mmol/L 为缺乏，血清离子钙浓度正常为 1.10 ～ 1.37 mmol/L，低于 1.10 mmol/L 为缺乏，血清 [Ca] × [P] 正常应 ＞ 30，低于 30 为缺乏，血清碱性磷酸酶活性，成人 1.5 ～ 4.0 菩氏单位，儿童 5 ～ 15 菩氏单位，增高为缺乏。

（四）营养防治

由于钙缺乏而出现临床症状的患者主要是补给足够的钙。被原卫生部列入使用卫生标准的钙营养强化剂中，属于有机酸钙（含钙量 %）的有：葡萄糖酸钙（8.9%）、乳酸钙（13.0%）、苏糖酸钙（13.6%）、枸橼酸钙（21.08%）、甘氨酸钙（21.27%）、醋酸钙（22.27%）、天门冬氨酸钙（23.39%）等；属于无机酸钙（含钙量 %）的有：磷酸氢钙（23.0%）、碳酸钙（40%）等。前者含钙量较低，但溶解度高，对胃肠刺激小；而后者含钙量较高，但溶解度较低，对胃肠刺激大。应按“缺多少，补多少”的原则补钙。

预防钙缺乏可通过提高膳食钙的摄入量、增加膳食中钙的吸收与利用。多食用带骨的小鱼、带壳的小虾、大豆及其豆制品及坚果类食物等含钙丰富的食品。尤其注重提高奶及奶制品的摄入量。研究资料表明，饮用牛奶者较不饮用者可多获得钙 80%。适当推广钙强化面粉、钙强化食盐，也是改善钙营养状况的一种途径。矿工应在业余时间多晒太阳并补充维生素 D，因为维生素 D 能增强肠道对钙的吸收，减少肾对钙的排泄。还可通过改进饮食习惯和烹饪方法增加膳食中钙的吸收。例如乳糖不耐受者可先喝稀牛奶，待胃肠乳糖酶逐渐增多后再加大牛奶的浓度，也可改吃豆奶制品；可通过发酵破坏面粉等谷类食物中的植酸，或将含草酸多的蔬菜在沸水中煮片刻，使草酸溶于水中，再捞起蔬菜凉拌或炒菜。此外，熬骨头汤时加少许醋，可促使骨钙溶出。

七、铁缺乏

铁（ferric）是人体必需微量元素之一，体内总量为 4 ～ 5 g。体内铁分功能形式铁、运输铁和储存铁。功能形式铁总量为 6 ~ 8 mg，包括血红蛋白铁（占 65% ~ 75%）、肌红蛋白铁（占 5%）、含铁酶类（占 1%）。矿工选择食物单一会出现铁缺乏症，影响工作效率。

（一）缺乏原因

1．摄入不足 由于食物选择不当或有偏食、挑食等不良饮食习惯可影响摄入食物的种类与数量，从而限制了富铁食物的摄入，导致从食物中摄入的铁不能满足机体需要，可引起缺乏。

2．吸收利用障碍 食物中铁以血红素铁和非血红素铁两种形式存在，主要在十二指肠和空肠吸收。血红素铁存在于动物性食物中，可直接被肠黏膜上皮细胞吸收，吸收率为 20% ~ 25%，食物中钙可妨碍其吸收。非血红素铁存在于植物性食物中，铁离子必须先从复合物中分离出来、并还原为二价才能被吸收。促进非血红素铁吸收的因子有维生素 C、有机酸、肉、鱼、海产品等；抑制非血红素铁吸收的有植酸、多酚类化合物、钙。此外，铁的吸收率还受储存量、需要量的影响。

3．需要量增加 特殊人群如果铁丢失或消耗增加，对铁的需要量增多。

（二）临床表现

铁缺乏由轻到重可分 3 个阶段：①第一阶段，铁减少期，仅有储存铁减少，表现为血清铁蛋白含量下降，此阶段尚不会引起有害的生理学后果。②第二阶段，红细胞生成缺铁期，其特征是因缺乏足够的铁而影响血红蛋白和其他铁化合物生成，但血红蛋白尚未下降，所以又称无贫血的铁缺乏期。表现为血清铁蛋白、血清铁、运铁蛋白饱和度下降，红细胞游离原卟啉升高。③第三阶段，缺铁性贫血期，此时血红细胞减少，血红蛋白、血细胞比容下降。

缺铁也经常表现为机体抗感染能力下降，严重者可见肝、脾、淋巴结轻度肿大，也有出现注意力不集中、影响听觉的报道，用铁剂治疗后很快好转[15]。成人缺铁时常见疲乏和倦怠，用力后发生心悸；长时间严重缺铁可导致心脏扩大或收缩期杂音，有时会出现口角炎、舌溃疡、萎缩性胃炎及指甲凹陷等症状。

（三）诊断

多数人的铁缺乏主要是处于亚临床状态，长期严重缺乏时，才表现为贫血。根据临床表现，结合膳食调查和实验室检测可诊断铁缺乏。

1．膳食调查 根据患者日常摄入食物的含铁量和吸收率及身体对铁的需求情况，可初步判断其体内的铁营养状况。如果一个人的膳食中含铁量较低，而且其中铁大多数为非血红素铁，或者患者有慢性失血的病史，则此人可能存在铁缺乏。

2．实验室检测 一般情况下应用血红蛋白进行评价，有条件时应用血清铁蛋白或红细胞游离原卟啉等指标进行评价。

（1）血清铁蛋白：能够最早反映铁耗竭，是目前认为评价铁缺乏的灵敏指标。当血清铁蛋白 < 14 μg/L 时，表明机体储存铁开始消耗。

（2）运铁蛋白饱和度：反映组织的铁供应。其数值大小受血清铁变化的影响。血清运铁蛋白饱和度 < 15% 可作为红细胞生成缺铁期的判定指标之一。

（3）红细胞游离原卟啉：作为血红素前体的原卟啉在铁缺乏时，发生蓄积并成为较灵敏指标。当血红蛋白合成缺陷及铅中毒时，游离原卟啉亦升高。红细胞游离原卟啉 > 0.9 μmol/L 全血可诊断为缺铁性贫血。

（4）平均红细胞体积：平均红细胞体积降低反映血红蛋白合成减少。在缺铁性贫血时，平均红细胞容量的降低早于血红蛋白含量下降。平均红细胞体积 < 8 fl 可诊断为缺铁性贫血。

（5）血红蛋白：只有铁缺乏达到贫血程度时，才能反映出来血红蛋白含量低于正常值。血红蛋白正常值成年男性为 120 ~ 160 g/L，女性为 110 ~ 150 g/L 为贫血。

(6) 血清转铁蛋白受体：细胞表面转铁蛋白受体的表达主要受到铁介导的铁反应元件 / 铁反应蛋白的转录后调节，细胞内缺铁时，铁蛋白表达减少而转铁蛋白受体表达增强；相反，铁过量时，铁蛋白表达增加而转铁蛋白受体表达减弱。因此，血清转铁蛋白受体可反映机体的铁状况。

（四）营养防治

对于较重的缺铁患者及缺铁性贫血患者，需给予补铁药物。常用口服铁制剂有硫酸亚铁、富马亚酸铁、枸橼酸铁铵等，一般用量为每日 2 ~ 5 mg/kg。若患者消化道反应严重，可选用乳酸亚铁，同时配以维生素 C。对于隐性出血、慢性腹泻、寄生虫感染等引起体内铁耗竭的疾病，应当及时治疗以祛除铁缺乏的病因。

合理的膳食调配是预防铁缺乏的重要手段。膳食中铁的良好来源为动物肝、动物全血、肉类和鱼类。应增加每日维生素 C 的摄入量，以促进铁的吸收。

八、锌缺乏

锌（zinc）是人体必需微量元素，体内含量为 2 ~ 2.5 g。锌是 200 多种酶和蛋白质的组成成分，如 DNA 聚合酶、RNA 聚合酶、味觉素等。锌对促进生长发育、组织再生、食欲、维生素 A 的代谢、调节中枢和外周免疫器官的功能、生物膜的稳定性有着广泛的作用。锌主要在十二指肠和近侧小肠吸收，吸收率约为 20%。锌与金属硫蛋白结合储存在肠黏膜细胞内，机体需要时锌与血浆蛋白结合进入门静脉，而肠道中锌浓度高时，金属硫蛋白合成增加，一方面阻止锌进入血流，另一方面可再分泌到肠腔，从而全面调节锌的体内平衡。当体内锌处于平衡状态时，约 90% 的摄入锌经粪便排出，其余部分经尿、汗、头发排出或丢失。

（一）缺乏原因

从 20 世纪 60 年代初报道儿童营养性锌缺乏以来，各国营养学家对人类锌缺乏的问题日益重视。严重缺锌者并不多见，仅在肠病性肢端皮炎患者和静脉营养的患者中有可能发生。但轻度或边缘性锌缺乏者较常见。我国居民人均每日锌摄入量比推荐的营养素供给量低 20%，矿工食物单一或偏食容易患锌缺乏症。

1. 摄入不足 锌主要存在于动物性食品中，我国家庭中多以植物性食物为主，而且植物性食品中的草酸、植酸、纤维素等含量较高，严重干扰锌的吸收。过量添加铁盐时，也可妨碍人体对锌的吸收。接受全胃肠外营养的患者，可因静脉输液中未补锌而发生急性锌缺乏。

2. 体内锌的丢失增加 接受青霉胺或组氨酸等金属螯合剂治疗的患者，体内锌大量排出；长时间饥饿、烧伤、创伤和大手术患者由于组织破坏分解，也可引起尿锌排泄增加；此外，肾病、慢性失血、糖尿病、寄生虫感染、慢性酒精中毒等疾病状况下，也可使体内锌丢失而储存减少，如果不能及时补充，则引起缺乏。肠病性肢端皮炎是一种以常染色体隐性遗传紊乱为特征的疾病，患者肠道吸收锌的功能被部分阻断，因而出现严重的缺锌症状。

（二）临床表现

营养性锌缺乏症主要表现为生长迟缓、免疫力降低、伤口愈合慢、皮炎、性功能低下、食欲缺乏、味觉异常、暗适应减慢等，具体临床表现如下。

1. 生长缓慢 儿童期缺锌的早期典型表现是生理性生长速度缓慢。缺锌妨碍核酸、蛋白质的合成和分解代谢酶的活性，导致小儿的生长发育迟缓，缺锌小儿的身高和体重常低于正常同龄儿，严重者可出现侏儒症。

2. 食欲缺乏 缺锌后常引起口腔黏膜增生及角化不全，易于脱落，而大量脱落的上皮细胞可以掩盖和阻塞舌乳头中的味蕾小孔，使食物难以接触味蕾，不易引起味觉和引起食欲。此外，缺锌对蛋白质、核酸的合成、酶的代谢均有影响，导致含锌酶的活性降低，对味蕾的结构和功能也有一定的影响，进一步使食欲缺乏。

3．异食癖 在缺锌的患者中，常发现有食土、纸张、墙皮及其他嗜异物的现象，补锌后症状好转。

4．免疫功能下降 锌能增强体液及细胞的免疫功能，加强吞噬细胞的吞噬能力及趋向性，改变病变组织的血液灌输及能量代谢，改善局部和整体功能状态，增强体质及抵抗力以减少感染。当机体含锌总量下降时，机体免疫功能降低，肠系膜淋巴结、脾等与免疫有关的器官减轻 20% ~ 40%，引起有免疫功能的细胞减少，T 细胞功能受损，细胞免疫能力下降从而降低机体防御能力。锌缺乏者易患各种感染性疾病，如腹泻、肺炎等。

5．伤口愈合缓慢 缺锌后，DNA 和 RNA 合成量减少，创伤处颗粒组织中的胶原减少，肉芽组织易于破坏，使创伤、瘘管、溃疡、烧伤等愈合困难。有资料表明，锌治疗有助于伤口的愈合，可促使烧伤后上皮的修复。

6．皮肤损害 表现为肠病性肢端皮炎，严重的表现有各种皮疹、大疱性皮炎、复发性口腔溃疡，皮肤损害的特征多为糜烂性对称性，常呈急性皮炎，也可表现为过度角化。有部分小儿表现为不规则散乱的脱发，头发呈红色或浅色，锌治疗后头发颜色变深。

7．其他 眼对锌的缺乏十分敏感，锌缺乏会造成夜盲症，严重时会造成角膜炎。另外，锌在轴浆运输中起作用，对维持视盘及神经的功能是不可缺少的。锌缺乏时，神经轴突功能降低，从而引起视神经疾病和视神经萎缩。锌有助于性器官的正常发育，血液中睾酮的浓度与血锌、发锌成线性相关。所以，锌缺乏时，可导致性器官发育不良。锌缺乏时胰岛素的活性降低，细胞膜结构的稳定性下降，使胰腺细胞溶酶体的外膜破裂造成细胞自溶，便可引起糖尿病。

（三）诊断

根据临床表现，结合膳食史及实验室检查可诊断锌缺乏疾病。

1．膳食调查 对可疑患者和人群进行定量膳食调查，如果摄入食物含锌量过低，或影响锌吸收的因素过多，则可进一步进行体格或生化检查。

2．实验室检测 目前在临床诊断中敏感而特异的锌营养状况的评价标准仍然不充分。血清锌、发锌、尿锌等均可作为锌的营养状况的评价指标，但都不是十分理想的评价指标。

（1）血清锌：临床上血清锌的测定是比较常用的指标。正常值为 13.8 mmol/L。由于血清锌主要与白蛋白结合，故肝、肾疾病及急、慢性感染应激状态和营养不良等均可导致锌浓度下降，此外血清锌还受环境、近期饮食含锌量的影响，因而测定时需排除各种干扰因素。

（2）发锌：可作为慢性锌缺乏的参考指标，发锌低于 100 μg/dl 常可提示缺锌。发锌测定具有采样无痛苦、样品易保存和运输、检测方法简便的优点，但受头发生长速度、环境污染、洗涤方法、采集部位的影响，故误诊率和漏诊率可高达 20% ~ 30%。但因该方法简便容易被接受，故可作为群体锌营养状况及环境污染的检测指标。

（3）尿锌：能反映锌的代谢水平，参考值为 2.3 ~ 18.4 mmol/24 h，但受尿量及近期膳食摄入锌的影响，有极大的个体差异。血锌、发锌、尿锌三者同时测定，则具有一定的参考价值。

（4）锌耐量试验：空腹口服锌 1 mg/kg，正常人 2 h 后血锌浓度达高峰，6 h 后恢复至空腹水平。缺锌患者峰值低下且提前回到原有水平。

（5）血浆金属硫蛋白：缺锌时，血浆金属硫蛋白水平明显降低，血浆金属硫蛋白浓度可灵敏地反映人体锌营养状况，但由于其他一些金属元素如铜、铁等也可诱导金属硫蛋白合成，所以其实用价值尚待进一步研究。

（四）营养防治

锌排出过多或临床缺锌症状比较明显的患者，可给予锌制剂以预防或纠正机体缺锌状态。常用的补锌制剂有硫酸锌、葡萄糖酸锌、乳酸锌等。补充剂量以接近生理需要量为宜，成人用量为 5 ~ 25 mg/d。锌缺乏严重者可在短期内补充较大剂量以加速恢复。对于不能进食而靠静脉补液维持营养的患者，应注意在输液内加入锌，成人用量约为 2 mg/d。营养性锌缺乏症患者可用二价锌剂治疗，疗程为 3 个月至 1 年。肠病性肢端皮炎患者长期每日口服锌，可取得疗效。

预防锌缺乏的有效手段是膳食调整。含锌丰富的食物有贝壳类海产品、红色肉类、动物内脏、干果类、谷类胚芽和麦麸等，多食用含锌高而且容易吸收的食物可预防锌缺乏。避免偏食以保证锌的摄入量。

第三节　营养相关慢性病

非传染性慢性疾病（non-communicable chronic disease，NCD）简称慢性病，是指一类起病隐匿、病程长且病情迁延不愈、缺乏明确的传染性生物病因证据、病因复杂或病因尚未完全确认的疾病的概括性总称。主要包括心脑血管疾病、恶性肿瘤、糖尿病、慢性阻塞性肺疾病等。这些疾病主要由不健康的生活与行为方式引起。《中国居民营养与慢性病状况报告（2015）》指出，吸烟、过量饮酒、身体活动不足和高盐、高脂等不健康饮食是慢性病发生、发展的主要行为危险因素。此外，职业和环境因素等暴露也会引起慢性病的发生。

一、营养与肥胖

随着社会经济发展、生活水平提高，体力劳动少的人群中，肥胖正逐渐成为日常保健的现实问题[16]。肥胖会增加机体脏器的负担，同时又加速衰老进程。此外，肥胖者心血管疾病、糖尿病、肝胆疾病、骨关节炎及痛风症等疾病发病率明显增高。应激反应能力下降，抗感染能力降低，对麻醉和手术耐受力差。世界卫生组织已经将肥胖明确宣布为一种疾病。尽管我国肥胖问题远不如西方发达国家突出，但随着生活水平逐渐提高，肥胖患者增多趋势非常明显。根据 2012 年中国居民营养与慢性病状况调查，我国 18 岁以上成人超重率为 30.1%，肥胖率达 11.9%，比 2002 年上升了 7.3% 和 4.8%，超重和肥胖呈明显增加趋势。矿工由于长期处于特殊工作环境，三餐食物及能量分配严重失衡，班中餐食物单一和不足，升井后的班后餐高脂肪、高能量，这些营养不平衡问题导致矿工超重和肥胖问题更为突出。据调查，美国煤矿工人中超重及肥胖率高达 52%[17]，我国矿工超重及肥胖率也较高，约为 44.2%[18]。

（一）肥胖的定义及诊断

1．肥胖的定义及分类　肥胖是由于人摄入的能量超过所消耗的能量，多余能量以脂肪形式储存于体内，使体内脂肪过量储存，脂肪细胞增多和（或）体积增大，与其他组织失去正常比例的状态。判断一个人肥胖与否，最佳的方法是测量体内的脂肪量。在正常情况下，18 岁的男性体内脂肪量占体重的 15% ~ 18%，女性为 20% ~ 25%。当男性体内脂肪率超过 25%、女性超过 30% 以上，即可认为是肥胖。

一般可将肥胖分为两类：单纯性肥胖（原发性肥胖）和继发性肥胖（症状性肥胖）。

（1）单纯性肥胖：是指单纯因营养过剩所致全身性脂肪过量积累引起的肥胖，绝大部分肥胖者属于单纯性肥胖。单纯性肥胖的发生与家庭生活习惯、社会经济发展、文化背景等环境因素，以及不良的饮食习惯、运动不足等个人习惯有着密切的关系。单纯性肥胖按其脂肪在体内的分布情况，可分为腹型肥胖和臀型肥胖。腹型肥胖者脂肪主要分布在腹部及其以上的部位，从外观上来看，这类肥胖者体形类似苹果形状，又称苹果型肥胖，多见于男性。臀型肥胖者脂肪主要分布在腹部以下部位，以臀部为主要分布区域，这类肥胖者体形类似梨形，又称梨形肥胖，多见于女性。

通过计算腰围 / 臀围比（W/H）可判断是否为腹型肥胖。男性 W/H ＞ 1.0、女性 W/H ＞ 0.9 则可判断为腹型肥胖。

（2）继发性肥胖：主要指由于垂体 - 肾上腺轴发生病变、内分泌紊乱或其他疾病、外伤引起内分泌障碍，而导致的肥胖。

2．肥胖的诊断　在临床上，目前还不能快速、方便、准确地测定人体内的脂肪量，因此，在实际中通常采用身高标准体重、体重指数、皮褶厚度、腰围等指标评价是否肥胖。

（1）身高标准体重：结合身高和体重判断是否肥胖。世界卫生组织推荐的利用标准体重来衡量肥胖的公式如下。

肥胖度（%）＝［实际体重（kg）－身高标准体重（kg）］/ 身高标准体重（kg）×100%

判断标准：肥胖度在 –10% 以下为消瘦，–10% ～ 10% 为正常，＞ 10% 为超重，20% ～ 29% 为轻度肥胖，30% ～ 49% 为中度肥胖，50% 以上为重度肥胖。

（2）体重指数：体重指数（BMI）是目前常用的评价肥胖程度的参数之一[19]，其计算方法如下：BMI（kg/m^2）＝体重（kg）/ 身高（m）^{2}

世界卫生组织推荐的肥胖判断和分类标准为：BMI 18.50 ～ 24.99 kg/m^2 为正常，25.00 ～ 29.99 kg/m^2 为超重，30.00 ～ 34.99 kg/m^2 为轻度肥胖，35.00 ～ 39.99 kg/m^2 为中度肥胖，40.00 kg/m^2 以上为重度肥胖。

中国肥胖问题工作组提出了我国成人判断超重和肥胖的标准为：BMI ＜ 18.5 kg/m^2 为体重过低，18.5 ～ 23.9 kg/m^2 为体重正常，24.0 ～ 27.9 kg/m^2 为超重，28.0 kg/m^2 以上为肥胖。

（3）皮褶厚度：由于皮下脂肪组织是人体最大的脂肪库，而皮下脂肪层的厚薄又大致和机体的肥胖程度相平行，因此可以通过测量皮褶厚度来判断肥胖与否。测量部位为肩胛骨下和三头肌两个部位，然后将测量值相加判断是否肥胖。男性皮褶厚度之和＜ 35 mm 为正常，35 ～ 44 mm 为轻度肥胖，45 ～ 54 mm 为中度肥胖，55 mm 以上为重度肥胖；女性皮褶厚度之和＜ 45 mm 为正常，45 ～ 54 mm 为轻度肥胖，55 ～ 59 mm 为中度肥胖，60 mm 以上为重度肥胖。

（4）腰围：主要用来判断肥胖相关疾病的危险度。目前公认腰围是衡量脂肪在腹部蓄积程度的最简单、实用的指标。脂肪在腹部蓄积的程度与肥胖相关疾病危险度有更强的关联。男性腰围达到或超过 85 cm、女性腰围达到或超过 80 cm 者患高血压的风险约为腰围低于此值者的 3.5 倍。

（二）肥胖发生的原因

1．饮食因素　进食过多是引起单纯性肥胖的主要原因[20]。现今社会，食物种类繁多，有各式各样的美食，再加上聚餐已成为一种普遍的娱乐方式，这极易导致人们进食过多。由于进食的食物过多，机体长期处于能量过剩状态，多余的能量在体内以脂肪的形式储存，导致体内脂肪增加。

人们的饮食习惯对肥胖也有一定的影响。研究显示，无论是男性还是女性，进餐次数较少的人发生肥胖风险高于进餐次数稍多的人。可能原因为每次进餐时，因为食物热效应，机体要消耗能量，进餐次数较多时，消耗的能量就较多。此外，晚上进食较多者往往体重增加明显。这可能是由于人体内的各种生理和代谢变化都有其内在的生理节律，通常晚上迷走神经的兴奋性和胰岛素的分泌要高于白天，再加上晚上体力活动较少，从而有利于体脂的积聚。

2．遗传因素 遗传因素在肥胖形成过程中的作用为 20% ～ 40%。例如，在父母均是肥胖者的家庭中，子女有 70% ～ 80% 会出现肥胖；父母之一是肥胖者的家庭中，子女有 40% 的人会出现肥胖。

3．体力活动因素 体力活动的多少是决定能量消耗多少的一种重要的因素，体力活动也是抑制机体脂肪积聚的一种最强有力的“制动器”。现代生活中快捷便利的交通工具、家务劳动的电器化、久坐的工作方式等大大减少了人体因此而消耗的能量，导致肥胖的发生。研究显示，近 20 年来，人体每天因为运动不足而少消耗的能量为 200 ～ 400 kcal，这些能量以脂肪的形式储存起来[21]。此外，运动不足还可导致胰岛素敏感性降低，胰岛细胞需要更多的胰岛素才能维持正常的血糖水平，但同时胰岛素也促进脂肪的合成，增加肥胖的发生。正因为如此，肥胖现象很少发生在重体力劳动者或经常积极进行体育运动的人群之中。

4．神经精神因素 下丘脑内有食欲调节中枢，其中，腹内侧核是饱觉中枢，兴奋时发生饱感而拒食；腹外侧核是饥饿中枢，兴奋时食欲亢进。两者相互调节，相互制约，在生理条件下处于动态平衡状态，使食欲处于正常范围而维持体重。下丘脑发生病变或功能失调时，可出现食欲亢进，从而导致肥胖。此外，有研究者认为，下丘脑腹内侧核存在一个“交感神经中枢”，而下丘脑外侧则存在一个“迷走神经中枢”。当双侧腹内侧核区遭到破坏，自主神经系统就发生改变，于是交感神经活动降低而迷走神经或副交感神经活动增强，这样对于任何刺激，其综合效应均会使胰岛素分泌增加，进而促进脂肪合成，导致机体肥胖。

精神因素也常影响食欲。临床发现有不少肥胖者伴有精神、情绪方面的问题，如由于事业遭到挫折、精神受刺激、情绪不稳定（如悲伤、焦虑、抑郁或趋向被遗弃的感觉）或由于疲倦等原因而采取代偿性进食，这亦会导致一部分人逐渐肥胖起来。

（三）肥胖对健康的危害

大规模前瞻性研究发现，肥胖者由于各种原因引起总死亡率升高，肥胖也使患许多疾病的风险大大增加。

1．肥胖与高血压 肥胖是引起高血压的重要危险因素。有研究显示，肥胖者高血压发生率是非肥胖者的 2 ～ 3 倍，肥胖程度在 15% 以上的 50 岁肥胖患者中，分别有 47% 的男性和 46% 的女性并发高血压，与非肥胖者比较，分别高出 26% 和 27%[22]。随着肥胖程度的增加，高血压的发病率增高，而肥胖的高血压患者经过减轻体重后，血压值可明显下降。

2．肥胖与糖尿病 肥胖虽然不是 2 型糖尿病的直接致病因素，但它是 2 型糖尿病发病的重要危险因素[23]。调查显示，80% 的成年糖尿病患者在发病前均为肥胖者，其主要原因是肥胖者的糖代谢发生了异常变化。随着肥胖程度的增加和持续时间的延长，糖尿病的发病率进一步增高，中等程度肥胖者患糖尿病的发病率是体重正常者的 4 倍，而重度肥胖者糖尿病的发病率是体重正常者的 21 倍。此外，肥胖类型不同，糖尿病的发病率也不同。腹型肥胖者更容易并发糖尿病。

3．肥胖与癌症 肥胖也能增加癌症的发病危险。在女性，肥胖会使乳腺癌、子宫癌、卵巢癌、宫颈癌的发病率增加 3 倍，子宫内膜癌的发病率增加 7 倍；对于男性，肥胖可使直肠癌、前列腺癌的发病率增加。

4．肥胖与关节炎 肥胖有时并发退行性关节炎，不断增加的体重增加关节的磨损，脂肪细胞也产生破坏关节中正常软骨的细胞因子，如果减肥，磨损会逐渐消失，脂肪细胞产生的细胞因子也会减少。关节炎对关节的破坏作用随时间而增加。

5．肥胖与高脂血症 肥胖与高脂血症的关系非常密切，肥胖患者通常都伴有高脂血症。有研究显示，62%肥胖者患有高脂血症，且随着肥胖程度的增加，高脂血症的程度更严重。肥胖者的血脂特征是血中总胆固醇、三酰甘油、低密度脂蛋白胆固醇增高，高密度脂蛋白胆固醇降低。在成年肥胖患者和内脏性肥胖患者中，这种血脂代谢异常更为明显。

6．肥胖与心脑血管疾病 肥胖是心血管疾病的危险因素，肥胖引发心血管病主要表现在两个层面：其一，流行病学研究发现超重和肥胖与心血管病的发病和死亡成显著正相关，肥胖者发生心绞痛、心肌梗死、冠心病、脑卒中等动脉粥样硬化性疾病的危险性增加。随着肥胖程度的增高，这些疾病的发生率也增高。其二，生理学研究发现体内脂肪过度积蓄引起高胰岛素血症、胰岛素抵抗、高血压和血脂异常等多种心血管病危险因素增加，这也是肥胖引发心血管病的主要原因。

7．肥胖与呼吸系统疾病 肺的功能是向全身供应氧及排出二氧化碳。肥胖者因体重增加，需要更多的氧，但肺不能随之而增加功能；同时肥胖者由于腹部脂肪的堆积，腹腔内压力升高，横膈抬高又使胸腔压力增高，限制了肺的呼吸功能，故可造成缺氧，严重者可表现为嗜睡、发绀、呼吸困难、红细胞增多、左心肥大，最后导致心肺功能衰竭。这种特殊的肺心病，又称换气综合征或肺通气不良综合征，若不及时治疗，死亡率可达25%。肥胖者还由于颈部周围脂肪过剩堆积，在睡眠时引起周期性气管闭塞，形成失眠或睡眠剥夺综合征。

（四）肥胖的营养防治

肥胖是一种易发的、明显的，却又复杂的代谢失调症，可影响整个机体正常生理功能，同时，肥胖又与许多疾病的发病相关，因此，预防和治疗肥胖对于维持健康具有非常重要的意义。

1．肥胖的治疗 肥胖治疗的原则是达到能量平衡、促进脂肪分解。目前常采用的方法有以下几种。

（1）饮食和运动治疗：主要是控制总能量摄入，同时加强体育锻炼[24]。对肥胖的治疗，迄今尚无真正有效的药物，而且长期服药也难免有不良反应发生。空回肠短路手术不仅适应证有限，而且并发症也严重，有很大风险。饮食和运动疗法，不论对成年开始的肥胖还是对幼年开始的肥胖都同样起作用。不过，少吃与多动这两个方面必须同时兼顾，长期坚持。如果只增加体力活动而不控制饮食，其所增加的能量消耗就极易从饮食摄入上获得补偿，也就难以达到减肥的目的。反之，如果不增加体力活动而只是一味地控制饮食能量，患者往往由于不能忍受饥饿而难以坚持。

饮食治疗还应注意，膳食供能应酌情合理控制，且应循序渐进，逐步降低，在各种供能物质中尤其需要对低分子糖、饱和脂肪酸和乙醇严加限制。中度以上肥胖者其膳食能量的分配应较正常要求适当降低糖类的比例，提高蛋白质比例，而脂肪比例以控制在正常要求的上限为宜。

运动治疗方面应注意一定要摒弃必须是高强度运动的观点，低强度长期的体力活动（如散步）与高强度体育活动一样有效，关键是坚持。

（2）药物减肥：针对肥胖，现在有许多治疗药物，这些药物的作用机制主要包括：抑制大脑摄食中枢，使人们没有饥饿的感觉，从而减少食物的摄入；增加胃肠蠕动；抑制食物的消化、吸收。减肥药物的使用往往有一定的不良反应，应在医生的指导下使用。

（3）外科手术：对于一些严重肥胖者或者病理性肥胖者，可采用外科手术治疗。外科手术分为两种：一是减小胃容量；二是局部吸脂。

2．肥胖的预防 肥胖预防最为根本的措施是保证充分的体力活动和适当的饮食控制，并养成习惯持之以恒。机体的能量需要量随劳动强度、劳动时间的不同而有所差异，矿工应根据每日工作量和工作时间，及时调整饮食，合理制订饮食规划，避免暴饮暴食，同时避免营养缺乏。此外，在一年中的冬春季节和一日内的夜晚，体脂往往容易积累。所以，在这些时期必须及时根据具体情况，有针对性地调整饮食摄入量，防止体内能量过剩。

二、营养与心血管疾病

心血管疾病（cardiovascular disease，CVD）泛指由于动脉粥样硬化所导致的一系列心血管性疾病，常见慢性心血管疾病包括高血压、冠心病和脑卒中。随着社会经济的发展，居民生活方式的变化，人口老龄化及城镇化的进程加速，我国心血管病危险因素流行趋势明显，导致心血管病的发病患者数增加。预计今后 10 年，我国心血管疾病患者数仍将快速增长[25]。

（一）心血管疾病流行现状

根据《中国心血管病报告 2016》，估计我国现有心血管病患者 2.9 亿，其中高血压为 2.7 亿，脑卒中至少有 1300 万，冠心病有 1100 万。高血压患病率为 25.2%，脑卒中患病率为 12.3‰，冠心病患病率约为 10.2‰[26]。心血管病死亡占城乡居民总死亡原因的首位，农村为 45.01%，城市为 42.61%。每 5 例死亡病例中，就有 2 例死于心血管病。矿工由于暴露于高温、噪声、粉尘、有害化学试剂等工作环境，心血管疾病患病率和死亡率均高于一般人群，高血压患病率约为 40%，脑卒中和冠心病患病率均高于 15‰。

（二）心血管疾病的危险因素

1．高血压 是脑卒中和冠心病发病的主要危险因素。我国有超过半数的心血管病发病与高血压有关。据调查，我国 18 岁以上成人高血压患病率为 25.2%[27]，估计全国高血压患者数达 2.7 亿，每 10 个成人中至少有 2 ~ 3 人患高血压。从 1979—2012 年的演变趋势看，不同性别的患病率均呈上升趋势。城乡人群高血压患病率差别缩小。一项研究对 10 525 名 40 岁以上没有高血压的成人平均随访了 8 年，估算出我国高血压年发病率为 3%。此外，根据 1991 —2004 年全国 7 省市地区 6 ~ 17 岁少年儿童血压调查结果，我国少年儿童高血压的患病率已从 1991 年的 7.1% 上升至 2004 年的 14.6%，年平均上升速度为 0.58%。

长期血压水平升高可持续刺激血管内壁，导致血管内皮损伤，增加血管动脉粥样硬化风险，同时影响动脉内膜组织代谢，引起内膜炎症反应，使血管壁结构发生改变，血管顺应性下降，进而增加心血管疾病发生风险。血压水平升高还可导致机体内体液调节系统激活，血管紧张素和儿茶酚胺水平升高，最终导致血管平滑肌细胞增生肥大，血管狭窄，增加缺血性心血管疾病的发生风险。

2．吸烟 近年来，15 岁以上人群戒烟率虽略有增加，但我国控烟任务依旧艰巨。根据 2010 年全球成人烟草调查（GATS）中国项目报告，估计 15 岁以上烟民有 3.5 亿，其中被动吸烟者为 5.4 亿。我国男性吸烟率处于平台期，而年轻女性的吸烟率有增加趋势。2002—2010 年期间，40 ~ 59 岁年龄组人群吸烟率出现了上升趋势。全人群吸烟率农村人群明显高于城市人群（29.8% *vs.* 26.1%）；男性吸烟率农村高于城市（56.1% *vs.* 49.2%），女性吸烟率城市高于农村（2.6% *vs.* 2.2%）。有研究推算出我国 2005 年吸烟的直接经济损失为 1665.6 亿元人民币，间接经济损失 861.11 亿~ 1205.01 亿元人民币，总经济损失近 3000 亿元人民币，约占当年国民生产总值（GDP）的 1.5%。

烟草燃烧过程中至少产生 700 种化学成分，其中主要危害心血管系统的物质包括一氧化碳、尼古丁及氰化氢等。吸烟产生的这些有害化学成分可导致心肌组织缺氧，引起心排血量增加，进而血压水平升高，增加心血管疾病发生风险。吸烟还可以通过激活交感和副交感神经系统，使体内肾上腺素分泌增加，进而引起小动脉痉挛，血流量减少，损伤血管内膜，加速动脉粥样硬化进程，最终增加心血管病发生风险。

3．血脂异常 我国人群血脂水平呈持续上升趋势，尤其是少年儿童的血脂水平。根据 2010 年中国居民营养与健康状况调查[28]，成人高胆固醇血症（总胆固醇≥ 6.22 mmol/L）患病率男性为 3.4%，女性为 3.2%，高三酰甘油血症（三酰甘油≥ 2.26 mmol/L）患病率男性为 13.8%，女性为 8.6%，低密度脂蛋白胆固醇血症患病率 7.6%。估计我国血脂异常者至少 2.5 亿[25]。根据 2007—2008 年中国糖尿病和代谢异常研究结果，我国成人（20 岁及以上）高胆固醇血症（总胆固醇 ≥ 6.22 mmol/L）知晓率，男性为 27.6%，女性为 20.7%，治疗率男性为 21.4%，女性为 14.0%，控制率男性为 18.3%，女性为 11.2%，治疗控制率男性为 88.1%，女性为 78.4%。

血脂异常可损伤血管内皮细胞，从而影响血流稳定性和血管收缩性，同时，血脂异常还可通过影响细胞膜转运钙离子的能力，直接影响细胞膜脂质结构，导致血压水平升高，进而增加心血管病发生风险。此外，血脂异常时，体内吞噬细胞的胆固醇酯化作用增强，促进泡沫细胞聚集，进而降低血管内斑块的稳定性，促进心血管疾病的发生。

4．糖尿病 根据中华医学会糖尿病学分会在 2007—2008 年对 14 个省市进行的调查[29]，在年龄≥ 20 岁的 46 239 名成人中，年龄标化的总糖尿病患病率为 9.7%，男性为 10.6%，女性为 8.8%。糖尿病患病率随着年龄的增长和体重的增加而增加，20 ~ 39 岁、40 ~ 59 岁和≥ 60 岁的人群中糖尿病患病率分别为 3.2%、11.5% 和 20.4%。单纯糖耐量受损的患病率高于单纯空腹血糖受损的患病率（男性为 11.0% *vs.* 3.2%，女性为 10.9% *vs.* 2.2%）。中国大庆糖尿病预防 20 年随访证实，生活方式干预对预防糖尿病有长期影响。在 20 年的随访中，干预组的糖尿病累计发病率为 80%，对照组为 93%，减少 1 例糖尿病需要干预的人数为 6 人。多因素分析控制了年龄和小组随机因素影响后，干预组比对照组的糖尿病发病率降低 43%，发生糖尿病要比对照组平均晚 3.6 年。此外，生活方式干预试验使严重的视网膜病变（激光治疗和失明）风险下降 47%。我国 1 项多中心为期 3 年的生活方式联合药物干预试验结果显示，葡萄糖耐量减退人群的每年糖尿病自然发病率为 11.6%；单纯生活方式干预组为 8.2%；小剂量二甲双胍或阿卡波糖组与生活方式联合干预糖尿病发病率分别为 4.1% 和 2.0%；这两种药物分别降低糖尿病风险性 76.8% 和 87.8%。

高血糖水平可抑制体内一氧化氮的产生，同时增加活性氧自由基和内皮素的生成，影响机体血管舒张功能的调节，进而影响血压水平和心血管疾病风险。高血糖水平者往往同时伴有胰岛素抵抗，而胰岛素抵抗可通过影响体内瘦素、脂联素、白介素 -6 和肿瘤坏死因子 -α 等细胞因子和介质，影响血管内皮功能，促进动脉粥样硬化进展，进而促进心血管疾病发生。

5．超重 / 肥胖 我国人群超重率（体重指数：24 ~ 27.9 kg/m^2）为 17.6%，肥胖率（体重指数≥ 28 kg/m^2）达 5.6%。如按 2006 年我国人口估计，18 岁以上超重者和肥胖者分别达到 2.4 亿和 7000 万，超重和肥胖呈明显增加趋势。中国健康与营养调查（CHNS）长期监测了我国 9 个省市人群的膳食与健康状况，近 20 年来多次横断面调查资料显示，我国人群超重率、肥胖率仍然呈持续上升趋势，2010 年上述人群中超重率和肥胖率分别达到 30.1% 和 11.9%，中心性肥胖患病率（男性腰围≥ 85 cm，女性腰围≥ 80 cm）达到 40.7%。

肥胖不仅可导致脂肪组织中的细胞组成发生变化，还可改变脂肪组织中各种细胞的表型，进而影响体内脂肪因子的产生，使机体处于全身慢性炎症状态，加速血管内皮细胞损伤，进而增加心血管病发生风险。此外，肥胖还可降低胰岛素敏感性，促进胰岛素抵抗的发生，进而影响血糖水平，增加心血管病发生风险。

6．体力活动不足 我国 9 个省市进行的中国健康和营养调查（CHNS）结果显示，18 ~ 55 岁居民体力活动主要来源于职业活动和家务劳动，除休闲时的体力活动略有增加外，其他形式的体力活动均呈下降趋势，与 1997 年相比，2006 年男性总体力活动量减少了 27.8%，女性减少了 36.9%。经常参加体育锻炼（每周运动≥ 3 次、每次运动≥ 30 min）的人数比例仅为 28.2%（含在校学生），但 20 ~ 49 岁的青壮年人群明显低于其他年龄组人群。

体力活动一方面可通过影响血压、血脂、血糖及体重等因素影响心血管疾病的发生，另一方面，充足的体力活动能够降低细胞因子、肿瘤坏死因子-α、白介素-6、C反应蛋白、血管内皮生长因子和血管细胞黏附因子等细胞因子和炎症标志物水平，从而对抗动脉粥样硬化的发生，降低心血管疾病发生风险。

（三）营养与心血管疾病危险因素关系

近年来，我国居民整体膳食状况有了明显改善，但仍存在不合理的方面，如谷类食物摄入量下降明显，而脂肪摄入量增加明显；食盐摄入量（平均每日 10.5 g）大大超过膳食指南推荐每日小于 6 g 的标准；蔬菜水果摄入量较少等。这些膳食因素与心血管疾病危险因素关系非常密切。

1．营养与高血压 高血压的发病与饮食密切有关。对 251 例 50 岁以上人群的血压调查表明，肉食组人群中高血压的发病率为 75.8%，荤素搭配者高血压的发病率为 60.4%，两者之间差异具有显著性。钠的摄入被认为是高血压发病的独立因素。有证据表明，限钠可使许多患者的血压降低，减少对降压药的需求。

膳食中钾含量与血压水平相关。有研究结果显示，膳食中钾和铁的摄入量与高血压成负相关，膳食中钙与高血压的发病成负相关，也有研究结果认为膳食中钙含量与高血压的发病没有关系。

膳食脂肪对血压也有一定的影响，前列腺素、血栓凝烷、前列环素和白三烯等类花生酸，它们均参与人体血压调节。对血压正常和高血压受试者补充 ω-6 和 ω-3 脂肪酸，结果发现，随着膳食中 ω-6 脂肪酸的增加血压有所降低，但由于同时几种膳食成分（如总脂肪、钠）也有改变，尚难以把降血压的作用归因于膳食中多不饱和与饱和脂肪的比例。

2．营养与动脉粥样硬化 动脉粥样硬化是指在中等及大动脉血管内膜和中层形成脂肪斑块，这些脂肪斑块主要由胆固醇和胆固醇酯组成。动脉粥样硬化可引起冠心病、脑卒中、动脉瘤和外周血管病，是威胁人类健康的常见疾病[30]。目前认为除家族史、年龄、肥胖、缺乏体力活动及吸烟等危险因素外，营养与饮食因素也极为重要。

（1）饱和脂肪酸摄入量与动脉粥样硬化：适当摄入饱和脂肪酸是必需的，但过量摄入脂肪酸则可能影响血脂水平，进而引起动脉粥样硬化。大量流行病学研究表明，膳食脂肪摄入总量，尤其是饱和脂肪酸的摄入量与动脉粥样硬化的发病率呈正相关。有研究显示[30]，脂肪提供的能量增加 5% 时，人群平均血总胆固醇水平可升高 10%。此外，脂肪酸的组成对血脂水平的影响是不同的。摄入含饱和脂肪酸高的食物可导致血胆固醇水平升高，但对三酰甘油的影响不一。饱和脂肪酸碳链的长短对血脂的影响也不一样，短链脂肪酸和硬脂酸对胆固醇影响很小，而豆蔻酸、月桂酸和棕榈酸可使血脂升高。

（2）不饱和脂肪酸摄入量与动脉粥样硬化：不饱和脂肪酸包括单不饱和脂肪酸和多不饱和脂肪酸。富含单不饱和脂肪酸的食物能降低血清总胆固醇和低密度脂蛋白胆固醇，且不降低高密度脂蛋白胆固醇，如橄榄油和茶油的油脂。多不饱和脂肪酸包括亚油酸、亚麻酸、EPA 和 DHA 等。研究发现 EPA 和 DHA 具有明显降低三酰甘油的作用，还具有降低血浆总胆固醇，增加高密度脂蛋白的作用。EPA 还具有较强的抗血小板凝集的作用，因此在预防血栓形成上有重要意义。摄入单不饱和脂肪酸比多不饱和脂肪酸更能增加低密度脂蛋白的抗氧化能力。根据不同多不饱和脂肪酸的不同生理功能，世界卫生组织和国际粮农组织建议，膳食中亚油酸和亚麻酸的比例应在 5∶1 ～ 10∶1。

（3）膳食胆固醇与动脉粥样硬化：膳食胆固醇有升高血清总胆固醇及低密度脂蛋白胆固醇的作用，但作用力较弱，而且个体变异较大。有的研究表明，膳食胆固醇升高血清胆固醇的作用与饱和脂肪酸摄入量有密切关系。相同量的膳食胆固醇，在饱和脂肪酸摄入量高者比饱和脂肪酸摄入量低者升高血清胆固醇的作用要强。还有流行病学前瞻性研究表明，膳食胆固醇对冠心病发病和死亡的影响独立于血清胆固醇，其机制有待研究。

（4）反式脂肪酸与动脉粥样硬化：反式脂肪酸（trans fatty acid）是食物中常见的顺式脂肪酸的异构体。食物中的反式脂肪酸主要来源是人造黄油（margarine）和起酥油（shortening）。反式脂肪酸对心血管疾病的影响是近年来研究的热点之一。反式脂肪酸不仅与饱和脂肪酸一样能增加低密度脂蛋白胆固醇水平，同时还引起高密度脂蛋白胆固醇降低。有研究结果显示，经常摄入反式脂肪酸的妇女日后患心肌梗死的危险性增高。在美国和芬兰，男性的前瞻性研究结果也类似。

3．营养与凝血因素 近年来，随着对冠心病及脑卒中发病机制的了解，使得科学家们开始重视凝血因素的研究。有研究认为，长链饱和脂肪酸有促进凝血的作用，主要是14、16及18碳的饱和脂肪酸。需要引起注意的是含18碳的硬脂酸虽然没有升高血清胆固醇的作用，但能促进凝血。动物实验表明，以上3种脂肪酸的总和与凝血酶诱导的血小板聚集相关性很好。此外，还有研究显示，长链不饱和脂肪酸能延缓动脉闭塞及血小板聚集，其作用与脂肪酸的熔点成负相关。长链多不饱和脂肪酸有很强的抑制血小板聚集功能，因为它能抑制花生四烯酸转换为血栓素A。含ω-3多不饱和脂肪酸高的膳食能促进抑制血小板聚集的PGI_3生成。鱼油能降低血中的凝血因子Ⅰ水平，而已知凝血因子Ⅰ与冠心病发病有关。

4．维生素与动脉粥样硬化 研究表明，低密度脂蛋白被氧化修饰后，易于被单核细胞及巨噬细胞所吞噬，形成泡沫细胞，促进动脉粥样硬化，而维生素E和维生素C有抗氧化作用，可影响动脉粥样硬化过程。已有大量临床试验证明，维生素E具有防治心血管病的作用。维生素E的生理学功能是作为自由基的清除剂，而防止自由基对细胞膜上多不饱和脂肪酸的损伤。维生素E还具有保护体内巯基的作用，可使血浆中卵磷脂胆固醇酰基转移酶（LACT）活性增高，该酶的活性依赖于酶结构中的巯基。维生素E能降低血浆低密度脂蛋白胆固醇的含量，增加高密度脂蛋白胆固醇水平。因此，为预防动脉粥样硬化，应增加不饱和脂肪酸的摄取。为防止不饱和脂肪酸引起的过氧化作用，应适当增加维生素E的摄入量。此外，维生素E还可促进花生四烯酸转变为前列腺素，后者有扩张血管、抑制血小板凝集的作用。

维生素C在体内参与多种生物活性物质的羟化反应。如参与胆固醇代谢形成胆酸的羟化反应，使血液胆固醇水平降低；参与体内胶原的合成，使血管韧性增加，脆性降低，可防止血管出血；同时，维生素C也是一种重要的抗氧化剂，可捕捉自由基，防止不饱和脂肪酸的脂质过氧化反应。维生素C还可使维生素E还原为具有抗氧化作用的形式。

近年来的研究发现[27]，同型半胱氨酸升高是早发冠心病、脑血管病和周围血管病的独立危险因素。大规模人群流行病学追踪观察发现，心肌梗死及脑卒中患者血浆总同型半胱氨酸（tHcy）高于对照组。有临床试验证明[31]，补充叶酸和维生素B_{12}可降低血中tHcy的浓度，进而降低心血管疾病发生风险。美国FDA规定：100 g面粉或谷物强化叶酸140 μg，可使人群tHcy平均降低3 μmol/L。WHO建议血浆中叶酸的浓度不低于13.6 nmol/L。

（四）心血管疾病的营养预防

营养与心血管病的多种危险因素有密切关系[31]，这些因素都是可以改变的。因此，进行合理膳食的宣传教育和个别指导，是心血管病一级预防的重要措施[32]。预防心血管病的膳食也即预防多种非传染性慢性病的健康膳食[33]。心血管病的膳食预防应是综合性的。

1．限制食盐摄入量 食盐的摄入水平对人类高血压发生、发展的影响已经在世界范围内得到研究证实。膳食钠盐摄入量平均增加2 g/d，收缩压和舒张压分别增高2.0 mmHg和1.2 mmHg。在调整混杂因素后，食盐摄入量与居民的收缩压、舒张压均成正相关，且高血压患病率随食盐摄入量的增加而上升，每日人均食盐平均摄入量在6 g、12 g、18 g以上的人群与每日人均食盐摄入量＜6 g的人群比较，高血压患病率分别增加1.09倍、1.11倍和1.28倍。人均钠盐摄入量由16 g/d降至10.6 g/d

时，人均收缩压和舒张压水平分别下降 5.3 mmHg 和 2.9 mmHg。因此，降低食盐摄入量是在食盐摄入量高的地区预防高血压的重要措施，也是心血管疾病的预防措施之一。国外已有临床试验证明，轻度高血压患者通过减盐及降低体重可使血压下降；需用药物治疗的高血压患者，控制食盐及体重可以减少药物用量并维持降压效果。

2．控制摄入总能量和增加体力活动 肥胖对心血管疾病有一定影响，膳食摄入总能量和人体消耗的能量不平衡是肥胖的主要原因。控制膳食中能量的摄入，有助于控制肥胖的发生，进而预防心血管疾病的发生。控制膳食中摄入的能量，最重要的是限制脂肪摄入量。不仅要限制动物油脂和肥肉，植物油也应加以限制，如少吃煎炸食品等。对于体力活动减少的人，还应及时调整主食摄入量，防止在短期内体重突然增加。

此外，增加体力活动现已被列为健康膳食的重要内容[34]，体力活动除通过影响肥胖而影响心血管疾病发生外，还可通过影响血压水平而影响心血管疾病的发生。许多横断面和前瞻性研究均显示，有规律的、有一定强度的体力活动与血压水平成负相关。随机临床试验研究结果表明，规律的运动可使收缩压下降 5 ~ 15 mmHg，舒张压下降 5 ~ 10 mmHg。正常血压人群中，久坐和体力活动不足者与活跃的同龄对照者相比，发生原发性高血压的危险增加 20% ~ 50%。我国研究结果显示，中至重度体力活动时间与男女性血压水平均成负相关，随着个体中至重度体力活动时间的增加，男女性血压水平均会降低。而静态生活时间（用于看电视、阅读、使用电脑和玩电子游戏的时间）越长，人群的体重指数水平越高，相应人群中患高血压的风险亦显著增高。与每日静态生活时间不足 1 h 者相比，静态生活时间超过 8 h 者高血压患病率增加 82%。中度的持之以恒的体力运动有助于降低血压水平和控制体重。如每天快步走、慢跑 30 min、骑自行车、游泳、做操等，不但有助于控制体重，还有利于降低其他危险因素。体力活动一般提倡以大肌群节律性运动为特征的有氧代谢运动，如步行、慢跑、游泳、骑车、登楼、登山、球类、健身操等为好，各人随意选择。每天步行至少 3 km，时间在 30 min 以上，每周要运动 5 次以上，只有规律性运动才能有效果。运动后心率与年龄数值之和约为 170，这样的运动量属于中等程度。

3．控制膳食饱和脂肪及胆固醇摄入 中国人群目前血清胆固醇水平较低，是冠心病发病和死亡较世界多数国家为低的主要原因。但近年来人群的血清胆固醇水平已有增高趋势，故控制膳食中的饱和脂肪及胆固醇是防止血清胆固醇升高，预防冠心病发病率上升的重要措施。国际上对降低和控制血清胆固醇已进行过很多研究，并在许多问题上取得了共识。一致认为控制膳食是其措施的第一步，不仅血清胆固醇临界升高者需要用膳食控制，即便是血清胆固醇确定升高者，在药物治疗之前及药物治疗过程中，都需控制膳食。血清胆固醇升高者的第一步膳食控制目标也就是健康人预防血脂升高的膳食。

4．戒烟限酒 吸烟是心血管病的主要危险因素之一。研究证明，吸烟与心血管病发病和死亡相关并有明显的剂量 - 反应关系。被动吸烟也会增加患心血管病的危险。烟草燃烧时产生的烟雾中致心血管病作用的两种主要化学物质是尼古丁和一氧化碳。戒烟的益处已得到广泛证实，且任何年龄戒烟均能获益。临床研究证据提示，戒烟是冠心病最有力的干预方法，且在心血管疾病患者中开展戒烟最有成效。帮助患者戒烟应成为心血管病诊疗工作不可缺少的部分。

饮酒可通过影响血压水平而影响人群心血管疾病的发生。虽然少量饮酒后短时间内血压会有所下降，但长期少量饮酒可使血压轻度升高。无论男性和女性，高饮酒频率者高血压患病要高于低饮酒频率者。男性持续饮酒者比不饮酒者 4 年内高血压发生危险增加 40%。女性每日酒精摄入量低于 15 g 时，高血压患病率最低，而随后出现升高的趋势。每天平均饮酒 > 36 g，收缩压与舒张压分别平均升高 3.5 mmHg 与 2.1 mmHg，且血压上升幅度随着饮酒量的增加而增大。因此，减少酒精摄入量是预防心血管疾病的主要措施之一。

5．矿工心血管疾病的预防　健康饮食是预防心血管病的基石[35]。针对矿工人群，可通过专用网站、新闻传播、电子邮件提醒等途径为员工提供一般营养教育和健康饮食信息，此外，还可在食堂和（或）自动售货机附近进行定点健康饮食咨询服务，并提供健康饮食。戒烟限酒也是预防矿工心血管疾病的主要措施之一。适宜采取的措施包括工作场所禁烟禁酒、吸烟饮酒危害健康的教育、鼓励矿工进行戒烟规划及在公司开展戒烟比赛等措施。对于个体吸烟者可采取的措施有美国国立癌症研究所提出的“5A”干预法［包括询问（ask）、建议（advice）、评估（assess）、帮助（assist）和随访（arrange）］，尼古丁成瘾的药物治疗和提供戒烟咨询等。

三、营养与糖尿病

糖尿病（diabetes mellitus）是一种常见的内分泌代谢疾病，随着生活方式的改变和老龄化进程的加速，我国糖尿病的患病率正在呈快速上升趋势，成为继心脑血管疾病、肿瘤之后的另一个严重危害人民健康的重要非传染性慢性疾病[36]。它的急、慢性并发症，尤其是慢性并发症累及多个器官，致残、致死率高，严重影响患者的身心健康，并给个人、家庭和社会带来沉重的负担。

（一）糖尿病的定义及流行现状

1．糖尿病的定义和诊断　糖尿病是由于胰岛素分泌和（或）作用缺陷引起的以血糖升高为特征的代谢病。长期血糖控制不佳的糖尿病患者，可伴发各种器官，尤其是眼、心、血管、肾、神经损害或器官功能不全或衰竭，导致残废或者早亡[37]。

糖尿病的临床诊断应依据静脉血浆血糖。血糖的正常值和糖代谢异常的诊断切点主要依据血糖值与糖尿病并发症和糖尿病发生风险的关系来确定。目前常用的诊断标准为 WHO（1999 年）标准和 ADA（2003）年标准。我国目前采用 WHO（1999 年）糖尿病诊断标准（表 7-2）。

表 7-2　糖尿病的诊断标准

诊断标准	静脉血浆葡萄糖水平（mmol/L）
糖尿病症状（高血糖所导致的多饮、多食、多尿、体重下降、皮肤瘙痒、视物模糊等急性代谢紊乱表现）加上随机血糖检测 或	≥ 11.1
空腹血糖（FBG） 或	≥ 7.0
葡萄糖负荷后 2 h 血糖 无糖尿病症状者，需改日重复检查	≥ 11.1

注：空腹状态指至少 8 h 没有进食能量；随机血糖指不考虑上次用餐时间，一天中任意时间的血糖。

2．糖尿病分型　我国目前采用 WHO（1999 年）的糖尿病病因学分型体系，将糖尿病共分四大类。

（1）1 型糖尿病：即胰岛素依赖型糖尿病（IDDM），血浆胰岛素水平低于正常低限，体内胰岛素绝对不足。1 型糖尿病是临床常见类型，病因和发病机制尚不清楚，其显著的病理生理学和病理学特征是胰岛 B 细胞数量显著减少和消失所导致的胰岛素分泌显著下降或缺失。

（2）2 型糖尿病：即非胰岛素依赖型糖尿病（NIDDM），是最常见的糖尿病类型，占全世界糖尿病患者总数的 90%，在我国占 95%。发病年龄多见于中、老年人，起病隐匿，症状较轻或没有症状，不一定依赖胰岛素治疗。2 型糖尿病的病因和发病机制目前亦不明确，其显著的病理生理学特征为胰岛 B 细胞功能缺陷所导致的胰岛素分泌减少（或相对减少）或胰岛素抵抗所导致的胰岛素在机体内调控葡萄糖代谢能力的下降或两者共同存在。

（3）妊娠糖尿病：在妊娠期间被诊断的糖尿病，不包括被诊断糖尿病患者妊娠时的高血糖状态。

（4）特殊类型的糖尿病：特殊类型糖尿病是在不同水平上（从环境因素到遗传因素或两者间的相互作用）病因学相对明确的一些高血糖状态，如感染性糖尿病，药物及化学制剂引起的糖尿病，胰腺疾病、内分泌疾病伴发的糖尿病等。

3．糖尿病流行现状 近 30 年来，我国糖尿病患病率显著增加 [38]。1980 年全国 14 个省市 30 万人的流行病学资料显示，糖尿病的患病率为 0.67%。1994—1995 年间进行了全国 19 省市 21 万人的糖尿病流行病学调查，25 ～ 64 岁年龄段的糖尿病患病率为 2.5%。2002 年全国营养调查结果显示，在 18 岁以上的人群中，城市人口的糖尿病患病率为 4.5%，农村为 1.8%。2007—2008 年，在中华医学会糖尿病学分会组织下，全国 14 个省市进行了糖尿病的流行病学调查，估计我国 20 岁以上的成人糖尿病患病率为 9.7%。最新的中国慢性病及其危险因素监测研究结果显示 [39]，我国成人糖尿病患病率高达 10.9%，其中男性为 11.7%，女性为 10.2%。矿工糖尿病患病率同样不容乐观，一项在鞍铁集团 20 ～ 60 岁矿工中开展的调查显示，空腹血糖受损和糖尿病检出率合计高达 33.7%[18]。

（二）糖尿病发生机制

不同类型糖尿病的病因也不相同。概括而言，引起各类糖尿病的病因可归纳为遗传因素及环境因素两大类。不同类型糖尿病中，此两类因素在性质及程度上明显不同，如单基因突变糖尿病中，以遗传因素为主；而在化学毒物所致糖尿病中，环境因素是主要发病原因。最常见的 1 型糖尿病及 2 型糖尿病则是遗传因素与环境因素共同成正性或负性参与及相互作用的结果。

1．遗传因素 根据流行病学调查和统计学研究，遗传已被肯定为糖尿病的致病因素。在糖尿病患者组和非糖尿病患者组中，其父（或其母）有糖尿病的分别为 8.33% 和 1.96%，其同胞有糖尿病的分别为 5.85% 和 0.62%，由此可以肯定遗传因素在糖尿病发病中的作用。

2．肥胖因素 肥胖被视为成年型糖尿病的重要诱因。有 60% ～ 80% 的成年糖尿病患者在发病前均为肥胖者，肥胖程度与糖尿病的发病率成正相关 [40]。肥胖，尤其是中心型肥胖与糖尿病的发病有明显的关系，甚至认为是一个独立危险因素。临床分析也发现，超重 10% 者，糖尿病发病率为正常体重者的 1.5 倍，超重 20% 者为 3.2 倍，超重 25% 者为 8.3 倍。这类患者发病前多为食欲亢进，身体肥胖，血糖经常处于高水平状态，致使胰岛素分泌增多而代偿失调；或由于肥胖者周围组织的胰岛素受体减少，致使胰岛素的敏感性减弱，必须分泌多量胰岛素才能满足需要，导致胰岛功能衰竭，分泌相对减少，最终引起糖尿病。因此，对肥胖者加强饮食控制，降低体重是防治糖尿病的一项重要措施。

3．饮食因素 饮食过多而不节制、营养过剩、使原已有潜在功能低下的胰岛细胞负担过重，而诱发糖尿病。膳食结构不合理、营养不平衡，尤其是食物中微量元素铬缺乏等，都与胰岛素抵抗有关 [41]。

4．精神因素 精神因素在糖尿病的发生、发展中也发挥一定的作用。有研究认为，伴随着精神紧张、情绪的激动及各种应激状态，会引起升高血糖的激素大量分泌，如生长激素、去甲肾上腺素、胰高血糖素及肾上腺皮质激素等；郁闷、忧虑过度可引起内分泌系统紊乱，使拮抗胰岛素作用的激素分泌增多，从而出现胰岛素抵抗，引起糖尿病。

5．感染和应激 皮肤化脓性感染、心肌梗死、外科手术、创伤等感染和应激因素可使成人糖尿病得以外显。感染可以引起患者的胰岛素需要量增多，应激可使肾上腺皮质激素、肾上腺素、生长激素、胰高血糖素等拮抗胰岛素的激素分泌增多，从而诱发糖代谢紊乱。

（三）糖尿病对健康的危害

糖尿病对健康的危害主要为其并发症的影响。

1．糖尿病急性并发症

（1）糖尿病酮症酸中毒：本症是糖尿病最常见的急性并发症，常见于 1 型糖尿病，多发生于代谢控制不良、伴发感染、严重应激、胰岛素治疗中断及饮食失调等情况。2 型糖尿病在代谢控制差、伴有严重应激时亦可发生，延误诊断或治疗可致死亡。在幼龄或高龄、昏迷或低血压的患者中死亡率更高。在美国有经验的医疗中心其病死率＜ 5%，但在我国基层医院病死率可高达 10%。

（2）糖尿病非酮症性高渗综合征：本综合征多见于老年患者。由于严重高血糖及水、电解质平衡紊乱而致昏迷、休克和多器官功能衰竭。本综合征病死率极高，即使在水平高的医院死亡率仍可高达 15%。

（3）乳酸性酸中毒：糖尿病合并乳酸性酸中毒的发生率不高，但病死率很高。大多发生在伴有肝、肾功能不全，或伴有慢性心肺功能不全等缺氧性疾病患者，尤其是同时服用苯乙双胍者。主要是由于体内无氧酵解的糖代谢产物——乳酸大量堆积导致高乳酸血症，进一步出现体液 pH 降低，导致乳酸性酸中毒。

2．糖尿病慢性并发症

（1）血管并发症：心血管疾病是糖尿病患者致残、致死，并造成经济损失的主要原因[40]。因心血管疾病而死亡的糖尿病患者中，冠心病约占一半。20 世纪 80 年代以后，由于对冠状动脉硬化性疾病病因与发病机制的认识及防治实验的成就，西方国家普通人群中冠心病发病率及病死率均呈明显下降趋势。糖尿病人群则不然，其心血管疾病的患病率及死亡率却日益增加。糖尿病人群的心血管疾病年发病率比年龄及性别相同的非糖尿病人群高 2 ～ 3 倍。美国 Framingham 对 51 ～ 59 岁男性 7 年初级预防群体随访研究，以及芬兰冠心病事件及死亡研究（1059 例 2 型糖尿病和 1373 例非糖尿病），均表明糖尿病患者心血管事件的发生率及死亡率明显高于非糖尿病患者。美国国家胆固醇教育计划成人治疗组第 3 次报告（NCEP-ATP Ⅲ）指出，既往无心肌梗死的糖尿病患者 10 年内发生心血管事件的危险与既往曾患心肌梗死的非糖尿病患者相似，故认为糖尿病是冠心病等危症。2 型糖尿病是冠心病的独立危险因素。糖尿病动脉内皮细胞功能障碍、动脉内皮损伤，继之对血管损伤的反应提早发生和加速动脉粥样硬化是增加冠心病事件及死亡的重要原因。同时糖尿病心肌病，左心室舒张功能障碍，易发生充血性心力衰竭和心脏自主神经病变所致的心律失常，亦为增加心血管疾病死亡的重要原因。血管内皮功能障碍与损伤及动脉粥样硬化的发生基础是糖尿病胰岛素抵抗及其相伴的多种危险因素，如肥胖、高血压、高血糖、LDL-C 升高、高三酰甘油血症、低 HDL-C、PAI-1 升高、高同型半胱氨酸血症（即代谢综合征）及吸烟等。作为心血管疾病多危险因素的代谢综合征不仅于糖尿病期，而且于糖尿病前期，如糖耐量受损阶段即已存在。因此在处理糖尿病时，应早期进行有效干预防治代谢综合征，以最大限度地降低心血管疾病的发生率与死亡率。

（2）糖尿病脑血管病：以脑动脉粥样硬化所致缺血性脑病最为常见，如短暂性脑缺血发作（transient ischemic attack，TIA）、腔隙性脑梗死、多发性脑梗死、脑血栓形成等。糖尿病血管病中的脑血栓形成多发生于大脑中动脉，而腔隙性脑梗死则多见于脑内深穿支的供血区，如壳核、内囊、丘脑及脑桥基底等。由于糖尿病高血压发生率甚高（20% ～ 60%），亦可发生出血性脑病。我国糖尿病脑卒中的发病率较西方国家为高，而北方又普遍高于南方。2002 年我国脑血管病为城市居民第 2 位死因，在农村则居于首位。糖尿病患者脑血管病发生率较非糖尿病患者明显增高，女性尤甚。Framingham 研究结果显示，45 ～ 74 岁糖尿病脑梗死发生率较非糖尿病患者男性高 2.5 倍，女性高 3.7 倍。而且，糖尿病患者各年龄段缺血性脑卒中的发生率均高于非糖尿病患者。糖尿病脑血管病的危险因素包括高血糖、高血压、血脂异常、血液流变学异常、吸烟及慢性炎症状态等。其中高血压尤为重要，为糖尿病缺血性脑病的独立危险因素。

（3）糖尿病眼病：糖尿病患者眼的各部位均可出现病变，如角膜异常、虹膜新生血管、视神经病变等，糖尿病患者青光眼和白内障的患病率高于相同年龄非糖尿病患者。糖尿病视网膜病变是糖尿病患者失明的主要原因，各型糖尿病的视网膜病变患病率随患病时间和年龄的增长而上升。99% 的 1 型糖尿病和 60% 的 2 型糖尿病，以及病程在 20 年以上者，几乎都有不同程度的视网膜病变。10 岁以下患糖尿病的儿童则很少发生视网膜病变，青春期后糖尿病视网膜病变的危险性上升。

（4）糖尿病肾病：20% ~ 30% 的 1 型或 2 型糖尿病患者可发生糖尿病肾病。其中一部分进展为终末期肾病。如未进行特别干预，在有持续性微量白蛋白尿的 1 型糖尿病患者中约有 80% 的人于 10 ~ 15 年内发展为临床肾病，此时可出现高血压。一旦临床肾病发生，如不进行有效干预，几年之内肾小球滤过率逐渐下降，10 年后 50% 的患者、20 年后 75% 以上的患者将发展为终末期肾病。2 型糖尿病患者糖尿病确诊后，不少人旋即出现微量白蛋白尿，甚至显性肾病，如无特殊干预，其中 20% ~ 40% 的患者进展为临床肾病，20 年后约 20% 进展为终末期肾病[42]。由于 2 型糖尿病患者的数量大，因此目前在西方国家进行透析的肾病患者中一半以上为糖尿病患者。1 型或 2 型糖尿病患者微量白蛋白尿的出现，不仅标志着早期肾病的存在，而且极大地增加心血管疾病患病率及死亡危险性，因此应予以高度重视。

（5）糖尿病足：是糖尿病下肢血管病变、神经病变和感染共同作用的结果，严重者可致足溃疡，甚至截肢[43]。美国 1989—1992 年每年因糖尿病所致的截肢平均为 1605 例，足溃疡是截肢的主要原因。成人中 40% 的足和下肢截肢为糖尿病所致。英国的 1 项研究随访了 469 例既往无足溃疡的糖尿病患者，连续 4 年发现 10.2% 的患者发生足溃疡。糖尿病男性与女性截肢率要比同性别的非糖尿病人群分别高 10.3 倍和 13.8 倍。

（6）糖尿病骨关节病：糖尿病骨关节病的发生率为 0.1% ~ 0.4%，主要系神经病变所致，感染可加重其损伤。本病发生率虽然不高，但可致关节脱位、畸形，严重影响关节功能，使患者生活质量降低。

（7）糖尿病与口腔疾病：糖尿病患者机体对细菌的抗感染能力下降，口腔颌面部组织及口腔内的牙龈和牙周组织易发生感染，可引起齿槽溢脓、牙槽骨吸收、牙齿松动。发生在颌面部软组织的感染，起病急，炎症扩展迅速，发病初期就可以使全身情况突然恶化，治疗不及时可引起死亡。

3. 伴发病及感染

（1）低血糖症：糖尿病肥胖者常伴有餐后高胰岛素血症，因此可出现餐后晚期低血糖症状，但程度较轻。最常见且更为严重的低血糖与糖尿病药物治疗过量有关。其中以胰岛素及磺脲类口服降糖药最多见。后者又以格列本脲为甚。老年人及儿童的严重低血糖症危害尤大。

（2）代谢综合征：向心性肥胖、高血压、血脂异常、胆石症、高尿酸血症及多囊卵巢综合征等经常与糖尿病簇聚发生（即代谢综合征），更增加了糖尿病心血管病变的危险性。

（3）急、慢性感染：糖尿病患者细胞免疫及体液免疫功能减低，常易伴发尿路、胆道感染、皮肤的真菌或细菌感染，以及肺炎和肺结核等。

（四）糖尿病的营养治疗

虽然糖尿病目前不能根治，但是通过综合治疗可以成功控制血糖，减少糖尿病的微血管和神经系统的并发症。糖尿病综合治疗原则，即饮食治疗、运动治疗、糖尿病的教育与心理治疗、药物治疗和病情监测，其中饮食治疗则是首选，也就是说饮食治疗对糖尿病控制最为重要[44]。对新诊断的糖尿病患者，一般首选饮食治疗；在单纯饮食（包括运动）治疗 1 ~ 2 个月效果不佳时，才考虑选用口服降糖药；口服降糖药效果仍不佳时，再选用胰岛素。无论用何种药物治疗方法都必须长期坚持饮食治疗[45]。

1．饮食治疗目标

（1）接近或达到血糖正常水平，力求使食物摄入、能量消耗（即体力活动）与药物治疗3个方面治疗措施在体内发挥最佳协同作用，使血糖水平达到良好控制水平。

（2）保护胰岛B细胞，增加胰岛素的敏感性，使体内血糖、胰岛素水平处于一个良性循环状态。

（3）维持或达到理想体重。

（4）接近或达到正常血脂水平。

（5）预防和治疗急、慢性并发症，如血糖过低、高脂血症、心血管疾病、眼部疾病、神经系统疾病等。

（6）全面提高体内营养水平，增强机体抵抗力，保持身心健康，从事正常活动，提高生活质量。随着人们对糖尿病认识的逐步深入，饮食调控在糖尿病的治疗中起着越来越重要的作用。人们对饮食调控的认识在深入，饮食调控原则也在不断发生改变，其主要变化是脂肪摄入比例减少，糖类摄入比例增加，蛋白质摄入比例变动不大。1994年美国糖尿病协会（ADA）在营养建议中提出，能量来源比例要强调个体化，意指饮食调控原则或饮食处方应因人而异，要根据每个患者的营养评价结果确定。

2．饮食治疗的原则　饮食治疗是所有糖尿病治疗的基础，是糖尿病自然病程中任何阶段预防和控制糖尿病必不可少的措施，糖尿病患者必须长期坚持下去。饮食摄入的总能量既要充分考虑减轻胰岛B细胞的负担，又要保证机体正常的需要，使体重恢复到接近标准体重。肥胖者摄入总能量要减少，消瘦者要增多。饮食的结构：较多的糖类（复合糖类），较低的脂肪，中等的蛋白质。糖尿病患者可伴有高血压，宜低盐饮食；应戒烟，避免酗酒。进食方法：宜少食多餐，每日不少于3餐，可在上、下午安排点心，既保证吸收，又减轻胰岛B细胞的负担。

（1）合理控制总能量：合理控制总能量摄入量是糖尿病饮食调控的总原则。以下各项原则都必须以此为前提。体重是检验总能量摄入量是否合理的简便有效的指标，建议每周称1次体重，并根据体重不断调整食物摄入量和运动量。肥胖者应逐渐减少能量摄入并注意增加运动，消瘦者应适当增加能量摄入，直至实际体重略低于或达到理想体重。儿童患者每日总能量的需要应满足其正常的生长发育需要，体重过重则应限制能量的摄入。糖尿病患者每日摄入的能量多在1000～2600 kcal，占同类人群的80%左右，应根据个人身高、体重、年龄、劳动强度、并结合病情和营养状况确定每日能量供给量。

（2）选用高分子糖类：每日糖类的摄入应个体化，应限制精制糖的摄入。糖类供能应占总能量的60%左右。一般成人轻劳动强度每日糖类摄入量为150～300 g（相当于主食200～400 g），如果低于100 g，可能发生酮症酸中毒。最好选用吸收较慢的多糖，如玉米、荞麦、燕麦、莜麦、红薯等；也可选用米、面等谷类。注意在食用含淀粉较多的根茎类、鲜豆等蔬菜（如马铃薯、藕等）时要替代部分主食；限制小分子糖（如蔗糖、葡萄糖等）的摄入。不同种类含等量糖类的食物进入体内所引起的血糖值也不同，这可以用血糖指数（glycemic index，GI）来反映。GI是指分别摄入某种食物与等量葡萄糖，2 h后血浆葡萄糖曲线下面积之比。在常用主食中，面食的血糖指数和吸收率比米饭低，而粗粮和豆类又低于米面。糖尿病患者应多选用低GI食物，注意适当增加粗粮和面食的比例，避免由于进食引起的血糖严重波动。

（3）增加可溶性膳食纤维的摄入：增加纤维素的摄入能降低餐后血糖水平[46]，但过多高纤维素饮食易致腹胀不适，影响矿物质的吸收。建议每日膳食纤维供给量约为40 g。可溶性膳食纤维（如一些半纤维素、果胶等）具有降低血糖、血脂及改善葡萄糖耐量的功效，主张多用。不少研究表明，主要含葡甘聚糖的魔芋精粉有降血糖的功效。含可溶性膳食纤维较多的食物还有整粒豆、燕麦麸、香蕉、杏等，玉米和大麦可溶性膳食纤维含量高于稻米。

（4）控制脂肪和胆固醇的摄入：心脑血管疾病及高脂血症是糖尿病常见的并发症，因此糖尿病饮食应注意控制脂肪和胆固醇的摄入。每天脂肪供能占总能量的比例应不高于 30%。总量过高、过低或脂肪酸比例不适当都对病情不利。尽量减少烹调脂肪的用量，每日植物油用量宜 20 g 左右。一般建议饱和脂肪酸、单不饱和脂肪酸、多不饱和脂肪酸之间的比例为 1 ∶ 1 ∶ 1。儿童糖尿病患者每日摄入脂肪量可占总能量的 30% ～ 35%。

（5）选用优质蛋白质：蛋白质可影响肾血流动力学的变化，摄入高蛋白可使肾负担加重。推荐糖尿病患者（包括儿童患者）每日摄入蛋白质占总能量的 10% ～ 20%。多选用大豆、兔、鱼、禽、瘦肉等食物，优质蛋白质至少占总蛋白质的 1/3。总能量偏低的膳食蛋白质比例应适当提高；伴有肝、肾疾病时蛋白质摄入量应降低，此时特别要注意保证优质蛋白质的供给。

（6）提供丰富的维生素和矿物质：补充 B 族维生素（包括维生素 B_1、烟酸、维生素 B_{12} 等）可改善神经症状，而充足的维生素 C 可改善微血管循环。富含维生素 C 的食物有猕猴桃、柑、橙、柚、草莓、鲜枣等，可在两餐之间食用，摄入甜水果或水果用量较大时要注意替代部分主食，血糖控制不好者要慎用。

补充钾、钠、镁等矿物质是为了维持体内电解质平衡，防止或纠正电解质紊乱。在矿物质中铬、锌、钙尤其受到关注，因为三价铬是葡萄糖耐量因子的组成部分，而锌是胰岛素的组成部分，补钙对预防骨质疏松症有益。

（7）食物多样：糖尿病患者常用食品一般分为谷类、蔬菜、水果、大豆、奶、瘦肉（含鱼虾）、蛋、油脂（包括坚果）8 类。糖尿病患者每天都应吃到这 8 类食品，每类食品选用 1 ～ 3 种。每一餐中都要有提供能量、优质蛋白质和保护性营养素的食物。

（8）合理进餐制度：糖尿病患者的进餐时间很重要，要定时、定量。两餐间隔时间太长容易出现低血糖。一日可安排 3 ～ 6 餐，餐次增多时可从正餐中抽出一小部分食物作为加餐用。餐次及其能量分配比例可根据饮食、血糖及活动情况决定，早餐食欲好、空腹血糖正常、上午活动量较大者可增大早餐能量比例。早、午、晚三餐比例可各占 1/3，也可为 1/5、2/5、2/5 或其他比例。

（9）防止低血糖发生：如果降糖药物过量，饮食过少或活动突然增多，糖尿病患者容易出现低血糖。饮酒后也容易出现低血糖，这是因为饮酒后乙醇在体内代谢使细胞内氧化型辅酶 I 消耗增加，减少了来自糖原异生途径的糖量，还会抑制升糖激素的释放；加之饮酒时往往减少正常饮食的摄入，酒精吸收快，不能较长时间维持血糖水平；饮酒还可使糖负荷后胰岛素的分泌增加，对用胰岛素、降糖药治疗的糖尿病患者更容易发生低血糖。因此，糖尿病患者应该戒酒。

（10）急重症糖尿病患者的饮食摄入应在医师或营养师的严格指导下进行。

四、营养与痛风

痛风（gout）在我国目前发病率呈上升趋势，高尿酸血症是痛风的重要特征 [47]。随着科学研究的进展，人们从各个方面研究了痛风发生的有关因素，包括遗传因素、代谢因素等，对尿酸的特性、嘌呤的代谢途径和高尿酸血症的诱因有了深刻的认识，这也有助于痛风的营养治疗。

（一）痛风的定义及流行现状

1．痛风的定义和诊断　痛风是嘌呤代谢紊乱所致的疾病，高尿酸血症是痛风的重要特征。

人体内参与尿酸代谢的嘌呤核苷酸有次黄嘌呤核苷酸、腺嘌呤核苷酸和鸟嘌呤核苷酸。其合成代谢途径有两条：一是主要途径即从头合成途径，以磷酸核糖、氨基酸、一碳单位及CO_2等为原料，经过一系列步骤合成次黄嘌呤核苷酸，而后转换成腺嘌呤核苷酸或鸟嘌呤核苷酸；二是补救合成途径，利用体内游离的嘌呤或嘌呤核苷酸，经过比较简单的反应过程，合成腺嘌呤核苷酸。影响这两条合成代谢途径的因素均可能导致高尿酸血症，进而引起痛风。

痛风的诊断依据：①反复发作的非对称性、非游走性跖趾，尤其是拇趾关节、踝关节或四肢其他关节红、肿、热、痛，可自行终止，秋水仙碱治疗有特效。②有高尿酸血症，且能排除其他因素所致的继发性高尿酸血症。③痛风结节或关节积液中证实有尿酸盐结晶存在。具有上述3项中任何2项即可确诊为痛风。

2．痛风的临床分型 按病因可将痛风分为原发性痛风及继发性痛风。

（1）原发性痛风：占痛风的绝大多数，其发病率受年龄、性别、生活水平、遗传等多种因素影响。95%的患者为40岁以上男性，青少年患者不到1%。女性患者绝大多数为绝经后妇女。肥胖者患病风险明显高于正常体重者，70%以上的痛风患者均超过标准体重。原发性痛风可表现为痛风性关节炎、痛风性肾病变、痛风性结节三大主要症状，部分患者仅表现为高尿酸血症而无临床症状。

（2）继发性痛风：包括遗传性疾病、核酸分解代谢增加、肾清除尿酸减少导致的痛风。如先天性酶缺乏所致的痛风；各型白血病、多发性骨髓瘤、淋巴瘤、真性红细胞增多症、恶性肿瘤、长期饥饿等引起核酸分解代谢增加，进而导致痛风；各种肾病所引起的肾功能减退，药物、乳酸中毒、酒精中毒等引起的肾清除尿酸减少同样可导致继发性痛风的发生。

3．痛风流行现状 随着我国人民生活水平和生活方式的改变，在过去的20多年内，痛风的患病率在我国有快速上升的趋势[48]。痛风的发病有性别差异，男性发病率高于女性[49]。估计痛风的患病率在男性为5‰～7‰，女性为1‰，男性患病率是女性的6倍。痛风发生还有明显的年龄分布特点，在美国痛风是超过40岁男性中最常见的炎症性关节炎。痛风几乎不发生于青春期前的男性，而且很少发生于绝经前的女性。血清中尿酸含量的变化趋势也反映出随年龄提高而含量增加的趋势，并且有明显的性别差异。在正常少年儿童、女性和男性的血清尿酸平均值约为36 mg/L。在青春期血清尿酸升高的水平男性大大超过女性。在美国，成年男性血清尿酸值的95%分布范围为22～75 mg/L，而在女性为21～66 mg/L，血清尿酸值随着年龄的增加而增加。女性在绝经后血清尿酸平均值接近同年龄男性。流行病学调查发现，随着高尿酸血症的程度和持续时间的增加，痛风的发病率增加。在对大约2000名最初健康的白种男性长达15年的随诊中，血清尿酸70 mg/L的患者每年发病率为0.1%，血清尿酸水平为70～89 mg/L时，年发病率为0.5%；血清尿酸＞90 mg/L时年发病率为4.9%。在所有的年龄组中，合并有高血压的患者痛风发病率是血压正常者发病率的3倍。我国职业人群痛风患病率约为4.99‰，其中男性6.89‰，女性2.04‰[50]。

（二）痛风的发生机制

1．尿酸生成增多 人体尿酸有两个来源：一是外源性来源，即来源于富含嘌呤的食物，此种来源约占体内总尿酸的20%；二是内源性来源，即机体自身由体内的氨基酸、核苷酸及其他小分子化合物合成和核酸代谢而来，此种途径约占体内总尿酸的80%。研究显示，限制食物中的嘌呤含量对于机体血液和尿中的尿酸有很大的影响。有研究证实[51]，当正常健康年轻男性给予不含嘌呤的等能量的饮食，血清尿酸值在10天内可以由49 mg/L降至31 mg/L，并且尿液中尿酸的排泄由500～600 mg/d降至336 mg/d；当严格限制嘌呤饮食5～7天后，尿中尿酸排泄降至稳定的低水平336～426 mg/d。因此，高嘌呤饮食是痛风发生的病因，但高嘌呤饮食并非痛风的主要原发性病因。高嘌呤饮食引起大量嘌呤吸收，可以使细胞外液尿酸水平迅速发生变化，这常常是痛风性关节炎急性发作的诱因。此外，尿酸生成过程中酶的异常、细胞分解代谢增加等也是引起高尿酸血症的原因之一。

2．尿酸排出障碍 尿酸的排泄途径很多，主要为通过肾和肾外途径，肾外途径包括消化道和呼吸道。肾途径排泄的尿酸占注射尿酸的50%以上，而有25% ~ 50%的注射尿酸则是通过肾外途径进行排泄的。肾排泄尿酸经肾小球滤过、近端肾小管再吸收、分泌和分泌后再吸收，髓袢升支及集合管亦可回吸收少量尿酸，尿酸最终排泄量占滤过量的6% ~ 10%。健康成人每日体内分解代谢产生尿酸量为600 ~ 700 mg，而痛风患者每日尿酸生成量可高达2000 ~ 3000 mg。尿酸生成不增加而排泄障碍时，同样可引起高尿酸血症。当血尿酸超过420 μmol/L时，极易在组织器官中沉积，尤其是关节及其周围皮下组织、耳郭等部位，导致痛风性关节炎发作和痛风结节肿。尿酸沉积于肾则可引发尿酸性肾结石和肾间质炎症。

（三）痛风的临床表现

高尿酸血症是痛风的主要临床特征，表现为反复发作的急性单关节炎，关节滑液中的白细胞内有尿酸钠晶体，痛风石（尿酸钠结晶的聚集物）主要沉积在关节内及关节周围，有时造成变形和残废，影响肾小球、肾小管、肾间质组织和血管的痛风性肾实质病变，尿路结石。痛风的自然病程可分为4个阶段：①无症状性高尿酸血症；②急性痛风性关节炎；③间歇期；④痛风症与慢性关节炎。痛风一般以剧烈的关节疼痛发作开始，首次发作一般是单关节的，且不伴随全身症状；随后，发作转为多关节的，且伴有发热等症状。发作持续时间不等，但都是有限的。两次发作之间的间期称为间歇期。随着时间变化，发作间期会越来越短，最后发作缓解不彻底，从而变成慢性关节炎。慢性关节炎可能逐渐发展成致残疾病。

1．无症状高尿酸血症 无症状高尿酸血症主要指血清尿酸水平升高，而不表现出痛风的症状。绝大多数高尿酸血症患者可能终生不发作，血清尿酸浓度越高，发展成为痛风的可能性也就越高。肾结石的发生危险性与血清尿酸浓度、每日尿酸排泄量成正相关。当痛风性关节炎第一次发作后，无症状高尿酸血症就演变为痛风。10% ~ 40%的痛风患者在首次发作关节症状之前，有1次或多次肾绞痛发作。

2．急性痛风性关节炎 急性痛风性关节炎首次发作一般是在40 ~ 60岁。在50岁前发作的患者几乎都是男性。凡是在30岁之前发作的痛风一般为不常见的痛风，这种人多见于某种酶的缺乏而引起嘌呤大量产生或者由于某些很少见的肾病变。有85% ~ 90%第一次发作的患者的临床症状表现为单关节受累为主，并且第一跖趾关节是最常侵犯的部位。最初发作为多关节病变的患者只占痛风患者总数的3% ~ 14%。急性痛风以下肢出现症状为主，一般来说发作部位越低，急性发作就越典型。60% ~ 70%的患者首发于第一跖趾关节，大约90%以上的患者累及该部位。其次发生部位按发生频率顺序依次为：足背、踝、足跟、膝、腕、指和肘关节。在急性发作中，少见肩关节、髋关节、脊柱或骶髂关节、胸锁关节等受累。急性滑囊炎也可能发生，主要累及髌前囊、鹰嘴囊。尿酸的沉积和以后痛风再次发作多见于以前受损的关节。

绝大多数的典型发作一般起病急骤，多因午夜足痛而惊醒，在几小时内，受累关节变得热、暗红、肿胀、疼痛；疼痛高峰在以后的24 ~ 48 h，为刀割或咬噬样疼痛。关节炎发作时，多数患者无全身症状，仅少数伴有发热、白细胞升高、红细胞沉降率加快等表现。轻微发作仅持续几小时或1 ~ 2天，疼痛也不剧烈；而严重的可持续多天，甚至几周。当发作后，关节周围的皮肤可能脱屑。某些药物可以通过急性增加或减少血清尿酸水平而促使急性痛风发作。诱使痛风发作的因素有：在痛风急性期单独使用降尿酸药物；在其他疾病治疗中使用利尿药、环孢素A和静脉应用肝素等；创伤、饮酒、饱餐、手术、饮食、出血、情绪紧张、静脉切开、感染和放射疗法等。从发病季节看，痛风急性发作四季均可发作，但以春、秋季最多。

3．间歇期　部分患者在急性发作后，一生中再也没有出现第 2 次发作。绝大多数患者第 2 次发作发生于第一次发作后 6 个月至 2 年内。也有个别患者在第 1 次发作后几十年才出现第 2 次发作。据报道，62% 患者在第 1 次发作 1 年内第 2 次发作，16% 在 1 ~ 2 年内复发，11% 在 2 ~ 5 年内复发，4% 的患者在第 1 次发作后的 5 ~ 10 年再次发作，还有 7% 的患者在第 1 次发作后 10 多年一直没有发现第 2 次发作。痛风患者如果不加治疗，那么其发作次数就会逐渐增加、间歇期变短，每次发作也不会很突然，逐渐由累及单关节变为多关节，发作症状也会逐渐变得严重，疼痛持续时间会延长，症状缓解也更加缓慢。

4．痛风石与慢性痛风性关节炎　痛风如果不进行治疗，就会出现慢性症状或者形成痛风石。据国外报道，从第 1 次发作到发展为慢性关节炎的时间是差别很大的，最短的只有 3 年，最长的达 42 年之久。痛风石形成的速度与高尿酸血症者血尿酸浓度和高尿酸血症持续时间成正相关。据调查，平均血尿酸浓度为 91 mg/L 的 722 名患者中未发现痛风石形成，血尿酸浓度为 100 ~ 120 mg/L 的 456 名患者有轻到中度的痛风石，而 11 名有严重的痛风石的患者其血尿酸浓度均＞ 110 mg/L。痛风石的形成会严重影响肾。高尿酸患者如果能及早进行治疗就可以大大减少痛风石的发生。痛风石可以发生于许多部位。痛风石形成的典型部位在耳轮，也常见于第一跖趾、指、腕、膝和肘等处，少数病例可出现在鼻软骨、舌、声带、眼睑、主动脉、心瓣膜和心肌处。

5．痛风病引起的肾病变　痛风引起的肾病变在组织病理学上最显著的特点是在肾的髓质和锥体部间质的尿酸结晶沉积，在结晶周围有巨细胞反应 [52]。痛风引起的肾损害多见于尿酸浓度持续很高的患者，一般只有当尿酸浓度持续超过 130 mg/L（男性）或 100 mg/L（女性）时，高尿酸血症才可能成为肾功能损害的一个独立原因。肾损害会表现出肾功能的改变，20% ~ 40% 的痛风患者有蛋白尿，但都是少量的，呈间歇性出现。早期患者有腰痛、轻度水肿，血压升高，且早期几乎均有肾小管浓缩功能的下降，夜尿增多，尿比重降低。晚期会出现肾小球功能受累，肌酐清除率下降，逐渐发展成尿毒症。

（四）痛风的营养防治

由于原发性痛风病因不明，因此目前还不能根治。临床治疗也只是以对症治疗为主，主要是做到以下几点：及时控制和缓解痛风性关节炎的急性发作；纠正高尿酸血症，使血尿酸浓度经常保持在正常范围；防止尿酸结石形成和肾功能损害。营养治疗可以起到缓解发作的效果。继发性痛风主要是由于摄入高嘌呤食物所致。所以，要防治痛风症，坚持长期的饮食治疗是很有效果的 [53]。

1．急性痛风症营养防治

（1）摄入充足的水：既然痛风是由于尿酸过高引起的，那么增加尿量就可以有效地稀释尿液中的尿酸，降低尿液中尿酸的浓度。所以，痛风饮食治疗的第一个原则就是必须保证每天有充足的水摄入。人体的液体主要来源于 3 个方面：食物中的水（包括汤）、代谢生成的水和饮水。水的充分摄入可以保证足够的尿量，有利于尿酸的排出，并且有预防尿酸肾结石的形成，减轻、延缓或防止高尿酸对肾的进行性损害。有高尿酸症的人，应该从饮食结构、烹调方法、膳食组成等多方面保证水的大量摄入，保证摄入足够的液体，食用含水分多的水果和食品。每日液体量维持在 2000 ml 以上，一般常用的杯子就是 10 杯左右的水，最好能达到 3000 ml，以保证尿量，促进尿酸的排出。肾功能不全时水分应适量。

（2）限制能量摄入：痛风症与肥胖、糖尿病、高血压及高脂血症等关系密切，痛风症患者糖耐量减退者占 7% ~ 74%，高三酰甘油血症者达 75% ~ 84%。超重或肥胖是高脂血症、高血压、高尿酸血症及痛风的重要危险因素。所以，痛风或高尿酸血症患者应该防止超重和肥胖的发生。饮食控制体重的首要原则就是，在保证微量营养素（维生素、矿物质）充足摄入的前提下，控制总能量的摄入，体重最好能低于理想体重 10% ～ 15%。能量摄入根据病情而定，一般维持在每日 1500 ～ 1800 kcal。切忌快速减肥，减肥过快会促进脂肪分解，易诱发痛风症急性发作。

（3）限制嘌呤摄入：尽量减少高嘌呤食物摄入，正常人嘌呤摄取量为 600 ～ 1000 mg/d。痛风患者应长期控制嘌呤摄入[54]。急性期应选用低嘌呤饮食，嘌呤摄入量维持在 150 mg/d 之内。禁用含嘌呤高食物，如动物内脏、沙丁鱼、凤尾鱼、鲭鱼、小虾、扁豆、黄豆、浓肉汤及菌藻类等。常见食物中嘌呤含量分类见表 7-3。

表 7-3　食物中嘌呤含量分类

嘌呤含量	常见食物
嘌呤含量很少或不含嘌呤的食物	谷类食品：精白米、富强粉、玉米、精白面包、馒头、面条、通心粉、苏打饼干 蔬果类：卷心菜、胡萝卜、芹菜、黄瓜、茄子、苣荬菜、甘蓝、莴苣、刀豆、南瓜、倭瓜、西葫芦、番茄、萝卜、厚皮菜、山芋、土豆、泡菜、咸菜、龙眼 蛋类 乳类：各种鲜奶、炼乳、奶酪、酸奶、麦乳精 各种水果及干果类 糖及糖果 各种饮料：汽水、茶、巧克力、咖啡、可可等 油脂类 其他：花生酱、洋菜冻、果酱等
嘌呤含量较少的食物（每 100g 食物嘌呤含量 < 75 mg）	芦笋、菜花、四季豆、青豆、豌豆、菜豆、菠菜、蘑菇、麦片、青鱼、鲱鱼、鲑鱼、鲥鱼、金枪鱼、白鱼、龙虾、蟹、牡蛎、鸡、火腿、羊肉、牛肉汤、麦麸和面包等
嘌呤含量较高食物（每 100 g 食物嘌呤含量为 75 ～ 150mg）	扁豆、鲤鱼、鳕鱼、大比目鱼、鲈鱼、梭鱼、鲭鱼、贝壳类水产、熏火腿、猪肉、牛肉、牛舌、小牛肉、鸡汤、鸭、鹅、鸽子、鹌鹑、野鸡、兔肉、鹿肉、肉汤、肝、火鸡、鳗及鳝鱼
嘌呤含量特高食物（每 100 g 食物嘌呤含量为 150 ～ 1000 mg）	胰腺 825 mg、凤尾鱼 363 mg、沙丁鱼 295 mg、牛肝 233 mg、牛肾 200 mg、脑 195 mg、肉汁 160 ～ 400 mg

（4）蛋白质和脂肪适量供给：一般标准体重时蛋白质可按 0.8 ～ 1.0 g/kg 供给，全天在 40 ～ 65 g，以植物蛋白为主。动物蛋白可选用牛奶、鸡蛋，因牛奶、鸡蛋无细胞结构，不含核蛋白，可在蛋白质供给量允许范围内选用。尽量不用肉类、禽类、鱼类等，每天肉类应限制在 100 g 以内。脂肪可减少尿酸正常排泄，应适当限制脂肪摄入，一般控制在 50 g/d 左右。

（5）足量维生素和矿物质：摄入充足的 B 族维生素和维生素 C。碱性状态能提高尿酸盐溶解度，有利于尿酸排出，因此应多吃蔬菜、水果等碱性食物，蔬菜应保证 1000 g/d，水果每日 4 ～ 5 个。另外，蔬菜和水果富含维生素 C，能促进组织内尿酸盐溶解。痛风症患者易患高血压和高脂血症等，应限制食盐，通常每日 2 ～ 5 g。

（6）禁用刺激性食品：禁用强烈香料及调味品，如酒和辛辣调味品。少用咖啡、茶叶和可可。

2．慢性痛风症营养防治　慢性痛风患者应给予平衡饮食，适当放宽嘌呤摄入的限制，但仍禁食含嘌呤较多的食物，限量选用含嘌呤在 75 mg/100 g 以内的食物，自由选食含嘌呤量少的食物。坚持减肥，维持理想体重；瘦肉煮沸去汤后与鸡蛋、牛奶交叉食用；限制脂肪摄入，防止过度饥饿；平时养成多饮水的习惯，少用食盐和酱油。

五、营养与癌症

癌症亦称恶性肿瘤（malignant tumor），是由于控制细胞生长增殖机制失常而引起的一大类恶性肿瘤的统称。与正常细胞相比，癌细胞的特点是无限制、无止境地增生，使患者体内的营养物质被大量消耗；癌细胞释放出多种毒素，使人体产生一系列症状；癌细胞还可转移到全身各处生长繁殖，导致人体消瘦、无力、贫血、食欲缺乏、发热及严重的脏器功能受损等。此外，癌细胞还会局部侵入周围正常组织，甚至经体内循环系统或淋巴系统转移到身体其他部分，破坏组织、器官的结构和功能，引起坏死出血合并感染，患者最终由于器官功能衰竭而死亡。

（一）癌症的流行现状

癌症是当前严重影响人类健康、威胁人类生命安全的主要疾病之一，在人类目前的死因顺位中仅次于心血管疾病居第 2 位[55]。据统计，2012 年全球新增约 1410 万例癌症病例，癌症死亡人数达 820 万，与之相比，2008 年的数据分别为 1270 万和 760 万。世界范围内诊断的最常见癌症依次为肺癌（180 万，13%）、乳腺癌（170 万，11.9%）和结直肠癌（140 万，9.7%），最主要致死癌症为肺癌（160 万，19.4%）、肝癌（80 万，9.1%）和胃癌（70 万，8.8%）。由于全球人口增长和老龄化，预计到 2025 年前，全球每年新增癌症病例数将高达 1930 万例。2012 年，全球总数的一半以上癌症新增病例和癌症死亡病例发生在欠发达地区，分别为 56.8% 和 64.9%，而这些比例将在 2025 年进一步增加。

近几十年来，随着疾病模式的转变和人口老龄化趋势，我国癌症负担日益增加[56]，癌症在死因中的构成比由 20 世纪 70 年代的 10.13% 上升至 22.32%，死亡率由 73.99/100 000 上升至 135.88/100 000。根据《2015 年中国居民营养与慢性病状况报告》，我国癌症发病率已升高到 235/100 000，肺癌和乳腺癌分别位居男、女性发病首位。癌症死亡率为 144.3/100 000，导致死亡前 5 位分别是肺癌、肝癌、胃癌、食管癌、结直肠癌。预计在未来几十年内，我国癌症发病率和死亡率将整体继续呈上升趋势[57]。

矿工工作环境可能接触到的甲醛、苯、砷、镉、铬、镍及矿物油等致癌物均可增加矿工癌症发病风险。1 项镍暴露矿工人群研究结果显示，矿工因癌症住院的前 9 种癌症病种依次为肺癌、胃癌、乳腺癌、食管癌、肝癌、直肠癌、结肠癌、膀胱癌及卵巢癌，占所有癌症患者的 85. 04%[58]。

（二）癌症发生机制

导致癌症发生的原因有内源性和外源性两大类因素。内源性因素是指机体内部结构和功能的改变，如遗传变异、免疫缺陷、代谢异常等；外源性因素是指自然界中存在的各种致癌因素，即环境致癌因素。癌症的发生往往是多因素综合作用的结果，其形成需经过启动、促癌和进展等一系列步骤。

1. 遗传因素　越来越多的证据显示，几乎所有各种癌细胞中都观察到一种癌细胞所特有的遗传失调，说明癌症确实有遗传倾向，与遗传有一定关系。研究显示，正常人体内的基因中，有一类称为原癌基因，另一类称为抑癌基因。原癌基因也称癌基因，如果发生突变，可以导致遗传失调，在内外因素的作用下，使正常细胞变成癌细胞。抑癌基因能抑制、拮抗癌基因的功能、作用，或直接抑制癌细胞的生长，对人体有利。如果抑癌基因发生突变，也可导致细胞生长失调而发生癌变。原癌基因和抑癌基因可以说是对立统一的，如果原癌基因或者抑癌基因两者之一发生突变．就有可能发生癌症。

2. 生物性致癌因素　常见的生物性致癌因素主要包括病毒、真菌和寄生虫。

（1）病毒：病毒与癌症的发生有密切关系，分为 RNA 致瘤病毒和 DNA 致瘤病毒。人类 T 细胞白血病/淋巴瘤病毒Ⅰ是与癌症发生密切相关的一种RNA病毒，与主要流行于日本和加勒比海地区的T细胞白血病/淋巴瘤有关。与癌症发生密切相关的DNA病毒有以下3种：①人类乳头状瘤病毒（HPV），这种病毒与人类上皮性肿瘤发生有关。近年来，有大量资料证实，HPV感染与子宫颈和肛门生殖器区域的鳞状细胞癌的发生有密切关系。②EB病毒（Epstein-Barr virus，EBV），这种病毒与伯基特淋巴瘤和鼻咽癌发病有关。伯基特淋巴瘤是一种B细胞性的肿瘤，流行于非洲东部和散发于世界各地。鼻咽癌在我国南方和东南亚流行，EBV的基因组也在肿瘤细胞中发现。③乙型肝炎病毒（hepatitis B virus，HBV），HBV与肝癌的发生有密切的关系。

（2）真菌：一些真菌产生的毒素具有致癌性，如广泛存在于霉变的花生、玉米、大米、豆类食品中的黄曲霉毒素，可诱发肝癌及肾、肺、胃、皮下组织的肿瘤。

（3）寄生虫：临床研究发现，血吸虫病与大肠癌、华支睾吸虫与肝胆管癌的发生有关。

3．物理性致癌因素 以电离辐射为主，异物、慢性炎性刺激和创伤亦可能与促癌有关。

（1）电离辐射：包括X线、γ射线、β射线、中子射线等的辐射及紫外线照射。放射线引起的癌症有白血病、皮肤癌、骨肉瘤、淋巴系统恶性肿瘤、甲状腺肿瘤等，其中最主要的是白血病。动物实验和临床观察均证实，日光中紫外线长期过度照射可引起外露皮肤的鳞状细胞癌、基底细胞癌和黑色素瘤。

（2）异物：石棉和石棉制品能导致人的胸膜间皮瘤。重度暴露于石棉纤维的工人，其胸膜间皮瘤的发生率可达2%～3%，潜伏期一般为20年。动物实验证明，植入动物体内的异物，如塑料、金属片、玻璃纤维等，可以诱发各种肉瘤。

（3）慢性炎性刺激和创伤：可导致组织的慢性炎症和非典型增生，在有致癌因素作用的条件下，可促发组织发生癌变。

4．化学性致癌因素 目前，世界上存在的各种天然的或合成的化学物质有数百万种之多。经流行病学调查和动物实验证明，目前发现有致癌作用的有1000余种。主要的化学致癌物质有以下几类。

（1）多环芳烃：存在于石油、煤焦油中。致癌性特别强的有3，4-苯并芘，1，2，5，6-双苯并蒽，3-甲基胆蒽及9，10-二甲苯蒽等。3，4-苯并芘是煤焦油的主要致癌成分，还可由有机物的不完全燃烧而产生，它存在于工厂排出的煤烟、烟草点燃后的烟雾中。近几十年来，肺癌的发生率之日益增加，公认与吸烟和工业城市严重的大气污染有密切关系。此外，烟熏和烧烤的鱼、肉等食品中也含有多环芳烃，这可能和某些地区胃癌的发病率较高有一定关系。

（2）芳香胺类与氨基偶氮染料：致癌的芳香胺类，如乙苯胺、联苯胺、4-氨基联苯等，与印染厂工人和橡胶工人的膀胱癌发生率较高有关。氨基偶氮染料，如以前在食品工业中曾使用过的奶油黄和猩红，在动物实验中可引起大白鼠的肝癌。

（3）N-亚硝基化合物类：此类物质可在许多实验动物诱发各种不同器官的癌症。但是，近年来引起很大兴趣的主要是可能引起人体胃肠癌或其他肿瘤。亚硝酸盐可作为肉、鱼类食品的防腐剂与发色剂进入人体；也可由细菌分解硝酸盐产生。在胃内的酸性环境下，亚硝酸盐与来自食物的各种二级胺合成亚硝胺。我国河南林县的流行病学调查表明，该地食管癌发病率很高即与食物中的亚硝胺高含量有关。

（4）烷化剂与酰化剂：这类具有致癌性的药物可在应用相当长时间以后诱发第2种肿瘤，如在化学治疗痊愈或已控制的白血病、霍奇金淋巴瘤和卵巢癌的患者，数年后可能发生第2种肿瘤，通常是粒细胞性白血病。某些使用烷化剂的非肿瘤患者，如类风湿关节炎和Wegener肉芽肿的患者，他们发生恶性肿瘤的概率大大高于正常人。

（5）某些金属：如铬、镍、砷等均可致癌。

（三）营养与癌症的关系

尽管目前尚不十分清楚癌症的发病原因，但大量的研究资料表明，约有 1/3 的癌症发生与营养因素密切有关 [59]。英国著名肿瘤流行病学家 Doll 通过研究认为，合理膳食可减少 90% 胃癌和结肠癌、20% 子宫内膜癌、胆囊癌、宫颈癌、口腔癌和食管癌的病死率，并可降低 10% 的癌症总病死率。流行病学研究和动物实验都证实，乳腺癌、结肠癌、直肠癌、子宫内膜癌、卵巢癌、前列腺癌和胆囊癌发病率与脂肪摄入过多有关 [60]。日本妇女乳腺癌发病率较低，如移居美国加州则发病率明显增高，经调查与膳食中脂肪量高有关 [61]。科学家对 200 项膳食与肿瘤关系的流行病学调查进行总结，发现在 156 项研究中，有 128 项显示摄入蔬菜和水果不足者患肺癌、喉癌、口腔癌、胃癌、结肠癌、直肠癌、膀胱癌、胰腺癌、宫颈癌和卵巢癌的危险性高 2 倍。流行病学调查还证实，某些特殊膳食习惯，如喜食腌制、发酵和烟熏加工的熟食品与肿瘤的发生有着密切关系，饮酒与结直肠癌、原发性肝癌及乳腺癌的发生也存在关联 [62]。总之，营养因素与肿瘤的发生关系非常密切，同时又是非常复杂的，膳食中既存在致癌因素，同时还存在抑癌因素，因此合理膳食对降低肿瘤发生具有重要意义。

1．膳食结构与癌症 目前，世界上不同国家的膳食结构模式存在较大差异，按其特点可分为 3 种主要类型：其一是东方型膳食模式，大多数农业和发展中国家为此种膳食结构。这类膳食的特点是以植物性食物为主，膳食蛋白质营养质量差，加上新鲜蔬菜和水果不足，居民胃癌、食管癌发病率高，但结肠癌、直肠癌、乳腺癌和前列腺癌发病率低 [63]。其二是西方型膳食模式，以美国、加拿大和北欧等一些国家为代表的发达国家多为此种膳食结构。其特点是动物性食物为主，仅畜肉的供能即达 15%，植物性食物为辅，谷类供能＜ 25%，脂肪供能高达 40%。其中，人群中结肠癌、直肠癌、乳腺癌和前列腺癌发病率高 [59]。其三是介于东方型膳食和西方型膳食之间的膳食结构，主要特点是既有以粮食为主的东方膳食传统特点，也吸取了欧美国家的膳食长处，动、植物性食物摄入量比较均衡，以日本为代表。这种膳食结构的国家居民癌症发病率均较低。第 4 种是地中海型膳食模式，以希腊为代表的地中海沿岸国家多为此种膳食结构，其特点为小麦是主要能量来源，膳食中蔬菜、水果、根茎和豆类食物多，辅以少量的肉类、鱼和海产品，食用橄榄油为主。这种膳食结构的国家居民心血管疾病、肿瘤的发病率和病死率在 4 种膳食结构中均是最低的。不同膳食结构对癌症发生的影响主要还是与膳食中的脂肪、胆固醇、蛋白质及膳食纤维的含量有关 [64]。

2．食物加工、烹调与癌症 食物烹调、加工方法不当可产生致癌物。如烟熏、烧烤食物时，燃料燃烧不完全形成大量的多环芳烃类化合物污染食品，食品成分在高温下发生热解与热聚反应形成多环芳烃化合物。富含蛋白质、氨基酸的鱼、肉类食品在高温烹调时可产生具有致癌性的杂环胺类化合物。肉制品加工时过量使用发色剂亚硝酸盐，会在胃内与各种来源的胺类物质形成致癌化合物亚硝胺。其他的一些食品添加剂如人工合成色素、甜味剂和防腐剂等滥用均可能导致癌症发病的风险性增加。

3．食物中的天然致癌物 某些食品中存在有天然致癌化合物，给予大剂量时可使实验动物致癌 [65]。目前，认为含有天然致癌物的食物主要有以下几种。

（1）蕨类：世界上现有蕨类共约 12 000 种。我国蕨类有 2600 余种。其中许多为药用植物，还有一些为食用蔬菜，即称为菜蕨，南方一些地区食用较多。一些报道指出，如饲料中含蕨类较多，则可诱发牛膀胱癌，大鼠膀胱癌和小肠腺癌等，有的还可能有胃及组织内皮系统肿瘤等。奶牛如食蕨类其奶汁中含有毒性物质，通过奶及奶制品带给人类健康危害更大。

（2）槟榔：我国云南、广西、广东、台湾部分地区居民有嚼槟榔的习惯。国外调查报道指出，嚼槟榔习惯与口腔、喉、食管和胃肿瘤发生有关。印度人群中女性有嚼槟榔的习惯，调查结果显示，该人群中女性上消化道癌症发病率高于男性，如印度女性口腔癌年发病率为8.1/100 000，男性为4.4/100 000；胃癌女性为30.0/100 000，男性为22.1/100 000；食管癌女性为12.9/100 000，男性为55/100 000；整个上消化道癌症（舌、口腔、喉、食管及胃）女性56.1/100 000，男性34.5/100 000。而同居此地无嚼槟榔习惯的英国人中，女性消化道癌症为17.1/100 000，男性为34.6/100 000。由此可见，英国男性及印度人男性上消化道癌症发病率基本相同，而女性相比则相差较多。故认为嚼槟榔习惯可能与上消化道癌症发生有关。2003年，国际癌症研究中心将槟榔认定为一级致癌物。

（3）酒精性饮料：一些国家的流行病学调查结果认为，饮酒能增加某些癌症的风险性[66]。如饮酒又吸烟则可产生协同作用，增加口腔、喉、食管和呼吸道癌症的危险性。饮酒与癌有关，其原因可能与酒精本身及其所含的致癌物有关。如威士忌酒中可含有痕量的致癌多环芳烃。酒还可由石棉滤过而使石棉进入酒中，石棉也是人类的致癌物，啤酒中含有少量的致癌物二甲基亚硝胺。饮酒者常易造成肝硬化，而肝癌患者中相当比例合并肝硬化。因此，有的学者认为慢性酒精中毒先导致肝硬化，再发展成为肝癌。长期慢性酒精中毒者常合并营养不良，所以饮酒造成营养不良也可能是诱发肿瘤的原因。

（4）含肼类的蘑菇：双孢蘑菇中含有肼类衍生物，此蘑菇本身含有酶可使肼类衍生物水解，水解的肼类能诱发小鼠的肺癌和血管癌。鹿花菌，又称假羊肚菌，柄长6～8 cm，带白色或黄色。鹿花菌中含有11种肼类衍生物，最高含量为44.9 mg/kg，最低为0.14 mg/kg，总量为62.1 mg/kg。这些肼类衍生物在酸性条件下，即模拟人胃的条件下水解成肼类，给小鼠口服肼类衍生物后，其胃中有甲基肼。3种肼类即甲基肼、甲基甲酰肼和乙酰甲基甲酰肼经动物实验证明有致癌性，可使小鼠发生肺、肝、血管、前胃、胆囊及胆管癌症。

此外，吡咯啶生物碱、黄樟素、香豆素等对实验动物也有明确的致癌作用。

4．致癌物污染食品 一些致癌物在天然食品中本来是不存在的，或含量甚微，对人类健康不会有太大的威胁。但食品在生产加工或贮存保管方法不当时，可导致致癌物污染食品，一次大剂量或长期小剂量摄入均可能导致癌症。常见的食品致癌物有黄曲霉毒素、N-亚硝基化合物、多环芳烃类化合物、杂环胺类化合物等。

黄曲霉毒素是由黄曲霉和寄生曲霉代谢产生的一类结构相似的化合物，可使多种实验动物诱发癌症。流行病学调查发现，凡食物中黄曲霉毒素污染严重和人类实际摄入量较高的地区，肝癌发病率也高，如非洲撒哈拉沙漠以南的高温、高湿地区黄曲霉毒素污染食品较为严重，肝癌发生率也较高；埃及等干燥地区污染不重，肝癌发病率则低。我国某些地区的调查也有类似的规律。黄曲霉毒素主要污染粮油及其制品，如花生、花生油、玉米、大米、棉籽等。

N-亚硝基化合物是一类具有相似结构的有机化合物，根据其分子结构不同可分为N-亚硝胺和N-亚硝酸胺两大类，它们对实验动物均有较强的致癌性。一般来说，食品、水和空气中天然存在的N-亚硝基化合物量较少，对人类危害更大的是环境中存在的N-亚硝基化合物的前体物质，包括硝酸盐、亚硝酸盐和胺类，这些前体物质通过食物、水等途径进入人体后可在胃内合成N-亚硝基化合物，N-亚硝基化合物与胃癌、食管癌、肝癌、结直肠癌和膀胱癌等的发生有密切关系。

多环芳烃类化合物是污染食品的一类重要致癌物。流行病学调查表明，食品中多环芳烃化合物污染与癌症发病有密切关系。食品中的多环芳烃主要来源于食物在烘烤或熏制时直接受到污染，食物成分在烹调加工时经高温热解或热聚而形成；植物性食物吸收环境中污染的多环芳烃；食物在加工过程中受含多环芳烃的机油、包装材料污染等。

杂环胺类化合物主要产生于高温烹调加工过程，尤其是蛋白质含量丰富的鱼、肉类食品在烧、烤、煎、炸等直接与热源接触或与灼热的金属表面接触的烹调过程中更易产生。多数杂环胺类化合物对啮齿动物具有致癌性，主要靶器官为肝，其次是血管、肠道、胃和乳腺等。

（四）癌症的营养预防

预防癌症发生是抗击癌症最有效的武器。由于营养与癌症的关系非常密切，因此，防止膳食中致癌物污染、增加富含抗癌活性成分（包括营养素和非营养素成分）的食物摄取，同时改变一些不良的生活饮食习惯，对降低肿瘤发病率具有重要作用。

1．合理营养，平衡膳食　据估计约有 35% 的癌症发生与膳食有关。人体通过摄取食物获得营养，从而维持机体的生命和健康。合理的营养是机体抵御包括癌症在内的各种疾病发生的基础，营养不良或营养过剩均不利于癌症预防[67]。通过合理搭配食物组成平衡膳食，尽可能减少膳食中的致癌危险因素，增加抗癌的保护因素。目前，世界上许多国家根据各自的国情特点制订出了合理膳食结构建议，以降低癌症的发生，其核心是要求膳食应以植物性食物为主，动物性食物为辅，多食蔬菜、水果，尽量少摄取脂肪和精制糖[68]。除此之外，还应注意避免不合理的食物加工、烹调方法，如尽可能少食煎烤、烟熏、腌制食物，还要养成良好的饮食习惯，如按时进餐，饥饱适度，不暴饮暴食，不食过烫、过硬的食物，不挑食、不偏食等[62]。

2．摄入足量营养素　食物中具有抗癌作用的营养素主要有膳食纤维、维生素 A、维生素 E、维生素 C、钙、硒等。许多体外试验和动物实验研究结果表明这些抗癌营养素具有明显的抗癌效果[69]，因此，应摄入足量的抗癌营养素。

3．摄入抗癌食物　大量流行病学调查研究结果表明，蔬菜、水果摄入量与上皮癌，尤其是消化道口咽癌、食管癌、胃癌、结肠癌、直肠癌及肺癌的风险性呈负相关[70]，且不同水果与蔬菜所含成分各异，对癌症不同阶段所起的作用也不同[71]。因此，应选用多种果蔬防癌。蔬菜、水果的抗癌作用除与抗癌营养素的作用有关外，还与其所含的大量具有抗癌活性的植物化学物有关。这些生物活性成分主要包括：①葱属化合物，存在于葱属植物中，包括洋葱、大蒜、大葱和韭菜；②二硫醇硫酮、异硫氰酸盐、葡糖异硫氰酸盐和吲哚，存在于十字花科蔬菜中，包括西兰花、菜花、花椰菜、球茎甘蓝和圆白菜等；③类萜烯化合物，是柑橘类水果果皮油的重要成分；④异黄酮类，存在于植物性食物中，尤其是大豆中含量丰富；⑤蛋白酶抑制物，广泛存在于多种植物中，谷类和豆类中含量尤其丰富；⑥植物酸，主要存在于谷类、坚果、种子及豆类中；⑦类黄酮类和其他多酚类物质，存在于水果、蔬菜、咖啡、茶、可乐及含酒精饮料中；⑧植物固醇、皂苷类和香豆素类等，多存在于植物性食物中。上述这些化学物可通过诱导机体内抗氧化酶、解毒酶的活性、影响某些激素代谢等而呈现其预防癌症发生的作用。

4．控制烟酒　吸烟是引发肿瘤发生的主要不良生活方式之一。据调查，重度吸烟者比不吸烟者肺癌发病率高 15 ～ 30 倍；且吸烟的支数越多，肺癌的发病率也越高；吸烟开始的年龄越早，肺癌的发病率也越高。大量饮酒与口腔癌、咽癌和食管癌等有关。凡是饮酒较多的地区和国家，上述各部位癌发病率都比较高。嗜酒与吸烟相结合，可提高致癌程度。喝酒者癌症的发病率是不喝酒者的 2 ～ 3 倍，既喝酒又吸烟的人则是不喝酒不吸烟者的 15 倍。

5．世界癌症研究基金会 10 条癌症预防新建议　世界癌症研究基金会和中国癌症基金会于 2007 年 10 月 31 日在北京联合主办的世界癌症研究基金会（WCRF）出版了《食物、营养、身体活动和癌症预防》。该报告对全球范围内大量关于食物、营养、肥胖、身体活动和癌症预防方面的证据进行了综述，并提出了 10 条癌症预防新建议。

（1）在正常体重范围内尽可能地瘦。

（2）每天至少从事 30 min 身体活动。

（3）避免含糖饮料。限制摄入高能量密度的食物（尤其是高糖，或低纤维，或高脂肪的加工食品）。

（4）多食各种蔬菜、水果、谷类和豆类。

（5）限制红肉（如猪肉、牛肉、羊肉）摄入，避免加工的肉制品。

（6）如果饮酒，男性每日不超过 2 份，女性不超过 1 份。一份含酒精 10 ～ 15 g。

（7）限制盐腌食品或用盐加工的食品。

（8）不用膳食补充剂预防癌症。

（9）母亲对婴儿最好进行 6 个月完全母乳喂养，然后再添加其他液体和食物。

（10）癌症患者治疗后应遵循癌症预防的建议。

第四节　营养与呼吸系统疾病

由于煤矿开采的工作特殊性，煤矿工人工作环境常伴有的粉尘等职业有害因素，容易造成对呼吸系统的损害。因此，煤矿工人常罹患呼吸系统疾病，对矿工的健康和生命造成巨大威胁。

一、尘肺

（一）定义与分类

1. 尘肺的概述　尘肺（pneumoconiosis）是指由于在职业活动中长期暴露于含有游离粉尘的环境中，机体吸入生产性粉尘而引起的以肺部组织弥漫纤维化为主的全身性疾病。按照吸入粉尘成分不同，尘肺可分为以下几类。

（1）矽肺（silicosis）：即硅沉着病、硅肺，因长期吸入含游离二氧化硅的粉尘所导致的尘肺。

（2）硅酸盐肺（silicatosis）：因长期吸入含结合型二氧化硅粉尘（如石棉粉、滑石粉、水泥及云母粉等）所引起的尘肺。

（3）炭尘肺（carbon pneumoconiosis）：长期吸入煤、石墨、炭黑、活性炭等粉尘所导致的尘肺。

（4）混合性尘肺（mixed dust pneumoconiosis）：长期吸入含游离二氧化硅粉尘和其他粉尘（如煤矽尘、铁矽尘等）所导致的尘肺。

（5）金属尘肺（metallic pneumoconiosis）：长期吸入某些致纤维化的金属粉尘（如铁尘、铝尘等）所致的尘肺。

矽肺主要是由于在生产过程中长期吸入含有大量游离二氧化硅的粉尘而引起的以肺部弥漫纤维化为主的全身性疾病。我国矽肺病例占尘肺总病例的近 50%，居尘肺第 1 位，是尘肺中发展较快且病情最为严重的一种，在从事各种矿山开采的凿岩和坑道掘进等工人中多发。

游离粉尘的化学成分，特别是其中游离二氧化硅的含量，直接影响其对机体的危害程度。如含有游离二氧化硅粉尘所致的肺纤维化，游离二氧化硅含量在 70% 以上的粉尘短期暴露后即可发病，病理检测多是以胶原性结节为主的纤维病灶，而含游离二氧化硅在 10% 以下时，病变发展较慢，病理检测多是以肺间质纤维化为主。

2. 煤工尘肺（coal worker pneumoconiosis）　是指煤矿工人在作业过程中长期吸入煤矿粉尘所引起的尘肺的总称。煤矿工人的诸多职业危害中，排在第 1 位的是粉尘的危害。露天开采主要包括表土剥离和采煤两道工序，其中剥离工序需要将煤层表面的覆土和岩石清除，其间有较多的粉尘飞扬。井下开采的主要工序包括掘进和采煤，在掘进岩石过程中可产生大量岩石粉尘，其中多为游离二氧化硅含量较高的矽尘，是煤矿粉尘危害最为严重的工序。而采煤工作面的主要粉尘是煤尘，游离二氧化硅含量较低。但由于采煤区常是复杂多变的地质构造，煤层与岩石层交错存在，所以，在采煤过程中常产生大量煤岩混合尘，这种粉尘称为煤矽尘。在煤矿开采过程中，由于煤矿工人的各工种不同，工人可能分别接触煤尘、煤矽尘和矽尘，从而导致以肺的弥漫性纤维化为主的全身性疾病，统称煤工尘肺。

煤工尘肺按照轻重程度可分为矽肺、煤肺及煤矽肺 3 种类型。

（1）矽肺：是矿工所患尘肺中发展较快且病情最为严重的一种，主要在岩石掘进面工作的工人中多发，如放炮工、凿岩工人、装渣工人及辅助工。

（2）煤肺（anthracosis）：主要由于长期接触煤尘引起，与同一期别的矽肺相比，煤肺的病情较轻。主要在采煤工作面工作的工人如采煤工、运煤工、电钻打眼工、采煤机手和地面煤仓装卸工等工人中较多发。

（3）煤矽肺（anthracosilicosis）：病变程度介于煤肺和矽肺之间，是由于长期既接触游离二氧化硅又接触煤尘引起的。在一些有过工种变动，既在岩石掘进工作面工作又在采煤工作面工作过的工人中多发。

（二）流行现状

目前，我国的职业危害主要以粉尘为主，尘肺病仍是我国最严重的职业病，也是导致我国职业病报道人数逐年上升的最主要原因[72]。根据 2005—2013 年间每年由卫生部发布的年度职业病防治工作情况报告统计，我国每年新发尘肺病例数分别为：12 212 例、8783 例、10 963 例、10 829 例、14 495 例、23 812 例、26 401 例、24 206 例和 23 152 例，年均新发病例 17 205.9 例，占职业病发病总数的 84.22%[73]，其中主要为矽肺与煤工尘肺。我国近些年矽肺和煤工尘肺的发病例数总体上仍在不断升高，而且两者所占尘肺发病例数的构成比也由 2007 年的 89.37% 增加到 2012 年的 95.01%，呈现出了逐年上升的趋势[74]。

（三）临床表现与并发症

1．症状与体征　由于肺部较强代偿能力的特征，故矽肺与煤工尘肺患者可在病程早期有相当长时间的无自觉症状时期。随着病情的进展，尤其是发展为大块纤维化或者合并支气管或肺部感染时会出现气短、咳嗽、咳痰、胸痛、胸闷等呼吸系统相应症状和体征。从事稍重体力劳动或爬坡时，气短加重；秋冬季时咳嗽、咳痰增加。尘肺患者由于出现广泛的肺纤维化，呼吸道狭窄，且会造成肺泡大量破坏，导致肺功能测试出现通气功能、弥散功能和毛细血管气体交换功能都有一定程度减退或障碍。

2．X 线胸片影像　尘肺 X 线胸片影像与肺内粉尘蓄积、肺组织纤维化的病变程度有一定相关，但由于多种原因的影响，并非反映完全一致的状态。X 线胸片上出现发“白”的圆形或不规则形小阴影时，可作为尘肺的诊断依据。而 X 线胸片上诸如肺门变化、肺气肿、肺纹理及胸膜变化的影像，可以辅助对尘肺的诊断。

（1）圆形小阴影：病理基础以结节性矽肺为主，呈圆形或近似圆形，边缘整齐或者不整齐，直径＜ 10 mm 的阴影，是尘肺最常见和最重要的一种 X 线下表现形态。早期多分布在两肺中下区，随着病情的进展，数量会增多，直径增大，密集度也相应增加，逐渐累及两肺上区。

（2）不规则形小阴影：病理基础主要是肺间质纤维化，X 线胸片表现为形态、长短、粗细不一的致密阴影，阴影之间可呈网状或蜂窝状杂乱无章地交织在一起，互不相连。致密度可保持长久不变或缓慢增高。早期同样多弥漫分布于两肺中下区，随着病情进展可逐渐波及肺上区。

（3）大阴影：病理基础是团块状纤维化，为晚期尘肺的重要 X 线表现。一般直径超过 10 mm，呈现圆形、椭圆形、长条形或不规则形。多在两肺上区出现，可由圆形小阴影增多、聚集或者不规则小阴影增粗、重叠、融合发展而来，形成密度均一、边缘清晰的大阴影，常左右对称，也有先在一侧出现的情况，周围一般伴有肺气肿带出现。

（4）胸膜变化：胸膜粘连增厚，早期先在肺底部出现，变化为肋膈角变钝或消失；晚期由于肺纤维组织收缩和膈胸膜粘连，膈面粗糙，可出现“天幕状”阴影。

（5）肺气肿：多为弥漫性、局限性、灶周性和泡性肺气肿，严重者可出现肺大泡。

（6）肺门和肺纹理变化：早期肺门阴影扩大，密度增高，边缘模糊不清，有时可见淋巴结肿大，包膜下钙质沉着呈现蛋壳样钙化，肺纹理增多或增粗变形。晚期时肺门上举外移，肺纹理减少或消失。

3．矽肺并发症 矽肺常出现并发症，一旦并发症出现，则病情进展加剧，甚至造成死亡。

（1）肺结核：矽肺并发肺结核时，会相互促进，加速恶化。肺结核是矽肺常见和危害最大的并发症，并且随着矽肺病期的进展而增加[75]。矽肺合并肺结核是患者死亡的最常见原因，在Ⅲ期尘肺患者死亡原因中肺结核位列第一，接近50%[76]。会出现发热、咯血等症状。

（2）肺及支气管感染：可促进矽肺发展，诱发呼吸衰竭和死亡。因此，积极预防和治疗呼吸道感染，对晚期矽肺治疗具有重要意义。

（3）自发性气胸：多见于并发肺气肿和肺大泡的患者，尤其是晚期矽肺患者。肺部感染、剧烈咳嗽、骤然用力为常见诱因。常见的症状为突然呼吸困难加重伴胸痛，也可能无症状。矽肺并发气胸复发率高，多见局限性气胸，体征不典型。因肺组织和胸膜纤维化，破口较难愈合，气体吸收缓慢。

（4）慢性支气管炎及阻塞性肺气肿：肺弥散性结节纤维化，使支气管狭窄、引流不畅、易发生感染，并发慢性支气管炎和肺心病，严重感染时可诱发呼吸衰竭和右心衰竭。

（四）治疗进展

在尘肺病的治疗上，我国已经取得初步成效，可概括为以下几个阶段[77]。

1．对症治疗阶段 主要发生在20世纪50年代，此时，我国处于经济建设发展的初期，针对尘肺病的治疗还是空白，预防滞后，因而出现大量且病情较严重的尘肺病例，但由于此时缺乏对尘肺病防治的基本认识，只能给以定期疗养等对症治疗，包括定期疗养、呼吸体操、营养、锻炼及运用中药辨证理论，生津润肺，软坚散结和对症处理等基础中草药治疗等。

2．西医治疗阶段 主要始于20世纪60年代，包括1968年开始应用于临床的抗硅药物——克硅平（PVNO）的应用，以及由此而在全国广泛开展的针对尘肺治疗药物的筛选活动。此时期逐渐形成了一套针对研究药物作用、评价疗效的实验方法，为筛选药物研究奠定了方法学基础。

3．抗纤维化治疗阶段 主要集中在20世纪70—80年代，此时随着分子生物学技术的发展，对于尘肺发病机制的研究越发深入，已筛选出一些对抗纤维化治疗疗效较为肯定的药物，如克硅平、磷酸哌嗪、枸橼酸铝等，主要作用机制包括活血化瘀、疏通微循环、松弛支气管平滑肌、改善纤毛上皮运动功能、增强肺部清洁能力、保护细胞膜和调整免疫功能等。

4．探索新途径阶段 主要始于20世纪90年代，根据不同药物对肺部病变的作用机制不同，通过改变用药途径，联合用药等方法，以及运用紫外线照射充氧自血回输疗法（即自血光量子疗法），肺功能治疗仪治疗法和支气管肺泡灌洗治疗法等途径使尘肺的临床治疗效果得到很大提高。

5．综合治疗阶段 进入21世纪以来，营养和运动疗法得到很大发展，在此基础上开始对尘肺病进行综合治疗。根据患者的病情发展同期进行诸如大容量全肺灌洗术、抗纤维化治疗、减轻非特异性炎性反应、调节免疫功能、抗脂质过氧化，以及对症支持等综合治疗措施。

（五）营养防治

尘肺是由于长期吸入职业性粉尘而诱发的一种以肺部纤维化为主要病理变化的慢性进行性疾病，目前还没有可以彻底根治的方法，治疗和预防的重点多以改善患者营养状况，提高免疫力，延缓尘肺进展，延长寿命为主。

1．尘肺病患者的生理及代谢特点

（1）尘肺患者一般在患病前的体质都较为健壮，由于职业特征，大多数每天都处于高负荷的劳动强度之中，一般身体抵抗力较强，几乎未罹患过疾病，因此，对疾病及患病后及时就医意识较为薄弱。

（2）一旦罹患尘肺病之后，尘肺患者的肺组织会出现不同程度的纤维化，损伤肺功能，造成肺部通气换气功能下降，从而逐渐出现胸闷、心悸、气短等临床症状，并易合并继发性肺结核、慢性阻塞性肺疾病、气胸及肺部感染等疾病。

（3）尘肺多为职业病，由于职业工作的特殊性，尘肺患者每天长时间高负荷工作时间一般可达 6 ~ 8 h，尤其是煤矿工人，在下井期间大多只能补充水分，营养得不到均衡摄入，因此，普遍造成胃肠道功能受损，可能伴有不同程度的胃炎及消化道溃疡。尘肺患者普遍口味偏重，经常摄入高盐、高脂肪类食物，并常有饮酒习惯，不合理饮食习惯进一步加重了胃肠道的负担。

（4）尘肺病并发症，如肺结核、慢性阻塞性肺疾病等均属于消耗性疾病，而脱离粉尘环境后，由于工作强度的降低，常常伴随着进食量的下降。因此，尘肺病患者往往在患病期间的能量摄入量低于患病之前，造成能量摄入不足。

2．尘肺病患者的营养防治

（1）补充足量的优质蛋白质：尘肺病早期就有蛋白质代谢障碍，因此，增加饮食中蛋白质供给量，对尘肺病的发生、发展有一定的防治作用。尘肺病及其并发症，尤其是合并慢性阻塞性肺疾病及继发性肺结核等都是消耗性疾病，均会消耗更多的蛋白质，因此尘肺病患者应增加蛋白质摄入量。一般蛋白质每日摄入量可提高到总能量的 20% ~ 25%，蛋白质供给量以 1.2 ~ 1.5 g/（kg · d）为宜，其中优质蛋白质占总蛋白的 1/3。摄入的蛋白质应多选择摄入优质蛋白，如鸡蛋、牛奶、鱼肉、牛肉、豆制品等。在尘肺患者饮食中补充酪蛋白水解产物，有较好的效果。给尘肺病患者补充一定量的蛋氨酸，不仅对蛋白质、脂肪、维生素及组氨酸代谢中的某些酶活性保护有良好作用，而且可减慢尘肺病的发展。

（2）主食仍然以糖类为主：主食以米饭或馒头为主是中国人的传统饮食习惯，建议主食可适当搭配粗粮，以补充足够的膳食纤维，有增强胃肠蠕动、清洁肠道和防止便秘的作用。

（3）适当减少脂肪供给量：尘肺患者因工种原因大都合并慢性胃、十二指肠疾病，同时部分结核病患者因服用抗结核药的胃肠道反应更使消化系统功能受到影响，进食脂肪过多会造成胃肠道负担加重；进食脂肪过多也会加重肺尘积蓄，促进肺纤维化，加快病情进展。因此每日供给量以 40 ~ 60 g 为宜。

（4）补充多种维生素：维生素是调节代谢，维持机体生理功能所必需的营养素，而矿工传统饮食结构中蔬菜比重较少，尘肺病患者除了可从蔬菜中获取维生素外，几乎没有其他摄取途径，从而造成多种维生素的缺乏。因此，尘肺病患者饮食中应增加蔬菜、水果的摄入量。同时尘肺病患者应适当增加维生素 A 和维生素 C 的摄入量。维生素 A 能维持上皮细胞组织，特别是呼吸道上皮组织的健康，对减轻咳嗽症状，防治哮喘疾病有一定的益处，故建议尘肺病患者多食用一些含维生素 A 丰富的食物，特别是动物肝脏、肾脏及蛋黄等富含维生素 A 的动物性食物。尘肺病患者饮食中补充维生素 C 可降低血液 γ 球蛋白的含量，减少尿中不完全氨化物质的含量，增加血液中胆固醇脂与胆固醇的比值，恢复肝功能和提高患者的一般健康状况。将烟酸应用于恢复期尘肺病患者的治疗，已取得了较好的效果。另外，饮食中补充维生素 B_1 和维生素 B_6，对尘肺病也有一定的防治作用[78]。

（5）充足的矿物质供给：由于尘肺病患者多为高消耗的体力工作者，对矿物质的需求量也明显加大。特别是钙、铁、锌、硒等有利于身体健康需要的矿物质，应加大其摄入量。如多进食牛奶、豆制品、海产品补钙、锌，并多晒太阳促进体内维生素 D 合成以促进钙吸收；多进食木耳、猪血等食物补铁；多进食蛋类等补硒。

（6）可适当补充营养制剂：对于体质差，基础疾病重，合并症较多的患者，单凭饮食无法达到营养需求，可以根据个体差异适当补充一些营养保健制剂，以满足机体需求，促进疾病恢复。

（7）辅助治疗食物：某些食物或许有吸附及促进矽尘排出的作用，有助于阻止肺纤维化和坏死。如黑木耳、蘑菇、芹菜、萝卜、白菜等，可考虑适当增加摄入，但不能替代三大营养素在膳食配比中的作用[79]。

（8）提倡健康的生活方式，改变不良生活习惯，如戒烟、限酒。烟草中的主要毒性成分为烟碱，尘肺病患者原本肺功能受损，肺泡氧气交换能力下降，吸烟后由于烟碱的腐蚀作用可引起黏膜急剧发炎，导致呼吸衰竭而死亡。充足的休息及适当的活动能促进患者体质恢复。尘肺患者应保证良好的睡眠，每天睡眠时间以 6 ～ 8 h 为宜，配合简单的呼吸操、慢走等运动促进肺泡复张[80]。

（9）改变不正确的营养观念或习惯：加强营养知识的宣教和膳食指导，让尘肺病患者从思想上改变传统能量支持的观念，彻底摒弃食补就是大鱼大肉、暴饮暴食的思维意识，要做到科学、合理的饮食配比。尘肺病患者就医思维意识薄弱，大部分人还存在思维抵制，因此反复沟通使患者接受、理解并配合才是进行下一步膳食调理的前提。

二、肺结核

我国结核病发病率位居全球第 2 位，是全球结核病高负担国家之一。肺结核是尘肺最常见的并发症之一，尘肺结核是尘肺病与肺结核同时发生在矿工身上的一种特殊类型疾病，除临床治疗外，营养支持在肺结核的防治中起重要作用。

（一）定义和分型

1．定义 结核病（tuberculosis，TB）是由感染结核分枝杆菌而引起的慢性传染性疾病，可侵及包括皮肤、骨骼、淋巴等在内的多种脏器与组织，主要侵犯肺部，以肺部结核感染最为常见，称为肺结核病（pulmonary tuberculosis），简称肺结核。

2．肺结核的分型

（1）原发性肺结核（Ⅰ型肺结核）：原发结核感染（即初次感染）所引起的病症，包括原发综合征及胸内淋巴结结核。此型肺结核肺内出现以渗出病变、淋巴管炎和肺门淋巴结肿大的哑铃状改变为主要特征的原发综合征。胸内淋巴结结核表现为肺门和纵隔淋巴结肿大。多见于儿童，青年人和成人有时亦可见。原发综合征的肺部原发灶好发于上叶下部和下叶上部。初染结核时，由于早期尚未形成特异性免疫力，结核分枝杆菌可沿引流淋巴管累及肺门淋巴结，甚至有早期菌血症，形成播散性病灶潜伏在其他脏器中，成为日后肺外结核病的来源。大多数肺部原发病灶、淋巴管炎和淋巴结的炎症较轻并可自愈，少数由于机体免疫力明显低下或结核分枝杆菌毒力强、数量大及机体剧烈变态反应等，可发展为原发性肺结核病。

（2）血行播散型肺结核（Ⅱ型肺结核）：结核菌一次或反复多次进入血液循环，造成肺部病变及相应的病理、病理生理学改变和临床表现者称为血行播散型肺结核，当造成全身多脏器病变时则称为血行播散型结核病。血行播散型肺结核是一种危重结核病，由原发型肺结核发展而来，也可由其他结核干酪样坏死病灶破溃进入血液引起。该病多见于儿童，成人亦可发生。随着人口老龄化和老年人寿命的延长及结核病疫情的回升，老年血行播散型肺结核病有增多趋势。

根据进入血液循环中结核杆菌的数量、毒力、途径、次数、间隔时间和机体的免疫状态的不同，在临床上分急性血行播散型肺结核（急性粟粒型肺结核）、亚急性血行播散型肺结核和慢性血行播散型肺结核 3 个类型。年龄较大的儿童及成人常表现为亚急性或慢性血行播散型肺结核。

（3）继发型肺结核（Ⅲ型肺结核）：多为儿童时期结核菌初次感染后，潜伏在体内病灶中的结核菌重新繁殖，引起的病灶复燃（称为内源性复发）造成，也可由再次感染外界结核菌而发病（称为外源性重染）。此型肺结核可以发生在原发感染后的任何年龄，多见于成人，是成人肺结核的最常见类型。包括以增殖病变为主、浸润病变为主、干酪病变为主或空洞为主的多种病理改变，以及浸润型肺结核和慢性纤维空洞型肺结核。

3．肺结核的分期

（1）进展期：新发现的活动性肺结核，随访中病灶增多、增大，出现空洞或空洞扩大，痰液菌培养检查呈阳性，发热等临床症状加重。

（2）好转期：随访中病灶吸收好转，空洞缩小或消失，痰液菌培养转为阴性，临床症状改善。

（3）稳定期：空洞消失，病灶稳定，痰液菌培养持续转阴性（1 个月 1 次）达 6 个月以上；或空洞仍然存在，痰液菌培养连续转阴 1 年以上。

（二）流行现状

1．肺结核流行状况　根据世界卫生组织（WHO）2009 年发布的全球结核病控制报告，2007 年我国结核病新发患者数为 130 万 [81]，居全球第 2 位，2010 年全世界新发肺结核 880 万，2010 年我国结核病新发患者数约为 130 万，占全球发病的 14. 3%，位居全球第 2 位 [82]，我国是全球 22 个结核病高负担国家之一。

在年龄分布中，以 2004—2012 年间婴幼儿及儿童期（0 ~ 10 岁）肺结核报告率最低，为 5.12/100 000，至 20 ~ 30 岁出现第 1 个小高峰，达到 100.19/100 000，30 ~ 50 岁年龄段报道率趋于平稳，报道率分别为 74.91/100 000、81.05 /100 000 和 13.6/100 000，60 岁之后又迅速上升，至 70 ~ 80 岁年龄组出现第 2 个高峰，达到 231.55/100 000[83]。

我国报道的肺结核新发患者数具有明显的时间规律性，一般以 1 年为 1 个周期，每年的发病趋势变化十分相似。我国结核病的流行期为 1 ~ 6 月份，其中 1 月和 3 ~ 6 月份中报道的肺结核新发患者数都很高，达到每年的高峰期，6 月之后开始减少，12 月份的季节指数最小。显然，我国报道的肺结核新发患者数具有明显的季节性，每年的春季和冬季新发患者数最多 [82-83]。

2．尘肺合并肺结核的流行现状　肺结核是尘肺最常见的并发症之一。尘肺患者同时罹患肺结核称为尘肺结核。尘肺结核是尘肺病与肺结核同时发生在矿工身上的一种特殊类型疾病，肺结核是尘肺病患者的主要直接死因之一 [84-86]。

尘肺患者肺结核的合并率随着所患尘肺期别的升高而升高，尘肺合并肺结核的死亡率高于单纯尘肺的死亡率 [85]。彭娟娟等 [87] 通过对上海市 1953—2005 年间累积的 6274 例尘肺患者进行分析，发现 1 期尘肺患者肺结核合并率为 6.46%，合并结核患者病死率为 63.14%，非合并肺结核患者病死率为 33.29%；2 期尘肺患者肺结核合并率为 17.48%，合并肺结核患者病死率为 72.12%，非合并肺结核患者病死率为 53.98%；3 期尘肺患者肺结核合并率为 42.61%，合并肺结核患者病死率为 73.25%，非合并肺结核者病死率为 51.54%。结核合并率随着尘肺期别增加而增加，尘肺合并肺结核者不同尘肺期别的病死率差异有统计学意义。

尘肺结核发病比例与患者的年龄密切相关。尘肺结核的合并率随开始接尘年龄的增长而升高，表明高龄接尘工人尘肺结核发生的危险性增大；而工龄越长的尘肺患者，尘肺结核的合并率越低，这可能与接尘工种、接尘种类（煤尘、矽尘等）有关，也可能是由于接尘工人患尘肺后即脱离接尘岗位，使得接尘工龄变短，造成工龄越长、尘肺结核合并率越低的现象[88]。

尘肺病患者发病年龄越大，尘肺结核合并率越高。发生在高龄尘肺病患者中的尘肺结核拥有更高的危险性，这可能与高龄尘肺病患者自身抵抗力较差等原因有关。刘丽华等[89]对淮南矿业集团下属某煤矿煤工尘肺合并肺结核的流行状况进行调查，发现该煤矿工人尘肺合并肺结核的发病年龄为26.2 ~ 83.1 岁，尘肺合并肺结核率在 60 岁以上年龄组中保持较高水平，且高于该矿总的尘肺结核合并率（23.3%）。

尘肺合并肺结核的发病率和死亡率随着年龄的增加而降低。随着时代发展，国家和煤矿企业对生产性粉尘采取了一定的控制措施，取得了明显的成效。相关机构对结核病的防治力度也有所加强，人民生活水平不断提高，所以，尘肺结核合并率逐渐降低，尘肺合并肺结核死亡率也显著降低[90-92]。

（三）临床表现

1．肺结核的临床症状 有下列症状者应考虑罹患肺结核的可能，须进一步做痰培养和胸部 X 线检查。同时应注意约有 20% 的活动肺结核患者也可以无症状或仅有轻微症状[93]。

（1）咳嗽、咳痰≥ 3 周，可伴有咯血、胸痛、呼吸困难等症状。

（2）发热，特别是午后低热，可伴有盗汗、乏力、食欲缺乏、体重减轻、月经失调等症状。

（3）出现结核变态反应引起的过敏表现，包括结节性红斑、泡性结膜炎和结核风湿症（Poncet 病）等。

（4）结核菌素（PPD-C5TU）皮肤试验。我国是结核病高流行国家，儿童普遍接种卡介苗，阳性对诊断结核病意义不大，但对未接种卡介苗儿童则提示已受结核菌感染或体内有活动性结核病。当呈现强阳性时表示机体处于超敏状态，发病概率高，可作为临床诊断结核病的参考指征。

（5）罹患肺结核时，肺部体征常不明显。肺部病变较广泛时可有相应体征，有明显空洞或并发支气管扩张时可闻及中小水泡音。康尼峡（Kronig 峡）缩小提示肺尖有病变。

2．肺结核的 X 线影像学诊断 虽然细菌学检查是肺结核诊断的确切依据，但不是所有的肺结核都可得到细菌学证实。胸部 X 线检查也常是重要的。但是肺结核的胸部 X 线表现并无特征性改变，需注意与其他肺部疾病鉴别。一般而言，肺结核胸部 X 线表现可有以下特点。

（1）多发生在肺上叶尖后段、肺下叶背段、后基底段。

（2）病变可局限也可同时侵犯多肺段。

（3）X 线下影像学可同时呈现渗出、增殖、纤维和干酪性病变等多形态表现，也有一定的概率伴有钙化。

（4）易合并空洞。

（5）可能伴有支气管播散灶。

（6）可伴有胸腔积液、胸膜增厚与粘连。

（7）呈球形病灶时（结核球）直径多＜ 3 cm，周围可有卫星病灶，内侧端可有引流支气管征。

（8）＜ 1 个月影像变化较小，病变吸收慢。

3．尘肺合并肺结核的临床症状及 X 线影像学诊断 尘肺合并肺结核患者临床常出现疲乏无力、低热、体温幅度变化较大、消瘦等慢性结核中毒症状；同时伴有胸痛、呼吸急促等症状加重。

实验室检查结果一般为结核菌素试验较强阳性，红细胞沉降率增快及痰结核检查呈阳性。

X 线影像学检查双上肺常出现斑片状浸润阴影，肺尖或锁骨下出现不对称斑片状密度性不均阴影，或上肺出现浸润性病灶，形成空洞，团块状阴影短期明显增大，外侧壁胸膜增厚粘连，动态观察团块向四周发展的患者，团块阴影大多不清晰，有斑片状阴影，出现心包积液或胸腔积液，不对称大片密度性不均阴影，与肺门间呈素条状阴影[94]。

X 线胸片检查表现复杂多样，诊断尘肺合并肺结核时，应避免通过单一影像学结果来确诊，可以通过多份检查结果进行动态对比观察，避免出现误诊。另外，在诊断过程中，还应重视相关试验和检查结果，这些能够为尘肺合并肺结核的诊断和鉴别诊断提供可靠依据[95]。

（四）营养防治

肺结核在治疗过程中应遵循“早期、规律、全程、适量、联合”5 项原则。

肺结核患者除进行正规抗结核药物治疗外，还必须加强营养，给予充足的能量和营养素，以增强其机体的抵抗力，满足修复结核病灶的需要。

1．肺结核患者的膳食营养原则 结核病是一种以低热、盗汗、食欲缺乏、消瘦无力等为最常见症状的慢性消耗性疾病。为补偿疾病所引起的消耗，增强患者对结核分枝杆菌的抵抗力和提高患者对被破坏组织的修复能力，在饮食上加强对患者的营养供给尤为重要。结核病患者应实施“三高两禁”的营养原则[96]。

“三高”指的是高能量、高蛋白质和高维生素。

高能量：一般要求达到每千克体重供给 30 kcal，全日总摄入量为 2000 kcal 左右。轻体力劳动者每千克体重供给 40 kcal，全日 2400 kcal 左右。

高蛋白质：结核病患者每日蛋白质摄入量应为每千克体重 1.2 ~ 1.5 g，每日总的摄入量为 80 ~ 100 g，其中优质蛋白质如肉、禽、水产品、乳制品及大豆制品应占总量的 50% 以上。肺结核患者经常低热、盗汗，甚至咯血，身体日趋消瘦，消耗的能量很多，化学药物的毒副作用对体质亦有损害。有资料表明，结核病患者在治疗过程中，治疗前的血清白蛋白及血淋巴细胞数量水平的高低，对疗效起着重要的作用[97]。体内拥有足够的蛋白质，一方面对治疗过程中病灶修复及结核菌的杀伤奠定了体质基础，另一方面治疗中能发挥药物载体作用的蛋白质亦保证了血中抗结核药物的有效浓度，从而促进痰菌阳性患者阴转，因此，通过对肺结核患者采用营养辅助治疗，来提高体内白蛋白水平和促进淋巴细胞的增殖，可望提高临床治愈率。

高维生素：应重点补充维生素 A、B、C、D。维生素 A 能增强机体免疫力，B 族维生素有改善食欲的作用，维生素 C 有利于病灶愈合和血红蛋白合成，维生素 D 能促进钙吸收。

“两禁”：即禁止吸烟和饮酒。吸烟会增加对呼吸道和消化道的刺激；饮酒会使血管扩张，加重患者咳嗽、咯血等症状。

此外，要注意补钙、铁、锌等矿物质。铁是合成血红蛋白的原料，咯血、便血的患者尤其要补充。钙是促进病灶钙化的原料，有益于病灶的愈合。锌与机体免疫系统功能关系密切，锌对免疫系统的正常发育和功能有重要作用。

2．肺结核患者的合理膳食 总体而言，肺结核患者的膳食应富有营养。多食新鲜蔬菜、水果，常食瘦肉、蛋、雌鸡、老鸭、牛奶、甲鱼、蜂蜜等。经常多吃清肺补肺食物，如白木耳、百合、鲜藕、猪肺、海蜇、柿饼、枇杷、荸荠、无花果等。

（1）膳食应保证高蛋白：肺结核的任何症状都会使组织蛋白和能量严重消耗，因此在食物蛋白质和能量的供应上，都要高于正常人，以优质的动、植物蛋白为主，如肉类、奶类、蛋类和鱼类蛋白等。结核病患者根据病情轻、中、重程度不同，蛋白质的供给量也不同。一般轻度肺结核患者蛋白质供给量为 65 ~ 70 g/d，中度肺结核患者蛋白质供给量为 70 ~ 75 g/d，重度肺结核患者蛋白质供给量为 75 ~ 80 g/d。

（2）膳食应保证高能量：能量主要来源于糖类和脂肪，但应注意控制脂肪供能的比例。糖类主要来源于蔗糖、面粉、大米、玉米、小米、红薯、山药等，脂肪主要来源于动物油和植物油，植物油如芝麻油、豆油、花生油。一般轻度肺结核患者每日需补充能量 2200 ～ 2400 kcal，中度肺结核患者每日需补充能量 2400 ～ 2800 kcal，重度肺结核患者每日需补充能量 2800 ～ 3200kcal。

（3）膳食应注意补充维生素：应以补充维生素 A、B、C 为主，维生素主要来源于新鲜蔬菜、水果、豆类。乳、蛋、内脏等食品含维生素 A 丰富，酵母、花生、豆类、瘦肉等富含维生素 B_6。每日维生素 A 供应量应达到 5000 U，维生素 B_1 供应量应达到 3 ～ 5 mg，维生素 B_2 供应量应达到 1.5 ～ 2 mg，维生素 C 供应量应达到 200 ～ 300 mg。

（4）膳食应注意补充矿物质：钠每日摄入量应小于 8 g，钙每日摄入量应为 2 ～ 3 g，多吃些富含钙质的食物可以促进病灶钙化，多食用富含钙牛奶、奶类制品及豆类制品、虾皮等。贝壳类海产品、蛋类、坚果等均为含锌丰富的食物。另外，有咯血症状的患者应注意多食用富含血红素铁的肝、血豆腐和红肉等食物。

三、慢性阻塞性肺疾病

（一）定义

慢性阻塞性肺疾病（chronic obstructive pulmonary disease，COPD），简称慢阻肺，是一种以持续气流受限为特征的可以预防和治疗的疾病，其气流受限多呈进行性发展，与气道和肺组织对烟草烟雾等有害气体或有害颗粒的慢性炎性反应增强有关。慢阻肺主要累及肺，但也可引起全身（或称肺外）的不良效应[98]。

慢阻肺可存在多种并发症。急性加重程度和是否合并并发症会对患者整体疾病的严重程度造成影响。

（二）流行现状

在近几十年内，随着社会经济和医药卫生事业的发展，我国疾病发病谱出现了从传染性疾病向非传染性慢性疾病的流行病学模式转变的趋势，开始进入了慢性病的高负担期。非传染性慢性疾病发病增长速度加快，波及范围广，已经开始由城市逐渐向农村蔓延，并且出现明显的患者年轻化趋势。2000 年我国统计数据显示，COPD 在中国的主要致死病因中排第 3 位（17. 6%）。据 2007 年卫生部发表的《我国城乡居民死亡的十大病因》中，呼吸系统疾病（主要是 COPD）位于城市人口死亡原因的第 4 位，农村人口死亡原因的第 3 位[99]。《中国居民营养与慢性病状况报告（2015）》中报道 2012 年 40 岁及以上人群 COPD 患病率为 9.9%。由此可见，COPD 仍是危害我国公众健康的主要疾病之一。

由钟南山教授[100]组织完成的一项大型流行病学调查，纳入了超过 20 000 名年龄＞ 40 岁的受试者，结果显示 COPD 患病率是 8.2%，其中男性的患病率（12.4%）高于女性（5.1%）；农村人口中 COPD 的患病率是 8.8%，城市人口中 COPD 的患病率是 7.8%，农村明显高于城市；而且 COPD 的患病率呈现随着年龄的增长而增加的趋势，40 ～ 49 岁年龄段的患病率比较低，70 岁之后 COPD 的患病率高达 20% 左右。COPD 在我国的患病率存在地域差异，城市中 COPD 患病率最高的是重庆、辽宁，达到 13.8%，天津为 9%，农村中广东农村的 COPD 患病率达到 12%。

煤矿工人由于工作环境的特殊性，长期暴露于接触粉尘的环境中，较普通人更易罹患 COPD[101]。近年来的研究发现，职业性粉尘的暴露是 COPD 的危险因素，但常常被低估。煤矿工人罹患 COPD 时，与单纯 COPD 患者相比，常常临床表现更加严重，发作频率更高，治疗效果较差[102-103]。针对多地区煤矿工人罹患 COPD 情况的调查研究发现，COPD 的患病率与尘肺期别、接尘时间、吸烟、吸烟指数、年龄等因素相关，即随着尘肺期别增高，COPD 患病率也增高；随着接尘工龄增加，COPD 患病率呈增高的趋势；随着矿工年龄增加，COPD 的患病率有增高的趋势，且 50 岁以后 COPD 患病率明显增高；吸烟者较非吸烟者 COPD 患病率明显增高，且随着吸烟指数的增加，COPD 的患病率有增高的趋势 [104-108]。

（三）临床表现

1．临床症状　COPD 的特征性症状是慢性和进行性加重的呼吸困难、咳嗽和咳痰。慢性咳嗽和咳痰常先于气流受限多年而存在，有些患者也可以无慢性咳嗽和咳痰的症状。常见症状如下。

（1）呼吸困难：这是 COPD 最重要的症状，也是患者体能丧失和焦虑不安的主要原因。患者常描述为气短、气喘和呼吸费力等。早期仅在劳动时出现，之后逐渐加重，以致日常活动甚至休息时也感到气短。

（2）慢性咳嗽：通常为首发症状，初起咳嗽呈间歇性，早晨较重，以后早晚或整日均有咳嗽，但夜间咳嗽并不显著，少数病例咳嗽不伴有咳痰，也有少数病例虽有明显气流受限但无咳嗽症状。

（3）咳痰：咳嗽后通常咳有少量的黏液性痰，部分患者在清晨较多，合并感染时痰量增多，常有脓性痰。

（4）喘息和胸闷：这不是 COPD 的特异性症状，部分患者特别是重症患者有明显的喘息，听诊有广泛的吸气相或呼气相哮鸣音，胸部紧闷感常于劳动后发生，与呼吸费力和肋间肌收缩有关。临床上如果听诊未闻及哮鸣音，并不能排除 COPD 的诊断，也不能由于存在上述症状而确定哮喘的诊断。

（5）其他症状：在 COPD 的临床过程中，特别是程度较重的患者可能会发生全身性症状，如体重下降、食欲缺乏、外周肌肉萎缩和功能障碍、精神抑郁和（或）焦虑等，长时间的剧烈咳嗽可导致咳嗽性晕厥，合并感染时可咯血痰。

2．胸部 X 线检查　COPD 早期 X 线胸片可无明显变化，之后可出现肺纹理紊乱与增多等非特征性改变。主要的 X 线表现为肺过度充气，即肺容积增大，胸腔前后径增长，肋骨走向变平，肺野透亮度增高，横膈位置低平，心脏悬垂狭长，肺门血管纹理呈残根状，肺野外周血管纹理纤细稀少等，有时可见肺大泡形成。

并发肺动脉高压和肺源性心脏病时，X 线胸片除有右心增大的特征外，还可有肺动脉圆锥膨隆，肺门血管影扩大及右下肺动脉增宽等改变。

3．病史和转归

（1）危险因素：包括个体因素和环境因素。个体因素的年龄、性别、COPD 家族遗传史、吸烟等均为 COPD 发病的危险因素 [109]。环境因素的空气污染、生物燃料燃烧烟雾、接触职业性粉尘和化学物质和感染均是造成 COPD 发病或加剧的重要因素 [110]。

（2）既往史和家族史：既往史包括哮喘史、过敏史、儿童时期呼吸道感染及其他呼吸系统疾病等。COPD 有家族聚集倾向。

（3）发病年龄和好发季节：COPD 多于中年以后发病，症状好发于秋冬寒冷季节，常有反复呼吸道感染及急性加重史，随着病情进展，急性加重逐渐频繁。

（4）并发症：包括心脏病、骨质疏松、骨骼肌肉疾病和肺癌等。COPD 后期出现低氧血症和（或）高碳酸血症，可合并慢性肺源性心脏病和右心衰竭。

（5）对生命质量的影响：COPD 对患者生命质量的影响多为活动能力受限、劳动力丧失、抑郁和焦虑等 [98]。

（四）营养防治

1．COPD患者易出现营养不良 营养不良是COPD常见并发症，一般稳定期的COPD患者营养不良发生率为20%～35%；发作期营养不良的发生率可高达70%[111]。造成COPD患者营养不良的原因可能是多方面的，目前仍不十分明确，主要有以下几方面。

（1）饮食摄入不足及吸收障碍：由于罹患COPD造成的缺氧、高碳酸血症、膈肌下降、心力衰竭导致胃肠道淤血，以及抗生素和茶碱等治疗药物会对胃肠道黏膜造成刺激，会使COPD患者出现不同程度的心理负担，甚至抑郁，从而导致患者的食欲缺乏，饮食摄入减少。同时胃肠道淤血也会阻碍机体对食物中营养物质的吸收，不能满足患者能量需要，造成负氮平衡。

（2）机体对能量的消耗增加：COPD患者由于长期气道阻塞，肺过度充气，导致呼吸功增加及呼吸效率下降。急性加重期患者还会因为细菌毒素感染使机体处于应激状态。此外，应用糖皮质激素、氨茶碱等药物治疗的过程中引起的交感神经兴奋等，都会增加机体对能量的消耗。

2．COPD患者的营养支持 COPD患者由于呼吸道气流受限，加重了呼吸时的负荷，导致能量消耗增加，基础代谢率升高。因此，增加营养素摄入量是COPD防治中的一条重要途径。营养治疗必须确定需要补充的能量和三大产能营养素适宜的比例，补充的能量不足则达不到预期效果，若补充了过量的糖类可引起CO_2产生增多，加重CO_2潴留，加重呼吸负荷。另一方面，COPD患者蛋白质消耗较高，储存减少。因此通气障碍严重的患者应以高蛋白、高脂肪和低糖类的饮食结构为宜。一般来说，三大营养素供能比例为糖类＜50%，脂肪25%～35%，蛋白质15%～25%时最为适宜；当患者处于高分解代谢时，可将蛋白质增加至20%～25%[112-113]。同时注意禁食油腻、辛辣等刺激性食物，并补充各种维生素；少量多餐，注意多饮水。

（1）保证摄入足量蛋白质：COPD患者蛋白质摄入不足会发生低氧血症及低碳酸血症，摄入过量可使呼吸中枢对CO_2的反应明显增加，增加呼吸肌的负荷。当病情加重时，机体处于应激状态，分解代谢增加，此时蛋白质的需要量增加。因此，在对COPD患者进行营养治疗时应给予足量蛋白质，比例在15%～25%为适宜，当分解代谢增加时，可将比例增加到20%～25%。COPD患者蛋白质的摄入量应保证在1.2～1.5 g/（kg·d），并且要以优质蛋白摄入为主[114]。可以多食鸡、鸡蛋、鱼、虾、瘦猪肉、牛肉、豆制品等。由于奶制品易使痰液变黏稠而不利于痰液排出，造成感染加重，所以应避免摄入过多牛奶，但由于奶制品是钙的重要来源，所以每日应注意补充钙100 mg（约对应150 ml牛奶）。

（2）适量的脂肪摄入：在进行营养治疗时，供能成分中脂肪应占25%～35%，由于脂肪氧化时呼吸商为0.7，营养支持中增加脂肪对减少CO_2的生成是有利的，可改善呼吸阻塞症状[115]。糖和脂肪并用还可以降低食物的特殊动力作用，减少能量消耗，并具有节氮作用。脂肪可供给较高的非蛋白质能量，其中作为必需脂肪酸的亚油酸（ω-6PUFA）和α-亚麻酸（ω-3PUFA）提供能量分别占总能量的1%～2%和0.5%时，即可满足人体的需要。多项随机对照试验（RCT）研究显示，补充ω-6多不饱和脂肪酸可改善急性呼吸窘迫综合征患者的氧合，减少机械通气时间、继发性感染及ICU的监护时间[116]。

（3）限制糖类的摄入：糖类虽然是非蛋白质能量的主要部分，但对COPD患者而言，大量摄入糖类会产生过多的CO_2，从而造成更严重的呼吸负荷。因此适量减少糖类供能比例会相应减少CO_2的生成，避免血液中的CO_2浓度过高，从而减轻呼吸负荷。建议主食应该相应减少粥、面、饭等比例，糖类的供能比例不宜超过50%。

（4）限制食盐及某些食物的摄入：COPD患者每日的食盐摄入量应小于6 g，同时应限制酱油、味精等化学调味品的摄入。可选用新鲜鱼、肉、蔬菜、柠檬、葱、生姜、胡椒、生蒜、低盐酱油、醋、香油等。尤其不能吃火腿、咸猪肉、拉面、罐装汤、酱汤、腌制食品、薯片、苏打饼干等。少食辛辣食品，以软食物为主；少吃胀气及难以消化的食物，比如油炸食品、豆类、碳酸饮料、啤酒、牛奶、洋葱、辣白菜、红辣椒、马铃薯、山芋、玉米等；少食过甜和腌制的食物，如酱菜或者罐头食品；少吃海鲜；避免食用过冷、过热与生硬食物，因其可刺激气管引起阵发性咳嗽。此外，一定要戒烟酒。

（5）补充矿物质和维生素：有研究发现某些抗氧化维生素，如维生素 C、维生素 E、β- 胡萝卜素、辅酶 Q_{10} 及硒等矿物质参与了 COPD 的发生和发展 [117]。COPD 患者血清中抗氧化剂含量降低，应在饮食和治疗中注意补充。当 COPD 患者合并代谢紊乱时，易出现电解质的缺乏和紊乱，造成血钙、镁、磷水平下降及维生素 D 的缺乏等；严重时可导致心律失常、肢体抽搐、骨质疏松、神志异常等症状，应在饮食和治疗中注意补充、及时纠正。

（6）补充与特异性营养支持有关的营养成分：在常规营养支持中，加入谷氨酰胺、精氨酸可起到特殊营养物质的功效，它具有促进蛋白质合成、促进氮平衡、纠正代谢性酸中毒、调节免疫功能、增强肠黏膜屏障功能的作用，达到强化营养支持的效果，从而改善预后，具有很好的临床应用价值 [118]。COPD 患者使用谷胱甘肽治疗后，能提高体内抗氧化水平，对降低炎症水平有重要的意义，因此，可以将谷胱甘肽作为慢阻肺的辅助治疗手段用于临床 [119]。

（7）少食多餐和多饮水：COPD 患者每日可进食 5 ～ 6 餐，每餐不要吃太饱，餐前可以先休息，餐后适量运动，少食可以避免腹胀和呼吸短促。进餐时要细嚼慢咽，如感到呼吸困难，可等呼吸平顺后再吃，或者按照医师要求吸氧。平时注意多饮水，这样能使气道分泌物不会过于黏稠，痰液易于排出。

（8）病情较重 COPD 患者的饮食：稳定期的 COPD 患者，宜摄入高蛋白、高脂肪、低糖类的饮食，但对于病情严重出现呼吸困难者，则不宜进食蛋白过高或糖类比例过多的食品，否则会加重呼吸困难。因为食物中蛋白质过高，会刺激呼吸中枢兴奋，加重呼吸急促症状；而糖类过高的食品可使体内 CO_2 产生增多，加速体内 CO_2 潴留。所以，此时最好进食含脂肪比例高的食品，而且脂肪的供能比高达 9 kcal/g，对患者的能量补充有利。

（李　云　侯丽颖）

参考文献

[1] Smith SE，Figley SA，Schreyer DJ，et al. Protein-energy malnutrition developing after global brain ischemia induces an atypical acute-phase response and hinders expression of GAP-43. PLoS One，2014，9（9）：e107570.

[2] Bhutia DT. Protein energy malnutrition in India：the plight of our under five children. J Family Med Prim Care，2014，3（1）：63-67.

[3] 陆超. 实用临床诊疗规范——儿科：营养及营养障碍疾病. 中国实用乡村医生杂志，2009，16（7）：25-28.

[4] Corware K，Yardley V，Mack C，et al. Protein energy malnutrition increases arginase activity in monocytes and macrophages. Nutr Metab（Lond），2014，11（1）：51.

[5] 孙玉杰. 蛋白质 - 热能营养不良患儿护理. 中外健康文摘，2012，9（18）：353-355.

[6] 段志杰. 蛋白质 - 热能营养不良儿童治疗体会. 中外健康文摘，2012，9（13）：186-187.

[7] 刘丽英．肠内营养综合治疗对小儿慢性腹泻病合并蛋白质 - 热能营养不良疗效的观察．现代临床护理，2009，8（7）：18-19.
[8] 李廷玉．维生素 A 缺乏研究进展．国际儿科学杂志，2013，40（1）：99-101.
[9] 张继国，张兵，杜文雯，等．中国西部 6 省（区）贫困农村 5 岁以下儿童维生素 A 缺乏状况分析．中华流行病学杂志，2011，32（12）：1224-1226.
[10] 张丹，杨少萍，张晓明，等．健康教育干预对预防儿童维生素 A 缺乏的效果评价．中国妇幼保健，2012，27（9）：1302-1304.
[11] 李雪梅，侯维，黄沛力，等．慢加急性肝功能衰竭患者维生素 B_1 的缺乏与补充．肠外与肠内营养，2013，20（2）：72-74.
[12] 高倩．中国人群维生素 D 缺乏研究进展 . 中国公共卫生，2012，28（12）：1670-1672.
[13] Zhen D，Liu L，Guan C，et al. High prevalence of vitamin D deficiency among middle-aged and elderly individuals in northwestern China：its relationship to osteoporosis and lifestyle factors. Bone，2015，71（2）：1-6.
[14] 夏维波．维生素 D 缺乏的评价、预防及治疗——内分泌学会临床实践指南．中华骨质疏松和骨矿盐疾病杂志，2011，4（2）：144-146.
[15] 王月娇．婴儿铁缺乏症的预防研究进展．中国妇幼保健，2012，27（16）：2547-2550.
[16] Battelino T，Shalitin S. Obesity，metabolic syndrome and nutrition. World Rev Nutr Diet，2014，109（1）：1-22.
[17] Casey ML，Fedan KB，Edwards N，et al. Evaluation of high blood pressure and obesity among US coal miners participating in the Enhanced Coal Workers' Health Surveillance Program. J Am Soc Hypertens，2017，11（8）：541-545.
[18] Liu L，Zhou C，Du H，et al. The prevalences of impaired fasting glucose and diabetes mellitus in working age men of North China：Anshan Worker Health Survey. Sci Rep，2014，29（4）：4835.
[19] Wijnhoven TM，van Raaij JM，Sjoberg A，et al. WHO European Childhood Obesity Surveillance Initiative：School Nutrition Environment and Body Mass Index in Primary Schools. Int J Environ Res Public Health，2014，11（11）：11261-11285.
[20] 周俊华，张明臣．营养与肥胖．中国保健营养（下旬刊），2013，23（11）：6440-6441.
[21] Qi L. Personalized nutrition and obesity. Ann Med，2014，46（5）：247-252.
[22] Han GM，Gonzalez S，DeVries D. Combined effect of hyperuricemia and overweight/obesity on the prevalence of hypertension among US adults：result from the National Health and Nutrition Examination Survey. J Hum Hypertens，2014，28（10）：579-586.
[23] Han LL，Wang YX，Li J，et al. Gender differences in associations of serum ferritin and diabetes，metabolic syndrome，and obesity in the China Health and Nutrition Survey. Mol Nutr Food Res，2014，58（11）：2189-2195.
[24] 孟滕，孟凡文，任学坤，等．肥胖人的营养膳食．黑龙江医药，2014，27（1）：1056-1058，1059.
[25] 王文，朱曼璐，王拥军，等．《中国心血管病报告 2012》概要．中国循环杂志，2013，28（6）：408-412.
[26] 陈伟伟，高润霖，刘力生，等．《中国心血管病报告 2016》概要．中国循环杂志，2017，32（6）：521-530.
[27] 中华医学会心血管病学分会．中国心血管病预防指南．中华心血管病杂志，2011，39（1）：3-22.

[28] 苏畅，王惠君，王志宏，等．中国 9 省区 1991—2009 年 7 ~ 17 岁儿童青少年膳食脂肪和胆固醇摄入状况及变化趋势．中华流行病学杂志，2012，33（12）：1208-1212.

[29] 中华医学会糖尿病学分会．中国 2 型糖尿病防治指南（2010 年版）．中国糖尿病杂志，2012，20（1）：S1-S37.

[30] Lee K. 10-year risk for atherosclerotic cardiovascular disease and coronary heart disease among Korean adults：findings from the Korean National Health and Nutrition Examination Survey 2009—2010. Int J Cardiol，2014，176（2）：418-422.

[31] Berciano S，Ordovas JM. Nutrition and cardiovascular health. Rev Esp Cardiol（Engl Ed），2014，67（9）：738-747.

[32] Hristova K，Shiue I，Pella D，et al. Prevention strategies for cardiovascular diseases and diabetes mellitus in developing countries：World Conference of Clinical Nutrition 2013. Nutrition，2014，30（9）：1085-1089.

[33] Dawson BM，Axford S. Nutrition as a part of healthy aging and reducing cardiovascular risk：improving functionality in later life using quality protein，with optimized timing and distribution. Semin Thromb Hemost，2014，40（6）：695-703.

[34] Huang JH，Huang SL，Li RH，et al. Effects of nutrition and exercise health behaviors on predicted risk of cardiovascular disease among workers with different body mass index levels. Int J Environ Res Public Health，2014，11（5）：4664-4675.

[35] Konstantinidou V，Ruiz LA，Ordovás JM. Personalized nutrition and cardiovascular disease prevention：From Framingham to PREDIMED. Adv Nutr，2014，5（3）：368S-371S.

[36] 范文君，祝菁菁，黄韻宇，等．我国糖尿病肾病的流行现状及其危险因素．中国慢性病预防与控制，2013，21（6）：748-751.

[37] Zhao D，Cho J，Kim MH，et al. Diabetes，glucose metabolism，and glaucoma：the 2005—2008 national health and nutrition examination survey. PLoS One，2014，9（11）：e112460.

[38] 徐瑜，毕宇芳，王卫庆，等．中国成人糖尿病流行与控制现状——2010 年中国慢病监测暨糖尿病专题调查报告解读．中华内分泌代谢杂志，2014，30（3）：184-186.

[39] Wang L，Gao P，Zhang M，et al. Prevalence and ethnic pattern of diabetes and prediabetes in China in 2013. JAMA，2017，317（24）：2515-2523.

[40] 贾伟平．肥胖与糖尿病及心血管事件：流行现状及研究新进展．临床内科杂志，2012，29（3）：149-151.

[41] Stephenson EJ，Smiles W，Hawley JA. The relationship between exercise，nutrition and type 2 diabetes. Med Sport Sci，2014，60（9）：1-10.

[42] 张路霞，王海燕．从流行病学的角度探讨我国糖尿病肾病的发病趋势及对策．中华内科杂志，2010，49（9）：804-805.

[43] 杨维娜，王璇，蓝茜，等．2 型糖尿病并发周围血管病变的临床流行病学分析．西安交通大学学报（医学版），2013，34（1）：73-76.

[44] Whitham D. Nutrition management of diabetes in acute care. Can J Diabetes，2014，38（2）：90-93.

[45] Evert AB，Boucher JL，Cypress M，et al. Nutrition therapy recommendations for the management of adults with diabetes. Diabetes Care，2014，37（Suppl 1）：S120-143.

[46] Hofe CR，Feng L，Zephyr D，et al. Fruit and vegetable intake，as reflected by serum carotenoid

concentrations，predicts reduced probability of polychlorinated biphenyl-associated risk for type 2 diabetes：National Health and Nutrition Examination Survey 2003—2004. Nutr Res，2014，34（4）：285-293.

[47] 阎胜利．痛风的流行病学特点．山东医药，2010，50（43）：107.

[48] 宋薇．高尿酸血症和痛风的流行病学及影响因素研究进展．江西医药，2013，48（5）：459-462.

[49] 袁山，李晓梅，马依彤，等．新疆汉、维吾尔、哈萨克族成年人高尿酸血症及痛风的流行病学调查．中华内分泌代谢杂志，2011，27（7）：570-572.

[50] 陈日东，白亚娜，苏辉，等．金昌市职业人群痛风的影响因素分析．中国慢性病预防与控制，2014，22（6）：659-662.

[51] 石白，殷海波，张锦花．痛风现代流行病学及其发病机制研究进展．风湿病与关节炎，2012，1（6）：51-55.

[52] Odden MC，Amadu AR，Smit E，et al. Uric acid levels，kidney function，and cardiovascular mortality in US adults：National Health and Nutrition Examination Survey（NHANES）1988—1994 and 1999—2002. Am J Kidney Dis，2014，64（4）：550-557.

[53] 夏道宗，钟怡平．痛风的营养与饮食疗法研究进展．浙江中医药大学学报，2012，36（11）：1249-1252.

[54] 张敏．痛风患者的营养治疗．临床合理用药杂志，2010，3（6）：67-67.

[55] 周燕荣．恶性肿瘤死亡流行趋势与控制．中国肿瘤，2011，20（4）：256-258.

[56] 赵平．中国癌症流行态势与对策．医学研究杂志，2013，42（10）：3.

[57] 沈永洲，杜灵彬，汪祥辉，等．2000—2009 年浙江省肿瘤登记地区肺癌流行趋势分析．中国肿瘤，2014，23（3）：175-179.

[58] 程治远，李娟生，任晓卫，等．镍职业队列人群癌症病死率与潜在减寿年数十年变化趋势分析．中国全科医学，2014，17（10）：1151-1153.

[59] Merritt MA，Riboli E，Weiderpass E，et al. Dietary fat intake and risk of epithelial ovarian cancer in the European Prospective Investigation into Cancer and Nutrition. Cancer Epidemiol，2014，38（5）：528-537.

[60] Menon KC. Optimizing nutrition support in cancer care. Asian Pac J Cancer Prev，2014，15（6）：2933-2934.

[61] Chajes V，Romieu I. Nutrition and breast cancer. Maturitas，2014，77（1）：7-11.

[62] 张百红，岳红云．营养对肿瘤的影响及机制研究．解放军医药杂志，2014，26（2）：110-111.

[63] Bradbury KE，Appleby PN，Key TJ. Fruit，vegetable，and fiber intake in relation to cancer risk：findings from the European Prospective Investigation into Cancer and Nutrition（EPIC）. Am J Clin Nutr，2014，100（Supplement 1）：394S-398S.

[64] 张晓峰，苏宁，贾若苹，等．老年肿瘤患者的膳食调查和营养状况评价．中国食物与营养，2014，20（5）：81-83.

[65] Obon-Santacana M，Kaaks R，Slimani N，et al. Dietary intake of acrylamide and endometrial cancer risk in the European Prospective Investigation into Cancer and Nutrition cohort. Br J Cancer，2014，111（5）：987-997.

[66] Ferrari P，Licaj I，Muller DC，et al. Lifetime alcohol use and overall and cause-specific mortality in the European Prospective Investigation into Cancer and nutrition（EPIC）study. BMJ Open，2014，4（7）：

e005245.
[67] 韩静英，王丽茹．膳食营养与癌症．医药前沿，2014，4（19）：85-85.
[68] 黎介寿，江志伟．营养与肿瘤治疗．中国肿瘤外科杂志，2010，2（1）：1-2，13.
[69] 张晓芹，王红，王薇，等．恶性肿瘤患者营养风险及营养支持情况调查．山东医药，2013，53（35）：53-55.
[70] 袁凯涛．膳食纤维与结直肠肿瘤的研究进展．肠外与肠内营养，2011，18（3）：182-184.
[71] 黄海力．晚期癌症患者营养治疗．中国疼痛医学杂志，2012，18（10）：598-601.
[72] 张忠彬，孙庆云．我国职业卫生监管工作现状分析．中国安全科学学报，2008，18（6）：34-39.
[73] 钟学飘，朱志良，马争，等．2005—2013 年全国职业病发病情况分析．实用预防医学，2015，22（7）：858-859.
[74] 张兴，吉俊敏，张正东．2007—2012 年全国职业病发病情况及趋势分析．职业与健康，2014，30（22）：3187-3189.
[75] 杨海兵，杨磊，褚启龙，等．某煤矿企业尘肺发病特征分析与预测．卫生研究，2004，33（6）：722-724.
[76] 胡达敏，杨海兵，贾秋放，等．粉尘作业工人中肺结核流行特征 // 中华医学会结核病学分会．中华医学会结核病学分会 2010 年学术年会论文汇编，2010，2：328-329.
[77] 蒲新明，白鸥．尘肺病防治的研究概况．中国煤炭工业医学杂志，2009，12（9）：1464-1466.
[78] 顾振华，姜洁琪，张长青．尘肺患者的膳食与营养．中国煤炭工业医学杂志，2010，13（6）：919.
[79] 张曦．尘肺患者的健康教育及营养膳食指导．中国疗养医学，2016，25（7）：783-784.
[80] 闫秋丽，刘璐，章一华．尘肺患者康复护理．职业与健康，2010，26（16）：1824-1825.
[81] WHO. WHO report 2009-global tuberculosis control epidemiology，strategy，financing. 2009：1-10.
[82] 任正洪．2005—2011 年我国肺结核发病的时间流行病学特征及趋势．中国卫生统计，2013，30（2）：158-161.
[83] 吴莉，乔方圆，李源晖，等．2004—2012 年全国肺结核流行特征及时空聚集性分析．江苏预防医学，2014，25（1）：19-22.
[84] 张淑琴，严敏，杨峻．煤工尘肺结核 108 例死因分析．临床肺科杂志，2009，14（10）：1375-1376.
[85] 刘顺银，赵祖昌，马振云．煤工尘肺结核 216 例死因分析．中国煤炭工业医学杂志，2008，11（9）：1432-1433.
[86] 姜杰，张麒．239 例煤工尘肺结核死因分析．劳动医学，1995，12（2）：25-26.
[87] 彭娟娟，徐丽玲，瞿菁，等．上海市 1953—2005 年尘肺合并肺结核患者的生存分析．环境与职业医学，2009，26（3）：224-227.
[88] 范红敏，袁聚祥，徐应军，等．某矿业集团 1107 例尘肺患者合并结核调查．中国职业医学，2007，34（5）：386-388.
[89] 刘丽华，袁聚祥，马骏，等．某煤矿煤工尘肺合并肺结核现况调查及发病影响因素研究．中国职业医学，2009，36（2）：163-164+167.
[90] 唐桂钰，谢协亮，刘尚军，等．某煤矿尘肺并发结核流行规律及影响因素分析．中国工业医学杂志，2012，25（1）：17-19.
[91] 陈银苹，范红敏，袁聚祥，等．某煤矿不同年代煤工尘肺发病情况调查．中国公共卫生，2009，25（5）：623-624.
[92] 郑玉轩，邸宝才，张晓敏，等．临沂市尘肺合并肺结核调查分析．临沂医专学报，2001，22（4）：

279-281.
[93] 中华医学会结核病学分会．肺结核诊断和治疗指南．中国实用乡村医生杂志，2013，20（2）：70-74.
[94] 荣城．尘肺合并肺结核的 X 线及 CT 诊断回顾性分析．江西医药，2012，47（1）：71-40.
[95] 杨力，张钊，左云．尘肺合并肺结核的诊治研究进展概述．职业卫生与病伤，2015，30（6）：381-383.
[96] 王小平．肺结核患者的膳食辅助治疗．中国食物与营养，2010，26（12）：69-71.
[97] 汪学智，王琳，夏凡，等．肺结核患者营养不良程度和细胞免疫状态的关系．临床肺科杂志，2010，15（8）：1132-1133.
[98] 中华医学会呼吸病学分会慢性阻塞性肺疾病学组．慢性阻塞性肺疾病诊治指南（2013 年修订版）．中国医学前沿杂志（电子版），2014，6（2）：67-80.
[99] 中华人民共和国卫生部．2007 中国卫生统计年鉴．北京：中国协和医科大学出版社，2007：253-304.
[100] 钟南山．慢性阻塞性肺疾病在中国．中国实用内科杂志，2011，31（5）：321-322.
[101] 刘华东，王明晓．大同某矿区煤矿工人慢性阻塞性肺疾病和肺心病的现状分析．中国煤炭工业医学杂志，2012，15（8）：1230-1233.
[102] 张群，孙学会，陈继忠，等．接尘煤工慢阻肺临床及支气管黏膜病理研究．中国医学创新，2014，11（15）：74-77.
[103] 江勇，张志平，罗义根，等．矿区老年人慢性阻塞性肺疾病稳定期的康复管理对策．临床医药实践，2015，24（8）：600-602.
[104] 李欣．尘肺并发慢性阻塞性肺疾病及其影响因素研究．中南大学硕士学位论文，2012.
[105] 王建国，张建芳，王卫，等．煤工尘肺 468 例罹患慢性阻塞性肺疾病的现况．工业卫生与职业病，2007，33（1）：46-47.
[106] 韩磊．华东某煤矿粉尘污染变化趋势、煤工尘肺发病特征及其预测研究．南京医科大学博士学位论文，2016.
[107] 余春晓，高鸿，李素文，等．京西地区 451 例煤工尘肺合并慢性阻塞性肺疾病情况调查．中国呼吸与危重监护杂志，2015，14（2）：128-131.
[108] 张秀梅，孙立梅，王文玲．煤工尘肺合并慢性阻塞性肺疾病发病原因及主要应对措施．中国实用医药，2013，8（9）：49-50.
[109] 刘入仓，李斌．关于慢性阻塞性肺疾病发病的多因素分析．中外医学研究，2014，12（6）：84-85.
[110] 汪静，汪仕文，侯义强．慢性阻塞性肺疾病发病的影响因素分析．当代医学，2015，21（34）：161-162.
[111] 章宇军．慢阻肺老病号早防营养不良．江苏卫生保健，2016，18（1）：17.
[112] 顾宇彤，蔡映云，雷光浦，等．慢阻肺患者营养状况和饮食指导软件系统的设计．中国康复医学杂志，1997，12（3）：22-24.
[113] 郝清云．慢性阻塞性肺疾病患者营养支持的循证护理．河北医学，2007，13（1）：104-106.
[114] 危重患者营养支持指导意见（草案）．中国危重病急救医学，2006，18（10）：582-590.
[115] 黄少祥．慢性阻塞性肺疾病患者的营养支持治疗．中国慢性病预防与控制，2013，21（4）：494-497.
[116] Singer P，Theilla M，Fisher H，et al. Benefit of an enteral diet enriched with eicosapentaenoic acid

and gamma-linolenic acid in ventilated patients with acute lung injury. Critical Care Medicine，2006，34（4）：1033-1038.

[117] Planas M，Alvarez J，Garcia-Peris PA，et al. Nutritional support and quality of life in stable chronic obstructive pulmonary disease（COPD）patients. Clinical Nutrition，2005，24（3）：433-441.

[118] Rutten EP，Engelen MP，Wouters EF，et al. Metabolic effects of glutamine and glutamate ingestion in healthy subjects and in persons with chronic obstructive pulmonary disease. The American Journal of Clinical Nutrition，2006，83（1）：115-123.

[119] 蒋洪海，李继志．谷胱甘肽在慢阻肺治疗中的疗效分析．临床肺科杂志，2017，22（3）：467-469.

第八章

矿工平衡膳食指导和教育

矿工作为一类在特殊环境下作业的人群，在日常工作中会接触很多职业危害，如噪声、振动、高温、粉尘及有害气体等。在长期的接触中，这些有害因素可通过皮肤黏膜、呼吸道或神经系统等作用于人体，积累到一定程度时可引发机体损伤。为减少和防止这些职业危害对工人健康造成的不良影响，除采用先进的科学技术不断改进生产设备和作业环境外，合理的膳食结构也可以通过调整机体代谢来增强体质。矿工，尤其是井下作业矿工劳动强度大，能量及各种营养素消耗较多，要保护矿工的身体健康，应提倡合理营养和规律进餐，从而有效延缓甚至避免某些伤害的发生。

第一节　矿工合理营养与膳食

矿工通常劳动环境艰苦、作业时间长、强度大、接触的职业有害因素多，各种营养素消耗量大，因此，合理营养对矿工来说非常重要。

一、合理营养与平衡膳食的概念

合理营养（rational nutrition）是指由食物中摄取的各种营养素与身体对这些营养素的需要达到平衡[1]。合理营养包括两方面内容：一方面为满足机体对各种营养素及能量的需要；另一方面为各营养素之间比例要适宜。合理膳食（rational diet）又称平衡膳食（balanced diet）或健康膳食（health diet），是指能达到合理营养的膳食，即全面达到参考摄入量要求的膳食。平衡膳食是合理营养的物质基础，合理营养是人体健康的物质基础。

二、合理营养与平衡膳食的基本要求

1. 合理营养的基本要求　人体对这些营养素不仅有量的需求，而且各营养素之间还应有合理的配比。合理营养即全面而均衡的营养，需要摄取的膳食中能量和营养成分种类齐全、数量充足、比例适宜，与机体的需要保持平衡，既不缺乏，也不过多，能使机体处于良好的健康状态[2]。不同的

食物所含的营养成分有所不同，故不能互相取代，必须合理地搭配各类食物，才能满足机体对营养和健康的需求。

2．平衡膳食的基本要求

（1）膳食中食物种类多样且数量充足：食物多样是平衡膳食的基础；谷类及薯类主要提供糖类、蛋白质、膳食纤维和B族维生素；动物性食物主要提供蛋白质、脂类、矿物质、维生素A、维生素D和B族维生素；豆类和坚果类主要提供蛋白质、脂肪、膳食纤维、矿物质、维生素E和B族维生素；蔬菜、水果和菌藻类主要提供膳食纤维、矿物质、维生素C和胡萝卜素等其他有益的活性成分；糖、油等纯能量食物主要提供能量。

要达到平衡膳食，人们摄取的食物中，平均每天不重复的食物种类数应达12种以上，每周达25种以上，烹调用油盐不计算在内。其中，谷类、薯类和杂豆类等食物品种数平均每天应有3种以上，每周应有5种以上；蔬菜、水果和菌藻类的品种数平均每天应有4种以上，每周应有10种以上；鱼、蛋、禽肉、畜肉类的品种数平均每日3种以上，每周5种以上；乳类、大豆、坚果类的品种数平均每日2种，每周5种以上。按照一日三餐分配食物，早餐至少摄入4～5个品种，午餐5～6个品种，晚餐4～5个品种，零食1～2个品种。

（2）膳食提供的能量和各种营养素数量充足且比例合理：能量和各类营养成分能够满足机体的需要，并保证三大宏量营养素的供能比例合理，各种营养成分之间达到平衡。蛋白质的供能比为10%～15%，脂类为20%～30%，糖类为50%～65%；优质蛋白质的来源合理，优质蛋白占总蛋白质的30%～50%；动植物脂肪来源比合理，膳食中饱和脂肪酸与多不饱和脂肪酸的比例应以1∶1为宜。

（3）保证食品安全：食物应无毒、无害，符合应当有的营养要求，对人体健康不造成任何急性、亚急性或者慢性危害，确保食用者的生命安全。

（4）合理的加工烹调：合理的加工烹调可避免营养成分损失，并使食物具有良好的色、香、味、形等感官性状，促进食欲，提高消化吸收率。

（5）合理的膳食制度和良好的饮食习惯：膳食制度是指把全天的食物定时、定质、定量地分配给食用者的一种制度。成人一般一日三餐制，早餐提供的能量占全天总能量的25%～30%，午餐、晚餐各占30%～40%，或早、中、晚三餐能量比为3∶4∶3，并养成不挑食、不偏食、不暴饮暴食的饮食习惯。矿工等职业人群倒班制，应根据工作、生活和作息时间进行适当的调整。

三、矿工的合理营养与膳食

1．矿工的营养现状 矿工长期从事高强度作业和地下作业，由于工作环境不便携带膳食，很多工人在作业过程中不进餐，完全依靠作业前和作业后两餐充饥，从营养学角度讲极不合理，会对人体健康造成极不利的影响。此外，每位矿工每班的有效劳动工时接近6 h，能量消耗很大，而矿工膳食多以粮谷类为主，升井后往往又进食大量油腻食物，蔬菜和水果摄入量偏低，因此，虽然膳食中能量、蛋白质、钙、锌、铁、硒和维生素B_1的摄入量接近或超过供给量标准，但维生素A、维生素B_2、维生素C等营养素摄入严重不足。中国预防医学研究院劳动卫生研究所对井下作业矿工进行作业的能量消耗进行了测定，结果显示井下主要工种矿工全天的能量消耗约为3159.4 kcal，但是调查同时发现井下主要工种矿工的人均日摄取能量为2502.29 kcal，占消耗量的79.13%，入不敷出，矿工膳食营养严重不足，再加之井下环境中的各种有害理化因素的影响，各种有害因素叠加，严重影响了矿工的健康状况。通过合理营养来调节机体代谢，增强体质，提高矿工对作业环境中的有害理化因素的抵抗力，有助于改善矿工健康状况。

2．矿工合理膳食构成 矿工合理营养的原则是高能量、高蛋白、高维生素及足量无机盐。要达到合理营养，必须合理调配膳食，从而满足机体对各种营养素的需求。

（1）能量的补充：矿工劳动过程中会消耗大量的能量，能量的消耗主要取决于劳动强度和持续时间，劳动条件和环境因素对其也有一定的影响。高应等对山西省煤矿工人的营养调查显示，矿工能量摄入量一般在 15 000 ～ 17 600 kJ，平均约 15 900 kJ。该项研究还通过对 30 名井下采煤矿工进行膳食干预，将该组工人每人每天的能量摄入量调整为 4080 kcal，在下一个月的轮班中对其进行随访观察，发现矿工的体重没有明显变化。根据我国矿工劳动强度大、井下作业持续时间长和所接触的大多数职业有害因素可使机体代谢增强的现状，故矿工的能量供给量较普通人要高，每日能量供给量为 16 700 ～ 18 800 kJ（4000 ～ 4500 kcal）较适宜。

（2）蛋白质的摄入：蛋白质是构成机体的重要物质，是机体内生物活性物质的主要组成成分，在机体的合成代谢和分解代谢中占有至关重要的地位。水在体内的正常运输、机体对外界某些有害因素的抵抗力等都与机体是否摄入足够的蛋白质有关。按照我国制定的中国居民膳食营养参考摄入量标准，重体力劳动者每天所摄入的蛋白质应为 90 g 左右，每天每千克体重不应少于 1.5 g，其中优质蛋白占总蛋白摄入量的 65% 左右。由于矿工在井下作业除了劳动强度大以外，还面对诸多职业危险因素，蛋白质的摄入量要适当提高，以满足机体在特殊状态下对某些生物活性物质的合成和对个别氨基酸的特殊需求。

（3）脂肪和糖类的摄入：脂肪和糖类所含的能量相对较高，对于高耗能的井下作业来说，在满足能量供给的情况下，它们分别供给的能量在每日供给的总能量中应该占有适当的比例。脂肪是高能量食物，有较强的饱腹作用，可以适当缩小食物体积，改善膳食的感官性质以刺激食欲。

（4）维生素的摄入：维生素是机体内的重要活性物质，多种维生素在机体的代谢活动中作为辅酶对一些特定的生化反应起催化作用，广泛参与机体内的物质代谢和生物合成过程。一些维生素则在机体免疫和防御系统中起重要作用，能提高机体对外界有害因素的抵抗力。矿井环境中的多种有害因素都会影响机体的新陈代谢过程和免疫系统，另外，井下的高温作业环境会让机体在大量出汗的同时造成水溶性维生素的丢失，从而加大了机体对维生素的消耗和需要量。所以对矿工的每日各种维生素的供给量应全面考虑而予以适当提高，其中应以补充水溶性维生素为重点，尤其是维生素 C、B_1、B_2、烟酸等。建议每日维生素供给量可分别为：维生素 A 1000 ～ 1500 μg RE、维生素 B_1 3 ～ 5 mg、维生素 B_2 3 ～ 5 mg、维生素 C 150 ～ 200 mg、维生素 D 15 μg。可根据矿工接触职业危害的种类和程度及出汗导致维生素丢失多少的情况选择其低限或高限。

（5）水及无机盐的摄入：矿工在高温环境下作业可导致机体大量出汗，随着大量失液，机体中钠、钾、钙等无机盐也会随之大量丢失。通常情况下，一般成人每日需水量为每千克体重 30 ～ 40 ml，因出汗丢失的钠为 20 ～ 50 mmol/L。高温作业时由于排汗量大，每日随汗排除的钠可达到 350 mmol/L。为补充高温作业环境下因大量出汗而丢失的水和无机盐，建议大量出汗时每天补水 4 ～ 8 L，同时按每补充 1 L 水补给 2 g 氯化钠进行补充。汗中的钾、钙、镁、铁等这些机体必需的无机盐也会随着大量出汗而丢失。因此主张在补水、补盐的同时，及时应用富含多种电解质的饮料来提高机体对高温环境的耐受能力和预防水电解质的失衡。另外，因缺乏日照，机体内活性维生素 D_3 合成不足，影响钙质吸收，在补充维生素 D 的同时，也要注意从膳食方面补充足量的钙。

3．矿工合理膳食建议 合理膳食的基本条件是满足能量和营养的供给，膳食应色香味俱全，种类多样化，能刺激食欲，易于消化吸收并具有一定的饱腹作用，符合相关卫生要求，不含致病菌、病毒和毒物等。我国居民膳食结构主要以植物性食物为主，来自动物性食品的营养不足，尤其在强体力劳动的矿工中表现明显。为了使各种营养素达到供给量标准且相互之间达到较好的平衡，必须注意饮食结构的合理调整。矿工进行井下作业时建议按表 8-1 制定食谱。

表 8-1　矿工每日各类主要食物建议摄入量

食物种类	每日需要量（g）
谷类	700
豆类及豆制品	700
蔬菜	500
薯类	100
肉类	100
蛋类	50
鱼虾	50
植物油	25
糖	30

第二节　人群营养改善措施

营养改善的措施主要包括政策措施和社会措施，前者主要是指营养法规和政策的制定和执行；后者包括调整膳食结构、发布膳食指南及平衡膳食宝塔、营养咨询和营养教育、营养信息的提供、食品强化与新食品原料等。

一、保障人群营养的社会措施

促进矿工营养不单单要靠厂矿和矿工个人，国家的政策措施也很重要[3]。制订与食物、营养发展相关的政策措施，可以从根本上解决矿工营养膳食不平衡的问题。

（一）我国居民营养改善措施

1．发展农业，提高食物综合供给能力　发展农业、增加食物生产、丰富市场、保障供给是营养改善的物质基础[4]。根据我国国情，必须充分挖掘当地食物资源，选用当地自然环境开展种植、养殖业改善项目，从而提高人们能量、蛋白质的摄入水平，增加食物品种，使膳食结构趋向合理。根据我国实际营养问题，可从以下方面提高食物综合供给能力。①促进大豆的生产和利用。大豆是优质植物蛋白质的良好来源，有助于提高蛋白质等营养素的摄入量，应大力开发利用。②增加深绿色蔬菜的种植面积和品种。深绿色蔬菜是多种维生素和矿物质的良好来源，同时含有大量的纤维素。增加深绿色蔬菜的种植面积和品种，满足人们对各种蔬菜的供应，是保障合理膳食的重要条件。③种植果树。根据当地条件种植果树，丰富水果的供应时长和品种，保障人们每日吃 1 ～ 2 种水果。④发展养殖业。根据实际情况，适当发展养殖业，增加人们动物性蛋白质的摄入量。⑤发展渔业生产。各种鱼类是人们的优质食物，要充分利用水资源，增加优质鱼类的养殖。

2．保障食物的供应　从食物储存、食品流通、食物分配环节保障食物的供应。①食物的储存不论在发达国家还是发展中国家都是重要的，食物储存的数量根据一个国家的经济和调控能力而定。

对一个国家而言，大米及其他主要食物的储备量最好能够维持90天的消费量。在储存食物时还应该考虑食物储存过程中的损失问题，我国家庭谷类储存的损失率为5% ~ 10%。②畅通的食物流通渠道对保障人们的食物供应，丰富食物品种是至关重要的。应加强对粮食、肉类、水果、蔬菜等食品流通渠道的管理，提高食品的保鲜质量，建立合理的流通体系。同时，应加强对食物生产、流通、食品工业、营养与健康方面的人才培养及研究机构和科技队伍的建设。③应通过增加收入、稳定食物价格、发放食物补贴、家庭内合理分配食物等方法促进食物合理分配。

3．保护食物资源环境，加强法制建设 完善食物与营养标准体系，加快食品和营养立法的步伐，实行食品管理法规，保证人民身体健康和食品安全卫生[5]。积极制订有关营养师、营养标识等方面的法律法规，把公民营养改善工作纳入法制化轨道上来。保护食物资源环境，大力发展无污染的安全优质、营养丰富的食品生产，加快发展有机食品和绿色食品。积极稳妥地发展高效能、高质量的保健食品，满足多层次、多样化的需要。

4．依靠科技，提高全民族的营养意识 提高食物与营养发展的科研水平，促进食物与营养的发展，最大限度地满足我国公民对食物与营养的需求。对于营养知识进行全民化的全面普及，提高全民营养意识。通过营养知识的传播，使受众的态度在一定程度上得以转变，最终达到行为的变化。

5．优化食物结构，加强营养监测 继续规范实施国家营养改善行动计划、国家学生饮用奶计划、国家大豆计划等，同时在经济落后地区采用不同形式保证居民营养供给。定期开展营养监测工作，完善营养调查和评估制度，为制订政策提供依据。设立营养康复中心等机构开展营养相关的保健工作。

（二）矿工营养改善措施

一般矿工常需在井下作业连续6 ~ 8 h以上，下井前和出井后的两餐间隔长达8 ~ 9 h，所以，三餐营养质量对保障矿工健康和提高矿工井下作业的工作效率十分重要。

1．根据作息特点，合理三餐分配 矿工居住分散，多数工人在家食宿或部分餐饭在职工食堂用餐，另一部分工人则主要在集体食堂用餐，情况比较复杂。矿工多为轮班作业，下矿的时间可在早上或者夜间，所以，一般的三餐概念已经不完全适用于矿工。一般较大型的矿井，坑口距离作业面常有很长的路程，即使有矿车运送也需要至少半小时的时间，并且因为工作面分散，交通很不方便。

矿工三餐的营养分配比例应该与其劳动特点相适应。按能量来计算，下井前的一餐应该内容丰富、尽量吃饱，其能量可以占到一天总能量需求的40% ~ 50%；班中餐占每日总能量需求的25% ~ 30%，体积不宜过大，营养含量应相对较浓缩；出井下班后的一餐占日能量总需求的25% ~ 30%，以清淡可口的饭菜为主，多吃一些新鲜蔬菜和水果，应适于消化吸收，多吃一些稀饭或汤类以补充足够的水分。此外矿工自身应特别注意养成科学、合理的饮食习惯，戒烟限酒，切忌暴饮暴食。

2．提高班中餐质量，促进矿工身心健康 饮食是影响人的心理和行为的因素之一。摄取不同的食物及人体的饥饱状态，对人的心理和情绪均有不同的影响。因此，矿山供应的班中餐对矿工生理、心理和行为具有十分重要的影响[6]。通过提高班中餐质量和食品种类的搭配与选择，提供高标准高质量的班中餐，对预防矿工不安全心理的产生，促进矿工健康有着积极而重要的意义。

高标准高质量的班中餐能够对矿工心理、生理产生积极的影响。高质量的班中餐能够促使矿工产生兴奋、热烈、肯定、信任等积极的心理，增强对自身工作的使命感和责任意识，进而自觉控制和消除不安全行为，在保障了安全生产的同时，使自身暴露于职业有害因素下的程度降到最低。及时提供足量优质的食物能使矿工获取足够的能量和营养，保持体力充沛，精力旺盛，这样可使矿工头脑清醒、判断正确、反应敏捷、动作到位，避免因饥饿而抢时间，减少作业中的失误。及时提供班中餐还可以减少矿工吃凉饭的次数，从而避免冷食对胃的刺激，降低矿工胃病发生风险，保障矿工身体健康。因此，及时、高质量的班中餐对矿工身体健康和安全生产均有潜在积极的影响。

3．规范膳食制度，重点解决供应班中餐问题　无论是班中餐的质量，还是班中餐的食品种类和结构，都可以对矿工的生理、心理有一定的影响。因此，从健康角度，矿山在供应班中餐时应注意以下问题。

（1）不能用货币代替食物发放：目前，大多数矿山对班中餐的发放采用以货币代替食物的方式[7]，即以班中餐费的方式直接加入矿工的工资中随工资一起发放，虽然在管理角度来讲操作简单，多数矿工也愿意，但从健康角度来讲，对井下工人的健康是不利的。由于煤矿不能控制每个矿工班中餐吃什么、吃多少，而大多数矿工并不具备专业的营养学知识，所以，矿工自备班中餐时，大多不能确保膳食中有足够的能量和营养，特别是家庭经济状况较差的矿工；此外，矿工自备班中餐一般都是饭菜混装，而且种类也受到限制，在增加矿工入井和出井途中的负担，使行动受到影响的同时，班中餐的食品种类结构也不容易丰富起来，不能确保与井下作业环境相适应的饮食结构。

（2）班中餐由班前发放改为餐前送饭：饭菜存放时间长了也会变味甚至变质，有的食物存放时间长了营养成分还会大量损失。有的煤矿虽然为矿工发放了保温饭盒解决吃凉食的问题，但并不一定能真正使发放的班中餐营养成分不丢失。因此，班前发放班中餐由矿工自带的方式影响矿工对食物能量和营养的摄取，从而对矿工的健康造成不利影响，应尽量采用餐前送饭的方式及时供应班中餐，避免营养成分的损失。

（3）要确保班中餐质量：井下作业环境艰苦，多数作业为强度较大的重体力劳动，持续时间长，矿工从入井到出井的时间都在 8 h 以上。必须确保班中餐质量，使矿工能够从中摄取足够的营养和能量，满足矿工进行井下作业的消耗。

（4）要确保班中餐食品种类的多样性与合理性：为矿工提供及时的班中餐时，除了应确保营养和能量充足外，还应注意班中餐的食品种类[8]。相关的研究成果表明，富含维生素 C、维生素 B 和钙的食物，以及含糖量高的食物，都有利于矿工消除负面心理和情绪，保持情绪高涨，促进身心健康。班中餐中各种营养物质的供给量及占一日总摄入量的比例可以随季节、市场供应及矿工井上两餐的营养质量适当增减，以便使矿工每日各种营养素的总摄入量达到合理营养的要求。

二、合理的膳食结构

膳食结构（diet structure）又称膳食模式（ dietary pattern）、膳食构成、食物组成、食物模式等，是指膳食中各类食物的品种、数量、比例及消费的频率。根据各类食物所能提供的能量及各种营养素的数量满足人体需要的程度来衡量膳食结构是否合理。

（一）膳食结构的类型

依据动、植物性食物在膳食结构中的比例不同，一般将世界各国的膳食结构分为以下 4 种类型。

1．以动物性食物为主的膳食结构　该膳食模式是多数欧美发达国家如美国及西欧、北欧诸国的典型膳食结构。膳食构成以动物性食物为主，粮谷类食物的消费量小，年人均消费仅为 50 ~ 70 kg，而畜肉类高达 100 kg，乳类 100 ~ 150 kg，此外，还消费大量的禽、蛋等。其膳食构成的特点为“三高一低”，即高能量、高蛋白质、高脂肪和低膳食纤维。这种膳食模式的优点是蛋白质、矿物质、维生素等丰富，但其最大的缺陷是容易引起肥胖、高脂血症、冠心病、糖尿病、脂肪肝等营养过剩性慢性病的发病率上升。

2．以植物性食物为主的膳食结构　该膳食模式常见于大多数发展中国家，如亚洲的印度、巴基斯坦、孟加拉，以及非洲的一些国家和地区。膳食构成以植物性食物为主，动物性食物为辅，年人均消费粮食多达 140 ~ 200 kg，而肉、蛋、奶及鱼虾共计年人均消费仅为 20 ~ 30 kg。其膳食构成的特点是低蛋白质和低脂肪，蛋白质来源以植物性食物为主，某些矿物质和维生素不足，易患营养缺乏病，但有利于糖尿病、冠心病等慢性病的预防。

3. 动植物食物较为平衡的膳食结构 该膳食模式以日本为代表。膳食构成是动物性食物与植物性食物的比例较适宜，谷类的消费量人均每日 300 ~ 400 g，动物性食物的消费量每日为 100 ~ 150 g，其中海产品的比例达到 50%，动物性蛋白质占蛋白质总量的 50% 以上。其膳食构成的特点是既可满足人体对营养素的需要，又可预防慢性病。此类膳食结构已成为世界各国调整膳食结构的参考。

4. 地中海膳食结构 该膳食模式以地中海命名是因为该膳食结构是居住在地中海地区的居民所特有的，意大利、希腊可作为该种膳食结构的代表。其膳食是由蔬菜、水果、海产品、五谷杂粮、坚果和橄榄油及少量的牛肉、奶制品、酒类等构成，是以高膳食纤维、高维生素、低饱和脂肪酸为特点的膳食结构。研究发现，地中海地区居民心脑血管疾病、2 型糖尿病、代谢综合征和某些肿瘤的发生率很低，已引起了西方国家的注意，并纷纷参照这种膳食模式改进自己国家的膳食结构。

（二）中国居民的膳食结构

中国居民传统的膳食以植物性食物为主，谷类、薯类和蔬菜的摄入量较高，肉类的摄入量较低，豆制品的总量不高且因地区而不同，奶类的消费在大多数地区均不多。此种膳食结构的特点如下。

1. 高糖类 南方多以大米为主食，北方多以小麦粉为主食，谷类食物的供能比例占 70% 以上。

2. 高膳食纤维 谷类食物和蔬菜中所含的膳食纤维丰富，因此我国居民膳食纤维的摄入量也很高。这是我国传统膳食所具备的优势之一。

3. 低动物脂肪 动物性食物的摄入量很少，动物脂肪的供能比例一般在 10% 以下。这种以植物性食物为主的膳食结构容易出现营养不足，甚至出现临床可见的蛋白质、包括维生素和矿物质在内的微量营养素缺乏的症状，但有利于糖尿病、心脑血管疾病等慢性病的预防。

《中国居民营养与慢性病状况报告（2015 年）》显示，过去 10 年间，我国城乡居民粮谷类食物的摄入量保持稳定，豆类和奶类的消费量依然偏低，蔬菜、水果的摄入量略有下降，总蛋白质摄入量基本持平，优质蛋白质摄入量有所增加，脂肪摄入量还是过多，钙、铁、维生素 A 等微量营养素缺乏依然存在。近年来，随着经济的发展和人民生活水平的提高，我国居民的膳食和营养状况总体得到改善，但膳食结构仍然不尽合理，传统的膳食结构正逐渐发生变化。粮谷类、大豆类食物的摄入量较以往均呈下降的趋势；蔬菜水果类的摄入量略有下降；畜禽肉类和水产品的摄入量均呈增加的趋势；奶类的摄入量有所增加，但与推荐的摄入量相比还有很大的差距；食盐的摄入量有所下降但仍然处于较高的水平；动物油脂和饱和脂肪酸的摄入量有所下降，但脂肪的供能比例持续增高，其中脂肪含量较高的猪肉的摄入量持续增加；维生素 A、钙、锌、维生素 B_1、B_2 等营养素摄入不足的问题仍然存在。

（三）建立合理的膳食结构

合理的膳食结构要求从食物中摄入的能量和各种营养素在数量上及其相互间的比例上均能满足人体在不同生理阶段、不同环境及不同劳动强度下的需要，使机体处于良好的健康状态。合理的膳食结构是通过平衡膳食来实现的。平衡膳食的要求参见本章第一节。合理的膳食结构，可参照“中国居民平衡膳食宝塔”推荐的食物种类和比例来实现。

矿工由于体力劳动强度大，基础代谢率普遍偏高，加之其他因素的影响，能量消耗大，出汗多，机体的生理状态及代谢情况往往发生一些改变。因此，矿工对营养与膳食的要求与一般人群不同。为了保证矿工的身体健康，减少疾病的发生，除需要做好劳动安全保护外，还应该特别注意矿工的合理膳食构成，以满足机体对各种营养物质的需要。

三、膳食指南和膳食宝塔

（一）膳食指南定义

膳食指南（dietary guidelines）是根据营养学原则，结合国情，教育人民群众采用平衡膳食，以达到合理营养促进健康的指导性意见[9]。膳食指南作为卫生政策的一部分已有百年以上的历史，它是由早期的食物目标，历经膳食供给量、膳食阶段目标演变而来的。膳食指南的制订和修订，需要结合国家或地区的饮食习惯及食物可及性等多方面因素，并参考其他国家膳食指南制订的科学依据和研究成果，提出符合本国或本地区居民营养健康状况和基本营养需求的膳食指导建议。

膳食指南的实施需要制定政策、普及宣传，指导消费及提供食品。实施的关键在于政府予以支持，将其作为贯彻改善国民营养改善行动计划的具体措施正式颁布。同时要运用各种宣传工具向人民群众广泛宣传，以提高大众的营养知识，从而主动贯彻膳食指南，使其更快为人民健康发挥作用。

（二）中国居民膳食指南

中国营养学会于1989年制订了我国第一个膳食指南，随后根据全国营养调查和有关卫生统计资料结果，在1997年、2007年和2016年进行了修订。《中国居民膳食指南（2016）》是根据营养学原理，紧密结合我国居民膳食消费和营养状况的实际问题而制订的，是指导广大人民群众实践平衡膳食，以获得合理营养、促进健康的科学文件[10]。它是由一般人群膳食指南、特定人群膳食指南和中国居民平衡膳食实践3部分组成。一般人群膳食指南适用于2岁以上健康人群，共有6条核心推荐条目。

1．食物多样，谷类为主　平衡膳食模式是最大程度保障人体营养需要和健康的基础，食物多样是平衡膳食模式的基本原则。每日的膳食应包括谷薯类、蔬菜水果类、畜禽鱼蛋奶类、大豆坚果类等食物。建议平均每天摄入12种以上食物，每周25种以上。谷类为主是平衡膳食模式的重要特征，每天摄入谷薯类食物250～400 g，其中全谷物和杂豆类50～150 g，薯类50～100 g；膳食中糖类提供的能量应占总能量的50%以上。

2．吃动平衡，健康体重　体重是评价人体营养和健康状况的重要指标，吃和动是保持健康体重的关键。各年龄段人群都应坚持天天运动、维持能量平衡，保持健康体重。推荐每周至少进行5天中等强度身体活动，累计150 min以上；坚持日常身体活动，平均每日主动身体活动6000步；尽量减少久坐时间，每小时起来动一动，动则有益。

3．多吃蔬果、奶类、大豆　蔬菜、水果、奶类和大豆及豆制品是平衡膳食的重要组成部分，坚果是膳食的有益补充。蔬菜和水果是维生素、矿物质、膳食纤维和植物化学物的重要来源，奶类和大豆富含钙、优质蛋白质和B族维生素，对降低慢性病的发病风险有重要作用。提倡餐餐有蔬菜，推荐每日摄入300～500 g，深色蔬菜应占1/2。天天吃水果，推荐每天摄入200～350 g新鲜水果，果汁不能代替鲜果。吃各种奶制品，摄入量相当于每天液态奶300 g。经常吃豆制品，每天相当于大豆25 g以上，适量吃坚果。

4．适量吃鱼、禽、蛋、瘦肉　鱼、禽、蛋和瘦肉可提供人体所需要的优质蛋白质、维生素A、B族维生素等，有些也含有较高的脂肪和胆固醇。动物性食物优选鱼和禽类，鱼和禽类脂肪含量相对较低，鱼类含有较多的不饱和脂肪酸，蛋类中各种营养成分齐全，吃畜肉应选择瘦肉，瘦肉脂肪含量较低。过多摄入烟熏和腌制肉类可增加肿瘤的发生风险，应当少吃。推荐每周吃水产类280～525 g，畜禽肉280～525 g，蛋类280～350 g，平均每日摄入鱼、禽、蛋和瘦肉总量

120 ～ 200 g。

5．少盐少油，控糖限酒 我国多数居民目前食盐、烹调油和脂肪摄入过多，这是高血压、肥胖和心脑血管疾病等慢性病发病率居高不下的重要因素，应培养清淡饮食的习惯，成人每日食盐不超过 6 g，每天烹调油 25 ～ 30 g。过多摄入添加糖可增加龋齿和超重发生的风险，推荐每天摄入不超过 50 g，最好控制在 25 g 以下。水在生命活动中发挥重要作用，应当足量饮水，建议成人每日 7 ～ 8 杯（1500 ～ 1700 ml），提倡饮用白开水或茶水，不喝或少喝含糖饮料。少年儿童、孕妇、乳母不应饮酒，成人如饮酒，男性一天饮用酒的酒精量不超过 25 g，女性不超过 15 g。

6．杜绝浪费，兴新“食”尚 勤俭节约，珍惜食物，杜绝浪费是中华民族的美德。按需选购食物，按需备餐，提倡分餐不浪费。选择新鲜卫生的食物和适宜的烹调方式，保障饮食卫生。学会阅读食品标签，合理选择食品。应该从每个人做起，回家吃饭，享受食物和亲情，创造和支持文明饮食新风的社会环境和条件，传承优良饮食文化，树健康饮食新风。

（三）平衡膳食宝塔

为了帮助居民把膳食指南的原则具体应用于日常膳食实践，根据膳食指南的核心内容和推荐，结合居民膳食的实际情况，把平衡膳食的原则转化为各类食物的数量和比例的图形化表示，形成平衡膳食宝塔。膳食宝塔是膳食指南的量化和形象化的表达，也是人们在日常生活中贯彻膳食指南的方便工具。

1．中国居民平衡膳食宝塔说明 中国居民平衡膳食宝塔（图 8-1）是根据中国居民膳食指南结合中国居民的膳食结构特点设计的，它直观地告诉人们每天应吃食物的种类和数量，便于理解、易于实施。中国居民平衡膳食宝塔共分 5 层，包含我们每天应吃的主要食物种类，宝塔各层的位置和面积反映各类食物在膳食中的地位和应占的比例。“谷薯类”位居底层，每人每天应吃 250 ～ 400 g；“蔬菜、水果”为第 2 层，每人每天应吃 300 ～ 500 g 和 200 ～ 350 g；“肉、鱼、蛋”等为第 3 层，

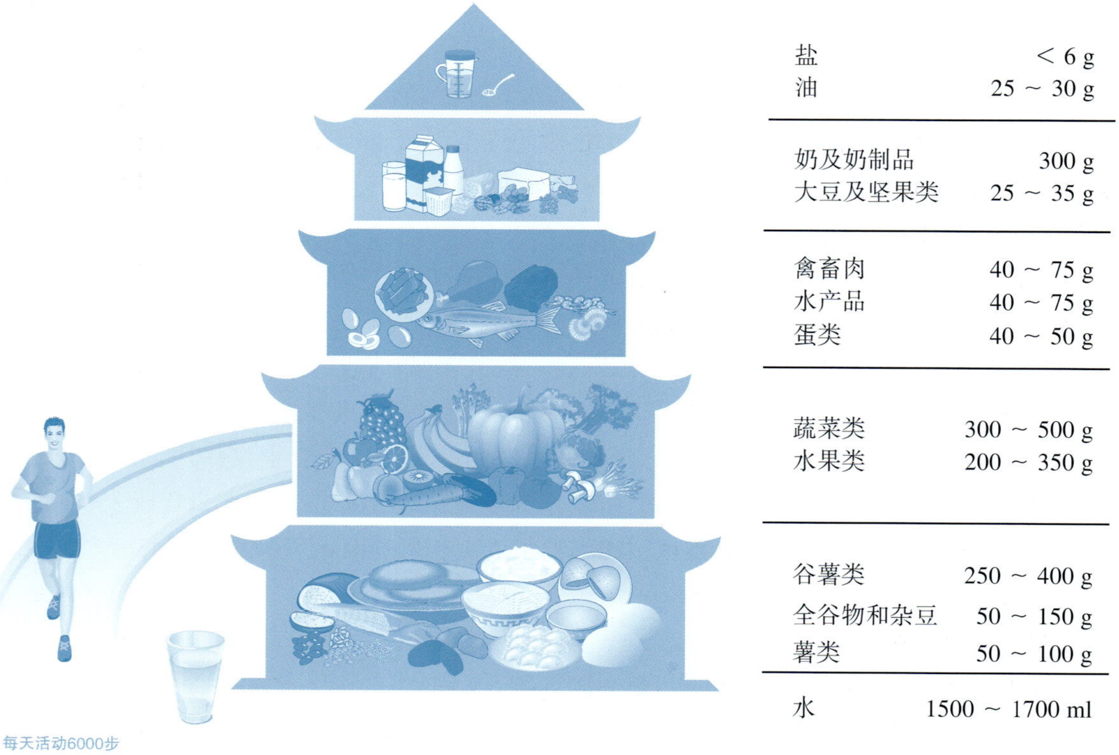

图 8-1 中国居民平衡膳食宝塔

[摘自：《中国居民膳食指南（2016）》. 中国营养学会编著，人民卫生出版社，2016.]

每人每天共吃 120 ～ 200 g；“奶及奶制品”和“大豆及坚果类”为第 4 层，每人每天应吃 300 g 和 25 ～ 35 g；“油、盐”为顶层，每人每天不超过 30 g 油、6 g 盐。此外，新的膳食宝塔还增加了水和身体活动的形象。在温和气候条件下生活的轻体力活动的成人每天至少饮水 1500 ml。每天进行累计相当于步行 6000 步以上的体力活动，如果身体条件允许最好进行 30 min 中等强度的运动。

2. 应用膳食宝塔应注意问题 宝塔建议的每人每天食物摄入量适用于一般健康成人，应用时要根据个人年龄、性别、身高、劳动强度、季节等进行适当调整。宝塔中每种食物可以同类互换，灵活调配。三餐食物量的分配及间隔时间应与作息时间和劳动状况相匹配。我国幅员辽阔，各地的饮食习惯及物产不尽相同，只有因地制宜，充分利用当地资源才能有效应用平衡膳食宝塔。如牧区奶类资源丰富，可适当提高奶类摄入量。膳食对健康的影响是长期的结果，应用平衡膳食宝塔需要自幼养成习惯，并坚持不懈，才能充分体现其对健康的重大促进作用。

（四）矿工膳食指导原则

矿山作业人员不但劳动强度大，而且要受到高湿、高温、粉尘、日照不足及某些职业有害因素的影响。为确保矿山作业人员的身心健康，营养调理尤为重要。每日要给予足够的能量以补充矿工的体力消耗，并且多食用新鲜蔬菜和水果，以补充维生素，同时增强皮肤的抵抗力。井下作业人员还应该忌烟酒，少吃油腻和辛辣刺激的食物。

从营养学角度讲，矿工每日膳食能量供给量应是一般工作人员所需要能量的两倍，分为三餐，早餐 30% ～ 35%，中餐为 40%，晚餐为 25% ～ 30%[2]。将上述所需能量折算为食物，即早餐馒头或者面包、米粥在 200 g 以上，猪肉 100 g，蔬菜及少量咸菜，植物油 10 g。中午一般是工间餐在井下食用无需太复杂，可吃馒头或者面包、肉包子 300 g 以上，加白糖的牛奶 500 g，适量的肉类，苹果 1 ～ 2 个。晚餐应较丰富，可以是馒头或米饭 200 g 以上，大米、绿豆粥 50 g，鸡蛋 2 个，猪肉 100 g，植物油 5 g，蔬菜 250 g。

为了补充矿工大量的能量消耗，要求三餐主食要米、面及粗粮品种齐全，花样调剂，粗细搭配，以增进食欲，提高能量的摄入量，满足能量需要。主副食中动植物蛋白要供给充分，各种肉类、蛋类、奶类、鱼类、猪血及豆类（包括豆制品）要按量按配比补充，使人体必需氨基酸达到平衡。

长期在井下作业的矿工接受光照时间短，相对的维生素 A 和维生素 D 也容易缺乏，为了预防维生素缺乏症，应特别注意增加膳食中维生素 A 和维生素 D 的供给。这对增强皮肤抵抗力、强化骨骼、保护视力具有重要意义。

此外，矿工在井下进行高温作业，或在潮湿、粉尘及有害气体环境下从事强度大的劳动，随着大量排汗，大量维生素和无机盐也随之被消耗。据统计，一个班次的劳动中每个工人出汗量最多可达 5 L，损失盐 20 g、维生素 C 50 mg、维生素 B 0.7 mg。如果不及时补充就会引起机体电解质紊乱，出现恶心、食欲缺乏等症状，严重时可引起血液浓缩，甚至休克。所以，矿工的膳食中需要供给足量的富含维生素 C、B 和各种矿物质的蔬菜水果，如青椒、西红柿、鲜枣、白菜、甜瓜、桃、山楂等。每天吃 500 g 新鲜蔬菜就不会出现维生素 C 缺乏的现象。此外，矿场要在工间有计划地供应一些饮料，如茶水、鲜橘汁、盐汽水等以补充矿工水、维生素和无机盐的损失。同时，为矿工提供高能量、优质的班中餐，可提高井下矿工机体的免疫力，在一定的程度上能起到预防感冒、腰腿痛、矽肺、风湿性关节炎等矿工常见病的作用。

对于夜班矿工的膳食应更加重视。经常上夜班的矿工，正常生活规律被打破，食欲也往往不佳。夜班一餐在实际上成为他们三餐中最重要的正餐。所以，要在主副食烹调和原料配制上格外下工夫，饭菜一定要做到香甜可口，尽最大可能调动胃口、增进食欲以确保夜班工摄取全面的营养和足够的能量。

第三节 人群营养状况调查与评价

营养调查（nutritional survey）是了解个体或群体营养状况的基本方法，是科学制订营养改善措施的依据。我国曾先后于 1959 年、1982 年、1992 年、2002 年、2012 年进行了 5 次营养调查，2002 年和 2012 年开展的全国营养调查与肥胖、高血压、糖尿病等慢性病的调查同时进行。从 2014 年开始，每 3 年开展一轮中国居民慢性病与营养监测工作，第一轮监测工作于 2014—2016 年进行。这些营养调查对不同经济发展时期人们的膳食组成、营养状况进行了全面的了解，为研究各时期人群膳食结构和营养状况的变化提供了基础资料，也为食物生产、加工及政策干预和对群众的消费引导提供了依据。

一、营养调查的目的

营养调查的目的是了解人群的膳食结构和营养状况，了解人群中食物摄入不足和摄入过度产生的营养问题，发现与膳食有关的营养问题和营养相关疾病。矿工营养调查结果可为预防工人营养相关疾病、促进矿工身体健康、提高企业经济效益提供依据。

二、营养调查的内容和组织

营养调查内容一般由四部分内容组成，即膳食调查、人体测量、营养缺乏病的临床检查和营养状况实验室检测[11]。这四部分的调查是互相联系和互相验证的，因此，这四部分的调查是同时进行的。

（一）营养调查内容

1．膳食调查 是调查某一人群如井下工人，在一定时间内通过膳食所摄取的能量和各种营养素的数量和质量，以此来评价人群正常的营养需要得到满足的程度，可作为了解和改善个体和群体膳食状况的依据。膳食调查常用的方法有称重法、记账法、化学分析法、询问法和食物摄取频率法。

2．人体测量 人体测量资料可以较好地反映营养状况，通过人体测量得到的数据是评价群体或个体营养状况的有用指标。人体测量常采用的项目有身高、体重、上臂围、腰围、臀围和皮褶厚度等。

3．营养缺乏病的临床检查 营养缺乏或不足会出现各种临床症状和体征，检查者用感官或借助于医学检查仪器来了解机体营养及健康状况，做出营养正常或失调的评价。目前，一些亚临床表现日益被关注，如在出现临床症状和体征前机体出现的疲劳、免疫功能降低、暗适应能力降低等改变。

4．营养状况实验室检测 指利用生理、生化实验手段，发现人体临床营养不足症、营养储备水平低下或营养过剩，以便较早掌握营养失调征兆和变化动态，及时采取必要的预防措施。主要检测的样品为血、尿、毛发、指甲等。

（二）矿工营养调查的组织

1．营养调查设计 主要包括调查人群选择和抽样设计。①调查人群选择：应根据不同的调查目的选择不同的矿工作为调查人群。如调查目的是了解特定人群营养状况，则按一定条件划分人群，如煤矿工人、铁矿工人等，然后进行抽样调查，调查对象仅限于既定条件范围内的人员。如调查目的是了解一定地区范围内矿工营养状况，则首先对一定地区进行划分，然后采用抽样方法选择该地区范围内有代表性的部分矿工进行调查。②抽样设计：根据调查目的采用不同抽样方法。如需采用大样本抽样设计，则可将我国分为6个不同经济类型地区，即大城市、中小城市、一类农村、二类农村、三类农村、四类农村，采用多阶段分层整群随机抽样方法，进行调查对象的抽取。小样本抽样设计的原则与大样本抽样设计相同。

2．营养调查实施　在相关主管部门的组织领导下，进行调查方案设计，组织培训调查员，进行现场调查和数据收集、分析、整理。

3．营养调查质量控制　质量控制的总体原则包括确定组织机构、统一质控方法、建立内外监督机制、统一培训考试。此外，在调查过程中，还应进行抽样质量控制、询问调查质量控制、医学体检测量质量控制、实验室检测质量控制[12]。抽样过程应按照设计方案严格进行，每天检查，以保证调查对象为应查对象，统计应答率，并填写现场工作日志，对无应答原因进行分析，避免偏倚的产生。询问调查过程应定期检查询问表是否有漏项、错项、书写错误和逻辑错误，发现问题及时总结并确定解决方法。医学体检测量过程应注意各项体检指标要按照统一方法进行，所有测量员要统一培训，合格后上岗；采用统一的仪器进行测量，仪器在使用前要进行校准；每天测量的各项指标结果要进行抽样复核。实验室检测过程应注意保持实验仪器有较好的灵敏度和精密度，操作人员应熟练掌握仪器使用及维护保养方法，建立定期维护和使用登记制度；使用统一的检测试剂；每批标本检测结束后，应进行质控评价。

三、营养调查的方法

（一）膳食调查

膳食调查（dietary survey）的目的是了解一定时间内调查对象通过膳食摄入的能量和各种营养素的数量和质量，用以评定营养需要的满足程度。常用工具有膳食调查表、量具、食物图谱、食物模型、《中国居民膳食营养素参考摄入量》《食物成分表》和《营养计算软件》。膳食调查方法有多种，根据膳食调查目的、调查对象、调查的条件、调查经费、调查时间等情况综合考虑，选择合适的调查方法。常用的方法有询问法、称重法、记账法和化学分析法。

1．询问法　是目前比较常用的膳食调查方法。该方法根据询问调查对象的膳食情况，对其食物摄入量进行计算和评价，适用于个体调查及特殊人群调查，如井下作业工人膳食调查。询问法通常调查的是调查对象在前一日或前一段时间及指定一段时间的膳食摄取情况，有24 h膳食回顾法和食物摄取频率法。

（1）24 h膳食回顾法：简称24 h回顾法，是由调查对象尽可能准确地回顾调查前一天的食物消耗情况，是目前最常用的一种膳食调查方法。在实际工作中，一般选用3天连续调查方法，即每天被调查者回顾24 h进餐情况，连续进行3天。该方法要求调查对象回顾和描述24 h内所摄入的所有食物的种类和数量，食物量通常用家用量具、食物模型或食物图谱进行估计，询问方式可采用面对面询问、使用开放式表格或事先编码好的调查表通过电话、录音机或计算机程序等进行。该方法优点为所用时间短，调查对象不需要较高文化。缺点为调查主要依靠调查对象记忆能力来回忆、描述他们的膳食，可能回顾膳食不全面。

（2）食物摄取频率法：又称食物摄取频数法，是估计被调查者在指定的时期内摄入某些食物频次的方法。在各种食物都比较充裕的条件下，以问卷形式进行膳食调查，调查个体经常摄入的食物种类，根据每日、每周、每月甚至每年所摄入各种食物的次数或食物的种类来评价膳食和营养状况。食物摄取频率法的问卷应包括食物名单和食物的食用频率两方面内容。食物名单的确定要根据调查目的而定；如要进行综合性膳食摄入状况评价，则选用被调查对象常食用的食物；如研究某种食物和营养成分摄入与健康的关系，则选用与研究有关的几种食物或含有特殊营养成分的食物。食物摄取频率法的主要优点是能够迅速得到摄入情况，反映长期营养素的摄取模式，方法简单，费用少，应答率较高，调查表是标准化设计，调查易实现自动化。食物摄取频率法的缺点是需要对过去的食物进行回忆，较长的回顾时间经常会导致摄入量偏高，而且回答有关食物摄取频率问题的认知过程可能十分复杂。当前的膳食模式可能影响对过去膳食的回顾。

2．称重法 称量和记录各种食物的生重、烹调后的熟重，统计及记录每餐进食人员组成及其人数，由此求得此餐每人所进食的各种食物的生重。在集体单位进行尚较简单；若家庭中有从儿童到老年人各种年龄时，尚需根据具体情况，将老年人及儿童折合成成人（标准人）后，再行计算。将一天各餐结果加在一起，得出每天各种生食进食量。若每天食谱类似，可称重 3 ~ 4 天。否则应称重 1 周的饮食，然后将称重期间同类食品相加，除以调查天数和进餐人数，得出平均每天各种食物的进食量，从而计算各种营养素的摄取量。

该方法优点是能测定食物份额的大小，比其他方法准确细致，能获得可靠的食物摄入量。常作为标准方法评价其他方法的准确性。缺点为该方法对调查人员的技术要求高，且应答者需有一定文化基础且能很好地合作配合。此外，记录天数越多，记录的准确性越低；记录过程可能影响或改变其日常的饮食模式；长期记录还有可能给被调查者带来较多的麻烦，甚至拒绝合作，影响应答率，因此，不适合大规模调查。

3．记账法 是最早、最常用的膳食调查方法。这种方法是由调查对象或研究者称量记录一定时期内的食物消耗总量，研究者通过查询这些记录并根据同一时期进餐人数，计算每人每天各种食物的平均摄入量。这种方法可以调查较长时期的膳食，如 1 个月或更长，且耗费人力少，适合于家庭调查，也适合于托幼机构、中小学校或部队的调查，如果食物消耗量随季节变化较大，应在不同季节内多次短期调查。该方法缺点是调查结果只能得到全家或集体中人均的摄入量，难以分析个体膳食摄入情况。

4．化学分析法 留取与被调查者进食的食物种类、数量完全相同的一日膳食，通过化学分析，了解其中所含能量和营养素量。此法主要用于科学研究或严格限制营养的患者。优点是容易收集样品，结果准确。缺点是操作复杂，分析结果仅能得出食物营养素的含量。目前该方法很少单独使用，常与其他膳食调查方法结合使用。

（二）人体测量

人体测量常用的指标有：身高、体重、上臂围、皮褶厚度、腰围、臀围。

1．身高 采用身高坐高计进行测量。调查对象应上肢自然下垂，足跟并拢，足尖分开成 60°。足跟、骶骨及两肩间区与立柱相接触，躯干自然挺直，头部正直，耳屏上缘与眼眶下缘的连线平行于地面。测试人员站在受试者右侧，将水平压板轻轻压于受试者头顶，双眼与压板平面等高进行读数。标准体重（kg）= 身高（cm）–105，体重在标准体重 ±10% 为正常，±（10% ~ 20%）为超重或消瘦，±20% 为肥胖或极瘦弱。

2．体重 采用杠杆秤进行测量。受试者身着短裤短袖衫，站立于称台中央，测试人员放置适当的砝码并移动游码至刻度尺平衡，进行读数。可根据身高和体重测量结果计算体重指数，成人体重指数 18.5 ~ 23.9 kg/m^2 为正常，≥ 24 kg/m^2 为超重，≥ 28 kg/m^2 为肥胖，＜ 18.5 kg/m^2 为低体重。

3．上臂围 上臂围本身可反映营养状况，与体重密切相关。利用上臂紧张围与上臂松弛围两者之差，表示了肌肉发育状况。通常差值越大，说明肌肉发育状况越好。反之越小说明脂肪发育状况良好。

4．皮褶厚度 是衡量个体营养状况和肥胖程度较好的指标。测量部位有上臂肱三头肌、肩胛下角部和腹部，分别代表个体肢体、躯干、腰腹部位的皮下脂肪堆积情况，对判断肥胖和营养不良有重要价值。

5．腰围和臀围 采用无伸缩性材料制成的卷尺进行测量。腰围测量选择肋下缘最底部和髂前上棘最高点连线的中点，围绕腰 1 周进行测量。臀围选择臀部向后最突出部位，水平绕臀 1 周进行测量。

（三）营养缺乏病的临床检查

营养缺乏病（nutrition deficiency disease）是由于机体内长期缺乏某一种或数种营养素引起的一系列临床症状。常见的营养缺乏病有蛋白质 - 能量营养不良、维生素 A 缺乏、佝偻病、脚气病、癞皮病、坏血病、贫血、碘缺乏等。营养缺乏病临床检查的目的是观察被检查者与营养状况有关的症状、体征，以收集被检查者营养健康状况的正确资料。临床症状与体征的检查对于明确诊断有重要作用，通过临床检查结合实验室检查的结果，可对大多数营养缺乏病做出诊断。营养缺乏的常见症状和体征见表 8-2。

表 8-2 营养缺乏的常见症状和体征

部位	症状或体征	可能缺乏的营养素
全身	消瘦，水肿，发育不良	能量，蛋白质，锌
	贫血	蛋白质，铁，叶酸，维生素 B_{12}、B_6、B_2、C
皮肤	干燥，毛囊角化	维生素 A
	毛囊周围出血点	维生素 C
	裸露部位对称性皮炎	烟酸
	阴囊炎，脂溢性皮炎	维生素 B_2
头发	稀少，失去光泽	蛋白质，维生素 A
眼睛	毕脱斑，角膜干燥，夜盲	维生素 A
唇	口角炎，唇炎	维生素 B_2
口腔	齿龈炎，齿龈出血，齿龈松肿	维生素 C
	舌炎，舌猩红，舌肉红	维生素 B_2，烟酸
	地图舌	维生素 B_2，烟酸，锌
指甲	舟状甲	铁
骨骼	颅骨软化，方颅，鸡胸，串珠肋，“O”形腿，“X”形腿	维生素 D
	骨膜下出血	维生素 C
神经	肌肉无力，四肢末端蚁行感，下肢肌肉疼痛	维生素 B_1

（四）营养状况实验室检测

营养缺乏病在出现症状前即所谓亚临床状态时，往往先有生理和生化改变，正确选择相应的生化判定方法，可以尽早发现人体营养储备低下的状况。评价营养状况的实验室测定方法基本上可以分为测定血液中的营养成分或其标志物水平、测定尿中营养成分排出或其代谢产物、测定与营养素有关的血液成分或酶活性的改变、测定血和尿中因营养素不足而出现的异常代谢产物、进行负荷或饱和及同位素试验等。常用指标有血红蛋白、血清铁、血清铁蛋白、血脂、血清甲状腺激素、血清维生素、红细胞转酮酶、尿负荷实验等。人体营养状况评价实验室检测的常用指标见表 8-3。

表 8-3　人体营养状况评价实验室检测的常用指标

评价项目	常用指标
蛋白质	血清总蛋白、血清白蛋白、血清球蛋白、白 / 球比例、维生素结合蛋白
脂肪	血脂、血清三酰甘油、血清胆固醇、α - 脂蛋白、β - 脂蛋白
铁	血清铁、血清铁蛋白、血清运铁蛋白饱和度、红细胞游离原卟啉、全血血红蛋白浓度、血细胞比容
钙、磷、维生素 D	血清钙、血清碱性磷酸酶活性、血浆 25-（OH）D_3 和血浆 1，25-（OH）$_2D_3$
维生素 A	暗适应能力测定、血清维生素 A、血清胡萝卜素
维生素 B_1、B_2、烟酸、维生素 C	24 h 尿排出量、4 h 尿负荷试验

四、营养调查结果的评价

营养评价（nutritional evaluation）是根据营养调查的内容进行的全面评价，分别采用不同的方法、指标对调查结果进行分析总结。对矿工进行的营养调查评价可以发现矿工人群中的营养问题，并提出解决措施。

1．膳食调查结果的评价　膳食调查有助于了解人群各种营养素、能量的摄入量能否达到推荐摄入量（recommended nutrient intake，RNI），能量的来源、膳食结构是否合理，食物的储存、加工、烹调是否得当，有无不良饮食习惯等。通常通过计算平均每人每日食物摄入量、平均每人每日营养素摄入量、分析膳食模式对膳食调查结果进行评价。

（1）平均每人每日食物摄入量：将调查对象在调查期间所消耗的各种食物量除以人数和日数，得到平均每日食物摄入量，要求算成千克数，以便用食物成分表计算平均能量及营养素的摄入量。在进行食物归类时应注意有些食物要进行折算才能相加，如计算乳类摄入量时，不能将鲜奶与奶粉直接相加，应按蛋白质含量将奶粉算出一个系数，相乘后折算成鲜奶量再相加。其他类食物如各种豆制品也同样进行折算后才能相加。

（2）平均每人每日营养素摄入量：根据食物成分表中各种食物的能量及营养素的含量来计算。计算时要注意所调查食物是生重还是熟重。如为市品应先按食物成分表中各种食物的可食部换算成净重，再进行计算。

（3）分析膳食模式：中国居民平衡膳食宝塔是根据中国居民膳食指南结合中国居民的膳食结构特点设计的，它提出了一个比较理想的膳食模式，可以根据该膳食模式数据对人群的膳食模式进行评价。

2．人体测量指标的评价　常用人体测量评价指标有标准体重、体重指数、腰臀比等。此外，可将多项指标综合进行评价，即先对各项指标分别进行评价，然后根据结果再做出综合评价。从发展趋势看，综合评价法是今后研究营养状况、生长发育评价方法的主要方向。

3．营养状况实验室检测结果评价　实验室检测具有客观、灵敏的优点，各项指标常常于出现临床症状前已有变化。实验室检测对于人体营养水平的鉴定、营养缺乏的早期发现与预防治疗，具有重要的价值。我国常用的人体营养水平诊断参考指标及数值见表 8-4。由于这些数值受民族、体质、环境因素等多方面的影响，因而是相对的。

表 8-4　人体营养状况实验室检测结果参考标准

检查项目	正常范围	缺乏标准
血清总蛋白	60 ～ 80 g/L	＜ 60 g/L
血清白蛋白	35 ～ 55 g/L	
血清球蛋白	20 ～ 30 g/L	
白 / 球比例	（1.5 ～ 2.5）：1	
维生素结合蛋白	40 ～ 90 μg/L	
血清三酰甘油	0.56 ～ 1.7 mmol/L	
血清胆固醇	2.84 ～ 5.68 mmol/L	
血清铁	13 ～ 31 μmol/L（男性） 9 ～ 29 μmol/L（女性）	
血清铁蛋白	15 ～ 200 μmol/L（男性） 12 ～ 150 μmol/L（女性）	
血清运铁蛋白饱和度	33% ～ 35%	
红细胞游离原卟啉	荧光光度法＜ 2.34 μmol/L	
全血血红蛋白浓度	120 ～ 160 g/L（男性） 110 ～ 150 g/L（女性）	
血细胞比容	40% ～ 50%（男性） 37% ～ 48%（女性）	
血清钙	2.25 ～ 2.75 mmol/L	
血清碱性磷酸酶活性	＜ 40 ～ 150 U/L	
血浆 25（OH）D_3	20 ～ 150 nmol/L	
血浆 1,25-$(OH)_2D_3$	10 ～ 60 pg/ml	
血清维生素	200 ～ 500 μg/L（成人）	＜ 100 μg/L
维生素 B_1 24 h 尿排出量	＞ 100 μg	
维生素 B_1 4 h 尿负荷排出量	≥ 200 μg	＜ 100 μg
维生素 B_2 24 h 尿排出量	＞ 120 μg	
维生素 B_2 4 h 尿负荷排出量	≥ 1300 μg	＜ 500 μg
维生素 C 4 h 尿负荷排出量	≥ 10 mg	＜ 3 mg

第四节　矿工的营养教育

矿工由于居住分散，其日常合理营养保障除了靠单位食堂提供的膳食和工间餐外，还应有自身的营养学知识。因此，矿工的营养教育在保障矿工合理营养方面十分重要。

一、营养教育的概念和目的

（一）营养教育概念

世界卫生组织对营养教育（nutrition education）的定义是“通过改变人们的饮食行为达到改善营

养状况为目的的一种有计划的活动”[13]，通过对营养行为的干预和营养信息的交流，帮助人群掌握健康的生活方式和食物与营养知识的教育过程[14]。

（二）营养教育目的

营养教育的目的是消除或减轻影响健康的饮食危险因素，改善营养状况，预防营养性疾病的发生，促进人们的健康水平和提高生活质量[15]。目前，营养教育已被各国及地区政府、卫生部门和营养界作为改善营养状况的主要手段。

（三）营养教育特点

营养教育是有计划、有组织、有系统和有评价的干预活动，其核心是为人们提供饮食行为改变所必需的知识、技能和社会服务，教育人们树立食品与营养的健康意识，养成良好的饮食行为与生活方式，使人们在面临营养与食品卫生方面的健康问题时，有能力做出有益于健康的抉择。营养教育干预方法大致分为营养信息交流和行为干预两大类。

信息交流是指人与人之间通过一定的符号进行的信息交流与分享，是人类普遍存在的一种社会行为。正确的信息交流是转变行为的基础。营养信息交流是健康交流的一个组成部分，它是通常交流行为在营养与食品卫生领域的具体和深化，并有其独立的特点和规律。营养信息交流是营养教育的重要手段和策略，常用的方式有专题研讨会、培训班、大众传媒交流、利用其他大型活动开展宣传教育、健康教育课、自编宣教材料等。

行为干预是实现营养教育计划目标的重要手段，通过具体指导、技能训练和帮助，促使受教育者实现特定饮食行为的改变。比如模拟、示范、案例研究、实际操作、个别指导、小组讨论等均属于干预范畴。

二、矿工营养教育的意义

针对矿工进行营养教育，目的在于提高矿工对营养与健康的认识和营养知识水平，减少或消除不利于健康的膳食营养因素，改善矿工的营养状况，预防营养疾病和矿工职业病的发生，提高矿工的健康水平和生活质量。现代教育观点认为[16]，营养教育不仅仅要传播营养知识，还要能够帮助个体、人群和社会改变膳食行为。对矿工进行营养教育有助于矿工采取和坚持符合合理营养要求的生活方式和饮食行为，改变自己的不良生活方式和饮食行为，并获得改变不良生活方式和饮食行为所需要的营养学知识和技能，增强矿工的营养意识，形成良好的生活方式和饮食行为，使矿工在面临食品卫生与营养方面的问题时有能力做出有益于健康的选择。

三、营养教育的步骤和评价方法

矿工营养教育步骤主要包括教育计划的设计、选择教育途径和内容、准备教育材料和预试验、实施营养教育计划、效果评价等。

（一）教育计划的设计

矿工的受教育水平普遍不高，需要有针对性地设计营养教育方案。在制订营养教育计划前要先了解矿工营养知识水平，根据要进行营养教育的矿工所掌握的营养知识水平来制订营养知识教育计划。在制订计划时，要明确教育计划的目的，针对矿工的营养教育不可能是专业性和学术性过强的知识讲座，应该是简单易懂且具有较强实用性的营养知识的普及。

（二）选择教育的途径和内容

在调查研究的基础上，根据矿工营养教育的目的和矿工的职业特点制作有针对性的教育材料。首先要确定是否有现成的、可选用的矿工营养宣教材料，如果收集不到，可以考虑自行编写合适的教育材料，根据矿工的特点可以采用讲课、广播、矿报等形式对矿山作业人员进行营养教育。

（三）准备教育材料和预试验

根据要编写的相关内容和矿山作业人员的实际情况需求，编写相关的矿工营养教育材料，材料的内容要科学并且通俗易懂，易于被矿工接受。材料准备好后要进行预试验，以便得到营养教育的反馈意见，及时对材料进行修改完善。

（四）实施营养教育计划

实施计划前要制定好活动时间表，每一个计划执行人员要明确自己的任务，然后通过所确定的传播途径把要宣传的营养教育内容传播给矿工。在对矿工进行营养教育的过程中要及时收集矿工的反馈信息，注意其对宣讲效果的评价，注意观察他们是否愿意接受这些新知识。

（五）效果评价

进行矿工营养教育的效果评价要从教育计划目标是否达到、实施宣教后矿工的饮食习惯和生活习惯是否有了好的改变、每一阶段的活动是否都是按计划进行的、原计划是否需要补充等方面进行评价。同时对营养教育的成本 - 效益进行评价，根据评价结果调整今后营养教育计划。

（关维俊 李 云）

参考文献

[1] WANG Shan-shan, LAY Sovichea, YU Hai-ning, et al. Dietary Guidelines for Chinese Residents (2016): comments and comparisons. Journal of Zhejiang University-Science B (Biomedicine & Biotechnology), 2016, 17 (9): 649-656.

[2] 顾景范. 现代临床营养学. 北京：科学出版社，2003：126-138.

[3] 赵文华. 政策引领营养改善及慢性病防控. 慢性病学杂志，2015，16（5）：471- 481.

[4] 黄辉，张兵，杜文雯，等. 我国的营养政策与行动计划及其效果分析. 中国健康教育,2011,27（12）：930-932.

[5] 张华东，陈文娅. 我国食物与营养政策的发展简介. 现代预防医学，2005，32（12）：1797-1798.

[6] 毕作枝，李宇鹏. “班中餐”对煤矿安全生产的影响探讨. 矿业安全与环保，2009，36（5）：84-85，88.

[7] 李云龙. 浅议职工食堂及班中餐的纳税处理. 中国外资（上半月），2013，290（11）：203.

[8] 李振霞. 国有煤矿班中餐补贴制度暴露出来的问题及改进措施. 科技信息，2008，278（30）：313，155.

[9] Reynolds CJ, Buckley JD, Weinstein P, et al. Are the dietary guidelines for meat, fat, fruit and vegetable consumption appropriate for environmental sustainability? A review of the literature. Nutrients, 2014, 6 (6): 2251-2265.

[10] 杨月欣，张环美.《中国居民膳食指南（2016）》简介. 营养学报，2016，38（3）：209-217.

[11] 郑美倩，高继荣，姚常滨，等. 现况调查在营养调查中的应用. 吉林医药学院学报，2005，26（3）：144-145.

[12] 陈建平，刘淑艳，赵彦．浅谈开展营养调查应注意的问题．中国科技信息，2006，516（12）：217-218.

[13] Kiraly LN，McClave SA，Neel D，et al. Physician nutrition education. Nutr Clin Pract，2014，29（3）：332-337.

[14] 韩允启，高中静，张俊黎，等．不同人群膳食指南营养教育效果评价．中国行为医学科学，2007，16（3）：250-252.

[15] Brown MV，Flint M，Fuqua J. The effects of a nutrition education intervention on vending machine sales on a university campus. J Am Coll Health，2014，62（7）：512-516.

[16] Rangel CN，Nunn R，Dysarz F，et al. Teaching and learning about food and nutrition through science education in Brazilian schools：an intersection of knowledge. Cien Saude Colet，2014，19（9）：3915-3924.

第九章

矿工食品与供膳

矿工的特殊作业环境和劳动过程，决定了矿工在劳动生产过程中经常接触到多种职业危害。由于矿工从事开采的矿产种类、企业的规模、矿井设备条件和机械化程度等的不同，其所接触职业危害因素的种类和程度也有不同，但较多的情况是几种职业危害因素同时联合作用于人体。科学、合理和充分的营养供给，既关系到矿工健康，也关系到其工作效率。因此，井下矿工合理膳食是一个社会亟待重视的问题[1]。

第一节　矿工膳食的特点

为防止和减少煤炭行业职业危害对工人健康的不良影响，主要是从劳动卫生和职业病防治的角度，除应用先进的科学技术不断改进生产设备和作业环境外，还应通过合理的膳食以调整机体代谢，增强体质，这也是一项有重要意义的辅助措施。

一、矿工膳食现状

井下工作的矿工绝大多数为男性，由于井下生产工作一个班次持续 8 h 甚至更长，离井口距离远的矿工经常自带食物，这些食物往往很单一，比如馒头，咸菜、面包、包子之类，或是一些质量差的即食食品。矿工在井下用餐总是简单对付或者根本不吃，升井后再暴食暴饮一顿。据 2013 年同煤集团总医院与山西医科大学合作对同煤集团在职职工进行的膳食调查分析结果显示[2-3]，矿工谷类摄入量存在明显超标，达到或超过推荐量的人数占 95.49%，豆类食物达到推荐量的人数达到了 90.08%，蛋类和肉禽类严重超标的比例分别达到 18.22% 和 35.9%，油、盐的摄入量 100% 达到或超过推荐量，蔬菜水果和奶类明显摄入不足，对水产类的摄入也严重不足。这可能与大同地处山西省北部大同盆地的中心、黄土高原东北边缘，四季温度偏寒冷干燥，当地人口味偏重，形成了主食以刀削面为主的面食文化及菜品以猪羊肉为主的肉食习惯有关。利用膳食平衡指数（DBI-07）进行评价，矿工负端分（LBS）的均值为 14.89，55% 的职工存在低度水平摄入不足，7.58% 的人存在中高度的摄入不足；正端分（HBS）的均值为 14.57，有 69.87% 的中高度摄入过量；膳食质量距（DQD）的均值为29.48，有49.22%存在中高度的膳食失衡。据周瑞华等[4]对唐山煤矿井下工人进行的营养状况调查和分析显示，矿工的膳食以粮谷类为主，占每日食物摄入量的48.36%，蔬菜、水果摄入量偏低，仅为232.4 g/d，占16.7%。能量、蛋白质、钙、锌、铁、硒和维生素B_1的摄入量均接近或超过推荐量标准，但维生素A、B_2、C的摄入缺乏或严重不足；井下工人营养缺乏症状的百分比明显高于井上工人。矿工的膳食结构中高脂肪、高胆固醇的膳食所占比例偏高，脂肪供能比在30%以上；但富含优质蛋白的动物性食物摄入较少，仅占每日摄食总量的27.18%。对重庆合川区煤矿作业人群的工作时间、生活饮食习惯的调查结果显示[5]，合川区煤矿工人工作时间均超过8 h，存在高盐、偏荤饮食的工人占98.0%；每天饮水达到或多于2500 ml的工人仅占17.7%。张方平[6]对白涛煤矿矿工进行的营养调查结果显示，除大米是矿工秋季必吃的食物且每人每天400 g以上外，其他食品如肉类、豆制品、浅色菜、酒、薯类也是矿工们秋季常吃的食物，数量均为每人每天60 ~ 200 g，而禽类、蛋类、植物油、动物油、豆类等食物摄入量极少，每人每天低于12 g，杂粮、绿色蔬菜、水果、奶、鱼类的摄入量为空白。维生素B_2、维生素A、钙摄入量均不及推荐量的40%，烟酸、维生素C、B_1摄入量仅占推荐量的60%以上，只有微量元素铁的摄入量占推荐量的168.5%。蛋白质摄入量占推荐量的55%，三大产能营养素蛋白质、脂肪和糖类的产能比依次为10.53%、41.45%和41.10%。以上结果表明，煤矿工人在工作期间的膳食品种极为单一，数量不足且偏重于植物性食物，不能满足矿工井下作业期间的营养需要。而升井后的膳食三大产能营养素比例又严重失调，矿工的膳食存在蛋白质摄入量偏低、平均能量不足、维生素及矿物质普遍偏低甚至部分维生素及矿物质严重摄入不足等问题。

各种营养素在机体内的代谢、生理功能及需要量是相互联系、相互影响的，它们之间有一种平衡关系，如果这种平衡失调，就会对机体健康带来不良影响。而三大产能营养素供能比是衡量机体营养平衡的一个重要指标。对矿工人群监测发现的普遍现象是植物性食物摄入量少，动物性食物摄入量大，这种营养结构属高能量、高脂肪、高蛋白、低纤维，即“三高一低”膳食模式。营养过剩是肥胖病、高血压等慢性病的共同危险因素，膳食不平衡是许多慢性病的重要危险因素。上述不合理膳食结构的长期存在，会导致“蛋白质 - 能量营养不良”病的发生，且伴随一些矿物质、维生素缺乏病的存在，严重影响矿工的体能。由于矿工从事的是重体力劳动，从而影响生产和工作，给国家生产和个人身体带来严重影响。因此，应改善矿工不合理的膳食营养，提倡合理营养，调整其膳食结构，增加食物的多样性，在增加各类膳食质量的同时，相应提高含蛋白质较高的禽、蛋、奶类等动物性食物和豆类食物的比例，使三大产能营养素的产能比达到适当的比例。

二、矿工工作环境与膳食特点的关系

1. 暗适应 矿工长期在井下作业，暗适应能力十分重要，维生素A的需求量和消耗较正常人群多，且光照时间短，维生素A和维生素D容易缺乏。夏季矿井深部高温高湿，在这种环境下劳动会产生大量的汗液，水溶性维生素B、C和矿物质如钠、钾、钙、镁、锌随汗液流失较多。因散热的需要，体内血液重新分配，皮肤血管扩张，腹腔内脏血管收缩，导致消化道血流量减少引起食欲缺乏，消化不良，营养物质不能良好吸收利用。高温还会导致机体内蛋白质分解加剧。为了预防维生素缺乏症，在膳食中应特别注意维生素A和维生素D的供给，这对增强皮肤的抵抗力和保护视力及强化骨骼具有重要意义。井下作业尤其是夜班矿工的饮食应设法按正常规律摄入，班后睡眠前尽量少摄入高脂肪、高蛋白和不易消化的食物。经过一个班次的工作后，身体是比较疲劳的，如果大量摄入不易消化的食物，不仅会增加肠胃的负担，还会过多地占用机体资源来消化食物，脏器组织就无法得到充分休息，一觉醒来依然会感到很疲乏。所以，建议夜班升井后，如果进食，以易消化的面条、馄饨、面包、稀饭、鲜奶、汤菜为主，饮食量不宜过多。矿工平时要多吃一些富含维生素A和维生素D的食物，如胡萝卜、菠菜及动物肝、瘦肉、牛奶、水产品和蛋类等，否则眼睛的暗适应能力会逐渐下降甚至会患夜盲症。

2．粉尘作业 粉尘是井下矿工经常接触的对矿工身体危害最大的因素之一。矿工在井下工作，除了通风等防尘设施及个人防尘装备以外，对于健康人体来说，自身呼吸系统有着良好的防御粉尘功能，像鼻腔内的鼻毛、黏液和弯曲的鼻道可以阻挡和滞留30% ~ 50%的吸入性粉尘。小于5 μm的尘粒才能进入支气管，附着在管壁黏膜，随纤毛的运动，最后由咳嗽反射排出体外。一般来讲，进入呼吸道的粉尘97%左右可通过上述机制清除出去，滞留在肺内的更微小尘粒只是吸入粉尘总量的2% ~ 3%。如果机体营养不良，免疫功能下降或呼吸道病理性改变，可加速粉尘在肺部的沉积。粉尘进入肺泡后靠机体自身的能力排出体外的可能性极小，即使脱离了粉尘环境，也无法阻碍粉尘对机体影响。对于体内有一定量粉尘蓄积的矿工，了解粉尘的危害机制，在饮食中有意识地多摄入提高免疫力和抗氧化的营养素，可以抵抗或减少粉尘的危害。传统排尘食物如猪血、木耳、山药、鲜萝卜、荸荠、菠菜、海带、梨等也要多吃。对于患尘肺病的矿工首先要到专业的医疗机构由专业的医生制订系统的治疗康复方案，营养保健方面除了以上所提及的事项以外，需要注意的是要根据疾病不同的阶段，以及不同的症状给予相应的营养强化补充，如在合并感染时，往往出现呼吸困难、缺氧、发热等症状，可为矿工提供有针对性的抗氧化物含量较高，如含维生素A、E、C及类胡萝卜素、青花素、原青花素等的食物，从而对抗组织缺氧状态和炎性物质增多，还可以提高免疫功能。此时矽肺病患者由于喘息剧烈，体力消耗也比较大，膳食中要提高能量（糖类，脂肪以不饱和脂肪为主，蛋白质）的补充。并发哮喘者要强化抗过敏的含钙与维生素C丰富的食物摄入。对合并结核的，各种营养素都要适当增加尤其是高蛋白饮食，蛋白摄入以优质蛋白为主，量以1.5 ~ 2 g/kg（体重）为宜。

3．振动和噪声 在工业生产中，振动和噪声的来源很多。矿工受到的这两种职业危害主要来自凿岩、采矿过程使用的各种风动或电动工具及坑道中运输用的电动矿车等。由于机械振动是噪声的主要来源，故接触振动的工人往往同时也受到噪声的刺激。在一定条件和程度下，振动和噪声都可损害人体，而且两者的联合作用使机体受到的危害将更加严重。有研究发现[7]，在噪声作用下，人体血中色氨酸、赖氨酸及组氨酸的浓度较非噪声环境下工作人群低，特别是谷氨酸下降尤为明显。这可能是由于在外界因素刺激下，中枢神经兴奋，机体物质代谢加强，蛋白质、氨基酸及其他含氮物质的含量也增加，氨产生增多，因而需要更多的谷氨酸在谷氨酰胺合成酶的催化下与氨形成谷氨酰胺而解毒和转运。根据一些研究表明，解除噪声的工人，膳食中补充氨基酸特别是谷氨酸对人体有保护作用。噪声刺激也可使体内水溶性维生素的消耗量增加，从而导致有关维生素的不足或缺乏，如维生素B_1、B_2、B_6、烟酸及维生素C等。在膳食中增加维生素的供给和补充，可减少振动和噪声对机体的损害，维持正常生理功能，起到一定的防护作用。研究结果[8]，经常接触振动作业的工人，除血浆白蛋白降低和球蛋白增高外，可有血磷降低和血钙升高现象。钙平衡及其调节障碍为局部振动病（segmental vibration disease）发病的重要环节之一。因此接触振动和噪声的工人，膳食中应供给足够的能量、丰富的优质蛋白，适当补充谷氨酸、赖氨酸，提高几种主要B族维生素和维生素C的供给量。

4．不良气象条件 生产环境中的气象条件（微小气候）可来自自然界的大气环境和人为的生产环境，主要包括温度、湿度、气流和热辐射及气压等。矿工接触的不良气象条件主要有高温、高湿和通风不良等，前两者又受后者很大影响。

（1）湿热环境：潮湿的深矿井内，气温可达 30℃以上，相对湿度达 85% 以上，如果通风不好，就形成高温、高湿和低气流的不良气象条件，即湿热环境。在高温条件下劳动时，体内血液重新分配，皮肤血管扩张，腹腔内脏血管收缩，引起消化道贫血，出现消化液（唾液、胃液、胰液、肠液等）分泌减少，使胃肠消化过程所必需的游离盐酸、蛋白酶、脂酶、淀粉酶、胆汁酸的分泌量减少，胃肠消化功能相应地减退。同时大量排汗及氯化物的损失，使血液中形成胃酸所必需的氯离子储备减少，也会导致胃酸浓度降低，这样就会出现食欲缺乏、消化不良及其他胃肠疾病。由于高温环境中胃的排空加速，使食物在胃中的消化过程尚未充分进行的情况下就被过早地排入十二指肠，使食物不能得到充分地消化，从而影响胃的消化功能。同时机体在高温、高湿环境下劳动，主要靠大量汗液蒸发散热来维持机体热平衡。大量出汗不仅丢失水分，而且伴随无机元素、含氮物质和水溶性维生素的损失，以致劳动效率降低并伴有食欲缺乏、消化吸收不良，而使营养素摄入受到限制，严重时将影响机体正常功能，出现水、电解质代谢紊乱[9-10]。煤矿井下工人在高温、高湿环境中工作，膳食中能量、钙、锌和维生素 B_2、C 的摄取量不足[11]，由于出汗丢失了大量水分、无机盐、含氮物质和水溶性维生素。矿工在班中汗液排失量为 3 ～ 4 L，汗中的钠、钾、钙的排失量皆高于尿，其中以钠的排失量最高。同时高温环境作业，由于体内代谢增强和大量出汗，必将影响到一些维生素的代谢，特别是一些水溶性维生素，如维生素 B_1、B_2、A、烟酸和维生素 C 等消耗量与需要量增高。在摄入量不变的情况下，高温环境作业后，人体血液和组织中这些维生素的水平降低，尿中排出量减少。因此，对大量出汗的作业人员，除补充水分外，应注意补充电解质，特别是钠盐，以利于纠正水、电解质代谢紊乱，并有助于消除肌肉疲劳。因此，对高温、高湿环境下工作的煤矿工人除补充水分外，还应补充无机盐和水溶性维生素以保护矿工的身体健康。同时由于高温作业工人的特殊工作环境，要求高温作业工人必须摄入充足的优质蛋白，以保证氨基酸的需求，否则将影响作业工人的应激能力和身体健康。

（2）低温作业：冬季矿工经常处于阴冷潮湿的环境中，低温刺激可以使甲状腺素分泌增加，机体散热增加，以维持体温的恒定，这需要消耗更多的能量。故寒冷常使基础代谢率增加 10% ～ 15%，低温环境下机体营养素代谢发生明显变化的是从糖类供能为主，逐步转变为以脂肪和蛋白质供能为主。低温环境下机体脂肪利用增加，较高脂肪供给可增加人体对低温的耐受，脂肪供能比应提高至 35% ～ 40%。糖类也能增强机体短期内对寒冷的耐受能力，作为能量的主要来源，供能比应不低于 50%。蛋白质供能比为 13% ～ 15%，其中含蛋氨酸较多的动物蛋白质应占总蛋白质的 45%，因为蛋氨酸是甲基的供体，甲基对提高耐寒能力极为重要。随低温下能量消耗的增加，与能量代谢有关的维生素 B_1、B_2 及烟酸的需要量增加，烟酸、维生素 B_6 及泛酸对机体受寒也有一定的保护作用。给低温工作人群补充维生素 C，可提高机体对低温的耐受。有关脂溶性维生素对机体暴露在寒冷环境中的作用研究发现，在寒冷环境下，体内维生素 A 含量水平降低。维生素 A 也有利于增强机体对寒冷的耐受，日供给量应为 1500 μg[12]。

5．其他 另外矿工吸烟、嗜酒的习惯也会加剧维生素 A、B、C、E 和蛋白质的消耗，同时影响这些营养素的吸收。这些营养素的消耗增加和吸收不足直接影响呼吸道黏膜的生长、修复，黏液的分泌等，维生素 A 的缺乏会导致气管壁纤毛的角化，气管壁干燥，黏附和排出尘粒等功能减弱。蛋白质的缺乏还会导致机体免疫功能、修复功能的下降。维生素 C、E 的缺乏导致机体抗氧化能力的下降。为了减少这些不良因素对矿工机体的伤害，需要增加含以上所提及营养素的食物摄入，满足机体对这些营养素的需求，以建立起功能强大的自身防御和修复系统。

第二节 矿工食品的研究

矿工食品是指根据矿工工作特点而加工供应的各类制式食品的总称，具有体积小、重量轻、营养结构合理、适口性好、易消化吸收、携带与食用方便及安全卫生等特点。矿工食品主要由各矿食堂统一供给或矿工自带，尤其是班中餐的供给。井下涉及的工种很多，但工种间有很多相似之处，如工作环境相对封闭，工作强度高，危险因素多，心理压力大，空气污浊含尘量高；井下温度湿度也较高，深部作业区高达 30℃以上。矿工食品对于矿工工作耐受力，保持高强度的工作具有重要的作用。

一、矿工食品的分类

（一）即食食品

即食食品因其易携带性和无须冷藏而成为矿工最常见和最受欢迎的食品，主要包括（压缩）饼干、（保健）面包、馒头、真空包装的酱牛肉、水果、巧克力、糖果等。这类食品具有携带食用方便、能量供给量大、易消化等特点，可以满足各个工种矿工班中餐的能量需要。

1. 压缩饼干 用膨化粉制成。压缩饼干具有香酥脆、不吸水和不变软的特点。由于膨化时经高温高压灭菌消毒，适宜长期保存和运输。压缩饼干每包 4 块共 250 g，能量为 1289 kcal。具有体积小、能量高、口味好、耐储存、便于携带、提神抗疲劳、食用方便等特点。压缩饼干用塑料袋包装既卫生又方便，很适于矿工班中餐食用。虽然同样是面粉制作的饼干，但是因为质地比较紧密，使用膨化剂使其含水量降低，而且不易吸水，使饼干中的有效成分（可以补充体力的成分）在相同的体积下含量更多，所以使其更加耐饿。

2. 脱水快餐米饭 大米、白面制作方便食品的一个最大的问题，是放置一段时间就会“回生”。“回生”的食品不但营养价值降低，也失去了正常的口感。脱水快餐米饭，是在大米熟化的情况下，采用高温快速干燥，使淀粉分子来不及变化而被烘干固定下来保持淀粉的结构，降低了水分活度。这样，长时间放置不会发生“回生”和引起霉变。食用时，只需加适量的水就可恢复到糊化状态，和刚煮好的米饭一样可口。

3. 保健面包 按照矿工工作特点为矿工专门定制[13]，其主要工艺流程如下：投面 - 筛选 - 一次和面 - 一次醒发 - 二次和面 - 切块 - 中间醒发 - 整形 - 二次醒发 - 烘烤 - 脱模 - 冷却 - 包装。每 100 g 保健面包含蛋白质 10.92 g，脂肪 5.49 g，总碳水化合物 48 g，维生素 A 538.59 μg，维生素 B_1 700 μg，维生素 C 35.83 μg，维生素 D 3.2 μg，能量 285.1 kcal，远高于普通面包的能量和其他营养成分的含量。

4. 方便粥 是用物理、化学的方法对大米进行预处理，把处理后仍呈米粒形状的这种食品封装入塑料袋内。食用时只要将袋内米粒倒入碗内，用开水冲泡几分钟就可以变成稀粥。一般糯米粥 100℃开水，4 min 糊化完毕，5 min 可完全复原；粳米粥 80℃水，5 min 糊化完毕并完全复原。制作方法分 5 步：①选料，糯米（含水量为 13% 左右），制作方便粥的条件比较严格，否则容易粘结成团；粳米（含水量为 14% 左右），比较容易控制生产条件，不易粘结成团。②大炒，采用小火，使米粒中的水分慢慢脱去，要控制 0.5 h 内将水分降到 6% 左右。如果火大了，容易使米粒变焦，也不容易形成多孔。③水煮，含水量 6% 左右的炒米，水煮后体积比原来体积增大 5 倍，且膨胀时米粒不易破裂。④冷冻，冷冻温度在 –25℃制得的产品，复原的速度比较快，经 5 min 复原，米粒没有硬心，完全复原，起糊，不分层。⑤热风干燥，60℃热风干燥，需 15 h 方能达到米粒含水量 6%，而 80℃热风干燥，仅需 1 h 便可达到米粒含水量 6%。

5．直形营养速食面条 这种速食面条完全不同于市场上的方便面。市场上的方便面要用开水冲泡，且体积大，保质期短，矿工无法在下井后食用。直形营养速食面条具有诸多优点，比如各类速食面条均能在 20 ～ 100℃的水中复水；形状为直形，耐压，便于携运；蛋白质营养强化；口感接近手擀面条；可泡可煮；餐具配套齐全；重量轻，分发方便；采用现有方便面的包装，保质期可达 2 年以上。

（二）套餐食品

这种食品主要根据矿工年轻男性较多的特点，为矿工制定各类套餐，主食主要有赤豆米饭、肉丝炒米饭、蛋炒饭、馒头等，副食有过油肉、胡萝卜羊肉、茄汁黄豆、牛肉蔬菜、宫保肉丁、鱼香肉丝、海带丸子等品种，按照各种主副食营养特点，合理搭配。这类食品较即食食品大大提高了口味接受性。

各矿食堂一般每周对班中餐食谱进行制定，每餐配合有不同品种的佐餐汤料。为了适应工人喜欢热食的习惯，套餐食品制作完成后一般由食堂按份统一包装，统一置放于双层保温箱内，或有保温效果的包装箱内保温，由专人送到井下工作面。根据计算[14]，每份食品的营养素含量平均约为能量 1000 kcal，蛋白质 45 g，脂肪 30 ～ 50 g，钙 200 mg，维生素 B_1 3 mg，维生素 B_2 2.4 mg，维生素 C 90 mg，维生素 A 2000 U，维生素 D 500 U。套餐食品比即食食品能量含量高，营养搭配合理，口感好，矿工容易接受。

（三）自加热食品

自加热食品是由食品和加热片组合成的一餐份包装食品，使用时撕开口袋加入定量的水，片刻就发生化学产热反应，约 15 min 就可使被加热的食品达到约 60℃，变为热气腾腾的食品。自加热包装作为一种新型食品包装形式，利用无火焰化学加热技术，实现了被包装食品的自加热功能[15]。自加热食品的品种有自热米饭、香菇肉丝面、雪菜肉丝面、豌豆肉丁饭等，每餐份重约 560 g。这类食品具有口粮的热食化、口味好，接近正常膳食，易于消化，食用方便，适于矿工在特殊环境条件下食用等特点。

1．自热米饭 是一种体积较小、营养丰富、口味接受性好、携带食用方便，具有高效自加热功能的食品。不管是凉水还是热水，不管是脏水还是干净的水，只要倒入食品袋的外包装夹层中，几分钟就能“煮”熟米饭；并且食品营养丰富、口感好、口味纯正，食用快捷方便，特别适合矿工下井或发生矿难等情况下使用。自热米饭带有一个发热包，遇到水后在 3 ～ 5 s 内即刻升温，温度高达 150℃以上，蒸汽温度达 200℃，最长保温时间可达 3 h，很容易将生米做成熟饭。发热过程无任何污染，而且成本低廉。传统方便食品需要开水浸泡才能食用，矿工在井下时无法获得开水。而自热米饭食用时不用开水，不用火电，撕开外包装，将里面自带的纯净水包倒在发热包上，水和发热包自动混合升温，将米饭和菜肴蒸熟，8 ～ 15 min 即可食用。

2．自热套餐 具有食品接受性好，加热时间短、品质高等特点，矿工在井下劳动后，因在井下巷道不便使用明火或禁止使用明火，该产品却可以方便、安全地加热食用。加热器工作时所需要的用水量仅为 100 ml 左右，而且无需净水。新一代自热套餐食品各餐谱中的组分总量均超过 500 g，如配合其他食物、饮水或汤食用，每餐谱可满足 2 ～ 3 人的需要，经济实惠。主要有 A、B、C 3 个餐谱，见表 9-1。

3．自热副食罐头 品种主要有红焖羊肉、红烧牛腩、咖喱牛肉、红烧牛蹄筋等。自热副食罐头具有携带方便、能量高、耐储存、口感好等特点，深受矿工喜爱。

表 9-1　自热套餐的 A、B、C 3 个餐谱

餐谱 A	餐谱 B	餐谱 C
白米饭 280 g	雪菜肉丝炒面 280 g	什锦炒饭 280 g
鱼香肉丝 100 g	香菇肉丝炒面 280 g	雪菜肉丁炒饭 280 g
90 压缩干粮 125 g	香辣酱 10 g	香辣酱 10 g
香辣酱 10 g		

（四）救生食品

救生食品是矿工遇险待救时用于维持生存的专用食品。按人份组合配套。具有体积小、重量轻、能量高、耐储存和食用方便等特点。根据煤矿救生食品的总体要求，以军用食品设计与制造技术为依托，矿难急救时所需救援食品主要含两大类[16]：一类是供井下矿工应急救生使用的煤矿救生舱（避难硐室）专用食品和矿工便携式救生食品；另一类是供煤矿救援队使用的能量补充食品。

1．煤矿救生舱（避难硐室）专用食品　煤矿救生舱（避难硐室）专用食品是一种与煤矿各种救生舱、避难硐室等应急避难场所配合使用的煤矿救生专用食品，平时存放于各种救生舱、避难硐室内，遇紧急情况时矿工进入避难场所食用。根据救生食品设计原则，使用特制压缩干粮、军用能量棒、军用营养液和军用救生水 4 种产品，组合配套成煤矿救生舱（避难硐室）专用食品。特制压缩干粮体积小、能量高，营养全面；军用能量棒口感松软、营养丰富，能持续均衡地为机体供应能量；军用营养液富含人体所需的各种营养素，能快速为人体吸收利用；军用救生水是小分子团水，能有效地为机体利用，延缓人体对水的需求。一套煤矿救生舱专用食品能满足矿工遇险待救情况下一人 96 h 所需的基本能量、营养素及饮用水供给，该供给量可保证机体不发生不可逆损伤。每套产品为 4 日份，每日份供一人 24 h 食用，保质期 3 年。该产品食用非常简单方便，特制压缩干粮只需打开包装，撕去内层透明包装膜后即可食用；军用能量棒开袋即食；军用营养液、救生水开盖即可饮用。建议少食多餐，特制压缩干粮、军用能量棒充分咀嚼后吞咽效果更佳。

2．矿工便携式救生食品　是一种供矿工随身携带的煤矿救生专用食品，平时随身携带，遇到紧急情况时食用，主要使用能量棒。能量棒口感松软，营养丰富，对水需求低，能持续均衡地为机体供应能量。每袋产品包括 4 条能量棒，每天食用 1 条，保质期 3 年。该产品食用非常简单方便。开袋即食，充分咀嚼后吞咽效果更佳。每条分多次食用，共可食用 4 天。

3．煤矿救援队能量补充食品　煤矿救援队能量补充食品专供煤矿救援队员快速补充能量、快速恢复体能食用，平时储存于地面仓库中，事故发生时专门供救援队使用。根据救生食品设计原则，主要使用能量棒、高能固体饮料和体力恢复剂 3 种产品，组合配套成煤矿救援队能量补充食品。高能固体饮料，能快速补充能量，延缓疲劳发生；体力恢复剂是以大豆低聚肽为主要功能成分，辅以多种矿物质和维生素[17]，精心配制的一种高科技蛋白营养饮品，小分子活性肽极易被人体吸收，特别适合矿难发生后救援队快速补充蛋白质营养和能量之需要。每份食品可提供 2150 kcal 的能量，配合正常膳食，可满足极重度体力劳动时的能量需求，能够很好地改善救援队人员或遇难矿工的体力和精力，保质期 3 年。高能固体饮料在重度体力劳动前食用，体力恢复剂在重度体力劳动后食用，两种产品需用饮用水（温度不超过 50℃），在配套的饮料冲饮袋内（也可用其他餐具）冲调后饮用；能量棒开袋即可食用。

二、矿工食品的供给和运送

由于矿工居住往往比较分散，多数工人在家食宿，部分餐饭在食堂进餐，另一部分工人则主要在集体食堂进餐，情况比较复杂。并且矿工为轮班作业，下矿时间或在早上，或在夜晚，经过一定时间后进行轮换，故一般的早、中、晚三餐概念和每餐的内容需根据工人的劳动节律进行调整及安排。许多矿对班中餐（食品）的重要意义认识不足，在实施中碰到一些困难，不能坚持由矿井食堂按照营养要求统一生产供应，而是把补助金直接发给工人自行分配，因而对矿工预期的保健作用难以得到保证。由于携带不便，缺乏保温设备，井下又无加热条件，大多数工人自带一些馒头、饼、面包或包子之类充饥食物，这类情况比较普遍，甚至有部分工人完全依靠井上的两餐，下井不带食物，这是极不合理且有害健康的。

一般大型的矿井，坑口距作业面常有很长路程，即使有矿车运送也需 0.5 h 以上，并且工作面较为分散，交通很不方便。因而矿工在井下一个工作日常需连续工作 9 ~ 10 h 以上，下井前和出井后的两餐之间相隔长达 12 ~ 13 h，故在井下有一次营养质量较高的班中餐（食品）对保证矿工健康和劳动生产效率是十分重要的。班中餐（食品）不能仅满足于吃一些简单的食物达到充饥的目的，而应视为一项重要的保健措施。针对矿工的特殊营养需要，对在通常膳食中不易满足或难以摄取到的营养素，应通过班中餐（食品）给予重点补充，必要时可进行某些营养素的强化。

矿工经常倒夜班，打破了正常生活规律，食欲也往往欠佳。夜班一餐实际上是其三餐中最重要的正餐。因此，无论是原料的营养搭配还是主副食的烹调上需要做到营养均衡，并且香甜可口，尽可能调动矿工的食欲，确保夜班矿工能够摄取充足的能量和全面的营养素。班中餐（食品）中各种营养素供给数量及占一日总摄入量的比例，可随季节、市场供应情况及矿工井上两餐的营养质量而适当增减，最好在营养调查的基础上制订，以便使每日各种营养素总摄取量达到平衡膳食的要求。关于三餐的分配比例，也应与矿工的劳动特点相适应。按能量计，下井前的一餐应内容丰富、尽量吃饱，可占 40% ~ 45%；班中餐占 25% ~ 30%，体积不宜过大，营养素含量应相对较为浓缩；下班后的一餐占 25% ~ 30%，饭菜可较清淡，多吃一些新鲜蔬菜和凉拌菜等，有助于促进食欲和容易消化，多供一些汤类或稀饭，以便解渴和补充水分。此外，也要注意养成科学合理的饮食习惯，切忌暴饮暴食，注意戒烟限酒。

在食品运送方面，塑料软包装的优点是封闭严密，可成批生产和适当存放，携带、运送及食用比较方便卫生，但价格较昂贵。如果在矿工食堂有专业营养工作人员指导进行计算和调配、合理加工和烹饪，以盒饭方式统一生产供应，只要解决保温和运送工具问题，在当前经济和设备条件下，可能更为经济与实惠而易于接受和推广。在矿难发生时，如果可以打通井上与井下的联系，需尽可能向矿难矿工输送高能量、易消化、食用方便的食品，如牛奶、巧克力、牙膏型包装食物、水果等，以保证被困矿工的基本生命支持。

第三节　矿工食谱的编制

煤矿工人因长期在矿上从事作业，具有劳动强度较大、工作持续时间较长等特点，同时工人长时间受到噪声、粉尘影响，再加上进餐时间的不规律、倒班作业等因素的存在，都对工人体内的营养及其正常代谢造成严重影响。煤矿食堂应加强工人营养状况调查监测，针对煤矿工作特点，为煤矿工人进行科学、专业膳食指导，合理安排营养膳食。

一、营养配餐的概念及目的和意义

营养配餐，就是按人们身体的需要，根据食物中各种营养物质的含量，设计一天、一周或一个月的食谱，使人体摄入的蛋白质、脂肪、糖类、维生素和矿物质等几大类营养素比例合理，达到平衡膳食。营养配餐是实现平衡膳食的一种重要措施[18]。

营养配餐可将各类人群的膳食营养素参考摄入量具体落实到用膳者的每日膳食中，使用膳者能按需要摄入足够的能量和各种营养素，同时又防止营养素或能量的过高摄入。根据群体对各种营养素的需要，结合当地食物的品种、生产季节、经济条件和厨房烹调水平，合理选择各类食物，达到平衡膳食。

二、矿工营养配餐的编制原则

营养配餐是一项实践性很强的工作，与人们的日常饮食直接相关。科学合理的配餐需要以一系列营养理论和科研成果为指导。通过编制营养食谱，更好指导食堂管理人员有计划地管理食堂膳食，也有助于家庭有计划地管理家庭膳食，并且有利于成本核算。

要使矿工的膳食富有营养，首先，必须摄入充足的蛋白质。蛋白质是生命的基础，没有蛋白质便没有生命，对于矿工这个特殊职业群体，营养配餐应遵循以下编制原则[19]：第一，根据矿工工作环境、劳动强度、日膳食能量及营养素供给量标准，参考各类食物定量标准而制定。食物定量标准指食物毛重，在进行食谱营养素分析时应做适当调整。第二，考虑食物的比例编制食谱时，除了按照食物定量标准，还要做到主副食搭配，荤素搭配，各类食物种类齐全，数量足，质量好，以保证能量充足及各种营养素平衡合理。第三，防止品种单调，要经常变换食品的花样及烹调方法，做到品种多样化，色、香、味、形俱佳，以增进食欲。第四，尽量照顾饮食习惯，由于矿工民族、饮食习惯不同，口味各异，应尽可能多方照顾，保证人人吃好，吃饱。第五，食谱应充分考虑季节、市场和库存情况，使所制定的食谱切实可行，避免脱离实际。第六，应经常深入井下征求意见，了解大多数矿工对饮食的要求，制定出既符合营养需求，又使大家满意的食谱。

（一）低照度作业者[12]

1．多选择含丰富维生素 A 的食物。

2．保证蛋、乳、鱼、瘦肉、动物内脏、大豆及其制品等动物性食物的摄入，以保证有足够的蛋白质（其中优质蛋白应不低于 50%）、牛磺酸、维生素和矿物质供给。低照度作业者每日应摄入维生素 A 1500 μg RE，锌 60 mg，硒 60 μg，牛磺酸 60 mg。

3．多食蔬菜和水果。

4．限制含高脂肪和高糖的食物。

5．膳食美味可口，增进食欲。

（二）低温作业者

1．大量提供能量　一般来说，低温条件下作业的人员仅仅通过普通饮食提供他们所需的能量是不够的。除正餐外，每日适当地选用含能量高的食物，以提高能量摄入。每日推荐摄入量按常温下的供应再增加 10% ~ 15%，蛋白质、脂肪、糖类的供能比应分别占总能量的 13% ~ 15%、35% ~ 40%、45% ~ 50%。

2．补充足量的维生素，供给富含维生素和矿物质的蔬菜、水果　如条件许可，在低温环境下应特别注意进食新鲜的蔬菜和水果，维生素 A、D、B_1、B_2、烟酸的推荐摄入量分别为 1500 μg RE、

10 μg、2.0 ~ 3.0 mg、2.5 ~ 3.5 mg、15 ~ 25 mg，维生素 C 除蔬菜水果提供一部分外，每日还应通过膳食补充剂额外补充 70 ~ 120 mg。低温作业者尤其要注意钙、铁、锌、碘等元素的摄入。

3．平衡膳食 谷类食物对低温环境下的人员较为重要，每日的摄入量不应低于 450 ~ 750 g，脂肪的摄入量应高于常温下的作业人员，蛋白质食物同样应主要以优质的动物蛋白为主。所以应增加动物性食品（肉鱼禽蛋奶）、豆类食物、坚果的供应。

4．食盐的推荐摄入量 为每人每日 15 ~ 20 g。

5．尽可能吃饱并提供热食 空腹时人对寒冷较为敏感，容易被寒冷所伤。吃热食或饱食时体内产热增多，机体的耐寒能力增强。

（三）高温作业者

1．合理搭配、精心烹制谷类、豆类及动物性食物（鱼、禽、蛋、肉），以补充优质蛋白及 B 族维生素。

2．补充含无机盐尤其是钾盐和维生素丰富的蔬菜、水果和豆类，其中水果中的有机酸可刺激食欲并有利于食物胃内消化。

3．以汤作为补充水及无机盐的重要措施。由于含盐饮料通常不受欢迎，故水和盐的补充以汤的形式较好，菜汤、肉汤、鱼汤可交替选择，在餐前饮少量汤还可增加食欲。对大量出汗人群，宜在两餐进膳之间补充一定量的含盐饮料。

（四）接触粉尘作业者

粉尘是危害接尘作业工作者健康的祸首[20-21]，也是导致尘肺病的元凶。目前，预防粉尘危害的主要措施是湿式或密闭化作业及加强个人防护等。然而，仍有一些接尘作业者难免要受粉尘的危害。对此，较为简便而有效的保健措施是科学地选食一些“保护性膳食”，以减轻粉尘的积蓄。

1．应注意增加高蛋白食物的摄入。矽肺早期就有蛋白质代谢障碍，因此多吃些富含蛋氨酸和色氨酸的食品，如鱼类、禽蛋类、牛奶及其制品、猪血、黄豆及其制品等，能防止蛋白质代谢障碍，使蛋白质代谢得到改善，从而防止矽肺的发展，提高染尘患者的抵抗力。

2．要补充维生素 A 和维生素 C。研究证明[22]，粉尘对呼吸道黏膜细胞危害较大，而食物中的维生素 A 对呼吸道黏膜细胞有保护作用，可促进呼吸道黏膜细胞再生，故可多吃一些含维生素 A 和胡萝卜素丰富的食物，如动物肝、蛋类等。维生素 C 可促进结缔组织生长和伤口愈合，日常多吃些富含维生素 C 的新鲜蔬菜和水果，如胡萝卜、南瓜、番茄、黄花菜、韭黄、柑橘等，对防治粉尘引起的上呼吸道损伤大有裨益。

3．多吃对驱尘有益的食物，如猪血、鸡血、鸭血、黑木耳、笋、荸荠、梨、白萝卜、罗汉果等。研究发现，这些食物经胃酸和消化液中酶的分解，可产生一种解毒滑肠的物质，它能清除消化道中的粉尘，从而防止粉尘对消化道的危害。

（五）接触噪声和振动作业者

对矿工膳食需要配给足量的富含维生素 C、B 族维生素和各种矿物质的蔬菜水果，如西红柿、青椒、白菜、油菜、鲜枣、甜瓜、桃、山楂等，每日吃 500 g 的蔬菜，则维生素 C 是不会缺乏的。此外，还要有计划地供应一些饮料，如鲜橘汁、茶水、盐汽水、矿泉水等以补充维生素、水和矿物质的损失。此外，为矿工提供高能量优质的班中餐，可提高井下工人机体的免疫力，在一定的程度上能起到预防感冒、腰腿痛、风湿性关节炎、足底癣等矿工常见病的作用。

三、矿工营养食谱编制的方法

营养学家认为，煤矿、铁矿工人每日膳食能量供给量，是一般工作人员所需要能量的 2 倍，即 4000 ~ 5000 kcal，分为三餐：早餐 30% ~ 35% 即 1500 ~ 1700 kcal；中餐 40% 即 2000 kcal；晚餐 25% ~ 30% 即 1250 ~ 1500 kcal。为了给矿工补充如此大量的能量，这就要求三餐主食米面及粗粮品种齐全，粗细搭配，形式多样，以增进食欲，提高摄入量，满足需要。主副食中，动植物蛋白要充分供给，如各种肉类、蛋类、鱼类、奶类、猪血及豆类（包括豆制品），使蛋白质互相补充，人体必需氨基酸达到平衡[22]。矿工每日需要从肉类、蛋类、大米、小米等食物中摄入 120 ~ 150 g 蛋白质，才能较好地保证身体需要。脂肪是身体能量的重要来源，矿工需要每日从植物油（如坚果、豆类）和各类脂肪（如禽、畜）中，摄入充足的脂肪，以保证充足的体力。水、无机盐和维生素也是重要的营养元素，需要及时从蔬菜、奶类等食物中补充[10]。

（一）计算法

1．确定一日能量的供应量 可参照能量的 RNI，根据就餐人员的劳动强度、年龄、性别等确定能量的供应量。为集体用餐单位设计食谱时，应根据就餐者的基本情况来确定，如果 80% 以上的就餐者为同一年龄、性别、体力活动水平，可直接在能量的 RNI 中选择。例如，80% 以上的就餐者为中等体力活动的成年男性，则可直接选择 10.88 MJ（2600 kcal）；如果就餐者分属不同的年龄、性别组，体力活动水平也不同，则应采用加权法计算平均供应量。为个人设计食谱，可直接在能量的 RNI 中选择。

2．计算产能营养素一日应提供的能量 为达到平衡膳食的目的，3 种产能营养素提供的能量占总能量的比例应适宜。以每日能量供应量为 10.88 MJ（2600 kcal）的个体为例，若在总能量中蛋白质占 15%、脂肪占 25%、糖类占 60%，则它们应提供的能量分别如下。

蛋白质	10.88 MJ（2600 kcal）× 15%=1.632 MJ（390 kcal）
脂肪	10.88 MJ（2600 kcal）× 25%=2.72 MJ（650 kcal）
糖类	10.88 MJ（2600 kcal）× 60%=6.528 MJ（1560 kcal）

3．计算 3 种产能营养素的每日供应量 根据它们的能量系数计算如下。

蛋白质	390 kcal ÷ 4.0 kcal/g=97.5 g
脂肪	650 kcal ÷ 9.0 kcal/g=72.2 g
糖类	1560 kcal ÷ 4.0 kcal/g=390 g

4．计算 3 种产能营养素的每餐供应量 可根据三餐的能量分配比例计算。适宜的分配比例为：早餐占 30%，午餐占 40%，晚餐占 30%。

早餐：	蛋白质	97.5 g × 30%=29.25 g
	脂肪	72.2 g × 30%=21.66 g
	糖类	390 g × 30%=117 g
午餐：	蛋白质	97.5 g × 40%=39 g
	脂肪	72.2 g × 40%=28.88 g
	糖类	390 g × 40%=156 g
晚餐：	蛋白质	97.5 g × 30%=29.25 g
	脂肪	72.2 g × 30%=21.66 g
	糖类	390 g × 30%=117 g

5．计算主、副食的用量

（1）主食：因主食主要提供能量，其用量依据其所能提供的糖类的量来确定，品种则主要根据用餐者的饮食习惯而定。从上述计算可知，午餐应含有糖类 156 g。假设以馒头（富强粉）、米饭（大米）为主食，它们各提供 50% 的糖类，查食物成分表可知，100 g 馒头含糖类 44.2 g，100 g 米饭含糖类 25.9 g。

馒头需要量　156 × 50% ÷ (44.2/100)=176 g

米饭需要量　156 × 50% ÷ (25.9/100)=301 g

（2）副食：副食品种和数量的确定是在已确定主食用量的基础上，依据副食所能提供的蛋白质的量来确定。从午餐中总的蛋白质的量中减去主食提供的蛋白质的量，就可得到午餐中副食应提供的蛋白质的量。

查食物成分表得到 100 g 馒头（富强粉）含蛋白质 6.2 g，100 g 米饭含蛋白质 2.6 g，主食中的蛋白质含量：176 g × (6.2/100) + 301 g × (2.6/100)=18.7 g，副食提供的蛋白质的量 = 午餐蛋白质总量 39 g − 主食中的蛋白质的量 18.7 g=20.3 g。

假设副食中蛋白质的 2/3 来源于动物性食品，1/3 来源于豆制品，则：

动物性食品应提供蛋白质　　20.3 g × 66.7%=13.5 g

豆制品应提供蛋白质　　20.3 g × 33.3%=6.8 g

若动物性食品选猪肉（脊背），豆制品选豆腐干，查食物成分表，每 100 g 猪肉（脊背）中蛋白质的含量为 20.2 g，每 100 g 豆腐干含蛋白质 15.8 g，则：

猪肉（脊背）的用量 =13.5 g ÷ (20.2/100)=67 g

豆腐干量 =6.7 g ÷ (15.8/100)=42 g

确定了动物性食品和豆制品的摄入量后，再确定蔬菜的品种和数量。可根据不同季节市场的蔬菜供应情况，以及考虑与动物性食物和豆制品配菜的需要，一般选 3 ~ 5 种，其中包括 1 ~ 2 种深色蔬菜，总量不低于 300 g。可根据不同季节市场水果的供应情况、个人的喜好和消费水平，选定水果 200 ~ 400 g，种类可根据情况适当多选。

（3）纯能量食物：以植物油作为纯能量食物的来源。本例总能量为 2600 kcal，25% 由脂肪供给，需要的总脂肪量：2600 kcal × 25% ÷ 9 kcal/g=72.2 g。在所需的总脂肪量中减去已确定三餐主副食提供的脂肪量即为每日植物油的供应量。

6．食谱的评价与调整　根据以上步骤设计出食谱后，要与 DRIs 比较，以确定所编制的食谱是否合理。食谱评价时应考虑以下几方面：①食物种类是否齐全，是否达到多样化，食物的数量是否充足；②能量和营养素的摄入量是否适宜；③三餐能量分配是否合理，特别应注意早餐能量和蛋白质的摄入量；④产能营养素的供能比是否适宜，优质蛋白的比例是否恰当。

根据评价的结果对食谱进行调整，使各种营养素的摄入量与 DRIs 相应的值相比，差值应在 10% 上下。

7．编制一周食谱　一日食谱确定后，可根据就餐者的饮食习惯、当地食物供应情况等因素在同类食物中更换品种和烹调方法，编制一周食谱。

8．食谱的总结、归档管理　编制好食谱后，应该将食谱归档保存，并及时收集就餐者及厨师的反馈意见，总结食谱编制的经验，以便不断改进。

（二）食品交换份法

1．食品交换份的概念　食物交换份是将常吃的食物按其食物来源及主要营养成分分为四大组八小类，各组食物提供了相同能量 377 kJ(90 kcal) 的各类食物的含量，同类的食物可以等值交换使用。

2. 四大组食物的营养特点　四大组食物包括谷薯类、蔬果类、肉蛋类和油脂类，其特点见表9-2。

表 9-2　四大组食物的营养特点

组别	类别	每份重量（g）	每份能量 kJ（kcal）	蛋白质（g）	脂肪（g）	糖类（g）	主要营养素
谷薯组	谷薯类	25	377（90）	2.0		20.0	糖类 膳食纤维
蔬果组	蔬菜类	500	377（90）	5.0		17.0	维生素
	水果类	200	377（90）	1.0		21.0	矿物质 膳食纤维
肉蛋组	大豆类	25	377（90）	9.0	4.0	4.0	优质蛋白
	奶制品	160	377（90）	5.0	5.0	6.0	脂肪
	肉蛋类	50	377（90）	9.0	6.0		
油脂组	坚果类	15	377（90）	4.0	7.0	2.0	脂肪
	油脂类	10	377（90）		10.0		

注：①每一组每份交换食物的能量均为 90 kcal；②不同组食物含量不同，其营养成分也不同，仅能量相同；③同类食物因种类不同，其含量有差异。

3．各类等值食品的交换原则

（1）在一日总能量不变的前提下，为达到膳食平衡，食物尽可能多样化，四大组食物都应包括在全天膳食中，进行合理搭配。

（2）同等能量食物可进行交换，但一般在同类食物间进行交换。

（3）因水果含糖量高，不能替代蔬菜，故一般不与蔬菜交换。

等值食物交换见表 9-3 至表 9-9。

表 9-3　等值谷薯类食物交换表

每份谷类供给蛋白质 2 g，糖类 20 g，能量 377 kJ（90 kcal）

食物	重量（g）	食物	重量（g）
大米、小米、糯米	25	干粉条、干莲子	25
高粱米、玉米糁	25	烧饼、烙饼、馒头	35
面粉、米粉、玉米粉	25	咸面包、窝窝头	35
混合面、燕麦片	25	生面条、魔芋生面条	35
莜麦面、荞麦面、苦荞麦	25	马铃薯	100
各种挂面、通心粉	25	湿粉皮、凉粉	150
油条、油饼	25	鲜玉米棒（中等大，含棒芯）	200
苏打饼干	25	食用糖、淀粉	22
绿豆、红豆、芸豆、干豌豆	25		

表 9-4 等值蔬菜类食物交换表

每份蔬菜类供给蛋白质 5 g，糖类 17 g，能量 377 kJ（90 kcal）

食物（含糖类 1% ～ 3%）	重量（g）	食物（含糖类 4% 以上）	重量（g）
大白菜、圆白菜、菠菜、油菜薹	500	白萝卜、青椒、茭白、冬笋	400
韭菜、茴香、芹菜、莴笋	500	南瓜、花菜	400
西葫芦、西红柿、茄子、苤蓝	500	鲜豇豆、四季豆、扁豆、洋葱、蒜苗	350
冬瓜、苦瓜、丝瓜、黄瓜	500	胡萝卜	200
芥蓝菜、瓢儿白、空心菜、苋菜	500	山药、荸荠、藕	150
绿豆芽、龙须菜、鲜蘑菇	500	芋头、慈菇	100
水浸海带	500	百合、毛豆、鲜豌豆	70

表 9-5 等值肉蛋类食物交换表

每份肉蛋类供给蛋白质 9 g，脂肪 6 g，能量 377 kJ（90 kcal）

食物	重量（g）	食物	重量（g）
熟火腿、香肠	20	鸡蛋粉	15
肥瘦猪肉	25	鸡蛋（大、带壳）	60
熟叉烧肉（无糖）、午餐肉	35	鸭蛋	60
熟酱牛肉、熟酱鸭、肉肠	35	松花蛋（大、带壳）	60
鸭、鹅	35	鹌鹑蛋（6 个、带壳）	60
猪舌	45	鸡蛋清	150
瘦猪肉、牛肉、羊肉	50	带鱼、比目鱼、草鱼	80
带骨排骨	50	鲤鱼、甲鱼	80
鸡	55	大黄鱼、鳝鱼、黑鲢、鲫鱼	100
猪腰、猪肝	70	虾、青虾、鲜贝	100
猪肚	80	蟹肉、水浸鱿鱼	100
兔肉	100	水浸海参	350

表 9-6 等值奶类食物交换表

每份奶类供给蛋白质 5 g，脂肪 5 g，糖类 6 g，能量 377 kJ（90 kcal）

食物	重量（g）	食物	重量（g）
牛奶粉（全脂）	20	无糖酸奶	130
脱脂奶	25	脱脂酸奶	160
奶酪	25	牛奶	160
炼奶（罐头，甜）	25	羊奶	160

表 9-7　等值大豆类食物交换表

每份大豆类供给蛋白质 9 g，糖类 4 g，能量 377 kJ（90 kcal）

食物	重量（g）	食物	重量（g）
腐竹	20	北豆腐	100
大豆（干）、大豆粉	25	南豆腐（嫩豆腐）	150
油豆腐	30	内酯豆腐	180
豆腐丝、豆腐干	50	豆浆（黄豆：水 =1：8）	400

表 9-8　等值水果类食物交换表

每份水果类供给蛋白质 1 g，糖类 21 g，能量 377 kJ（90 kcal）

食物	重量（g）	食物	重量（g）
枣（鲜）	75	菠萝、柚子、枇杷	220
香蕉	100	李子、杏	250
柿子、鲜荔枝、桂圆、石榴	130	梨子、芒果	280
苹果、柑、猕猴桃	160	草莓	300
桃子、樱桃、橙子、葡萄	200	西瓜	360

表 9-9　等值油脂类食物交换表

每份油脂类供给脂肪 10 g，能量 377 kJ（90 kcal）

食物	重量（g）	食物	重量（g）
花生油、芝麻油、玉米油	10	核桃、杏仁、花生米、葵花籽（带壳）	25
菜籽油、大豆油、红花油	10	西瓜籽（带壳）	40
猪油、牛油、羊油、黄油	10		

（三）其他食谱设计方法

除上述食谱设计方法外，在实际应用中还常使用以下方法。

1．对日常膳食调整的方法　以被设计对象的日常膳食为基础，参照 DRIs 的推荐值，对其进行评价，进行适当的调整，使其达到平衡膳食的要求。该方法不改变被设计对象原有的饮食习惯，易被接受，操作也比较简单。

2．核心食物法　应用该方法设计膳食时，首先确定每日不可缺少的核心食物的种类和数量，如每日必吃的食物大米 100 g，鸡蛋 1 个，鲜奶 250 ml，苹果 200 g。在此基础上添加适当品种和数量的其他食物，使之达到平衡膳食的要求即可。

3．计算机软件法　随着计算机技术的广泛应用，已出现了专门用于制订食谱的专用软件。应用软件编制食谱可提高效率、简化步骤，是一种有发展前途的方法。许多软件采取开放的计算机管理方式，可随时扩充食物品种及营养成分。有的软件还可对个体和群体的膳食营养状况做出综合评价。膳食营养管理系统软件有很多种，一般膳食营养管理系统软件都具有以下功能。

（1）提供自动挑选食物种类界面，和挑选出的食物自动编制出代量食谱，计算出各类食物的用量并自动将其合理地分配到一日三餐或三餐一点中。

（2）进行食谱营养成分的分析计算，并根据计算结果进行调整。

（3）分析膳食的食物结构和计算分析各种营养素的摄入量、能量和蛋白质的食物来源等。

所有的设计方法都不是孤立的，在实际应用中可相互借鉴和参考，设计者可根据个人的实践经验灵活运用。

四、煤矿食堂改善工人营养状况的注意要点

矿工因作业时间较长且能量消耗较大，需要及时补充营养。煤矿工人营养摄入不足会严重影响工人的身体健康，也影响工作效率。煤矿食堂作为工人营养主要来源，要特别加强工人在用餐时的各类食物摄入量[11]。

（一）制订科学合理的营养标准

在供应、储存、采购过程中要尽量避免员工随意性，防止蔬菜品种的过于单一，减少蔬菜供应环节所受到的季节性影响，确保煤矿工人各类营养素的足量摄入。

（二）加强炊管人员对于人体内营养科学的教育培训

为提高煤矿工人整体身体素质，在为工人制订相应科学合理营养膳食的同时，还需不断加强炊管人员对于人体内营养科学的教育培训，着实提高相应炊管人员素质，以便炊管人员合理地调配工人饮食，对掌握烹调加工技术，最有效保存食物里的营养并最大程度发挥食物中营养的作用，从而确保饮食科学化。

（三）构建班中餐体制

为改善工人身体状况，煤矿食堂要构建班中餐体制。针对工人工作特点配制，确保各种营养餐中含有足够能量和各类营养成分。同时，注意经常改变口味和品种，使工人获得满意效果并乐意接受。煤矿食堂抓好服务各个环节，保证班中餐及时送到工人手中。班中餐要适度提高维生素 D、B_2 及维生素 A 的摄入[16]。供应新鲜水果与蔬菜，完善烹饪方法；要先洗再切，炒前不用热水烫菜，避免水溶性的维生素丢失。此外，还需添加动物内脏和豆制品的摄入来补充维生素 A、B_2、D 及优质蛋白质。

（四）加强营养相关知识宣传力度

为确保煤矿工人身体的健康，在做好以上相关措施后，还需加强营养相关知识宣传力度，用知识指导矿工科学合理用膳。

五、煤矿食堂减少职业病发生的饮食要点

煤矿食堂改善工人营养状况首先要将减少职业病发生作为核心目标来采取相应措施[20]。

1．矿井下工作常伴有矿尘，当长时间吸入矿尘后会引发肺组织的纤维化，进而导致以肺部为中心发生病变，逐步发展成全身性疾病即矽肺。维生素 C 作为可以抑制矽肺发展的关键元素，在矽肺的早期就会出现体内维生素 C 代谢发生紊乱，机体对维生素 C 需求量增加；在对人体补充维生素 C 后可预防血液中蛋白质的代谢出现紊乱，与此同时肾上腺、肝、肺等处的维生素 C 含量也会增加，从而减轻肺纤维化。另外，在工人膳食中相应补充维生素 B_1、B_6 也有防治矽肺作用；烟酸不仅能治疗矽肺，能够改善肺部血液的循环，还可对中枢神经系统功能起到恢复作用。

2．矿工也因受到工作环境的限制，特别是夜班员工对阳光的吸收量较少，所以应该给其补充维

生素 D 来预防骨质疏松症的发生。维生素 A 则可提高眼睛暗适应的能力，对于长期在夜班工作的工人应及时给予补充胡萝卜素和维生素 A，以便让工人在较黑暗环境下大量消耗的维生素 A 可在最短时间内得到及时的补充与供应。因此，煤矿食堂应注意让工人在饮食中多食用豆制品、蛋、动物肝、胡萝卜、绿叶蔬菜，提高对不良环境抵制能力。

3．对于清肺食物，煤矿食堂最好根据中医学的要求，讲究食药同源，即重视采用饮食的调节来提高人体抗病的能力，所以采取养肺气的食饮方法来提高人体免疫功能。煤矿食堂在制作相应食物时，还需掌握食物药效，比如食用白萝卜大多适宜咳嗽和痰多的人；食用百合要想获得良好效果，则煮水或熬粥饮用最好；食用绿豆大多适合内火旺盛的人；荸荠可清热生津，其适合煮水或生吃。

4．因为不同工人其身体素质存在着不同差异，因此在饮食上要根据煤矿工人实际身体素质和所从事工作性质来有针对性地选取食材，在饮食时要特别注意不可过多食用太腻、太辣和太咸的食物。

第四节　矿工食品的合理加工烹调

矿工（包括凿岩工、爆破工、搬运工、支柱工等）长期从事井下作业。由于矿井内阴暗、温差大，工作时间长，劳动强度大，作业环境高温潮湿，又时常受到振动、噪声、粉尘及有害气体等不利因素的影响，可使工人的基础代谢率增高，能量消耗增多，还容易引起感冒、关节炎、支气管炎、腰腿痛、矽肺等疾病。因此，为了保障矿工的身体健康，必须及时补给足够的营养与膳食，而营养调理和合理的膳食加工烹调尤为重要。

一、矿工食品加工的营养搭配

传统意义的营养物质包括碳水化合物、脂类、蛋白质、维生素及某些元素和水。碳水化合物、脂类、蛋白质可在体内可产生能量。按照《中国居民膳食营养素参考摄入量》（2013 版），体内能量的 50% ～ 65% 来自糖水化合物，20% ～ 30% 来自脂肪，其余来自蛋白质。按照这个比例和每日消耗的能量，配好一日三餐。蔬菜和水果中富含的有机酸、芳香物质、酶、色素和植物化学物，具有良好的感官性状，增进食欲、促进消化和提高体内抗氧化和免疫、特殊生理活性等作用。

作业工人的能量供应一般容易达到参考摄入量，能量不足的原因往往是食欲缺乏所致，因此改善伙食、增进食欲是使高温作业工人摄入适宜能量的重要手段；适当增加些薯类和粗杂粮的摄入，可提高食欲、促进胃肠蠕动，也是 B 族维生素的较好来源。营养学家认为[22]，煤矿、铁矿工人每日膳食能量供给量，是一般工作人员所需要能量的 2 倍，即 4000 ～ 5000 kcal，分为三餐，早餐占 30% ～ 35% 即 1500 ～ 1750 kcal；中餐占 40% 即 2000 kcal；晚餐占 25% ～ 30% 即 1250 ～ 1500 kcal。将上述能量折算为食物，即早餐馒头或面包、米粥在 800 g 以上，猪肉 100 g，植物油 10 g，少量咸菜及蔬菜。中午一般是工间餐，可吃面包、肉包子 300 g 以上，牛奶 500 ml（加白糖），适量的肉或香肠，苹果 1 ～ 2 个。晚餐为馒头或米饭 200 g 以上，大米、绿豆粥 50 g，鸡蛋 2 个，猪肉 100 g，植物油 5 g，蔬菜 250 g。

夜班矿工的膳食尤其需重视。经常上夜班，打破了正常生活规律，食欲也往往不佳。夜班一餐实际上成为矿工三餐中的最重要的正餐。因此，更应注意合理的原料配制和主副食烹调，饭菜做到香甜可口，尽量能调动胃口，增进食欲，确保夜班工人摄取足够的能量和全面的营养。

二、矿工营养配餐的加工烹调

1．严格把关加工环节，尤其是粗加工 在保证煤矿工人食品安全前提下，对于洗、择、切等环节上还需以“物尽其用”为原则，避免不必要浪费，真正做到粗菜细做，比如肉块无须太大，否则不仅难熟，还会因块大、油腻而造成浪费。对于材料购进和炒菜分量，应需根据每天销售情况对第二天菜品制订计划，做到勤炒少炒，防止剩菜过多导致浪费。

2．优化膳食结构和搭配，营养配膳 要根据气候特点调整膳食结构，处在炎热夏季时，要制定荤素搭配、结构合理科学的膳食食谱。以少油脂和能促进食欲的饭菜为主，选用能促进消化液分泌和促进食欲的调味品；合理编制菜谱，烹调时注意色香味，经常变换花色品种，适当用凉拌菜，以保证营养素充分摄入。如增加工人喜爱的大锅菜、黄瓜拌粉丝及海带丝和芹菜腐竹等凉拌菜。此外，还可加以调配面条卤，如西红柿鸡蛋、炸酱蒜薹和芝麻酱黄瓜丝等。每天要对主菜和副菜品种调整一次，保证色香味俱全，并可在确保工人获得营养用餐前提下，控制伙食成本，做到实惠、经济且合理的膳食构成。

3．创建特色服务，营造和谐就餐环境 煤矿工人从事重体力又有较大风险的工作，食堂工作人员在确保用餐质量前提下，为矿工营造温馨就餐环境，吃出健康、吃出营养，利于消化吸收，以充足体力进行工作。煤矿工人吃得放心、安全，可减少浪费和原材料重复的投入，进而降低成本[23]。

第五节 矿工合理膳食制度

一、合理膳食制度

膳食制度是指把全天的食物定时、定质、定量地分配给食用者的一种制度。在人的生活中，工作、学习、劳动和休息的安排是不一致的，而不同的时间人体所需的能量和各种营养素也不完全相同。所以，针对矿工的生活、工作情况，制订适合矿工生理需要的膳食制度是非常重要的。

膳食制度确定之后，即成为一个条件刺激因素，只要到了进餐时间，机体会表现出主观食欲，就会预先分泌消化液，这对保证食物被充分的消化、吸收、利用和维持人体健康极为有益。膳食制度对食物的消化、吸收与利用程度及提高劳动效率有很大影响。建立合理的膳食制度，能充分发挥食物对人体的有益作用，促进工作劳动能力，有益人体健康。如果膳食制度不合理，一日餐次过多或过少，都会造成消化功能紊乱，直接影响劳动效率和工人健康。例如，有的煤矿井下工人一日两餐制，由于两餐间隔时间过长，在 8 h 劳动中间不能得到营养素与能量的及时补充，往往在劳动时间的后一段，矿工们常有饥饿感，影响劳动效率，并因矿工吃饭前过饥，吃饭后过饱，容易导致消化道疾病。

合理膳食制度主要包括餐次和食物的分配，每日餐次不能太少也不宜太多。一日进餐几次，各餐的质与量应该如何分配等，可根据几项原则进行确定：①使食用者在吃饭前不发生剧烈的饥饿感，而在吃饭时又有正常的食欲；②使所摄取的营养素能被身体充分吸收和利用；③满足食用者生理和劳动的需要，保证健康的生活和工作；④尽量适应食用者的工作制度，以利于生产和工作。同时，两餐间隔的时间不能太长也不能太短。间隔时间过长会引起明显的饥饿感，血糖也会降低，工作能力下降；间隔时间太短则无良好的食欲，进食后影响食物的消化与吸收。一般两餐间隔以 4 ～ 5 h 为宜，即一日进食四餐比三餐好。但根据我国通常的工作、学习制度和习惯，一日进食三餐，两餐间隔 5 ～ 6 h 也是比较合理的。

一日食物的分配应该与工作、休息时间相适应，高蛋白食物应在工作前摄取，不应睡眠前摄取。因为蛋白质能够提高代谢和较难消化，会影响睡眠。三餐的能量可合理分配为班前餐占 25% ～ 30%，蛋白质、脂肪食物应多一些，以便满足前半段工作的需要。我国有些地区矿工的早餐能量分配偏低，有的仅占全日总能量的 10% ～ 15%，这与上午工作能量消耗是很不适应的。班中餐占全天能量的 40%，糖类、蛋白质和脂肪的供给均应增加，既补偿饭前的能量消耗，又贮备饭后工作之需要，所以在全天各餐中应占能量最多。班后餐能量占 30% ～ 35%，应供给含碳水化合物多的食物；可多吃些谷类、蔬菜和易于消化的食物，少吃富有蛋白质、脂肪和较难消化的食物。

井下作业的高温会使交感肾上腺系统广泛兴奋，消化系统功能呈现明显抑制反应；皮肤血管扩张而内脏血流量减少，从而引起消化功能和食欲明显减弱；饮水中枢的兴奋使食物中枢抑制；所以矿工特别在炎热夏季食欲普遍下降，饭量减少；宁鸿珍等[11]2002 年报道了井下矿工班中餐进食量平均为 75 g，上井后多数人愿喝稀吃咸。所以，制订矿工合理的膳食制度，可以保证食物充分消化吸收和工人正常食欲。班中餐要保障能量需要，不低于总能量的 30%，尽可能安排在非高温环境中就餐；最好餐前稍作休息，以解除高温刺激；餐前适当饮用凉汤或饮料，以解除因渴觉中枢兴奋引起的摄食中枢抑制；班中餐后应有一定的休息时间，避免饱餐后进行作业；如果饭后立即开始作业，不能保证胃肠道血液充分供给，不利于消化和吸收。同时由于出汗多，氯离子损失多，加之大量饮水冲淡胃液，降低了消化功能，易引起胃肠道疾病。

二、合理成本控制

伙食成本作为食堂经营水平及加工水平的重要反映指标[23]，其贯穿在食堂活动各个环节中。为应对当前物价大幅度上涨现状，在确保煤矿工人得到充分营养的前提下，煤矿食堂还需加强成本控制，以最实惠价格为工人创造最丰富营养餐，从而既保证食堂成本的稳定，又增强工人的工作积极性。成本控制不仅是食堂管理的核心工作，同样也是保证质量、降低成本及标志食堂成功与否的有效途径。成本控制应贯穿在各工作细节中，有效结合主副食技术、价格、质量和品种样式。

食堂进货分配的合理性直接决定着浪费程度和成本高低。如菜、肉进货多，既会导致其变质，也会增加存储成本。为保证既满足员工需求，又不浪费，煤矿企业食堂要对上年度就餐规律认真分析统计，根据一年中工人出勤人数及上一日就餐数量，在每天下午上班时和仓库人员共同探究较为合理进货结构，并由公司负责配送，对于菜、肉要基本满足零库存，从而确保进货质量和数量及降低自然的损耗，将产、存、供成本控制均有效结合，真正实现系统化成本控制体系。为做好成本控制工作，应制订科学合理的财务制度；针对煤矿企业工人用餐特点，做到全方位、全过程的动态管理，分析出食品结构变化情况和盈亏变化原因，对成本比例相对较高的食物要进一步分析，降低不必要浪费，构建成本控制长效机制，保证矿工合理膳食构成的可持续发展。

（朱骄锋）

参考文献

[1] 顾景范，郭长江．特殊营养学．北京：科学出版社，2009：437.

[2] 乔楠．同煤职工高血压患病现状及其影响因素分析．山西：山西医科大学公共卫生学院，2014：8-14.
[3] 何丽．膳食调查方法的特点与应用．国外医学（卫生学分册），2003，30（6）：368-371.
[4] 周瑞华，张新庆，韩光亮．煤矿工人营养状况调查及膳食改进建议．食品科学，1995，16（7）：56-59.
[5] 叶奎，陈香郡．合川区煤矿作业人群健康状况调查与行为干预．中外医学研究，2014，12（11）：69-70.
[6] 张方平．白涛煤矿井下作业工人膳食营养调查报告．预防医学情报杂志，2003，19（2）：161-162.
[7] 吴铭权．室内噪音对生活与健康的影响及其控制．中国应用生理学杂志，2005，21（3）：25-26.
[8] 夏来顺．手臂振动综合征的防治．化工劳动保护（工业卫生与职业病分册），1996，17（3）：141-142.
[9] 何子安，程素琦，吴孟平，等．热环境下复合电解质饮料的生理生化效应．中国应用生理学杂志，1989，1（5）：44.
[10] 高兰兴，刘继鹏．实用营养保健手册．北京：人民军医出版社，1997，136-140.
[11] 宁鸿珍，关维俊，任磊，等．煤矿井下工人营养与水盐代谢的调查．中国工业医学杂志，2002，15（5）：280-281.
[12] 葛可佑．中国营养师培训教材．北京：人民卫生出版社，2005：302-368.
[13] 王美玲，韩娜，王芸．矿工保健面包的研究．食品科学，1989，10（11）：15-21.
[14] 高应，裴彤，张喜忠．煤矿工人营养方便食品的研究．山西医药杂志，1987，16（3）：129.
[15] 姜炜，李德远．军用食品自加热技术的民用前景．食品工业科技，2006，27（2）：196.
[16] 刘嘉喜，郑志强．军用食品在矿难救援中的应用．第五届国际矿山救援大会暨第三届中国国际安全生产应急管理论坛论文集，2011：1-6.
[17] 季皓，王若永，徐敏．军事作业抗疲劳营养补充剂研究进展．西南国防医药，2014，24（3）：333-335.
[18] 孙良义．营养配餐与健康．养生论坛，2013（8）：54-55.
[19] 葛可佑．中国营养科学全书．北京：人民卫生出版社，2004：27.
[20] 广知．哪些食物适宜粉尘工作者．食品与健康，2003（1）：36.
[21] 聂宏远．粉尘作业者的保护性膳食．工业安全与防尘，1995，4（4）：36.
[22] 陈雪寒．合理安排矿工饮食．东方食疗与保健，2008（12）：13.
[23] 杨翠萍．关于煤矿食堂加强工人营养状况及营养餐成本控制的探讨．经济生活文摘，2012（5）：262-263.
[24] 许永杰．不同职业者的饮食保健．饮食科学，1996，17（3）：141-142.

第十章

矿工食品安全危害及其预防

食品是人类赖以生存和维持健康的必要条件。广义上的食品，除了加工食品（processed foods）外，还包括用于生产加工食品的原料，以及经过简单处理即能满足人类生命健康需要和人们生活习惯嗜好的植物、动物及微生物制品，即食用农产品（edible agricultural products）。人类每天都要摄取食品，从中获取各种营养物质。但同时在食品的生产、加工、包装、销售、储存、运输等环节中，自然界中的某些有害物质也会进入食品中，从而降低食品的安全性，对人类的健康产生影响。食品安全危害是指潜在损坏或危及食品安全和质量的因子或因素，包括生物、化学及物理性的危害，对人体健康和生命安全造成的危险。一旦食品含有这些危害因素或者受到这些因素的污染，就会成为具有潜在危害的食品，尤其是可能发生微生物危害的食品。

矿工作为一类在特殊环境下作业的人群，一方面，在日常工作期间的饮食会接触到环境中很多职业危害因素，如粉尘、有害气体或一些放射辐射物质等。另一方面，矿工居住环境分散，工间餐以外的餐饮情况也比较复杂，如多数工人在家食宿或部分餐饭在职工食堂用餐，另一部分工人则主要在集体食堂用餐，这些情况使得工间餐饮食物的制作、携带、储存及运送多样化。一般矿井多为井下作业，矿难发生所需的应急食品的生产、储备和运送也涉及食品安全问题。因此，矿工食品安全问题及其预防措施更应引起重视。矿工食品安全危害可分为一般食品安全问题和应急矿工食品安全问题两个方面。

第一节　矿工食品安全危害的概述

美国的食品微生物标准国家顾问委员会将食品安全危害定义为任何能导致消费者健康问题的生物、化学或物理因素。修订后的《中华人民共和国食品安全法》于 2015 年 10 月 1 日起施行，其中第二十四条规定：“制定食品安全标准，应当以保障公众身体健康为宗旨，做到科学合理、安全可靠[1]。”食品应当无毒、无害，符合应有的营养要求，具有相应的色、香、味等感观性状。无毒无害一般是指不造成人的急慢性疾病，不构成危害（致癌等），或者是某些食物虽然含有有毒有害物质，但是在正常情况下，其含量极低而不致危害人体的健康。食品安全标准中的卫生指标一般分为 3 类：一是感官指标，如食品的色泽、气味等；二是理化指标，如重金属、农药、真菌毒素等；三是细菌指标，如细菌总数、大肠菌群等。这些也适用于矿工在平时及应急状态下的食品卫生管理与卫生监督。

食品安全危害可以发生在食物链的各个环节，其差异较大，按照 HACCP（危险分析和关键控制点）危害分析的通常分类，有生物性危害、化学性危害、物理性危害 3 种类型。

一、生物性危害

常见生物性危害包括细菌、病毒、寄生虫及真菌。

（一）细菌

按形态，细菌分为球菌、杆菌和螺形菌；按致病性，细菌又可以分为致病菌、条件致病菌和非致病菌。食品中细菌对食品安全和质量的危害表现在两个方面：一是引起食品腐败变质；二是引起食源性疾病。若食品被致病菌污染，将会造成严重的食品安全问题。

（二）病毒

病毒非常微小，不仅肉眼看不见，而且在光学显微镜下也看不见，需用电子显微镜才能观察到。病毒对食品的污染不像细菌那么普遍，但是一旦发生污染，产生的后果将非常严重。

（三）寄生虫

在寄生关系中，寄生虫的中间宿主具有重大食品安全意义。畜禽、水产是许多寄生虫的中间宿主，消费者食用了含寄生虫的畜禽和水产品后，就可能感染寄生虫。如吸虫的中间宿主是淡水鱼、龙虾等节肢动物，生吃或者烹调不适，就会使人感染吸虫。

（四）真菌

真菌可以破坏食品品质，有的真菌会产生毒素，造成严重的食品安全问题。如黄曲霉毒素、杂色曲霉毒素可以导致肝损伤，并且具有很强的致癌作用。

二、化学性危害

常见的化学性危害有重金属、自然毒素、洗消剂、农用化学药物及其他化学性危害。

（一）重金属

重金属，如汞、镉、铅等，均为对食品安全有危害的金属元素。食品中的重金属主要来源于 3 个途径：①农用化学物的使用、工业三废的污染；②食品加工过程中所使用不符合卫生要求的机械、管道、容器及食品添加剂等含有毒金属；③作为食品的植物在生长过程中从含高金属的地质中吸取有毒重金属。

（二）自然毒素

许多食品中都含有自然毒素，如发芽的马铃薯（土豆）含有大量龙葵毒素，可引起中毒或致人死亡；鱼胆中含有 5α- 鲤醇，能损害人的肝、肾、心、脑，造成中毒和死亡；霉变甘蔗中含有 3- 硝基丙醇，可致人死亡。自然毒素有的是食物本身就带有的，有的则是细菌或真菌在食品中繁殖过程中所产生的。

（三）洗消剂

洗消剂是一个常被忽视的食品安全危害。问题产生的原因有：①使用非食品用的洗消剂，造成对食品及食品用具的污染；②不按科学方法使用洗消剂，造成洗消剂在食品及用具中的残留。例如，有些餐馆使用洗衣粉清洗餐具、蔬菜或水果，造成洗衣粉中的有毒有害物毒，如增白剂等，对食品及餐具的污染。

（四）农用化学药物

植物在种植生长过程中，使用了农药杀虫剂、抗氧化剂、抗生素、除草剂、促生长素、抗霉剂以及消毒剂等，或畜禽鱼等动物在养殖过程中使用的抗生素、合成抗菌药物等，这些化学药物都可能给食物带来危害。世界各国对农用化学药物的品种、使用范围以及残留量都做出了严格限制。例如欧盟规定、中国出口到欧洲的蜂蜜中氯霉素的残留不得超过 0.1 ng/ml。

（五）其他化学危害

化学性危害情况比较复杂，污染途径较多，除了一些常见的、主要化学性危害，还有滥用机械润滑油等其他化学性危害。

三、物理性危害

物理性危害与化学性危害及生物性危害相比，有其特点，往往消费者看得见。因而，也是消费者经常表示不满和投诉的方面。物理性危害包括碎骨头、碎石头、木屑、头发、昆虫的残体、碎玻璃及其他可见的异物。物理性危害不仅污染食品，而且时常也损害消费者的健康。

第二节　矿工食品的主要污染及其预防

食品污染（food contamination）是指在各种条件下，导致有毒有害物质进入到食物中，造成食品安全性、营养性和（或）感官性状发生改变的过程。食物本身一般不含有毒有害物质，或含量极微，不会对人体健康产生危害，即没有实际的食品卫生学意义。但是，从食品的生产、加工、储存、运输、销售、烹调到食用前的整个食品供应链的各个环节，由于各种条件和因素的作用，外界环境中的有毒有害物质都有可能通过其中某一个或某几个环节进入食品，不仅使食品的卫生质量与营养价值降低，而且如果食用了被污染的食品，还会对人体健康产生不良影响。

食品中混入了对人体健康有害或有毒的物质，称为食品污染。食品污染造成的危害可归结为：影响食品的感官性状；造成急性食物中毒；引起机体慢性危害；对人体致畸、致突变和致癌作用[2]。污染食品的物质称为食品污染物。根据食品污染的有害因素的性质可将食品污染分为生物性、化学性及物理性 3 类。

一、生物性危害及其预防

（一）常见的生物性危害

包括细菌危害、病毒危害和寄生虫危害。

1．细菌危害　细菌危害能导致食品感染或食物中毒。食品感染通常指消费者因为摄取了一定数量的致病性微生物，它们在机体中增殖或产生的毒素进一步发展而导致疾病。食物中毒是消费者因摄取了某种细菌在食品中增殖时所产生及分泌的毒素而导致疾病。食品中常见的致病菌有金黄色葡萄球菌、沙门菌、变形杆菌、副溶血性弧菌、致病性大肠埃希菌、蜡样芽孢杆菌、肉毒梭状芽孢杆菌等。

2．病毒危害　目前，已经发现 150 多种病毒，这种呈非生命体的致病因子可以说是无处不在。

病毒自身不能繁殖，个体微小，用光学显微镜也看不见。病毒外膜为蛋白质，内部为核酸。病毒感染剂量低，在环境中易存活，与表征性细菌的相关性不明显。虽然多数病毒不耐热，但存在一些非常耐热、不易被破坏的病毒。病毒只是对特定动物的特定细胞产生感染作用，因此，食品安全控制过程中只需考虑对人类有致病作用的病毒，主要有甲型肝炎病毒、诺沃克病毒、疯牛病病毒。

3．寄生虫危害 寄生虫需要有寄主才能存活，生活在寄主体表或体内。世界上存在几千种的寄生虫，只有20%的寄生虫能在食物或水中生存，目前所知的通过食品感染人类的寄生虫不及100种。畜肉中常见的寄生虫包括囊尾蚴、旋毛虫、寄生于肝与胆管内的寄生虫和弓形虫；鱼贝类中常见的寄生虫包括华支睾吸虫、阔节裂头绦虫和猫后睾吸虫；其他食品的寄生虫污染如蔬菜瓜果导致的蛔虫病和水生植物（菱角、茭白、荸荠）表面的布氏姜片吸虫。

（二）预防措施

1．购买新鲜的食品 新鲜食品虽然不能与无细菌污染划等号，但是由于食品存放时间越长，细菌繁殖越多，因此，新鲜的食品细菌相对较少。预防食品污染主要是不购买疫区的食品，非疫区的肉类也应该购买由兽医检疫的，一定不要购买来源不明、流动商贩的肉类食品。新鲜蔬菜外形饱满鲜嫩，表面润泽光亮，无黄叶，无伤痕，无病虫害，无烂斑；新鲜水果表皮色泽光亮，肉质鲜嫩、清脆，有固有的清香味，无机械外伤和病虫害。肉类食品要新鲜，新鲜肉的肌肉色泽鲜红或者深红，有光泽，脂肪呈乳白色或粉红色，外表微干或微湿润，不粘手，指压后凹陷立即恢复。冷冻肉在解冻后应表现为肌肉有光泽，色鲜红，脂肪呈乳白，无霉点，外表及切面湿润，不粘手，肉质紧密，有坚实感。而用手触摸注水肉，则缺乏弹性，有坚硬感和湿润感，手指压下去的凹陷不能完全恢复，按压时常有多余的水分流出，如果是注水冻肉还有滑溜感。此外，近年来流行吃散养畜禽，认为散养畜禽更安全，这主要是指散养动物药物残留低，但是从细菌、病毒、寄生虫方面来看，集中饲养畜禽的安全性更高。

2．注意餐饮卫生 认真清洗蔬菜、水果等生食的食品，除掉表面的大部分细菌后才可食用。蔬菜的根部往往附着大量细菌，应仔细清洗，蔬菜中细菌多来源于土壤，因此长在地下的根类蔬菜附着的细菌最多，其次是靠近地面收割的叶菜。从离地面一定高度收取的黄瓜、茄子等受土壤细菌的污染较轻。

3．食用前彻底加热灭菌 理论上说，加热能杀灭所有微生物。尽管不同微生物结构及组成不同，对热的敏感性也不同，热处理对不同微生物的杀死效果也不同，但加热到100℃还是能杀灭绝大多数的致病菌，只是食品的大小、形状等不同，内部达到杀菌温度的时间也不同，应根据不同食品选择不同的加热时间。最容易出现加热杀菌不彻底的是虾蟹类食品及蛋类食品，若为追求鲜嫩而加热时间短，中心温度可能达不到灭菌要求。广州管圆线虫就曾在北京引起过严重的食源性寄生虫感染，这种寄生虫一般生存于淡水中，以福寿螺最为常见，食入未经加热或加热不彻底的污染有虫卵的福寿螺是本病的主要传染途径。人感染广州管圆线虫后，可引起脑膜炎，严重的有生命危险。预防该病主要是食用福寿螺要彻底加热。

4．注意食品储存的卫生 食品制作完成后不能一次吃完时，需要储藏，如果储藏不当，会造成细菌大量繁殖。首先，食品应储藏在适宜的条件下，一般生鲜肉类冷冻保存，熟食冷藏保存，水果蔬菜的保存最好符合其生长条件，如香蕉不能冷藏否则容易出现冷害；其次，储存食品或半成品的容器要及时清洗消毒，储存场所要保持清洁，定期消毒，维持低温、通风干燥的环境条件；同时要注意荤、素、生、熟、成品与半成品分开存放，防止食品交叉污染。粮食储存不当往往容易发生霉变，越是不完整、有外伤的粮食越容易霉变，因此，应选择粮粒完整的进行储藏；真菌生长也需要一定的湿度，因此，应当将粮食储存在通风干燥处；粮食的储存时间越长，发生霉变的概率越大，因此，要避免一次购买过多。水果也是容易霉变的食品，为防止水果霉变，应尽量购买新鲜水果，同时尽可能保护水果外的蜡层，一旦发现霉变水果，应尽快挑出，防止传染其他水果。

二、化学性危害及其预防

目前，已经知道1000多万种化学物质，在全世界广泛使用的约有几十万种，其中绝大多数化学物质对人体有潜在毒性，尤其是对人体的长期毒性作用并没有完全了解。化学污染可能发生在食物链的任何一个阶段。根据食品中化学危害的来源，可将其分为：天然存在的化学危害、环境污染导致的化学危害、食品加工中产生的化学危害、有意加入的化学品、无意或偶然加入的化学品[3]。

（一）天然存在的化学危害及其预防

食品中天然存在的化学危害主要指食品中自然存在的毒素，根据其来源可将其分为5类：真菌毒素、细菌毒素、藻类毒素、植物毒素和动物毒素。在日常生活中，应增强辨别意识，减少误食。

（二）环境污染导致的化学危害及其预防

环境污染导致的化学危害主要包括铅、砷、铬、硒、汞、镉、铜、锌等金属污染，以及多环芳香烃、石油和其他烃污染物、多聚联苯、酚类化合物等有机物污染。环境控制的主要措施主要是减少不合格污染物排放；不用不合格污水灌溉农作物；做好综合利用，减少工业污染等；采用合格的材料制造生产食品的设备、工器具，保证食品包装材料的安全性。

（三）有意加入的化学品及其预防措施

在现代食品工业中，为了某些需要而加入食品中的各种添加剂越来越多。例如，为了延长食品的保质期、防止腐败变质；为了改善食品的感官性质，提高风味，赋予食品颜色；为了有利于食品加工操作；为了保持及提高食品的营养价值以及其他特殊。

食品有意加入的化学品主要指各类食品添加剂。食品添加剂的种类很多，如防腐剂、营养素添加剂、抗氧化剂、抗结剂、消泡剂、漂白剂、着色剂、护色剂、膨松剂、乳化剂、保水剂、稳定剂、甜味剂、增稠剂、面粉处理剂、被膜剂、香精等。只要这些食品添加剂按有关法律或法规的要求使用，应该是没有危害的，但使用不当或超剂量使用，就有可能成为食品中的化学危害。食品添加剂可能导致的潜在危害主要有以下几方面。

1．急性和慢性中毒 食品中滥用有害化学物质，可引起机体急慢性中毒，这种案例在世界各国都有发生。如我国天津、江苏、新疆等地曾发生因使用含砷的盐酸、食碱而导致急性中毒；过量食用添加剂，如亚硝酸盐、漂白剂、色素，在短期内一般不容易看出其危害。

2．引起变态反应 近年来，食品添加剂引起变态反应的报道日益增多，例如，糖精可引起皮肤瘙痒症、日光性过敏变性皮炎（以脱屑性红斑及水肿性丘疹为主）；偶氮类染料可引起哮喘等过敏症状；香料中很多物质可引起呼吸道炎症、喉头水肿、咳嗽、支气管哮喘、皮肤瘙痒、麻疹、皮肤划痕症、血管性水肿、口腔炎、头痛、便秘、水肿及关节痛；柠檬黄等可引起支气管哮喘、血管性水肿、麻疹等。

3．体内蓄积问题 国外，儿童食品中加入维生素A作为强化剂，由于它具有脂溶性，在人体内有蓄积作用。例如，在蛋黄酱、乳粉、饮料中加入这些强化剂，摄入3～6个月后当总摄入量达到25万～28万单位时，消费者出现食欲缺乏、体重停止增加、便秘、兴奋、失眠、肝大、脂溢、脱毛、脱屑、口唇龟裂、痉挛甚至出现神经症状、复视、头痛、视盘水肿、步行障碍、四肢疼痛。动物实验证明，大量食用维生素A会发生畸形。维生素D过度摄入也可引起慢性中毒。

4．食品添加剂转化产物问题 食品制造过程中使用的添加剂产生的一些杂质，如糖精中的杂质邻甲苯磺酰胺，用氨法生产的焦糖色素中的4-甲基咪唑等；食品储藏过程中添加剂的转化，如赤藓红色素转为内荧光素等；同食品成分起反应的物质，例如焦碳酸二乙酯形成强烈的致癌物质氨基甲酸乙酯、亚硝酸盐形成亚硝基化合物等。以上物质所产生的危害，都是已知的和令人担心的。对某些添加剂共同使用时能产生的有害物质，目前还不清楚，有待进一步研究。

5．禁止使用的添加剂　目前禁止使用的有毒添加剂主要有以下几种：甲醛、硼酸、硼砂、β-萘酚、吊白块、水杨酸（柳酸）、黄樟素硫酸铜、香豆素。

所有食品添加剂的使用都必须经过安全性毒理学评价，要求对具有一定毒性的食品添加剂应尽可能不用或少用，使用时必须严格控制使用范围和使用量[4]。

（四）无意或偶然加入的化学品及其预防

无意或偶然加入的化学品主要有农用化学物（如杀虫剂、饲料添加剂）和工厂中使用的化学药品（如润滑剂、清洁剂、消毒剂和油漆等）。

1．农药　农药是人类用来与植物病虫害、杂草做斗争的武器，也是实现农业机械化，保证农业获得高产、稳产的主要措施，但农药具有各种毒性。据研究，进入人体的农药，通过大气和饮水占10%，有90%是通过食物进入人体的。农药污染食品的途径主要包括防治农作物病虫害中使用的农药、通过生物富集环境中的农药、植物根部吸收土壤中污染的农药和通过气流扩散大气层污染的农药[5]。

控制农药污染食物链的主要措施包括：加强农药管理和监督，规定施药与作物收获的安全间隔期，禁止和限制某些农药的使用范围，制定农药在食品中的残留量标准。食品加工过程中应尽量降低和消除食品中的农药残留，农药主要残留于粮食的糠麸、蔬菜的表面和水果的表皮，可用机械或热处理的方法去除或减少其含量。尤其是化学性质不稳定、易溶于水的农药，在食品的加工、洗涤、去壳、去皮、浸泡、加热、发酵和烹调等处理过程中可被破坏或部分去除。

2．饲料添加剂　饲料添加剂的使用问题主要有：饲料添加剂使用不科学、不规范；受经济利益驱动人为给予畜禽违禁药品；对临近出栏屠宰的动物残留监督管理不严；饲料添加剂残留的危害。对人的毒性作用主要是细菌耐药性增加和对临床用药的影响。

控制措施包括强化饲料添加剂监督管理；加大宣传力度，通过各种媒体向广大群众广泛宣传畜产品安全知识；食品企业需建立原料供货商制度，加强对动物原料的监控，保证所有动物性原料中饲料添加剂残留符合相关标准或法规的要求。选择合适的食品食用方式，可通过选择合适的加工、烹调、冷藏等方法减少食物中的兽药残留。WHO估计，经加热烹调后，肉制品中残留的四环素类可从5～10 mg/kg降至1 mg/kg；氯霉素经煮沸30 min后，至少有85%失去活性。

3．工厂中使用的化学药品　食品工厂中使用的化学药品是那些在食品生产和制备过程中使用的化合物，其中包括清洗剂、杀虫剂、消毒剂、灭鼠剂和空气清新剂。建立严格的卫生管理制度并在生产、清洗、消毒过程中监督执行，就能有效防止工厂中化学药品的污染。

（五）食品加工中产生的化学危害及其预防

食品在加工过程中也会产生一些化学危害，如氯丙醇、亚硝胺、3，4-苯并芘等。

1．氯丙醇　它产生于利用浓盐酸水解植物蛋白的加工过程中，盐酸与植物蛋白中的残留脂肪作用生成氯丙醇。在食品工业中利用这种富含氨基酸的酸水解植物蛋白液作为增鲜剂，添加到酱油、蚝油等调味汁及固体汤料等复合固体调味品中以增加其鲜度，从而造成对食品的污染。氯丙醇是一类公认的食品污染物，其中3-氯-1，2-丙二醇可引起实验动物肿瘤，造成肾和生殖系统损伤。

预防措施：改进生产工艺，蒸汽蒸馏法、酶解法、碱中和法及真空浓缩法等均可降低产品中氯丙醇的含量。蛋白质含量高、脂肪含量低的豆粕是生产酸水解植物蛋白调味液的理想原料。加强生产过程管理，原料辅料应符合相应标准的要求，严禁使用动物精氨酸、味精废液、胱氨酸废液、非食品原料生产的氨基酸液生产配制酱油；加强监测。

2．亚硝胺 亚硝胺化合物中有一些潜在的致癌物质，主要在加工及干燥过程中由硝酸盐和仲胺反应产生。

预防措施：改进食品加工方法，加工腊肉和腌制鱼类食品时，最好不用或少用硝酸盐和亚硝酸盐。防止食品霉变和被微生物污染，有些细菌和真菌可还原硝酸盐为亚硝酸盐，而且许多微生物还可分解蛋白质，生成胺类化合物，或有酶促亚硝化作用。增加维生素 C 等亚硝基阻断剂的摄入量，维生素 C 可阻断亚硝基化反应，从而抑制 N- 亚硝基化合物的合成。此外，大蒜和大蒜素可抑制胃内硝酸盐还原菌的活性，使胃内亚硝酸盐的含量明显降低。

3．3, 4- 苯并芘 烤制时，食品与燃烧产物直接接触，除烟尘中的 3,4- 苯并芘可使食品遭受污染外，由于烘烤时温度较高，有机物质受热分解，经环化、聚合而形成 3,4- 苯并芘，使食品中的 3,4- 苯并芘含量增加。油脂经多次反复加热，可促使脂肪氧化分解产生 3,4- 苯并芘，如炸油条的油，由于反复循环使用，经测定 3,4- 苯并芘含量比一般植物油高，油条中含量高达 11 μg/kg。

预防措施：改进烹调和加工方法，尽量避免食品成分热解和热聚，以减少 3,4- 苯并芘的形成。改进烟熏食品的熏制技术，不让油脂滴入炉内。烘烤食品应采用无烟焖炉、电炉或远红外线烤炉，避免食物直接接触炭火熏烟。加强环境治理，防止工业“三废”中的 3,4- 苯并芘对水域、土壤、空气的污染。改变生产方式，禁止在柏油路面晾晒收获的农作物。不用苯并芘含量高的材料生产或包装食品。改变饮食习惯，尽量少吃烧烤、熏烤的肉制品，不食烤焦、炭化的肉制品。

（六）来自容器、加工设备和包装材料的化学危害及预防

1．塑料制品及危害性 关于塑料制品的安全性应该注意：塑料本身的毒性、助剂的毒性、未聚合物及裂解产物的毒性、接触食品后有害物质向食品中迁移等问题。

2．橡胶制品及其危害性 天然橡胶因不受消化酶分解和细菌分解，不被人体所吸收，因此一般无毒，但是由于加工中往往需要添加多种配合剂，可能带来一定有毒物质，所以必须加以防范。

3．食品包装用纸及危害 制造纸张时掺入一定比例的回收纸，虽经脱色能除去油墨和颜料的颜色，但是铅、镉、多氯联苯等有毒物质仍然残留在纸浆中。此外，为了防止微生物的作用，企业会在其中添加杀菌剂及防霉剂；为了增加纸张洁白度，往往添加荧光增白剂。只要这些添加物残留在纸中，就不能作为食品包装用纸使用。

预防措施：预防来自于容器、加工设备及包装材料中的化学危害的主要措施，就是把好生产这些容器、加工设备及包装材料的原料关，不用或少用有毒有害物质。此外，还须注意正确的使用方法，防止其中的化学危害迁移到食品中[6]。

三、物理性危害及其预防

（一）食品的杂物污染及其预防

1．污染途径

（1）生产时的污染：如果生产车间密闭不好而又处于锅炉房的附近，大风天气时食品可能会受到灰尘和烟尘的污染；在粮食收割时经常会有不同种类和数量的草籽混入；动物在宰杀时血污、毛发及粪便对畜肉污染；加工过程中设备的陈旧或故障引起加工管道中金属颗粒或碎屑对食品的污染。

（2）食品储存过程中的污染：如苍蝇、昆虫的尸体和鼠、雀等的毛发、粪便等对食品污染，还有食品包装容器及材料的污染，如大型酒池、水池、油池和回收饮料瓶中的昆虫、动物尸体及脱落

物、承装物等杂物的污染。

（3）食品运输过程中的污染：如运输车辆、装运工具、不清洁遮盖物和铺垫物对食品的污染。

（4）意外污染：如戒指、头上饰物、头发、烟头、废纸、杂物的污染及抹布、线头、拖把头等清洁卫生用品的污染。

（5）掺杂掺假：食品掺杂掺假是人为故意向食品中加入杂物的过程，其掺杂的主要目的是非法获得更大利润。掺杂掺假所涉及的食品种类繁杂，掺杂污染物众多，如粮食中掺入沙石，肉中注入水，奶粉中掺入大量糖，牛奶中加入米汤、牛尿、糖、盐等。掺杂掺假行为严重破坏了市场秩序，危害人群健康，甚至造成人员中毒和死亡，必须加强管理，严厉打击。

2．预防措施 加强食品生产、储存、运输、销售等过程的监督管理，执行良好生产规范。采用先进的加工工艺设备和检验设备，如筛选、磁选和风选去石，清除有毒杂草籽及泥沙石灰等异物，定期清洗专用池、槽，防尘、防蝇、防鼠、防虫，采用食品小包装。制定食品卫生标准，如《小麦粉》（GB1355-2006）中规定了磁性金属物的限量。

（二）食品的放射性污染及预防

食品放射性污染是指食品吸附或吸收了外来的放射性核素，使其放射性高于自然放射性本底[7]。

1．食品天然放射性核素 食品天然放射性核素是指食品含有的自然界本来存在的放射性核素本底。由于自然界的外环境与生物进行着物质的自然交换，因此地球上所有生物，包括食物在内都存在着天然放射性核素。天然放射性核素有两个来源：一方面是来自于宇宙射线，它作用于大气层中稳定性元素的原子核而产生放射性核素，这些核素有 ^{14}C、^{3}H、^{35}S 等；另一方面来自于地球的辐射，这部分核素有铀系、钍系及 ^{40}K、^{87}Rb 等。

2．食品放射性污染的来源

（1）核爆炸试验：一次空中的核爆炸可产生数以百种的放射性物质，包括核爆炸时的核裂变产物、未起反应的核原料以及弹体材料和环境元素，受中子流的作用形成的感生放射性核素等，统称为放射性尘埃。其中颗粒较大的可在短期内沉降于爆炸区附近地面，形成局部放射性污染；而颗粒较小的可进入对流层和平流层向大范围扩散，数月或数年内逐渐沉降于地面，产生全球性污染。含大量放射性核素的尘埃可以污染空气、土壤和水。土壤污染放射性核素后，可进入植物使食品受污染。

（2）核废物排放不当：核废物一般来自于核工业中的原子反应堆、原子能工厂、核动力船及使用人工放射性核素的实验室等排放的三废。对核废物的处理，有陆地埋藏和深海投放两种方式。陆地埋藏或向深海投弃固体废物时，如包装处理不严或者储藏废物的钢罐、钢筋混凝土箱出现破痕，都可造成对环境乃至食品的污染。

（3）意外事故核泄漏：1957 年，英国温次盖尔原子反应堆发生事故，致使大量放射性核素污染环境，影响到食用作物及牛奶。1988 年，苏联地区切尔诺贝利核电站发生事故，大量放射性沉降灰飘落到东欧和北欧一些国家，污染了土壤、水源、农作物。事后，瑞典国家食品管理局和其他的官方机构分析了瑞典全部食品，发现食物中 ^{137}Cs（铯）活性与当地放射性沉降的剂量间成密切的正相关。凡吃了受放射性沉降灰污染的草的羊及生长在该灰污染水域中的鱼肉中，^{137}Cs 的活性均较高。

3．对人体的危害 食品放射性污染对人体的危害在于长时期体内小剂量的内照射作用。核爆炸时大量产生裂变元素 ^{90}Sr、^{137}Cs 和 ^{131}I，存在于环境中，经食物链进入人体，^{90}Sr 主要蓄积在骨骼中，形成内照射，损害骨骼和造血器官，可诱发动物骨骼恶性肿瘤，并能引起生殖功能下降。^{137}Cs 对肌肉有亲和力，也可引起动物遗传过程的障碍和生殖功能的下降。^{131}I 进入消化道可被全部吸收，并且浓集于甲状腺内。^{131}I 可通过牧草使牛奶受到污染。^{131}I 的半衰期短，仅 6 ~ 8 天，对食品的长期污染轻，但对蔬菜的污染则对人体影响较大。

4．预防要点

（1）加强卫生防护和食品卫生监督：食品加工厂和食品仓库应该建立在从事放射性工作单位的防护监测区以外的地方，对产生放射性废物和废水的单位应加强监督，对单位周围的农、牧、水产品等应该定期进行放射性物质的监测。

（2）严格执行国家卫生标准：我国1994年颁布的《食品中放射性物质限制浓度标准》（GB14882-1994）中规定了粮食、薯类、蔬菜水果、肉鱼虾类和鲜奶等食品中人工放射性核素的限制浓度，应该严格执行。

第三节　矿工食品的卫生要求

一、一般食品卫生要求

（一）采购、采集的卫生要求

平时采集、采购的粮、糖、油、菜、肉、蛋等原料及半成品，应符合相关国家标准的规定。超过保质期及变质、劣质的矿工食品及市售成品、半成品，均不得采购。罐头食品应符合国标的规定。

（二）加工制作、包装、储存与运输的卫生要求

食品洗涤、水应符合GB 5749规定。食品加工制作的场所、人员、用具、加工流程和卫生管理应符合国标的规定，并且做到生熟分开，避免交叉污染，尽量避免营养素损失。食品包装应符合国家规定，使用无毒、无害材料，做到标志清楚、包装严密，食品在储存与运输时不得与有害、有毒物质接触。

（三）卫生监督

矿工食品采购、加工制作、食用、储存与运输，均应进行卫生监督。有下列情况之一时，立即采集可疑样品进行现场检验或送检：污染及可疑污染时；发生食物中毒或可疑食物中毒时；食源性疾病发生或流行时；发现投毒或可疑迹象时。

食品卫生检测内容包括[8]：①感观性状指标，包括色泽、组织状态、气味、黏度、质地、弹性、滋味等，其检验方法主要是通过肉眼查看、口尝、手摸、鼻嗅；②理化指标检测，包括pH、铅、砷、汞、磷化物、过氧化值、安妥、亚硝酸盐、敌鼠、有机磷、氰化物、黄曲霉毒素、生物碱及巴比妥类，检验方法应执行WSB 12和GJB 3498的规定；③微生物指标，包括：细菌总数、大肠菌群、肠道致病菌，检验方法应执行GB 4789、GB 4789.31的规定。上述所有检测指标的结果均应符合相应国家标准的规定。

（四）常用食品的卫生及其管理

1．粮谷、豆类的卫生问题及管理

（1）主要卫生问题：包括真菌和真菌毒素的污染、农药残留、有毒有害物质的污染、仓储害虫及其他污染（无机夹杂物和有毒种子）。

（2）卫生管理：应将粮谷、豆类水分控制在安全储存所要求的水分含量以下，粮谷、豆类的安全水分为12%～14%，豆类为10%～13%。此外，粮谷、豆类籽粒饱满、成熟度高、外壳完整时储藏性更好，因此应加强粮食入库前的质量检查；加强粮谷、豆类的卫生管理，以保证粮谷、豆类在储藏期间不受真菌和昆虫的侵害，保持其质量；加强粮谷、豆类运输过程的卫生管理，运粮应有清

洁卫生的专用车辆，以防止意外污染；防止农药、有害金属、无机夹杂物和有毒种子对粮谷、豆类的污染；严格控制粮谷、豆类中各种有害物质含量，依据是国家制定的粮谷、豆类及其制品的卫生标准及限量标准。

2．蔬菜、水果的卫生问题及管理

（1）主要卫生问题：施用人畜粪便和生活污水灌溉菜地，可以使蔬菜被肠道致病菌和寄生虫卵污染；施用农药较多或用工业废水灌溉时，可以造成农药和多种工业有害物质对蔬菜、水果的污染；另外，蔬菜、水果在生长时遇到干旱或收获后不恰当地存放、储藏和腌制时，硝酸盐和亚硝酸盐含量的增加会对人体产生危害。

（2）卫生管理[9]：防止肠道致病菌及寄生虫卵污染。人畜粪便应经无害化处理再施用；生活污水灌溉时应先沉淀去除寄生虫卵，禁止用未经处理的污水直接灌溉；水果和生食的蔬菜食用前应该清洗干净，有些应消毒；严格农药的施用卫生要求，具体措施：严格遵守并执行农药安全使用规定，高毒农药不得用于蔬菜、水果；控制农药使用剂量；制定农药在蔬菜和水果中最大残留限量标准；慎重使用激素类农药；尽量使用地下水灌溉，如不得不使用工业废水，则应首先进行无害化处理，水质符合国家工业废水排放标准后方可以使用；选择合适的储藏场所和条件。

3．畜、禽肉及鱼类食品的卫生问题及管理

（1）主要卫生问题

①畜肉的主要卫生问题：畜肉在常温下存放时间较长，不适当的加工和保存条件引起的肉类腐败变质；牲畜患人畜共患传染病和寄生虫病所造成的肉类污染；为防治牲畜疫病及提高畜产品的生产效率所使用的各种药物，如抗生素、抗寄生虫药、生长促进剂、雌激素等在畜肉、内脏中的过量残留，对于食用者健康造成危害。肉制品的主要卫生问题是原料肉和加工各环节不符合卫生要求，以及食品添加剂使用不当时所造成的危害。

②禽类食品的主要卫生问题：禽肉的微生物污染主要有两类。一类是病原微生物，如沙门菌、金黄色葡萄球菌和其他致病菌所引起的食物中毒；另一类是假单胞菌所引起的禽肉腐败变质。禽蛋的主要卫生问题是致病菌和可以引起腐败变质的微生物所造成的污染。此外，不正确地使用抗生素、激素等化学药品也可以对禽蛋造成污染。

③鱼类食品的主要卫生问题：鱼死后在自体组织成分及微生物共同作用下发生的腐败变质；因水体污染所造成的鱼类被重金属、农药和病原微生物的污染。

（2）卫生管理

①畜肉的卫生管理：完善卫生检验、检疫制度，根据不同人畜共患传染病和寄生虫病的处理措施处理病畜肉；严格执行肉类在生产加工、运输、储存及销售等各环节的卫生要求；严格执行国家食品卫生标准中有关肉及肉制品卫生标准的规定；各种肉制品在加工的时候，应保证其原料肉质量，加工各环节应防止细菌污染，使用的食品添加剂应符合国家卫生标准，制成品符合相应国家标准。

②禽类食品卫生管理：加强禽肉卫生质量的检查，使其符合相应国家标准的规定；病禽肉根据情况做无害化处理；加强禽肉在生产、加工、运输、储存各个环节的卫生管理；为防止微生物对禽蛋的污染，应加强禽类饲养条件卫生管理，保持禽及产蛋场所的卫生。制作蛋制品时不得使用腐败变质的蛋，加强制作过程中的卫生管理。

③鱼类食品的卫生管理：加强鱼的保鲜，采取各种措施抑制酶的活性和微生物的繁殖，有效的措施是低温、盐腌、防止微生物污染和减少鱼体损伤；加强运输和销售过程卫生管理，如生产运输渔船应该经常冲洗，保持清洁卫生，减少污染；外运销售的鱼类及水产品应达到规定的新鲜度，尽量冷冻运输；避免运输和销售时受到污水和化学毒物污染，运输器具用无毒无害材料制成；建立供

销各个环节质量验收制度。

4．奶及奶制品的卫生问题与管理

（1）主要卫生问题[10]：微生物污染后在奶中大量繁殖造成腐败变质，来源是乳腔管、乳头管、挤奶人员的手和环境；动物患人畜共患传染病后造成奶的污染。

（2）卫生管理：①加强奶在生产过程的卫生管理，如乳品厂、奶牛及挤奶时；②加强奶在储存和运输过程的卫生管理；选择合适的消毒方法；鲜奶和奶制品均应符合相应卫生标准。

5．食用油脂的卫生问题及管理 食用油脂通常包括以油料作物制取的植物油和经炼制的动物脂肪。

（1）主要卫生问题：①油脂酸败，原因包括生物学因素和化学因素，前者主要是来自动植物组织残渣和食品中微生物的酶使油脂发生水解氧化，后者主要是油脂的水解和自动氧化。②油脂污染，油料种子被真菌及毒素污染后，其毒素可转移到油脂中。油脂在生产和使用过程中，可能受到多环芳烃类化合物的污染，如油料作物生长期间受到工业污染、压榨法使用的润滑油混入、浸出法使用的有机溶剂残留量高及中间产品和生产环境的污染、油脂在高温下反复加热；油脂中天然存在的有害物质，如棉酚、芥子苷和芥酸等。

（2）卫生管理：生产加工食用油脂的各种原辅材料必须符合国家有关的食品卫生标准和规定；食用植物油厂必须建在交通方便、水源充足、无有害气体、烟雾、灰尘、放射性物质及其他扩散性污染源的地区；生产食用植物油的加工车间一般不宜加工非食用植物油；生产食用油脂使用的水需符合《生活饮用水卫生标准》规定；加强储存、运输及销售各个环节的卫生管理；生产食用植物油及其制品的从业人员，需经健康检查并取得健康合格证之后方可工作；成品需经严格检验，达到国家有关质量、卫生标准后才能进行包装。

6．罐头食品的卫生问题及管理

（1）罐头食品生产的卫生：罐头食品的容器材料必须安全无毒、密封良好，抗腐蚀及机械性能良好，以保证罐头食品质量和加工、储存、运输及销售的需要；罐头食品的原料（水果、蔬菜、肉禽、水产品等）和辅料（食用香料、调味品、食品添加剂等）应保持新鲜清洁状态，不得使用腐败变质的原辅料，食品添加剂的使用范围和剂量应符合相关国家卫生要求；罐头食品在加工过程中、如装罐、排气、密封、杀菌、冷却等，都要尽量做到迅速而到位，目的是减少微生物繁殖的机会并且保持其风味；成品检验包括外观、真空度和保温试验；出厂前的检查包括感观、理化和微生物等方面。

（2）卫生管理：执行国家颁布的有关罐头食品的规范和卫生标准，如《罐头食品生产卫生规范》（GB8950-2016）、《食品接触用涂料及涂层》（GB4806-10-2016）等。

二、应急状态下的食品卫生要求

1．采集采购的原料、成品、半产品的卫生要求应符合国家相关规定，超过保质期及变质、劣质的矿工食品及市售成品、半成品，均不得采购。食用前应检查包装是否密封、变形、变色，食品是否过期、变质。

2．食品的加工制作时应注意食品洗涤、加工用水必须经消毒处理、卫生检验结果符合国家规定才可使用；食品加工制作的场所、人员、用具、加工流程和卫生管理应符合国相关规定。

3．已污染的食品不得食用；经消毒处理后，按国家标准进行卫生检验，达到要求后方可食用。

4．可疑受到污染的食品，经必要的消毒处理、卫生检验，证实达到规定要求时，方可考虑食用。

总之，应从各方面保障矿工食品的安全，以维护矿工的身体健康。

（刘海燕）

参考文献

[1] 中华人民共和国国务院．中华人民共和国食品安全法．北京：人民出版社，2015：198-201.

[2] 孙长颖．新型食品概论．北京：北京大学医学出版社，2006：112-116.

[3] 昆明市植保植检站．农药经营和使用基础知识．昆明：云南科技出版社，2006：178-179.

[4] Shils ME，Shike M，Ross AC，et al. Modern Nutrition in Health and Disease.10th ed. Philadelphia：Lippincott Williams&Wilkins，2006：321-322.

[5] de Costa F，Yendo AC，Fleck JD，et al. Immunoadjuvant and anti-inflammatory plant saponins：characteristics and biotechnological approaches towards sustainable production. Mini Rev Med Chem，2011，11（10）：857-880.

[6] Nakamura Y. Chemoprevention by isothiocyanates：molecular basis of apoptosis induction.Forum Nutr，2009，61（9）：170-181.

[7] 王心如．毒理学基础．6 版．北京：人民卫生出版社，1987：132-134.

[8] 郭红卫．营养与食品安全．上海：复旦大学出版社，2005：210-212.

[9] Holick CN，Michaud DS，Stolzenberg-Solomon R，et al. Dietary carotenoids，serum beta-carotene，and retinol and risk of，lung cancer in the alpha-tocopherol，beta-carotene cohort study.Am J Epidemiol，2002，156（12）：536-547.

[10] 吴永宁．现代食品安全科学．北京：化学工业出版社，2003：201-203.

第十一章

矿工食源性疾病及其预防

食源性疾病（foodborne diseases，FBDs）的预防与控制是一个世界范围的问题。与其他任何一类疾病相比，由致病微生物和其他有毒、有害因素引起的食源性疾病是危害最大的一类。FBDs 是世界上分布最广、最为常见的疾病之一，也是对人类健康危害最大的疾病之一。2015 年，WHO 发布了《全球食源性疾病负担的估算报告》。报告中指出，全球每年有多达 6 亿人或近 1/10 的人因食用受到污染的食物而患病，其中有 42 万人死亡。煤矿工人工作性质特殊，下井时部分工人自己带饭，多为谷类食物，或带一些吃剩的动物性食物，井下高温高湿环境中长时间存放，这些食物容易发生腐败变质，食用前又不能加热处理，容易导致食源性疾病发生。有些煤矿临时工合伙吃饭，由于缺乏预防食源性疾病常识，会发生误食情况，如亚硝酸盐食物中毒、芸豆食用过量导致的食物中毒等。还有一些矿工在井下劳动时不吃饭，升井后在小摊点暴饮暴食，也容易导致食源性疾病的发生。另外，一般矿区都有集体食堂，食物加工、储存方法不当也会引起病原物的污染及增殖。为了增强煤矿工人及矿区食堂工作人员的食品卫生与安全意识和对食源性疾病的认知，特别设立本章节进行介绍。

第一节 概 述

一、食源性疾病的概述

（一）食源性疾病的概念

WHO 对食源性疾病的定义为“食源性疾病是指由摄食进入人体内的各种致病因子引起的、通常具有感染或中毒性质的一类疾病”，即指通过食物传播的方式和途径致使病原物质进入人体并引起的中毒性或感染性疾病。根据 WHO 的定义，食源性疾病包括 3 个基本要素，即传播疾病的媒介——食物，食源性疾病的致病因子——食物中的病原体，临床特征——急性中毒性或感染性表现。

食源性疾病源于传统的食物中毒，但随着人们对疾病认识的深入和发展，其范畴也在不断扩大，它既包括传统的食物中毒，还包括经食物而感染的肠道传染病、食源性寄生虫人畜共患传染病及食物过敏。甚至有专家认为，食源性疾病也包括由食物营养不平衡所造成的某些慢性非传染性疾病

（如心脑血管疾病、肿瘤、糖尿病等）、食物中某些有毒有害物质引起的以慢性损害为主的疾病。

（二）食源性疾病的流行情况

食源性疾病是一个备受人们关注的公共卫生问题。近年来，由于国际旅游和贸易的增加，人口和环境的变化，食品生产、加工方式的改变，人类生活方式及行为改变等原因，全球食源性疾病发病率不断上升，且有严重暴发流行趋势。即使在发达的工业化国家，每年亦有多达 30% 的人口感染食源性疾病，如美国每年约有 7600 万例食源性疾病发生，造成 3.25 万人住院和 5000 人死亡。而发展中国家的食源性疾病患者数更是难以统计。

2006—2010 年，国家食源性疾病监测报告系统共收到食源性疾病报告 2023 起，累计发病 62 920 人，死亡 967 人。微生物引起的食源性疾病报告起数和患者数最多，分别占 40.09% 和 61.92%；有毒动植物引起的食源性疾病发生的起数和患者数分别占 30.70% 和 17.64%；化学物引起的食源性疾病报告起数和患者数分别占 17.99% 和 9.90%。第三季度是食源性疾病报告起数、中毒人数、死亡人数最多的季度。发生在家庭的食源性疾病起数最多，占总起数的 40.09%；发生在集体食堂的患者最多，占患者总数的 36.32%；发生在家庭中的死亡人数最多，占总死亡人数的 85. 32%[1]。

但是，由于目前世界上只有少数几个国家建立了食源性疾病年度报告制度（即美国、英国、加拿大、日本，其中美国食源性疾病监测系统最完善，资料报告最多最完整），且漏报率相当高，发达国家的漏报率高达 90%，发展中国家在 95% 以上。所以很难准确估计全球食源性疾病的发病率。据 WHO 报告，食源性疾病的实际病例数要比报告的病例数多数倍，报告的发病率不到实际发病率的 10%。

（三）食源性疾病的范畴

根据食源性疾病的定义，食源性疾病主要包括以下范畴。

1．食物中毒　是最常见的食源性疾病。

2．食源性肠道传染病　包括细菌性及病毒性肠道传染性疾病。

3．食源性寄生虫病　包括囊尾蚴、旋毛虫引起的人畜共患寄生虫病及进食了生的或半生不熟的感染过吸虫、线虫的鱼、虾、蛙、螺等引起的人体寄生虫感染性疾病。

4．其他　包括食物营养不平衡引起的某些慢性退行性疾病、食源性变态反应性疾病、暴饮暴食引起的急性胃肠炎、食物中某些污染物引起的慢性中毒性疾病、酒精中毒等。

（四）食源性疾病的分类

1987 年，WHO 在欧洲开展的食源性疾病和食物中毒监测规划中，把食源性疾病的病原因子分为以下几类。

1. 细菌及其毒素　包括沙门菌、蜡样芽孢杆菌、肉毒梭菌、产气荚膜梭状芽孢杆菌、伤寒沙门菌和副伤寒沙门菌甲型、副伤寒沙门菌乙型、副伤寒沙门菌丙型、志贺菌、金黄色葡萄球菌、霍乱弧菌及其他一些细菌[2]。近年来，国际报道并关注较多的细菌还有肠出血性大肠埃希菌、单核细胞增生性李斯特菌、多重耐药性沙门菌、空肠弯曲菌等。

2. 寄生虫和原虫　包括囊尾蚴、棘球属绦虫、毛线虫（旋毛虫）、弓形虫及其他寄生虫。

3. 病毒和立克次体　包括甲型和未分型肝炎病毒的轮状病毒、诺瓦克病毒及脊髓灰质炎病毒等。

4. 有毒动物　包括有毒鱼类（河豚）、有毒贝类（麻痹性贝类）和其他有毒动物。

5. 有毒植物　包括毒蕈、苦杏仁及木薯、粗制棉籽油等。

6. 真菌毒素　包括黄曲霉毒素、伏马菌素、棕曲霉毒素、脱氧雪腐镰刀菌烯醇、雪腐镰刀菌烯醇、玉米赤霉烯酮、T_2 毒素和展青霉毒素等。

7．化学性污染物　主要包括农药残留、兽药（抗生素）残留、环境污染物或环境雌激素（二噁英、生物毒素、氯丙醇、氯化联苯）和重金属等。

8．其他　目前尚未明确的各种病原因子。

（五）引起食源性疾病暴发的因素

食源性疾病的暴发，与病原物对食物的污染及在食品中增殖或残存等因素有关。能引起人体感染或毒性反应所需病原物的最低含量或数量称为最低感染剂量或最小中毒剂量。食物仅有少量的病原物存在，尚未达到最低感染剂量时，一般不足以引起疾病的暴发。如果食物中的病原物超过最低感染剂量，且食用者人数较多或范围较广，就可能引起规模较大的食源性疾病暴发。

1．病原物对食物的污染　在生产、加工、制作、储存、运输、供应和销售等食物供应链的各个环节，食物都有可能被病原物污染。如生鲜畜肉或禽肉等原料常常在畜禽养殖期间就受到沙门菌、金黄色葡萄球菌等食物中毒病原菌的污染；食物在种植或加工过程中可被含有病原物的污水污染。带菌或带毒者（如鼻腔内携带金黄色葡萄球菌者，甲型肝炎潜伏期病原携带者等）接触食物，食物加工过程中生熟不分（交叉污染），加工设备（如绞肉机、切片机、搅拌机、粉碎机、砧板、厨刀等）未彻底清洗，都可引起病原物对食物的污染。

2．影响病原物增殖的因素　食物中的病原物（主要指病原微生物）在适宜的条件下可大量繁殖，并达到或超过最低感染剂量。如已烹饪的食物在高温、高湿条件下存放时间过长；在发酵食品的制作过程中发酵的时间不足或发酵的速度过于缓慢，致使产酸不够；食物在腌制过程中食盐含量不够或腌制时间过短等，都可使病原微生物在食物中大量繁殖。

3．影响病原物残存的因素　食物在烹饪或加工制作过程中所用的温度较低或加热时间过短；食物的酸度不够等，均可造成食物中残存的病原微生物过多。

（六）食源性疾病的预防

由于食源性疾病的发生与食物有着直接的关系，预防食源性疾病的各项措施旨在通过改善食物的安全与卫生状况，以减少食物因病原物污染、繁殖或残存可能对健康带来的危害或潜在的危害。

1．加强食品安全的监督管理　从加强食品安全监督管理入手，全面贯彻《中华人民共和国食品安全法》，认真落实各项食品安全监督管理制度和措施及各类食品企业卫生规范，是预防食源性疾病最根本的措施。食品生产经营企业应执行良好生产规范（good manufacturing practices，GMP），建立和实施危害分析关键控制点（hazard analysis critical control points，HACCP）管理体系，对食品在生产、加工、制作、储存、运输、销售等过程中可能出现的危害环节进行分析，确定关键控制点及其控制方法，提高食品安全管理水平。应严格执行食品从业人员的健康检查制度，通过定期举办食品安全知识培训班等措施以提高从业人员的食品安全知识水平，防止从业人员带菌者传播食源性疾病。

2．提高消费者的食品安全知识水平，增强自我保护意识　很多食源性疾病的发生是以家庭为单位散发的，与个人的食品安全和卫生知识匮乏、不良的卫生及饮食习惯均有关系。因此，应广泛进行食品安全和卫生知识的宣传教育。重点内容是：在购买食物时，应选择新鲜、干净、在保质期内的食物；对易于腐败变质的食物应注意冷藏；在食物的加工过程中，应注意生、熟分开，烧熟煮透；烹调好的食物最好立即食用，需贮存时，要冷藏，并注意生熟分开；储存的食物在食用前仍需彻底加热；保持厨房及砧板、容器等工用具的清洁卫生；避免苍蝇、蟑螂、老鼠等有害动物接触食物；在加工食品及食用食品前需反复清洁双手等。

状内皮系统中裂解而释放出内毒素，活菌和内毒素共同作用于胃肠道，使胃黏膜发炎、水肿、充血或出血，使消化道蠕动增强导致吐泻。内毒素不仅毒力较强，还是一种致热原，使体温升高。此外，肠炎沙门菌、鼠伤寒沙门菌可产生肠毒素，通过对小肠黏膜细胞膜上腺苷酸环化酶的激活，抑制小肠黏膜细胞对 Na^+ 的吸收，促进 Cl^- 的分泌，使 Na^+、Cl^- 和水在肠腔潴留而致腹泻[9]。

（三）流行病学特点

1．发病率及影响因素 沙门菌食物中毒的发病率较高，占总食物中毒的 40% ～ 60%，最高达 90%。发病率的高低受活菌数量、菌型和个体易感性等因素的影响。通常情况下，食物中的沙门菌的含量达到 2×10^5 cfu/g 即可发生食物中毒；沙门菌致病力的强弱与菌型有关，致病力越强的菌型越易引起食物中毒。猪霍乱沙门菌的致病力最强，其次为鼠伤寒沙门菌，鸭沙门菌的致病力较弱；对于幼儿、体弱老年人及其他疾病患者等易感性较高的人群，即使是较少菌量或较弱致病力的菌型，仍可发生食物中毒，甚至出现较重的临床症状。

2．流行特点 虽然全年皆可发生，但季节性较强，多见于夏、秋两季，5—10 月份的发病起数和中毒人数可达全年发病起数和中毒人数的 80%。发病点多面广，暴发与散发并存，以水源性和食源性暴发较为多见。青壮年多发，且以农民、工人为主。

3．中毒食品 引起沙门菌食物中毒的食品主要为动物性食品，特别是畜肉类及其制品，其次为禽肉、蛋类、乳类及其制品。由植物性食品引起的沙门菌食物中毒很少。

4．食品中沙门菌的来源 由于沙门菌属广泛分布于自然界，在人和动物中有广泛的宿主，因此，沙门菌污染肉类食物的概率很高，特别是家畜中的猪、牛、马、羊等，家禽中的鸡、鸭、鹅等。健康家畜、家禽肠道沙门菌的检出率为 2% ～ 15%，病猪肠道沙门菌的检出率可高达 70%。正常人粪便中沙门菌的检出率为 0.02% ～ 0.2%，腹泻患者的检出率为 8.6% ～ 18.8%。

（1）家畜、家禽的生前感染和宰后污染：生前感染系指家禽、家畜在宰杀前已感染沙门菌，是肉类食品中沙门菌的主要来源。生前感染包括原发性沙门菌病和继发性沙门菌病两种。原发性沙门菌病系指家畜、家禽在宰杀前即患有沙门菌病，如猪霍乱、牛肠炎、鸡白痢等。继发性沙门菌病系指家禽、家畜肠道沙门菌引起的自身沙门菌感染。健康家禽、家畜肠道沙门菌的带菌率较高，当它们由于患病、饥饿、疲劳或其他原因而导致机体的抵抗力下降时，寄生在肠道内的沙门菌即通过淋巴系统进入血液、内脏和肌肉，引起继发性沙门菌感染。宰后污染系指家畜、家禽在屠宰的过程中或屠宰后被带沙门菌的粪便、容器、污水等污染。

（2）乳中沙门菌的来源：患沙门菌病奶牛的乳汁中可能带菌，即使是健康奶牛的乳汁在挤出后亦容易受到污染。

（3）蛋类沙门菌的来源：蛋类及其制品被沙门菌感染或污染的机会较多，尤其是鸭、鹅等水禽的蛋，其带菌率一般在 30% ～ 40%。除因原发和继发感染使家禽的卵巢、卵黄或全身带菌外，禽蛋经泄殖腔排出时，蛋壳的表面可在肛门腔里被粪便中的沙门菌污染，沙门菌可通过蛋壳的气孔侵入蛋内。

（4）熟制品中沙门菌的来源：烹调后的熟制品可再次受到带菌的容器、烹调工具等污染或被食品从业人员带菌者污染。

（四）临床表现

潜伏期短，一般为 4 ～ 48 h，长者可达 72 h。潜伏期越短，病情越重。开始表现为头痛、恶心、食欲缺乏，后出现呕吐、腹泻、腹痛。腹泻一日可达数次至十余次，主要为水样便，少数带有黏液或血。体温升高，可达 38 ～ 40℃，轻者 3 ～ 4 天症状消失。沙门菌食物中毒有多种临床表现，可分为胃肠炎型、类霍乱型、类伤寒型、类感冒型、败血症型，其中以胃肠炎型最为常见。

（五）诊断和治疗

1．诊断　一般根据流行病学特点、临床表现和实验室检验结果进行诊断。

（1）流行病学特点：同一人群在短期内发病，且进食同一可疑食物，发病呈暴发性，中毒表现相似。

（2）临床表现：如上所述，除消化道症状外，常伴有高热等全身症状。

（3）实验室检验：除传统的细菌学诊断技术和血清学诊断技术外，还建立了很多快速的诊断方法，如酶联免疫检测技术、胶体金检测技术、特异的基因探针和PCR法检测等，其中细菌学检验结果阳性是确诊最有力的依据。

细菌学检验：按《食品微生物学检验　沙门氏菌检验》（GB4789.4-2016）进行细菌的培养与分离。取可疑中毒食品、患者的呕吐物或粪便直接接种或增菌后进行细菌的分离培养、鉴定。

血清学鉴定：用分离出的沙门菌与已知A～F多价O血清及H因子进行玻片凝集试验，进行分型鉴定。

用患者患病早期和恢复期血清分别与从可疑食物或患者呕吐物、粪便中分离出的沙门菌做凝集试验。恢复期的凝集效价明显升高。

2．治疗　轻症者以补充水分和电解质等对症处理为主；对重症、患菌血症和有并发症的患者，需用抗生素治疗。

（六）预防措施

针对细菌性食物中毒发生的3个环节采取相应的预防措施。

1．防止沙门菌污染肉类食品

（1）加强对肉类食品生产企业的卫生监督及家畜、家禽屠宰前的兽医卫生检验，并按有关规定处理。

（2）加强家畜、家禽屠宰后的检验，防止被沙门菌污染的畜、禽肉尸和内脏进入市场。

（3）加强卫生管理，防止肉类食品在储藏、运输、加工、烹调或销售等各个环节被沙门菌污染，特别要防止熟肉类制品被食品从业人员带菌者、带菌的容器及生食物污染。

2．控制食品中沙门菌的繁殖　影响沙门菌繁殖的主要因素是储存温度和时间。沙门菌繁殖的最适温度为37℃，但在20℃以上就能大量繁殖。低温储存食品是控制沙门菌繁殖的重要措施。食品生产企业、副食品商店、集体食堂、食品销售网点均应配置冷藏设备，低温储藏肉类食品。生熟食品应分开保存，防止交叉污染。此外，加工后的熟肉制品应尽快食用，或低储存，并尽可能缩短储存时间。

3．彻底加热以杀灭沙门菌　加热杀灭病原菌是防止食物中毒的关键措施，但必须达到有效的温度。经高温处理后可供食用的肉块，重量不应超过1 kg，并持续煮沸2.5～3 h，或应使肉块的深部温度至少达到80℃，并持续12 min，使肉中心部位变为灰色而无血水，以便彻底杀灭肉类中可能存在的沙门菌并灭活毒素。加工后的熟肉制品长时间放置后应再次加热后才能食用。

三、副溶血性弧菌食物中毒

（一）病原学特点

副溶血性弧菌为革兰氏阴性杆菌，呈弧状、杆状、丝状等多种形态，无芽孢，主要存在于近岸海水、海底沉积物和鱼、贝类等海产品中。

副溶血性弧菌在30～37℃，pH为7.4～8.2、含盐3%～4%的培养基上和食物中生长良好，而在无盐的条件下不生长，故也称为嗜盐菌。该菌不耐热，56℃经 5 min 或 90℃经 1 min，或用含 1% 醋酸的食醋处理 5 min，均可将其杀灭。该菌在淡水中的生存期短，在海水中可生存 47 天以上。

副溶血性弧菌有 845 个血清型，其致病力可用神奈川试验来区分。该菌能使人或家兔的红细胞发生溶血，在血琼脂培养基上出现 R 溶血带，称为“神奈川试验”阳性。神奈川试验阳性菌的感染能力强，多数毒性菌株为神奈川试验阳性（K^+），多数非毒性菌株为神奈川试验阴性（K^-）。引起食物中毒的副溶血性弧菌 90% 神奈川试验阳性，通常在 12 h 内出现症状。K^+ 菌株能产生一种耐热型直接溶血素，K^- 菌株能产生一种热敏型溶血素，而有些菌株能产生这两种溶血素 [10]。

（二）中毒机制

1．感染型 主要为大量活菌侵入肠道所致。摄入一定数量的致病性副溶血性弧菌数小时后，即出现急性胃肠道症状。

2．毒素型 溶血毒素也能引起食物中毒，但不是主要的类型。

（三）流行病学特点

1．地区分布 我国沿海地区为副溶血性弧菌食物中毒的高发区。近年来，随着海产品大量流向内地，内地也有此类食物中毒事件的发生。

2．季节性及易感性 7 ～ 9 月份是副溶血性弧菌食物中毒的高发季节。男女老幼均可发病，但以青壮年为多。

3．中毒食品 主要是海产品，其中以墨鱼、带鱼、黄花鱼、虾、蟹、贝、海蟹最为多见，如墨鱼的带菌率达 93%；其次为盐渍食品，如咸菜、腌制的肉禽类食品等。食品带菌率因季节而有所不同，冬季带菌率很低，而夏季可高达 94.8%。

4．食品中副溶血性弧菌的来源

（1）直接污染：沿海地区的饮食从业人员、健康人群及渔民副溶血性弧菌的带菌率为 11. 7% 左右，有肠道病史者带菌率可达 31. 6% ～ 88.8%。

（2）间接污染：沿海地区炊具副溶血性弧菌的带菌率为 61.9%；被副溶血性弧菌污染的食物在较高温度下存放，食用前加热不彻底或生吃；熟制品受到带菌者、带菌的生食品、容器及工具等污染。

（四）中毒症状

潜伏期为 2 ～ 40 h，大多为 14 ～ 20 h。发病初期主要为腹部不适，尤其是上腹部疼痛或胃痉挛。继之恶心、呕吐、腹泻，体温一般为 37.7 ～ 39.5℃。发病 5 ～ 6 h 后，腹痛加剧，以脐部阵发性绞痛为特点。粪便多为水样、血水样、黏液或脓血便，里急后重不明显。重症患者可出现脱水、意识障碍、血压下降等，病程为 3 ～ 4 天，恢复期较短，预后良好。近年来国内报道的副溶血性弧菌食物中毒，临床表现不一，可呈典型、胃肠炎型、菌痢型、中毒性休克型或少见的慢性肠炎型。

（五）诊断和治疗

1．诊断 按《副溶血性弧菌食物中毒诊断标准及处理原则》（WS/T 81-1996）进行。根据流行病学特点与临床表现，结合细菌学检验可做出诊断。

（1）流行病学特点：在夏秋季进食海产品或间接被副溶血性弧菌污染的其他食品。

（2）临床表现：发病急，潜伏期短，上腹部阵发性绞痛，腹泻后出现恶心、呕吐。

（3）实验室诊断

①细菌学检验：按《食品微生物学检验—副溶血性弧菌检验》（GB4789.7-2013）操作。采集可疑中毒食品样品，经增菌、培养、分离及形态、生化反应、嗜盐试验等检验确认为生物学特性或血清型一致的副溶血性弧菌。

②血清学检验：在中毒初期的 1 ～ 2 天，患者血清与细菌学检验分离的菌株或已知菌株的凝集

价通常增高至 1∶40 ～ 1∶320，1 周后显著下降或消失。健康人的血清凝集价通常在 1∶20 以下。

③动物实验：将细菌学检验分离的菌株注入小鼠的腹腔，观察毒性反应。

④快速检测：采用 PCR 等快速诊断技术，24 h 内即可直接从可疑食物、呕吐物或腹泻物样品中检出副溶血性弧菌耐热毒素。

2. 治疗　以补充水分和纠正电解质紊乱等对症治疗为主。

（六）预防措施

与沙门菌食物中毒的预防基本相同，也要抓住防止污染、控制繁殖和杀灭病原菌 3 个主要环节，其中控制繁殖和杀灭病原菌尤为重要。各种食品，尤其是海产品及各种熟制品应低温储藏。鱼、虾、蟹、贝类等海产品应煮透，蒸煮时需加热至 100℃，并持续 30 min[11]。凉拌食物清洗干净后在食醋中浸泡 10 min 或在 100℃沸水中漂烫数分钟即可杀灭副溶血性弧菌。此外，盛装生、熟食品的器具要分开，并注意消毒，以防止交叉污染。

四、李斯特菌食物中毒

（一）病原学特点

李斯特菌属是革兰氏阳性、短小的无芽孢杆菌，包括格氏李斯特菌、单核细胞增生性李斯特菌、默氏李斯特菌等 8 个种。引起食物中毒的主要是单核细胞增生性李斯特菌，这种细菌本身可致病，并可在血液琼脂上产生被称为李斯特菌溶血素 O 的 β- 溶血素[12]。

李斯特菌在 5 ～ 45℃均可生长。在 5℃的低温条件下仍能生长是该菌的特征。该菌在 58 ～ 59℃经 10 min 可被杀死，在 –20℃可存活 1 年。该菌耐碱不耐酸，在 pH 为 9.6 的条件下仍能生长，在含 10% NaCl 的溶液中可生长，在 4℃的 20% NaCl 中可存活 8 周。据证实，该菌可以在潮湿的土壤中存活 295 d 或更长时间。

李斯特菌分布广泛，在土壤、健康带菌者和动物的粪便、江河水、污水、蔬菜、青贮饲料及多种食品中均可分离出该菌，而且该菌在土壤、污水、粪便、牛乳中存活的时间比沙门菌长。稻田、牧场、淤泥、动物粪便、野生动物饲养场和有关地带的样品单核细胞增生性李斯特菌的检出率为 8.4% ～ 44%。

（二）中毒机制

李斯特菌引起食物中毒主要为大量李斯特菌的活菌侵入肠道所致，此外也与李斯特菌溶血素“O”有关。

（三）流行病学特点

1. 季节性　在夏、秋季发病率呈季节性增高，春季也可发生。

2. 中毒食品种类　有乳及乳制品、肉类制品、水产品、蔬菜及水果。尤以在冰箱中保存时间过长的乳制品、肉制品最为多见。

3. 易感人群　包括孕妇、婴儿、50 岁以上的老年人、因患其他疾病而身体虚弱者和处于免疫功能低下状态的人。

4. 污染来源及中毒发生的原因　牛乳中的李斯特菌主要来自粪便，人类、哺乳动物、鸟类的粪便均可携带李斯特菌，如人粪便的带菌率为 0.6% ～ 6%，人群中短期带菌者占 70%。即使是消毒的牛乳，污染率也在 21% 左右。此外，由于肉尸在屠宰的过程易被污染，在销售过程中，食品从业人员的手也可造成污染，以致在生的和直接入口的肉制品中该菌的污染率高达 30%。受热处理的香肠也可再污染该菌。国内有作者从冰糕、雪糕中检出了李斯特菌，检出率为 17.39%，其中单核细胞增生性李斯特菌为 4.35%。由于该菌能在冷藏的条件下生长繁殖，故用冰箱冷藏食品不能抑制它的繁殖[13]。

（四）临床表现

临床表现有两种类型：侵袭型和腹泻型。侵袭型的潜伏期在 2 ～ 6 周。患者开始常有胃肠炎的症状，最明显的表现是败血症、脑膜炎、脑脊膜炎、发热，有时可引起心内膜炎。孕妇可出现流产、死胎等，幸存的婴儿则易患脑膜炎，导致智力缺陷或死亡。免疫系统有缺陷的人则易出现败血症、脑膜炎。少数轻症患者仅有流感样表现。病死率高达 20% ～ 50%。腹泻型患者的潜伏期一般为 8 ～ 24 h，主要症状为腹泻、腹痛、发热。

（五）诊断和治疗

1．诊断

（1）流行病学特点：符合李斯特菌食物中毒的流行病学特点，在同一人群中短期发病，且进食同一可疑食物。

（2）特有的临床表现：侵袭型的临床表现与常见的其他细菌性食物中毒的临床表现有明显差别，突出的表现有脑膜炎、败血症、流产或死胎等。

（3）细菌学检验：按《食品微生物学检验　单核细胞增生李斯特氏菌检验》（GB4789.30-2016）操作。在患者的血液、脑脊液、粪便中及食品中分离出同一血清型单核细胞增生性李斯特菌。也可通过检测患者血清中抗体的效价来确定诊断。

2．治疗　进行对症和支持治疗，用抗生素治疗时一般首选药物为氨苄西林。

（六）预防措施

由于李斯特菌在自然界广泛存在，且对杀菌剂有较强的抵抗力，因而从食品中消灭李斯特菌不切实际，食品生产者和加工者应该把注意力集中在减少李斯特菌对食品的污染方面。必须按照严格的食品生产程序生产，用 HACCP 原理进行监控。

五、金黄色葡萄球菌食物中毒

（一）金黄色葡萄球菌的病原学特点

葡萄球菌属微球菌科，有 19 个菌种，在人体内可检出 12 个菌种，包括金黄色葡萄球菌（Staphylococcus aureus）、表皮葡萄球菌（Staphylococcus epidermidis）、腐生葡萄球菌（Staphylococcus saprophyticus）等。葡萄球菌为革兰氏阳性兼性厌氧菌，生长繁殖的最适 pH 为 7.4，最适温度为 30 ～ 37℃，可以耐受较低的水分活性（0.86），能在含 10% ～ 15% 氯化钠的培养基或在含糖浓度较高的食品中繁殖。葡萄球菌的抵抗能力较强，在干燥的环境中可生存数月。

金黄色葡萄球菌是引起食物中毒的常见菌种，对热具有较强的抵抗力，在 70℃时需 1 h 方可灭活。有 50% 以上的菌株可产生肠毒素，并且一个菌株能产生两种以上的肠毒素。能产生肠毒素的菌株凝固酶试验常呈阳性。多数金黄色葡萄球菌肠毒素能耐 100℃加热 30 min，并能抵抗胃肠道中蛋白酶的水解。因此，若要破坏食物中的金黄色葡萄球菌肠毒素需在 100℃加热 2 h。

引起食物中毒的肠毒素是一组对热稳定的单纯蛋白质，由单个无分支的肽链组成，分子量为 26 000 ～ 30 000。根据抗原性的不同将肠毒素分为 A、B、C_1、C_2、C_3、D、E、F 共 8 个血清型，其中 F 型为引起中毒性休克综合征的毒素，其余各型均能引起食物中毒，以 A、D 型较多见，B、C 型次之。也有两种肠毒素混合引起的中毒。各型肠毒素的毒力不同，A 型较强，B 型较弱。

（二）中毒机制

金黄色葡萄球菌食物中毒属毒素型食物中毒，摄入含金黄色葡萄球菌活菌而无肠毒素的食物不会引起食物中毒，摄入达到中毒剂量的肠毒素才会中毒。肠毒素作用于胃肠黏膜，引起充血、水肿，甚至糜烂等炎症变化及水与电解质代谢紊乱，出现腹泻，同时刺激迷走神经的内脏分支而引起反射性呕吐[14]。

（三）流行病学特点

1．季节性　全年皆可发生，但多见于夏秋季。

2．中毒食品种类　引起中毒的食品种类很多，主要是营养丰富且含水分较多的食品，如乳类及乳制品、肉类、剩饭等，其次为熟肉类，偶见鱼类及其制品、蛋制品等。近年来，由熟鸡、鸭制品引起的金黄色葡萄球菌食物中毒事件增多。

3．食品被污染的原因

（1）食物中金黄色葡萄球菌的来源：金黄色葡萄球菌广泛分布于自然界，人和动物的鼻腔、咽、消化道的带菌率均较高。据报道，上呼吸道被金黄色葡萄球菌感染者，鼻腔的带菌率为83.3%，健康人的带菌率也达20% ～ 30%。人和动物的化脓性感染部位常成为污染源，如奶牛患化脓性乳腺炎时，乳汁中就可能带有金黄色葡萄球菌；畜、禽有局部化脓性感染时，感染部位可对其他部位造成污染；带菌从业人员常对各种食物造成污染。

（2）肠毒素的形成：与温度、食品受污染的程度、食品的种类及性状有密切的关系。食品被葡萄球菌污染后，如果没有形成肠毒素的合适条件（如在较高的温度下保存较长的时间），就不会引起中毒。一般来说，在37℃以下，温度越高，产生肠毒素需要的时间越短，在20 ～ 37℃时，经4 ～ 8 h即可产生毒素，而在5 ～ 6℃时，需经18天方可产生毒素。食物受污染的程度越严重，葡萄球菌繁殖越快，也越易形成毒素。此外，含蛋白质丰富，含水分较多，同时又含一定量淀粉的食物，如奶油糕点、冰激凌、冰棒等，含油脂较多的食物，如油煎荷包蛋，受金黄色葡萄球菌污染后更易产生毒素。

（四）临床表现

发病急骤，潜伏期短，一般为2 ～ 5 h，极少超过6 h。主要表现为明显的胃肠道症状，如恶心、呕吐、中上腹痛、腹泻等，以呕吐最为显著。呕吐物常含胆汁，或含血及黏液。剧烈吐泻可导致虚脱、肌痉挛及严重失水。体温大多正常或略高。病程较短，一般在数小时至1 ～ 2天内迅速恢复，很少死亡。发病率为30%左右。儿童对肠毒素比成人更为敏感，故其发病率较成人高，病情也较成人重。

（五）诊断和治疗

1．诊断　按《葡萄球菌食物中毒诊断标准及处理原则》（WS/T 80-1996）进行。

（1）流行病学特点及临床表现：符合金黄色葡萄球菌食物中毒的流行病学特点及临床表现。

（2）实验室诊断：以毒素鉴定为主，细菌学检验意义不大。分离培养出葡萄球菌并不能确定肠毒素的存在；有肠毒素存在而细菌学分离培养阴性时也不能否定诊断，因为葡萄球菌在食物中繁殖后因环境不适宜而死亡，但肠毒素依然存在，而且不易被加热破坏。因此，应进行肠毒素检测。

2．治疗　按照一般急救处理的原则，以补水和维持电解质平衡等对症治疗为主，一般不需使用抗生素。对重症者或出现明显菌血症者，除对症治疗外，还应根据药物敏感性试验结果采用有效的抗生素，不可滥用广谱抗生素。

（六）预防措施

1．防止金黄色葡萄球菌污染食物。避免带菌人群对各种食物的污染：要定期对食品加工人员、饮食从业人员、保育员进行健康检查，有手指化脓、化脓性咽炎、口腔疾病时应暂时调换工作。避免葡萄球菌对畜产品的污染：应经常对奶牛进行兽医卫生检查，对患有乳腺炎、皮肤化脓性感染的奶牛应及时治疗。奶牛患化脓性乳腺炎时，其乳不能食用。在挤乳的过程中要严格按照卫生要求操作，避免污染。健康奶牛的乳在挤出后，除应防止金黄色葡萄球菌污染外，还应迅速冷却至10℃以下，防止该菌在较高的温度下繁殖和产生毒素。此外，乳制品应以消毒乳为原料。

2．易形成肠毒素的食物应冷藏，或置阴凉通风的地方，放置的时间不应超过6 h，尤其在气温较高的夏、秋季节，食用前还应彻底加热。

六、肉毒梭菌食物中毒

（一）病原学特点

肉毒梭菌（Clostridium botulinum）为革兰氏阳性、厌氧、产孢子的杆菌，广泛分布于自然界，特别是土壤中。所产的孢子为卵圆形或圆筒形，着生于菌体的端部或亚端部，在20 ~ 25℃可形成椭圆形的芽孢。当pH低于4.5或大于9.0时，或当环境温度低于15℃或高于55℃时，芽孢不能繁殖，也不能产生毒素。食盐能抑制芽孢的形成和毒素的产生，但不能破坏已形成的毒素。提高食品的酸度也能抑制肉毒梭菌的生长和毒素的形成。芽孢的抵抗力强，需在180℃干热加热5 ~ 15 min，或在121℃高压蒸汽加热30 min，或在100℃湿热加热5 h方可杀死。

肉毒梭菌食物中毒是由肉毒梭菌产生的毒素即肉毒毒素（creatoxin）所引起。肉毒毒素是一种毒性很强的神经毒素，对人的致死量为10^{-9} mg/kg。肉毒毒素对消化酶（胃蛋白酶、胰蛋白酶），以及酸和低温稳定，但对碱和热敏感。在正常的胃液中，24 h不能将其破坏，故可被胃肠道吸收。根据血清反应特异性的不同，可将肉毒毒素分为A、B、C_{α}、C_{β}、D、E、F、G共8型，其中A、B、E、F 4个型别可引起人类中毒，A型比B型或E型的致死能力更强。

（二）中毒机制

肉毒毒素经消化道吸收进入血液后，主要作用于中枢神经系统的脑神经核、神经肌肉的连接部和自主神经末梢，抑制神经末梢乙酰胆碱的释放，导致肌肉麻痹和神经功能障碍。

（三）流行病学特点

1．季节性 一年四季均可发生，主要发生在4—5月份。

2．地区分布 肉毒梭菌广泛分布于土壤、水及海洋中，且不同的菌型分布存在差异。A型主要分布于山区和未开垦的荒地，如新疆察布查尔地区是我国A型肉毒梭菌中毒多发地区，未开垦荒地该菌的检出率为28.3%，土壤中为22.2%；B型多分布于草原区耕地；E型多存在土壤、湖海淤泥和鱼类肠道中，我国青海省发生的肉毒梭菌中毒主要为E型；F型分布于欧、亚、美洲海洋沿岸及鱼体。

3．中毒食品种类 引起中毒的食品种类因地区和饮食习惯的不同而异。国内以家庭自制植物性发酵品多见，如臭豆腐、豆酱、面酱等，对罐头瓶装食品、腊肉、酱菜和凉拌菜等引起的中毒也有报道。在新疆察布查尔地区，引起中毒的食品多为家庭自制谷类或豆类发酵食品；在青海，主要为越冬密封保存的肉制品。在日本，90%以上的肉毒梭菌食物中毒由家庭自制的鱼和鱼类制品引起。欧洲各国的中毒食物多为火腿、腊肠及其他肉类制品。美国主要为家庭自制的蔬菜、水果罐头、水产品及肉、乳制品。

4．来源及食物中毒的原因 食物中的肉毒梭菌主要来源于带菌的土壤、尘埃及粪便，尤其是带菌的土壤，并对各类食品原料造成污染。在家庭自制发酵和罐头食品的生产过程中，加热的温度或压力尚不足以杀死存在于食品原料中的肉毒梭菌芽孢，却为芽孢的形成、萌发及其毒素的产生提供了条件，如果有食品制成后不经加热而食用的习惯，更容易引起中毒的发生。

（四）临床表现

以运动神经麻痹的症状为主，而胃肠道症状少见。潜伏期数小时至数日，一般为 12 ～ 48 h，短者为 6 h，长者 8 ～ 10 天，潜伏期越短，病死率越高。临床特征主要表现为对称性脑神经受损的症状。早期表现为头痛、头晕、乏力、走路不稳，以后逐渐出现视物模糊、眼睑下垂、瞳孔散大等神经麻痹症状。重症患者则首先表现为对光反射迟钝，逐渐发展为语言不清、吞咽困难、声音嘶哑等，严重时出现呼吸困难，常因呼吸衰竭而死亡、病死率为 30% ～ 70%，多发生在中毒后 4 ～ 8 天。国内由于广泛采用多价抗肉毒毒素血清治疗本病，病死率已降至 10% 以下。患者经治疗可于 4 ～ 10 天恢复，一般无后遗症。

婴儿肉毒毒素中毒的主要症状为便秘，头颈部肌肉软弱、吮吸无力、吞咽困难、眼睑下垂、全身肌张力减退，可持续 8 周以上。大多数在 1 ～ 3 个月自然恢复，重症者可因呼吸麻痹猝死。

（五）诊断和治疗

1．诊断　按照《肉毒梭菌食物中毒诊断标准及处理原则》（WS/T 83-1996）进行。主要根据流行病学调查、特有的中毒表现及毒素检验和菌株分离进行诊断。为了及时救治，在食物中毒现场则主要根据流行病学资料和临床表现进行诊断，不需等待毒素检测和菌株分离的结果。

（1）流行病学特点：多发生在冬、春季；中毒食品多为家庭自制的发酵豆、谷类制品，其次为肉类和罐头食品。

（2）临床表现：有特有的对称性脑神经受损的症状，如眼部症状、延髓麻痹和分泌障碍等。

（4）实验室诊断：按《食品微生物学检验　肉毒梭菌及肉毒毒素检验》（GB4789.12-2016）操作，从可疑食品中检出肉毒毒素并确定其类别。

2．治疗　早期使用多价抗肉毒毒素血清，并及时采用支持疗法及进行有效的护理，以预防呼吸肌麻痹和窒息。

（六）预防措施

1．加强卫生宣教，建议牧民改变肉类的储藏方式或生吃牛肉的饮食习惯。

2．对食品原料进行彻底的清洁处理，以除去泥土和粪便。家庭制作发酵食品时应彻底蒸煮原料，加热温度为 100℃，并持续 10 ～ 20 min，以破坏各型毒素。

3．加工后的食品应迅速冷却并在低温环境储存，避免再污染和在较高温度或缺氧条件下存放，以防止毒素产生。

4．食用前对可疑食物进行彻底加热是破坏毒素预防中毒发生的可靠措施。

5．生产罐头食品时，要严格执行卫生规范，彻底灭菌。

七、志贺菌食物中毒

（一）病原学特点

志贺菌属（Shigella）又称为痢疾杆菌，依据 O 抗原的性质分为 4 个血清组：A 群，即痢疾志贺菌；B 群，也称福氏志贺菌群；C 群，亦称鲍氏志贺菌群；D 群，又称宋内志贺菌群。痢疾志贺菌是导致典型细菌性痢疾的病原菌，对敏感人群很少数量就可以致病。虽然典型细菌性痢疾可以由食物传播，但它们并不像其他 3 种志贺菌那样，被认为是导致食物中毒的病原菌。

志贺菌在人体外的生活力弱，在 10 ～ 37℃的水中可生存 20 天，在牛乳、水果、蔬菜中也可生存 1 ～ 2 周，在粪便中（15 ～ 25℃）可生存 10 天，光照 30 min 可被杀死，58 ～ 60℃经 10 ～ 30 min 即可死亡。志贺菌耐寒，在冰块中能生存 3 个月。志贺菌食物中毒主要由宋内志贺菌和福氏志贺菌引起，因它们在体外的生存力相对较强。

（二）中毒机制

对痢疾志贺菌的毒性性质了解得较多，而对其他 3 种志贺菌中毒机制的了解甚少。一般认为，志贺菌食物中毒是由于大量活菌侵入肠道引起的感染型食物中毒。

（三）流行病学特点

1．季节性　多发生于 7—10 月份。

2．中毒食品种类　主要是凉拌菜。

3．食品被污染和中毒发生的原因　在食品生产加工企业、集体食堂、饮食行业的从业人员中，痢疾患者或带菌者的手是造成食品污染的主要因素。熟食品被污染后，存放在较高的温度下，经过较长的时间，志贺菌就会大量繁殖，食用后就会引起中毒。

（四）临床表现

潜伏期一般为 10 ～ 20 h，短者为 6 h，长者为 24 h。患者常突然出现剧烈的腹痛、呕吐及频繁的腹泻，并伴有水样便，便中混有血液和黏液，有里急后重、恶寒、发热，体温高者可达 40℃以上，有的患者可出现痉挛。

（五）诊断和治疗

1．诊断

（1）流行病学和临床特点：符合志贺菌食物中毒的流行病学特点，患者有类似菌痢样的症状，粪便中有血液和黏液。

（2）细菌学检验：按《食品微生物学检验　志贺氏菌检验》(GB 4789.5-2012）操作。从剩余食物、患者的吐泻物中分离志贺菌，进行群和血清型的检验。

（3）血清凝集试验：宋内志贺菌凝集效价在 1∶50 以上有诊断意义。

2．治疗　一般采取对症和支持治疗方法。

（六）预防措施

同沙门菌食物中毒。

第三节　化学性危害与食源性疾病

化学性食物中毒是指由于食用了被有毒有害化学物污染的食品、被误认为是食品及食品添加剂或营养强化剂的有毒有害物质、添加了非食品级的或伪造的或禁止食用的食品添加剂和营养强化剂的食品、超量使用了食品添加剂的食品或营养素发生了化学变化的食品等所引起的食物中毒。

一、亚硝酸盐中毒

（一）理化特性

常见的亚硝酸盐有亚硝酸钠和亚硝酸钾，为白色和嫩黄色结晶，呈颗粒状粉末，无臭，味咸涩，易潮解，易溶于水。

（二）毒性

亚硝酸盐具有很强的毒性，其生物半衰期为 24 h，摄入 0.3 ～ 0.5 g 就可以中毒，1 ～ 3 g 可致人死亡。亚硝酸盐摄入过量会使血红蛋白中的 Fe^{2+} 氧化为 Fe^{3+}，使正常血红蛋白转化为高铁血红蛋白，失去携氧能力导致组织缺氧。另外，亚硝酸盐对周围血管有麻痹作用。

（三）引起中毒的原因

1．亚硝酸盐，外观上与食盐相似，容易误将亚硝酸盐当做食盐食用而引起中毒。

2．亚硝酸盐不但可使肉类具有鲜艳色泽和独特风味，而且还有较强的抑菌效果，所以作为发色剂在肉类食品加工中被广泛应用，食用含亚硝酸盐过量的肉类食品可引起食物中毒。

3．食用含有大量硝酸盐、亚硝酸盐的蔬菜而引起中毒，如储存过久的蔬菜、腐烂的蔬菜、煮熟后放置过久的蔬菜及刚腌制不久的蔬菜（一般腌制 20 天后亚硝酸盐含量降低）。

4．饮用含硝酸盐较多的井水，或用这种水煮饭。

5．亚硝酸盐亦可在体内形成，个别地区的井水含硝酸盐较多（一般称为“苦井”）。硝酸盐在细菌的作用下可被还原成亚硝酸盐。当胃肠道功能紊乱、贫血、患肠道寄生虫病及胃酸浓度降低时，可使胃肠道硝酸盐还原菌大量繁殖，如同时大量食用硝酸盐含量较高的蔬菜，即可使肠道内亚硝酸盐形成速度过快或数量过多，以致机体不能及时将亚硝酸盐分解为氨类物质，从而使亚硝酸盐大量吸收入血而导致中毒。

（四）流行病学特点及中毒症状

亚硝酸盐食物中毒每年均有发生，多数由于误将亚硝酸盐当做食盐食用而引起食物中毒，也有食入含有大量硝酸盐、亚硝酸盐的蔬菜而引起的食物中毒，多发生在农村或集体食堂。

亚硝酸盐中毒发病急速，潜伏期一般为 1 ~ 3 h，短者为 10 min。中毒的主要症状为口唇、指甲及全身皮肤出现青紫等组织缺氧表现，也称“肠源性青紫”。患者自觉症状有头晕、头痛、乏力、胸闷、心率快、嗜睡或烦躁不安、呼吸急促，并有恶心、小便失禁，可因呼吸衰竭而死亡。

（五）急救与治疗

轻症中毒一般不需治疗，重症中毒要及时抢救和治疗。首先要催吐、洗胃和导泻；然后要及时口服或注射特效解毒剂亚甲蓝，用量为每次 1 ~ 2 mg/kg。通常将 1% 的亚甲蓝溶液以 25% ~ 50% 葡萄糖 20 ml 稀释后，缓慢静脉注射。1 ~ 2 h 后如青紫症状不退或再现，可重复注射以上剂量或半量。亚甲蓝也可口服，剂量为每次 3 ~ 5 mg/kg，每 6 h 1 次或每日 3 次。使用亚甲蓝抢救亚硝酸盐中毒时，应特别注意亚甲蓝用量一定要准确，不得过量。因为亚甲蓝原为强氧化剂，在还原型辅酶Ⅱ的作用下而成为还原剂，可将高铁血红蛋白还原为亚铁血红蛋白，恢复其携氧功能，此时还原型亚甲蓝变成氧化型亚甲蓝，故一般情况下体内的亚甲蓝可重复使用。如果亚甲蓝过量使用，体内的还原型辅酶Ⅱ不能把亚甲蓝全部还原，使体内依然存在部分氧化型的亚甲蓝而发挥了氧化剂的作用，不但不能解毒，反而会加重中毒。另外，同时补充大剂量维生素 C 会起到辅助治疗作用。

（六）预防措施

1．加强对集体食堂尤其是学校食堂、工地食堂的管理，将亚硝酸盐和食盐分开贮存，避免误食。

2．肉类食品企业要严格按国家标准规定添加硝酸盐和亚硝酸盐，肉制品中硝酸盐不得超过 0.15 g/kg，最终残留量不得超过 20 mg/kg。

3．保持蔬菜的新鲜，勿食存放过久或变质的蔬菜；剩余的熟蔬菜不可在高温下存放过久；腌菜时所加盐的含量应达到 12% 以上，至少需腌制 20 天以上再食用。

4．尽量不用苦井水煮饭，不得不用时，应避免长时间保温后的水又用来煮饭菜。

二、砷中毒

（一）理化特性

砷是有毒的类金属元素。砷的化学性质复杂，化合物众多。食物中含有机砷和无机砷，而饮水中则主要含有无机砷[15]。

（二）砷的毒性

无机砷化合物一般都有剧毒，As^{3+} 的毒性大于 As^{5+}。砷经口中毒成人剂量以 As_2O_3（又称砒霜）计为 5 ～ 50 mg，致死剂量为 60 ～ 300 mg。As^{3+} 为原浆毒，毒性比 As^{5+} 大 35 ～ 60 倍，主要表现为以下几方面。

1．对消化道的直接腐蚀作用，接触部位如口腔、咽喉、食管和胃等可产生急性炎症、溃疡、糜烂、出血，甚至坏死。

2．在机体内与细胞内酶的巯基结合而使其失去活性，从而影响组织细胞的新陈代谢，引起细胞死亡。这种毒性作用如发生在神经细胞，则可引起神经系统病变。

3．麻痹血管运动中枢和直接作用于毛细血管，使血管扩张、充血、血压下降。

4．砷中毒严重者可出现肝、心脏及脑等器官的缺氧性损害。

（三）引起中毒的原因

1．误将砒霜当成食用碱、淀粉、糖、食盐等加入食品，或误食含砷农药拌的种粮、污染的水果、毒死的畜禽肉等而引起中毒。

2．不按规定滥用含砷农药喷洒果树和蔬菜，造成水果、蔬菜中砷的残留量过高。喷洒含砷农药后不洗手即直接进食等。

3．盛装过含砷化合物的容器、用具，不经清洗直接盛装或运送食物，致使食品受砷污染。

4．食品工业用原料或添加剂质量不合格，砷含量超过食品卫生标准。

（四）流行病学特点及中毒症状

砷中毒多发生在农村，夏秋季多见，常由于误用或误食而引起中毒。砷中毒的潜伏期短，仅为十几分钟至数小时。患者口腔和咽喉有烧灼感、口渴及吞咽困难，口中有金属味。随后出现恶心、反复呕吐，甚至吐出黄绿色胆汁，重者呕血、腹泻，初为稀便，后呈水样便并混有血液。症状加重时全身衰竭、脱水、体温下降、虚脱、意识消失。肝肾损害可出现黄疸、蛋白尿、少尿等症状。重症患者出现神经系统症状，如头痛、狂躁、抽搐、昏迷等。抢救不及时可因呼吸中枢麻痹于发病 1 ～ 2 天死亡。

（五）急救与治疗

1．尽快排出毒物 采用催吐、洗胃的办法。然后立即口服氢氧化铁，它可与三氧化二砷结合形成不溶性的砷酸盐，从而保护胃肠黏膜并防止砷化合物的吸收。

2．及时应用特效解毒剂 特效解毒剂有二巯基丙磺酸钠、二巯基丙醇等。此类药物的巯基与砷有很强的结合力，能夺取组织中与酶结合的砷，形成无毒物质并随同尿液排出。一般首选二巯基丙磺酸钠，因其吸收快、解毒作用强，毒性小。采用肌内注射，每次用量为 5 mg/kg。第 1 天每 6 h 注射 1 次，第 2 天每 8 h 注射 1 次，以后每日 1 ～ 2 次，共计 5 ～ 7 天[16]。

3．对症处理 应注意纠正水、电解质紊乱。

（六）预防措施

1．对含砷化合物及农药要健全管理制度，实行专人专库、领用登记。农药不得与食品混放、混装。

2．盛装含砷农药的容器、用具必须有鲜明、易识别的标志并标明“有毒”字样，并不得再用于盛装食品。拌过农药的粮种亦应专库保管，防止误食。

3．砷中毒死亡的家禽家畜，应深埋销毁，严禁食用。

4．砷酸钙、砷酸铅等农药用于防治蔬菜、果树害虫时，于收获前半个月内停止食用，以防蔬菜水果农药残留量过高。喷洒农药后必须洗净手和脸后才能吸烟、进食。

5．食品加工过程中所使用的原料、添加剂等其砷含量不得超过国家允许的标准。

三、有机磷农药中毒

（一）理化特性

有机磷农药在酸性溶液中较稳定，在碱性溶液中易分解失去毒性，故绝大多数有机磷农药与碱性物质，如肥皂、碱水、苏打水接触时可被分解破坏，但美曲膦酯除外，其遇碱可生成毒性更大的敌敌畏。

（二）毒性及中毒机制

有机磷农药有100多种，根据毒性大小可分为3类：①剧毒类，如甲拌磷（3911）、对硫磷（1605）、内吸磷（1059）。②高毒类，如敌敌畏、甲基1059、异丙磷。③低毒类，如美曲膦酯、乐果、杀螟松、马拉硫磷。

有机磷农药进入人体后与体内胆碱酯酶迅速结合，形成磷酰化胆碱酯酶，使胆碱酯酶活性受到抑制，失去催化水解乙酰胆碱的能力，结果使大量乙酰胆碱在体内蓄积，导致以乙酰胆碱为传导介质的胆碱能神经处于过度兴奋状态，从而出现中毒症状。

（三）引起中毒的原因

1．误食农药拌过的种子或误把有机磷农药当作酱油或食用油而食用，或把盛装过农药的容器再盛装油、酒及其他食物等引起中毒。

2．喷洒农药不久的瓜果、蔬菜、未经安全间隔期即采摘食用，可造成中毒。

3．误食农药毒杀的家禽家畜。

（四）流行病学特点及中毒症状

有机磷农药是我国生产使用最多的一类农药。我国目前食物中有机磷农药残留是相当普遍和严重的，南方比北方严重。污染的食物以水果和蔬菜为主，尤其是叶菜类；夏秋季高于冬、春季，夏、秋季节害虫繁殖快，农药使用量大，污染严重。

中毒的潜伏期一般在2 h以内，误服农药纯品者可立即发病。根据中毒症状的轻重可将急性中毒分为3度。

1．轻度中毒　表现为头痛、头晕、恶心、呕吐、多汗、流涎、胸闷无力、视物模糊等，瞳孔可能缩小。血中胆碱酯酶活力减少30% ～ 50%。

2．中度中毒　除上述症状外，出现肌束震颤、轻度呼吸困难、瞳孔明显缩小、血压升高、意识轻度障碍、血中胆碱酯酶活力减少50% ～ 70%。

3．重度中毒　瞳孔缩小如针尖大，呼吸极度困难、出现青紫、肺水肿、抽搐、昏迷、呼吸衰竭、大小便失禁等，少数患者出现脑水肿。血中胆碱酯酶活力减少70%以上。

上述症状中以瞳孔缩小、肌束震颤、血压升高、肺水肿、多汗为主要特点。

需要特别注意的是，某些有机磷农药，如马拉硫磷、美曲膦酯、对硫磷、伊皮恩、乐果、甲基对硫磷等有迟发性神经毒性，即在急性中毒后的第2周产生神经症状，主要表现为下肢软弱无力、运动失调及神经麻痹等。

（五）急救与治疗

1．迅速排出毒物　迅速给予中毒者催吐、洗胃。必须反复、多次洗胃，直至洗出液中无有机磷农药臭味为止。洗胃液一般可用2%苏打水或清水，但误服美曲膦酯者不能用苏打水等碱性溶液，可用 1 : 5000 高锰酸钾溶液或 1 : 100 氯化钠溶液。但对硫磷、内吸磷、甲拌磷及乐果等中毒时不能用高锰酸钾溶液，以免这类农药被氧化而增强毒性[17]。

2. 应用特效解毒药 轻度中毒者可单独给予阿托品，以拮抗乙酰胆碱对副交感神经的作用，解除支气管痉挛，防止肺水肿和呼吸衰竭。中度或重度中毒者需要阿托品和胆碱酯酶复能剂（如解磷定、氯解磷定）两者并用。胆碱酯酶复能剂可迅速恢复胆碱酯酶活力，对于解除肌束震颤、恢复患者神态有明显的疗效。敌敌畏、美曲膦酯、乐果、马拉硫磷中毒时，由于胆碱酯酶复能剂的疗效差，治疗应以阿托品为主。

3. 对症治疗 维持正常呼吸功能，纠正水、电解质紊乱。

（六）预防措施

在遵守农药安全使用规范相关规定的基础上应特别注意以下几点。

1．有机磷农药必须由专人保管，必须有固定的专用储存场所，其周围不得存放食品。

2．喷药及拌种用的容器应专用，配药及拌种的操作地点应远离畜圈、饮水源和瓜菜地，以防污染。

3．喷洒农药必须穿工作服，戴手套、口罩，并在上风向喷洒，喷药后需用肥皂洗净手、脸，洗净后方可吸烟、饮水和进食。

4．喷洒农药及收获瓜、果、蔬菜时，必须遵守安全间隔期。

5．禁止食用因有机磷农药致死的各种畜禽。

6．禁止孕妇、哺乳期女性参加喷药工作。

四、锌中毒

（一）理化特性

锌是人体所必需的微量元素，保证锌的营养素供给量对于促进人类生长发育和维持健康具有重要意义。然而锌的治疗量与中毒剂量相距很近，即安全带很窄，如摄入过量则可引起食物中毒。

（二）毒性

锌的中毒量为 0.2 ～ 0.4 g，一次摄入 80 ～ 100 mg 以上的锌盐即可引起急性中毒。氯化锌的致死量为 3 ～ 5 g，硫酸锌的致死量为 5 ～ 15 g。儿童对锌盐更敏感，易于发生中毒。

（三）引起中毒的原因

到目前为止，锌中毒发生的原因主要由于使用镀锌容器存放酸性食品和饮料所致。锌不溶于水，能在弱酸或果酸中溶解，致使被溶解下来的锌以有机盐的形式大量混入食品，即可引起食物中毒。

（四）流行病学特点及中毒症状

国内曾报道几起由于使用锌桶盛装食醋、大白铁壶盛放酸梅汤和清凉饮料而引起的锌中毒事件。目前市场上补锌制剂和保健食品琳琅满目，滥补现象严重，虽然尚未见到因补锌而引起的中毒报道，但应引起高度警惕。

锌中毒潜伏期很短，仅数分钟至 1 h。临床上主要表现为胃肠道刺激症状，如恶心、持续性呕吐、上腹部绞痛、口中烧灼感及麻辣感，伴有眩晕及全身不适。体温不升高，甚至降低。严重中毒者可因剧烈呕吐，腹泻而虚脱。病程短，几小时至 1 天可痊愈[18]。

（五）急救与治疗

对误服大量锌盐者可用 1% 鞣酸液、5% 活性炭或 1 : 2000 高锰酸钾溶液洗胃。如果呕吐物中带血，应避免用胃管及催吐剂。可酌情服用硫酸钠导泻，口服牛奶以沉淀锌盐。必要时输液以纠正水和电解质紊乱，并给予巯基解毒剂。慢性中毒时，还应尽快停止服用补锌制剂。

（六）预防措施

1．禁止使用锌铁桶盛放酸性食物、食醋及清凉饮料；食品加工、运输和储存过程均不可使用镀锌容器和工具接触酸性食品。

2．补锌产品的服用应在医师指导下进行，不可盲目乱补。

（刘海燕）

参考文献

[1] 庞璐，张哲，徐进．2006—2010 年我国食源性疾病暴发简介．中国食品卫生杂志，2011，23（6）：560-563.

[2] 李立明．流行病学．7 版．北京：人民卫生出版社，1984：132-136.

[3] 何计国，甄润英．食品卫生学．北京：中国农业大学出版社，2007：194-196.

[4] Siegfried Meryn. 营养全书．韩文佳，译．西安：陕西师范大学出版社，2007：265-266.

[5] 王心如．毒理学基础．6 版．北京：人民卫生出版社，1987：145.

[6] 葛可佑．中国营养师培训教材．北京：人民卫生出版社，2007：267-268.

[7] 纵伟．食品卫生学．北京：中国轻工业出版社，2011：221-223.

[8] 苗志敏，李长贵．教你战胜痛风．北京：人民卫生出版社，2011：103.

[9] 中国营养学会．中国居民膳食营养素参考摄入量．北京：中国轻工业出版社，2013：123.

[10] 顾景范，杜寿玢，查良锭，等．现代临床营养学．北京：科学出版社，2003：421-423.

[11] Walter Willett. 营养流行病学．郝玲，李竹，译．2 版．北京：人民卫生出版社，2006：321-324.

[12] 香川芳子．五订日本食品标准成分表（STANDARD TABLES OF FOOD COMPOSTI'ION IN JAPAN）．东京：女子营养大学出版部，2002：217-219.

[13] 顾景范，郭长江．特殊营养学．2 版．北京：科学出版社，2009：107-108.

[14] 孙长颢．营养与食品卫生学．7 版．北京：人民卫生出版社，2012：34-42.

[15] Zhang Y. The molecular basis that unifies the metabolism，cellular uptake and chemopreventive activities of dietary isothiocyanates. Carcinogenesis，2012，33（1）：2-9.

[16] 翟凤英．公共营养．北京：中国轻工业出版社，2009：109-111.

[17] Bouderbala S，Prost J，Lacaille-Dubois MA，et al. Iridoid extracts from Ajuga iva increase the antioxidant enzyme activities in red bloodcells of rats fed a cholesterol-rich diet. Nutr Res，2010，30（5）：358-365.

[18] 杨月欣．食物营养成分速查．北京：人民日报出版社，2005：44-46.

第十二章

食品新技术在矿工食品中的应用

随着科技的进步，许多新技术也在食品领域中得到应用。这些新技术的使用让食品种类更加丰富，营养更加全面，保质期更长。总之，食品新技术使得食品可以更好地为人类服务。当然，在矿工食品领域，新技术的应用使得过去单调的矿工食品变得更加丰富，更加有利于矿工的健康。本章将介绍几种最新的食品新技术。

第一节　食品的自加热技术

一、矿工食品热食化的必要性和重要性

对于矿工食品，只要条件允许，要保障热食。矿工在地下作业，劳动强度大，所以矿工会出现精神极度紧张、食欲和消化功能、适应和反应能力下降。在此条件下，提供能增进食欲、改善胃肠功能的优质矿工食品具有重要意义。因此，热食化成为矿工食品的重要发展方向之一。

二、食品自加热技术的基本原理

自热食品主要由 3 个部分组成，热源、激活剂（或装置）和食品。通常所指的热源主要由可产热的化学原料组成，由于产热时不产生明火，又称无火焰化学加热器。其基本工作原理是通过一定的激活方式，使无火焰化学加热器反应放热，通过一定的传热形式，将热量传给食品。由于产热化学反应一旦被激活就自动进行，所以采用该种热源加热的食品称自热食品。用于自热食品的加热器有 3 种类型：氧化反应发热式、水合反应发热式、无火焰燃烧发热式。

（一）氧化反应发热式

代表类型为铁粉氧化型。铁粉氧化型加热器的产热原理是一定粒度和活性的铁粉与空气中的氧气接触发生反应放热，主要反应产物是氧化铁。该类型的特点是起温慢，反应温度达 90℃，加热过程长，20 世纪 80 年代国内外曾试用。

（二）水合反应发热式

主要代表类型是生石灰与水水合型，铝与水水合型，铁与水水合型和镁与水水合型[1]。

1. 生石灰与水水合型　产热原理是一定粒度和活性度的生石灰与水接触产生放热反应，主要反应产物是氢氧化钙。该反应类型的特点是起温快，反应温度超过150℃，但单位质量发热量小，热剂用量大，反应产物污染环境，产品容易吸水受潮失效，储存期短，成本一般。

2. 铝与水水合型　一定粒度和活性度的铝粉与碱性水溶液接触发生腐蚀放热反应，主要反应产物是氢氧化铝。该反应类型的主要特点是起温快，反应温度可达120℃，单位重量发热量中等，热剂用量大，反应激烈不易控制，产热过程中有大量氢气集中释放，使用安全性较差，产品易吸水受潮失效，储存期较短，成本一般。

3. 铁与水水合型的产热原理　一定粒度和活性度的铁粉与硫代硫酸钾水溶液发生较强烈氧化还原反应，释放热量，主要反应产物是硫酸铁和硫酸钾。该反应类型的特点是起温速度很快，反应瞬时温度可达250℃以上，但反应持续时间短，局部产生高温，易烧穿包装，产热过程有刺激性气味产生，成本适中。

4. 镁与水水合型的产热原理　一定粒度和活性度的金属镁通过成型方式与一定粒度和活性度的铁粉形成镁铁合金微电池，在一定浓度的电解质水溶液存在的条件下，发生镁阳极电化学腐蚀反应而释放热量，主要反应产物是氢氧化镁。该反应类型的主要特点是起温速度适中，反应温度约达97℃，单位质量产热量高，热剂用量较少，产热持续时间长，反应平稳，产热过程氢气释放均匀，加热器结构紧凑，易与食品组合，产品储存时间长。但成型制作工艺较复杂，产热效率有待进一步提高，反应产物氢气存在一定不安全性因素，反应过程有少量刺激性气味，成本中等。

（三）无火焰燃烧发热式

代表类型是煮沸型。煮沸型产品的产热原理是铁系氧化物，在有催化剂存在的情况下，通过一定的激发手段，产生强烈的氧化还原反应而释放大量的热。该反应类型的主要特点是起温极快，反应温度可达到1200℃以上，短时间内产生大量的热。该类型加热器可煮沸冷水，但加热器结构复杂，成本高，激发困难，需特殊装置，操作不安全，整套产品的生产需特殊的加工生产线，不易实现工业化生产。

三、国外食品自加热技术的发展历程和现状

比利时和荷兰是最早研制自热食品的国家。其加热容器由两个金属罐套装而成，大罐底部预先放入生石灰等热剂，食品则放入小罐中并将小罐密封后放入大罐。大小罐之间空隙处放有热剂、激活剂和具有绝热作用的发泡聚苯乙烯材料。这种加热装置加热温度可在50℃以上，加热时间为10～20 min，所加热的食品主要是土豆泥、蔬菜布丁等糊状、酱状食品。

日本在20世纪80年代吸收西方各国产品后，开发出符合本国饮食习惯的自加热食品。1985年首先由日本东洋公司生产出用来加热日本清酒的自热罐。1988年日本一家公司研制出3种一次性自热食品容器，该容器的结构分上下两部分，容器上部盛放食品，下部盛放热剂和激活剂，使用时用手拉动容器外拉环，就可使激活剂流到热剂上产生放热反应。在此之后，日本市场上相继出现了咖啡、副食、盒饭等自热食品。日本的上述自热食品所采用加热器类型为生石灰与水水合型和无火焰燃烧型。对于生石灰水合型，为了防止吸潮变质，采取密封包装。由于日本的部分地区冬季寒冷，为了使产品在低温条件下也能使用，在激活剂中加入了防冻剂。20世纪90年代中期，随技术的进步和环保意识的增强，日本人意识到以生石灰为加热剂的产品包装体积大，发热量低，反应产物为强

碱，对环境污染严重。因此该类型的自热食品市场急剧萎缩，而无火焰燃烧型自热罐头食品由于存在成本高，包装结构复杂，用后废罐头容器处理困难等问题，很多企业放弃了这种自热罐头的生产。随科学技术的发展，日本近年又出现了以铝粉和铁粉为主要热剂的塑料袋自热食品、盒装自热食品、浅盘自热食品等多种形式。

美国从 1973 年就开始干粮热食化的研究，在历经数十年的研究工作后，自热食品水平居世界领先地位。20 世纪 80 年代初，美国为了保证为矿工提供热食，开发了以镁水为加热剂的无火焰口粮加热器，主要用于加热单人快餐口粮中的主菜，该产品的缺点是略显笨重，易破碎。1989 年，美国提出“用于 2001 年的自加热器件”方案，中心内容之一就是开发一种适用于单人快餐口粮的无火焰口粮加热器。1990 年无火焰口粮加热器正式大量作为供给品。

法国也研制了与美国类似的单人口粮，同样可以实现单人口粮的热食化，但加热方式不同，配套在该口粮中的加热器为固体燃料，与固体燃料配合使用的还有一个简易炉架、一盒火柴、一个持罐夹。这套加热器主要用来加热口粮中的主菜罐头。该套口粮是法国主要的、可实现热食化的单人口粮，它已形成规模化生产，质量较高 [2]。

英国自热口粮的发展也有一定的历史。英国的 Hotcan 有限公司于 1986 年生产出一种能自动加热的食物罐头。该自热罐头由内外两个圆罐组成，内罐装有 400 g 食物，外罐和内罐之间置有一装有水的塑料袋和一定量的氧化钙颗粒。在加热之前，先将罐盖打开，取下罐盖放在罐底，然后用配套的刺针将顶部 3 个预制孔刺破，使水袋漏水，再将提环向上和向后提拉，使水与氧化钙颗粒进行充分的化学反应，约 10 min，内罐内的食品可加热至 50℃以上。自热罐头品种有牛肉、鸡肉和炒饭等，储存期为 2 年。20 世纪 90 年代中期，英国通过采用美国一公司的镁水水合型加热器专利技术及美国公司的塑料盒式食品生产技术，生产出了代表英国最高水平的单人自热口粮，与其以前的自热罐头相比，其体积、成本、使用方便性等都有了很大的提高。

四、我国食品自加热技术的发展历程和现状

我国自热食品技术开发研究起步较晚，从 20 世纪 80 年代的中期开始，采用的加热剂类型大部分是生石灰水合型。目前，尚继续使用此类型加热剂的产品有上海一拉热有限公司生产的“一拉热”自加热米饭，西安九龙食品有限公司生产的“天厨”自加热米饭。“一拉热”米饭由主副食软包装米饭、生石灰水合型加热器、激活剂、拉环及外包装保温袋等组成，拉环与激活剂连接，激活剂固定在两片生石灰水合型加热器上，软包装米饭夹在两片加热器之间，整体又封装在保温袋内，拉环露在袋外，使用时拉动拉环即可激活加热器，15 min 后即可食用。“天厨”自热米饭内结构与“一拉热”自热米饭结构相似，只是外包装保温层是内层镀铝的纸盒。以上两种产品由于采用生石灰水合型加热器，所以存在不少缺点。

20 世纪 90 年代初，铝水型加热剂开始商品化，主要用于加热盒装的中式蒸煮米饭和副食包。该类产品的外层为保温纸盒，里层为耐温塑料，盒底层固定一长方袋铝水型加热器和激活剂，一拉带与激活剂相连接，并伸向盒外，加热器的上方为塑料盒装米饭罐头和副食罐头，塑料罐头盒与外层塑料盒连接，使用时拉动拉带即可激活反应放热。以上产品由于采用铝水型热剂，缺点也不可避免。20 世纪 90 年代初还开发了铁水型加热剂，主要用于 200 g 罐装黄酒的自加热。

科研人员经过多年的攻关，研制成功的自热口粮使我国饮食保障热食化迈上了一个新台阶，能保证在各种环境条件下提供热食。该产品在实现食品的高效自热性能、自热可靠性、耐储存性、理论研究、生产规模化自动化、产品的食用接受性等方面有重大突破。但也存在问题，如加热效率有

待进一步提高；负荷量较小；包装不尽合理；营养还不全面；品种较少、口味单一、产品整体价格偏高等。

因此，我国食品热食化的研究依然任重而道远。为满足现代高技术热食保障的要求，必须继续将自加热的理论和技术创新作为矿工食品研究的重点，不断改进和完善自热矿工食品，从而真正实现我国矿工饮食热食化全天候保障，达到有效维持矿工身体健康的目的。

第二节　食品的微波加热技术

一、微波加热杀菌技术

微波杀菌保鲜就是将食品经微波能处理后，使食品中的菌体丧失活力或死亡，保证食品在一定保存期内含菌量不超过我国《食品卫生法》所规定的允许范围，从而延长食品的货架期。以下简单说明微波杀菌保鲜的可能机制。

（一）微波加热杀菌原理

微波杀菌是微波的热效应和生物效应共同作用的结果。在一定强度微波场作用下，食品中的菌体也因分子极化而同时吸收微波能而升温。由于它们是凝聚态介质，分子间的强化作用力加强了微波能向能量的能态转化，从而使菌体内蛋白质同时受到无极性热运动和极性转动两方面的作用，使其空间结构变化或破坏而导致变性。蛋白质变性后，其溶解度、黏度、膨化性、渗透性、稳定性等都发生明显变化，从而丧失生物活性，这就是微波热效应杀虫灭菌的机制[3]。另一方面，微波能的生物效应在灭菌中起到了常规物理灭菌所没有的特殊作用。细菌在其生命化学过程中，都会出现大量的“半自由”电子、离子和其他带电的粒子，这些粒子在微波场的作用下改变了它们的生物性排列组合状态及其运动规律，而且场力所感应的离子流会影响细胞膜附近的电荷分布，从而使膜的屏障作用受到损伤，影响 Na^+-K^+ 泵的功能，导致细菌生长抑制、停止或死亡。此外，决定细菌正常生长和稳定遗传繁殖的核糖核酸（RNA）和脱氧核糖核酸（DNA）是由若干氢键和碱基对连在一起的卷曲形大分子，足够强的微波场可以导致氢键松弛、断裂或重组，而且诱发基因突变或染色体畸形，甚至打乱重组，从而改变生命过程，延缓或中断细胞稳定遗传和增殖。

正是由于上述微波能的热效应和生物效应，干扰了细菌体正常的代谢功能，破坏了其生长条件和延缓遗传繁殖速度而达到杀菌的目的。

（二）微波加热杀菌特点

1．加热速度快　与常规通过热传导原理的外部加热方式不同，微波加热是被加热物料本身成为发热体，微波的作用可以顺势深入到物料内部，使物料内外同时受热，不需要热传导的过程，所以升温极快，大大缩短了加热时间，所需时间一般为常规方法的 1/4 左右，这一特点可使热传导性较差的物料在短时间内加热、干燥。

微波加热时间非常短的特点，也可能给生产带来不利的影响，1 ~ 2 min 的加热过度可能给制品的质量造成致命的损伤。因而大多数微波都配备了自动定时器，以克服这一不足。

2．加热均匀　常规的外部加热方式传热的动力是温度差，要在一定的时间内完成物料的加热，其外层温度就不得不高一些。事实上外层温度常常要比制品的最终温度高许多，这样就使得物料不能均匀加热。而微波加热时，物料各部位通常都能均匀地渗透电波，产生热量，不需要存在温度差，因此加热均匀性大大改善，这一点对提高产品质量很有利。

3．节能效果好 由于含有水分的物质易吸收微波而发热，因此，除少量的传输损耗外，几乎没有其他损耗。微波加热与远红外加热相比，节约能量 1/3 ～ 1/2。另外，微波加能量瞬时作用于物料，无需预先加热壁炉和炉内空气，所以也可以节省能量。

4．防霉杀菌保鲜 微波加热具有热力效应和生物效应，因此，能在较低温度下杀灭细菌，最大限度地保存物料的活性和食品中的维生素、色泽和营养成分。

5．安全无害 由于微波能是控制在金属制成的加热室内和微波管中工作，所以微波泄漏被有效地控制，没有放射线危害及有害气体排放，不产生余热，既不会污染环境又不会破坏环境。

6．选择性加热 微波对不同性质的物料有不同的作用。水的介电常数和介电损耗角正切值都比其他材料高得多，它就比其他材料更易吸收微波能量。所以，含水量高的部分吸收微波功率多于含水量少的部位，这就是选择性加热的特点。这一点也体现了微波加热的节能优越性，如在加热时，选用微波能量，减少不必要的热损失，利用这一点也可以做到均匀加热和均匀干燥，提高制品品质。

不过，这一特点有时也成为不利因素影响均匀加热。因为有些被加热物是由不同性质的物质组成的，例如猪肉由脂肪和肌肉组成，脂肪与肌肉的介电特性相差很大，造成微波加热的不均匀。又如水和冰的介电损耗相差更大，相对水而言，冰对微波的吸收能力极小，因此，用微波解冻猪肉时，已化冻部分吸收微波能量更多，造成温度显著高于冻结部分，出现过热现象。

另外，还需注意，有些物料在温度升高时，吸收微波的能力也增强，这将出现所谓“热击穿”的不均匀现象。温度越高，吸收越好，造成正反馈，使这一部分的温度急剧上升，在对这类物质进行微波加热时，要注意合理制定加热工艺规范[4]。

二、微波加热对营养素的影响

1．微波加热处理对蛋白质的影响 微波处理对牛乳中蛋白质含量的影响并不大，对酱油中氨基酸态氮也无破坏分解作用，而且适当的微波处理还能提高大豆蛋白的营养价值。但微波长时间加热蛋白质可以引起美拉德反应，造成蛋白质利用率的下降。

2．微波加热处理对脂肪的影响 牛乳经微波处理可减缓脂肪分离现象，这是由于牛乳在电磁波的作用下，导致脂肪球变小，表面积增大，吸附酪蛋白量增加，使脂肪球比重增加的缘故。微波加热比传统加热快，受热均匀，因而对脂肪的破坏也相对小一些。此外，适当微波处理不会影响脂肪酸的营养价值。

3．微波加热处理对糖类的影响 在微波环境中，食品中的糖类会发生一系列变化，如美拉德反应、糖的焦化等。微波作用下的美拉德反应模拟系统的挥发性风味成分及褐变程度会因 $CaCl_2$、NaCl 和 $FeCl_2$ 等电解质的加入而增加，且其中的挥发性成分也会因系统 pH 的不同而异。

4．微波加热处理对维生素的影响 由于微波加热的时间短而效率高，十分有利于最大限度地保存食品中的维生素，尤其对于维生素 B、C 等热敏性的维生素更是有效。而维生素的保存率又因微波处理时间、食品内部温度、产品类型的不同而不同。有研究表明，适宜的微波加工能保留大豆种子中约 90% 的维生素 E，明显优于传统加工方法[4]。

三、微波加热杀菌在食品工业中的应用实例

目前，在食品工业中微波杀菌已得到较广泛的应用，尤其是在美国、日本、欧洲等发达国家和

地区发展较快，杀菌产品涉及食品诸多领域，下面列举几个应用实例。

糕点、面包是保质期较短的产品，存放时间过长易出现发霉变质问题。为了解决上述问题，采用微波杀真菌是较好的方法之一。瑞士某公司研制了一台面包微波杀菌防霉装置，其频率为 2450 MHz，功率 80 kW。面包片经微波照射 1 ~ 2 min 后，温度由室温上升到 80℃，处理后的面包片保质期由原来的 3 ~ 4 天延长到 30 ~ 60 天，获得较好的效果。

与此相类似，生面条杀菌防霉也能采用微波灭菌处理。意大利有用微波对生面条进行杀菌防霉的实例，处理过的产品与未处理的相比，口感和风味均好。该微波设备频率 2450 MHz，功率 120 kW，工作温度 85℃，保温处理 5 ~ 6 min。

我国食品工业微波应用技术始于 20 世纪 70 年代初期。1975 年，上海儿童食品厂首先成功地应用隧道式微波炉（频率 2450 MHz，功率 45 kW）加热干燥乳儿糕，将烘烤时间从 6 ~ 8 h 缩短为 9 min，同时解决了产品破碎、霉变等问题。

著名的南京板鸭采用微波杀菌处理，使保存期延长至 7 ~ 15 天。此外，采用微波杀菌的产品有四川泡菜、鱼片干、袋装雪菜肉丝、方便面调料、快餐饭、豆制品等，经微波处理后，较好地保证了产品的卫生和质量。

随着微波杀菌技术的不断发展，微波杀菌将在矿工食品工业中得到更广泛应用，微波食品将能满足矿工饮食生活多样化、现代化的需求。

第三节　食品的高压灭菌技术

早在 1914 年，美国物理学家 Bridgman 就发现了高压下卵蛋白变成硬的凝胶状和蛋白质变性的现象。近几年，日本首先开发了利用高压处理食品的加工新技术，由于其独特的作用和良好的应用前景，已引起人们的极大关注。可以说，高压处理食品技术是目前世界食品加工业的一个高新技术。高压处理食品在冷杀菌方面有独到之处[5]，这将使其成为矿工食品加工的一种颇具潜力的加工方法。

一、高压杀菌技术

（一）高压杀菌的原理

所谓高压杀菌，就是将食品原料填充到塑料等柔软的容器中密封，再将其投入到 200 ~ 600 MPa（2000 ~ 6000 atm）的静水压高压装置中加压处理达到完全无菌的目的。

微生物并非一个均一的体系，而是由水、电解质、磷脂、脂肪酸、氨基酸等多种不同性质、不同构造的物质组成，这些物质再构成细胞的细胞膜、细胞核等。在 200 ~ 600 MPa 压力下，由于组成细胞的各种物质压缩率不同，体积变化也存在差异，这些不同物质的界面（膜）在高压下就会断裂成许多小碎片，并和原生质等一起变成糊状，这种不可逆的变化促使微生物死亡，从而达到杀菌目的。另外，高压还对物质的化学反应及体积的变化产生一定影响，如蛋白质在高压下会发生变性，这些都是高压杀死微生物的原因。

（二）高压杀菌的特点

1. 与热力杀菌相比，压力杀菌无须加热，施加几千个大气压时，不会发生共价键的断裂或生成。因此高压处理食品能保持其原有的营养价值、色泽和天然风味，不产生异臭或毒性因子。这点是高压处理的优点，但这也有负面的影响，即高压处理由于对共价键影响小，就不会像加热处理法那样能产生香气及呈现美拉德反应的褐色。

2．蛋白质和淀粉类物质在高压处理时，其物性方面的变化与加热处理前后的状态有很大的不同。

3．压力能瞬时一致地向食品中心传递，被处理的食品所受压力后的变化是同时发生的、均匀的。同时压力处理由于耗时少，循环周期短，且维持压力不需要能量，所以压力处理更节能。

4．常用的食品热力杀菌中有一个传热过程，特别是固体食品常造成局部杀菌的不彻底。对于高压处理杀菌，无论是固体还是液体食品，由于把压力当作能量因子来利用，静水压瞬间就能以同样大小向各个方向传递，杀菌均匀，不需要传递能量的时间。

二、高压杀菌对营养素的影响

在传统方法加工制造食品时，人们往往是把食品成批成批地煮熟，以求杀灭微生物。但是在灭菌的同时，高温也破坏了食品中的维生素和其他营养成分，并使食品口味有不同程度变化。研究结果也表明，在一般情况下，高温会使维生素和矿物质损失 30%，而高压杀菌法在杀死微生物的同时，能使食品中的维生素及其自然口味完好无损。

1．高压对蛋白质的影响 高压可使蛋白质变性。如果把壳内含气穴的鸡蛋在常温的水中加压，蛋壳会破裂，在高压的作用下，鸡蛋中蛋白质的气体结构会遭破坏，其蛋液成为羊羹样稍黏稠的状态，它和煮鸡蛋中的蛋白质热变形一样，不溶于水，这种凝固现象称为蛋白质的压力凝固。无论是热力凝固还是压力凝固，鸡蛋的消化性都是很好的。但加压前和未加压前一样鲜艳，口感仍是生鸡蛋味，维生素含量经测定也未见有损失。在常压下蛋白质的变性温度＞ 45℃，在常温下蛋白质的变性压力为 400 MPa 以上。由于在 0℃以下，蛋白质会产生低温变性，所以 0℃以下蛋白质变性压力逐渐降低。

2．高压对油脂的影响 油脂类耐压低，常温下加压到 100 ～ 200 MPa，基本上变成固体，但解除压力其固体仍能恢复到原状，这和常压下温度对油的影响是相同的。另外，在较低压力或温度下产生轻微变性的蛋白质，也能产生这种可逆变化。

3．高压对淀粉及糖的变化 高压可使淀粉变性。淀粉在水中加热至 100℃，保持 5 min，能变成透明的糊状，常温下加压到 400 ～ 500 MPa 的糊化作用可使淀粉变成不透明黏稠糊状物质，其原因是压力可压断淀粉分子的长链 [6]。高压对蔗糖、麦芽糖、葡萄糖均无影响。

4．高压对其他成分的影响 高压对食品中的风味物质、维生素、色素、各种小分子物质的天然结构均无影响。在柑橘类果汁的生产中，加压处理不仅不影响其营养价值和感官质量，而且可以避免热臭的产生，同时，还可抑制榨汁后果汁中极苦味物质如柠碱（柠檬苦素）的生成，使果汁具有原果的风味。

三、高压杀菌在食品工业中的应用实例

由于腌菜向低盐化的发展，化学防腐剂的使用逐步不受欢迎。因此，对包装腌菜如何杀菌的问题就成了解决以上矛盾的关键。加热杀菌的方法对腌菜的处理显然是不行的，因为它将使腌菜失去生鲜的特色。日本的松本正 [7] 等对 5 种小菜采用塑料袋真空包装后加压的方法进行了实验，结果表明在 300 ～ 400 MPa 时，可使酵母死亡，几种小菜的保存性能大大提高。

磨碎的鳕鱼肉用塑料袋包装，在 300 MPa 下经过 10 min 处理，看到糊状的碎鱼肉在高压下凝胶化成鱼糕状，与加热杀菌的同种鱼肉比较，外观细致，吃起来富有弹性，有咬头，味道也好。从实

验看出，加压处理的鱼肉具有与加热处理的鱼肉不同的物性。

果汁类是最能体现高压处理优势（不加热）的应用领域，特别是鲜果汁。对果汁施以 400 MPa、1 min 的处理，可保持果汁的天然香味，得到高品位的果汁，也可使果汁在常温下长期保藏。以 600 MPa 处理后，浆汁中无残存细菌孢子，这些细菌在 pH 酸性的培养基或果汁中不能生长。在果汁饮料或作为甜点心食品的糖水水果、作为调味用的柑橘类（酸橘、甜橙等）果汁中，采用高压杀菌技术有很大利用价值。

含固形物的甜点类（尤其是水果）也是有望可以利用高压加工的食品类。长期以来，由于考虑到保存性，多用沸水杀菌或低温蒸汽杀菌，但不能做到“美味”。

蔬菜都应尽可能不经加热进行流通，但现在绝大多数都是通过沸点杀菌或采用低温方法进行流通，都不尽如人意。蔬菜在中性食品中占了大部分，人们希望有未经热加工，保留原风味的耐储藏的蔬菜，从这一点来说，高压处理在该领域也是有发展的。

高压杀菌在微波食品领域也是大有发展的。到目前为止，微波食品都要经过加工和食用前两次微波加热，出现了由于加热而形成的过度烹调，如能用高压加工则不需加热。如能用低温流通，普及微波冷冻食品，食用者就能得到更美味的食品。

第四节　食品的保鲜技术

矿工食品的保鲜一直是企业关注的问题，特别是食品的保存，因为食品是易腐败变质的物品，常温下很容易变质，不能长时间存放。人们都喜欢食用保持原有品质和风味的食品，然而，由于井下高温高湿，井口距离作业面较远，工人自己携带不方便等原因，很多矿工在井下工作期间不用餐。然而班中工间餐是保证矿工身体健康和工作效率的物质基础，所以，关于食品保鲜技术的研究，会给矿工食品的研制提供较大帮助。

一、食品保鲜的概述

变质的食品不好吃，也不能吃。为了有效地防止食品腐败，就必须有完善可靠的食品保藏技术和方法。我们知道，食品腐败是因微生物侵入所致。因食品营养丰富，侵入的微生物在环境条件适合时大量生长繁殖，产生毒素和酶，使食品极易发生变形、变味、变色等现象，外观不良、风味衰败，甚至成为废品。引起食品败坏的因素，主要有理化及生物学因素。物理因素的光线、温度和压力可引起食品变色、变味和维生素损失。强光进入和温度过高都会影响食品保存，化学因素主要是各种变化，如氧化、还原、分解、化合，这些改变使食品发生不同程度的损坏。生物因素主要是各种微生物，如细菌、真菌、酵母等，它们大量存在于周围环境中，稍有不慎易于侵入食品，并在其中增殖，引起食品霉变、酸败、发酵、软化、变色、腐臭。食品在物理、生物化学和有害微生物等因素的作用下，可失去固有的色、香、味、形而腐烂变质，有害微生物的作用是导致食品腐烂变质的主要因素。通常将蛋白质的变质称之为腐败，糖类的变质称之为发酵，脂类的变质称之为酸败。食品的腐败变质，往往是多种因素综合作用的结果。

可以说，食品保鲜技术已经发展很长时间了，伴随着人类的诞生演变不断地发展着。随着科技的发展，技术不断更新，食品保鲜技术也在不断提高。食品保鲜从过去到现在主要分为两个阶段，过去由于技术的限制，保鲜技术也就比较简单，注重的是“保”字。主要是利用控制温度和湿度的物理方法来保存，比如我国北方冬天把白菜放入地窖保持温度不让白菜冻坏；夏天温度高，人们把东西放到低温度的环境里；南方将肉用烟烘干制成腊肉保存等。

而现在，随着科学技术的发展，食品保鲜技术也在不断地发展，特别是冰箱的研制成功和普及，食品长时间存放已经不是难题，而且使食品保鲜更加大众化。由于生活水平的提高，人们的要求也就不断提高，不仅仅要求“保”得住，更要留得住味及吃得健康，这就是通常所说的“鲜”。近几十年，特别是近几年随着科学技术的发展，食品保鲜技术研究也在不断深入，特别是生物学、物理学和化学的发展衍生出了许多新的食品保存方法。比如化学保存法，就是主要利用加入防腐剂来保存食品，如食品中加入山梨酸、苯甲酸钠等。近年又产生了生化保存法，就是利用某些有益微生物繁殖过程中产生的生化变化来保存食品，如乳酸菌可使乳糖发酵生成乳酸，有防腐和增进风味的作用。市场上销售的酸奶等就是这类食品的典型代表。

但随着人们认识的深入，这些保存方法还有许多弊端。如利用控制温度需要一定的条件，而利用控制湿度特别是脱水，就破坏了食品的原味。利用防腐剂的方法，则因某些防腐剂有致癌的作用更是让人担心，这就要求我们不断研究新的食品保存方法。于是就出现了利用生物本身或生物所代谢的具有抗菌作用的天然物质来防腐，从而提高食品的安全性[8]。

二、食品保鲜技术的应用

1．食品防腐保鲜 食品防腐保鲜的含义是，在储藏过程中保持食品固有的色、香、味、形及其营养成分，为此而应用的化学品成为防腐保鲜剂。通常把能杀死微生物的化合物称为杀菌剂。不能杀死微生物而能抑制其生理活动，阻碍其生长的化合物称为防腐剂。

2．食品干燥保鲜 食品中微生物的生长和酶的反应都离不开水，因而，把食品保存在脱水干燥的状态，就可以保存相当长的时间而不损坏品质，同时也便于包装和运输。食品干燥脱水的方法主要有阴干、日晒、喷雾干燥、冷冻干燥和减压蒸发等。

3．微波杀菌保鲜 微波具有热效应和非热效应双重杀菌的作用。微波热效应杀菌机制是指：生物细胞是由水、蛋白质、核酸、糖类、脂肪和有机物等复杂化合物构成的一种凝聚态介质。该介质在强微波场的作用下，温度升高。其空间结构发生变化或破坏，蛋白质变性，影响其溶解度、黏度、稳定性、膨胀性，从而失去生物活性。

微波非热效应杀菌机制是指：微波作用能改变生物性排列聚合的状态及其运动规律，而且微波场感应的离子流，会影响细胞膜附近的电荷分布，导致膜的屏障作用受到损伤，影响 Na^+-K^+ 泵的功能，产生膜功能障碍，从而干扰或破坏细胞的正常新陈代谢功能，导致细菌生长抑制、停止或死亡。此外，决定细胞正常生长和稳定遗传繁殖的核糖核酸（RNA）和脱氧核糖核酸（DNA）在微波场力的作用下可导致氢键松弛、断裂及重组。诱发遗传基因突变或染色体畸变，从而影响其生物活性的改变，延缓或中断细胞的稳定遗传和增殖。微波的生物（非热）效应在杀菌中起到了常规物理杀菌所没有的特殊作用。

4．气调保鲜 即利用气调设备，通过气体调节方法，达到保鲜的效果。气体调节就是将空气中的氧气浓度由 21% 降到较低的浓度，同时控制库内二氧化碳。气调库是在高温冷库的基础上，加上相应的气调设备，通过控制温度和气体含量，以达到抑制果蔬采后的呼吸状态。

合成含 42% CO_2 的新包装材料。其作为降解性优异的环保材料，应用前景广阔。氮气（N_2）是理想的惰性气体，在食品包装中有特有的功效：不与食品起化学反应，不被食品吸收，能减少包装内的含氧量，极大地抑制细菌、真菌等微生物的生长繁殖，减缓食品的氧化变质及腐变，从而使食品保鲜。充氮包装食品还能很好地防止食品挤压破碎、食品粘结或缩成一团，保持食品的几何形状、干、脆、色、香味等优点。目前充氮包装正快速取代传统的真空包装，已应用于油炸薯片及薯条、油烹调食品等。

第五节　食品的微胶囊化技术

矿工应急食品主要需解决的问题是携带方便和保证长时间储存不变质。微胶囊是指一种具有聚合物壳壁的微型容器或包装物。微胶囊化技术就是将固体、液体和气体物质包埋封存在这种微胶囊中，成为一种固体微粒产品的技术，这样能够保护被包裹的物料，使之与外界环境相隔绝，达到最大限度保持原有的色香味、性能和生物活性，防止营养物质的破坏与损失。此外，微胶囊化技术还能帮助某些物料掩盖自身的不良气味和滋味，或由原先不易加工储存的气体、液体转化成较稳定的固体形式，从而改善产品品质，防止或延缓产品变劣的发生。所以，食品的微胶囊化技术可为矿工应急食品的研制提供更为科学安全的途径。

一、概述

微胶囊可呈现各种形状，如球形、肾形、粒状、谷粒状、絮状和块状等，囊壁可以是单层的，也可是多层结构，被包覆的核心物质可以是单核的，也可以多核。微胶囊内部装载的物料称为心材，或称囊心物质，外部包囊的壁膜称为壁材，或称包囊材[9]。微胶囊化技术的基本原理是针对不同的心材和用途，选用一种或几种复合的壁材进行包覆。一般来说，油溶性心材应采用水溶性壁材，而水溶性心材则必须采用油溶性壁材。

心材可以是单一的固体、液体或气体，也可以是混合体，在食品工业上一般是生物活性物质、维生素、矿物质、油脂、酶制剂、香精等物质。壁材的选择在很大程度上决定了微胶囊产品物化性质，其选择的基本原则是能与心材相配伍但不发生化学反应，能满足食品安全卫生要求，同时还应具备适当的渗透性、吸湿性、溶解性和稳定性等。无机材料和有机材料都可作为微胶囊的壁材，但最常用的是高分子有机材料，包括天然、合成两大类、主要有植物胶、淀粉、多糖、蛋白质、聚合物、蜡和类脂物。

二、微胶囊化技术在食品工业中的应用

在食品上，微胶囊化技术主要在3个方面得到了工业化的应用：酶或细胞的固化；传统液体产品的固体粉末化；食品添加剂的胶囊化。

1. 在固定化酶和固定化细胞上的应用　酶是生物为维持新陈代谢而分泌的适应体内反应的一类活性物质，如蛋白酶、淀粉酶、乳糖酶、谷草转氨酶等，它们一般在高温、强酸、强碱和有机溶剂等环境中都不稳定，这对它的应用带来不利影响，为此借助微胶囊化技术，使用琼脂、阿拉伯胶、明胶、卡拉胶、羧甲基纤维素钠等作为壁材，对酶进行胶囊化包埋，以达到保存的目的。

2. 传统液体产品的固体粉末化　某些传统的液体产品，如油脂、香精、酱油、醋等，随着食品行业的发展，在形态上渐渐难以适应食品加工等需求，比如方便食品中调料、储运、保存等需求，通过微胶囊化技术，可以将这些原本液态的食品及原料转换为固体颗粒[10]，大大提高了产品应用的

方便性、广泛性和稳定性。

3．食品添加剂的胶囊化 食品添加剂中使用微胶囊化技术，可以隔离其与外界环境的接触，提高物化性质的稳定性。有些添加剂之间，或与其他配料会产生相互影响，破坏添加剂的作用，使用微胶囊化技术就可以使它们相互隔离开，避免接触而产生影响。还有些添加剂本身带有令人不愉快的滋味或气味，影响食品的感观品质，使用微胶囊化技术就可以将其用其他易接受的材料胶囊化包埋，改善产品的品质，提高食用接受性。微胶囊化技术还可通过控制壁材的溶解来达到控制心材的缓释速率，以满足不同用途的食品对添加剂的需求。

在食品中，部分功能食品中的功能因子是具有生物活性的酶类，通过微胶囊化技术，可以使其长时间保持活性，延长产品的保质期。速溶饮料中的香精，易挥发失去呈味作用，通过水溶性的微胶囊包埋，长时间保持特性，溶于水时才释放呈味物质，另外速溶汤料中的粉末油脂、酱油、肉类提取物等，也都需要借助微胶囊的作用[11]。还有作为营养强化剂的维生素、矿物质等，对光、热、酸碱及氧气等外部因素不稳定，易发生物理化学变化而失去作用，有些还会产生不良反应，这些利用微胶囊化技术都可加以解决。

第六节　其他技术

随着科技的发展，各种新材料、新技术更广泛地应用于食品加工领域，大大促进了食品工业的发展，也为食品工业开创了许多新的技术领域。食品中涉及的高新工程技术，除以上介绍的还有许多，下面对一些常用的新技术做简要介绍。

一、膜分离技术

膜分离是一种使用半透膜的分离方法。如果通过半透膜的只是溶剂，则溶液获得了浓缩，此过程称为膜浓缩。如果分离过程中，通过半透膜的不仅是溶剂，而且有选择地让某些溶质组分通过、因而溶液中不同溶质得到分离，此过程亦称为膜分离。用天然或人工合成的高分子薄膜，以外界能量或化学位差作为推动力，对双组分或多组分的溶质和溶剂进行分离、分级、提纯的浓缩方法，统称为膜分离法[12]。自从膜分离技术实验室诞生后便快速发展，并应用到工业化生产中，目前已广泛应用在海水淡化、苦咸水淡化、纯水制造以及溶液浓缩、分离和精制等方面，是一种重要的新兴技术。

在乳品工业中，反渗透、超滤技术应用的最主要方面是乳清蛋白的回收、脱盐和牛乳的浓缩。乳清中含中高营养价值的蛋白质、乳糖、乳酸、脂肪及矿物质，为了从低分子量组分中分离蛋白质，通常采用超滤和反渗透处理。在豆制品工艺中，豆制品生产上膜分离的应用主要是从废液中回收蛋白质。废液包括制取大豆蛋白质的大豆乳清废液，生产豆腐及酱的大豆预煮液等。合理处置废液，可以减少浪费和环境污染。在纯水制造工业中，采用膜技术后，可减小离子交换柱负荷，延长树脂寿命，缩短树脂再生周期；也使终端过滤器寿命延长，污染减少，产水水质稳定。除此以外，膜分离技术还用在淀粉加工、动物血液处理和蛋清的浓缩等其他食品工业中[13]。

二、超临界液体萃取技术

超临界液体萃取是一种新型的萃取分离技术。该技术是利用流体（溶剂）在临界点附近某一区域内，它与待分离混合物中的溶质具有异常相平衡行为和传递性能，因此，可以从多种液态或固态混合物中萃取出待分离的组分 [14]。

自 20 世纪 70 年代以来，许多学者采用超临界流体为溶剂进行植物油和动物脂肪的萃取分离的研究。Huber 和 Vizthum、Dakovic 等报道了用超临界萃取大豆油和米糠油的研究结果。与常规的溶剂萃取相比，得到的大豆油产品油色清亮，铁、磷等杂质含量低，不需再经过精炼。超临界流体萃取在食品工业中还用于脱咖啡因和香料的萃取分离。

三、冷冻干燥技术

冷冻干燥又称真空冷冻干燥、冷冻升华干燥、分子干燥等，它是将含水物质冻结至冰点之下，使水分变成固态冰，然后在较高的真空度下将冰直接转化为蒸气而除去，物料即被干燥 [15]。冷冻干燥具有其他干燥方法无法比拟的优点，因此受到普遍的重视。在矿工食品加工中，也可借鉴冷冻干燥技术。

目前随着研究的深入，加工材料及制造技术的进步，冷冻干燥在生物、医药及食品行业的应用日益广泛，如肉类、水产、水果、蔬菜、蛋禽、咖啡、茶和调味品等产品的干燥。速溶果汁饮料 [16]，由于采用冷冻干燥技术，可以保持原有的空间结构，水分利于进入，因此速溶效果很好。新鲜蔬菜，尤其是叶菜类蔬菜很难保存，制成干制品后就方便保存、运输。传统的热风干燥会使蔬菜变形、变色，复水后与新鲜蔬菜的品质相差很远。利用真空冷冻干燥技术，可以将蔬菜干很好地保持原有蔬菜的形态、色泽、风味，而且复水效果好，复水后基本与新鲜蔬菜相差无几。这大大提高了方便汤料类食品的品质，对种植和运输不便的矿区来说，是一个很好的选择。

四、微粉碎和超微粉碎技术

粉碎是用机械力的方法来克服固体物料内部凝聚力达到使之破碎的单元操作。习惯上有时将大块物料分裂成小块物料的操作称为破碎；将小块物料分裂成细粉的操作称为磨碎或研磨，两者又统称粉碎。

食品中的许多食品原料的加工都应用到了微粉碎和超微粉碎，尤其是功能食品中富含生理活性成分的功能食品基料，这些食品原料和基料包括膳食纤维、功能性低聚糖、复合脂质、自由基清除剂、维生素、微量元素、活性低聚肽和蛋白质等，它们的加工和使用都需要微粉碎和超微粉碎技术的支持 [17]。一些功能食品基料可能口感较差，直接添加有可能破坏食品原有的良好口感，还有些食品功能因子及其载体一般添加量很微量，如果颗粒较大，就难以在食品中均匀分布，无法起到预期的功能效果 [18]。

（刘海燕　钱庆增）

参考文献

[1] 马传国. 油脂加工工艺与设备. 北京：化学工业出版社，2004：24-32.
[2] 高永清，吴小南. 营养与食品卫生学. 北京：科学出版社，2016：66-67.
[3] 赵晋府. 食品工艺学. 2 版. 北京：中国轻工业出版社，2005：98-100.
[4] 苗志敏. 痛风病学. 北京：人民卫生出版社，2006：53-57.
[5] 周宗灿. 毒理学教程. 3 版. 北京：北京大学医学出版社，2006：66-69.
[6] Barbara A Bowman，Robert M Russell. 现代营养学. 2 版. 荫士安，等译. 北京：人民卫生出版社，2008：132-136.
[7] Trinh HT，Lee IA，Hyun YJ，et al. Artemisia princeps Pamp. essential oil and its constituents eucalyptol and α-terpineol ameliorate bacterial vaginosis and vulvovaginal candidiasis in mice by inhibiting bacterial growth and NF-κB activation.Planta Med，2011，77（18）：1996-2002.
[8] 吴永宁. 现代食品安全科学. 北京：化学工业出版社，2003：90-93.
[9] Shils ME，Shike M，Ross AC，et al. Modern Nutrition in Health and Disease.10th ed. Philadelphia：Lippincott Williams & Wilkins，2006：31-32.
[10] 吕勤. 新编农药使用技术. 南宁：广西科学技术出版社，2008：87.
[11] 孙长颢. 营养与食品卫生学. 7 版. 北京：人民卫生出版社，2012：73-74.
[12] Martha H Stipanuk. Biochemical，physiological，& molecular aspects of human nutrition.2nd ed. St. Louis：Saunders，2006：294-295.
[13] 昆明市植保植检站. 农药经营和使用基础知识. 昆明：云南科技出版社，2006：22-26.
[14] 中国营养学会. 中国居民膳食指南. 北京：人民卫生出版社，2016：56-58.
[15] Namik K Aras，O Yavuz Ataman. Trace Element Analysis of Food and Diet.UK：The Royal Society of Chemistry，2006：176-179.
[16] 郭红卫. 营养与食品安全. 上海：复旦大学出版社，2005：21-24.
[17] 石明旺，高扬帆. 新编常用农药安全使用指南. 北京：化学工业出版社，2010：178-179.
[18] 李万春. 农药生产安全操作技术. 北京：气象出版社，2006：332-335.

第十三章

矿难突发应急情况下的营养支持

煤矿发生爆炸、塌方等矿难事故后，通常会有不同工种的煤矿工人被困井下，被营救上来存活的矿工比例却有所不同，这与食物和水等生存必需物品的供给、救援人员的救援效率、营救时间及矿工的素质、经验、意志等有很大关系。对于矿难发生后被困井下的矿工来讲，首先要面对的是心理的恐惧和绝望，接下来面临的最大问题是饥饿，还有有毒气体、黑暗、缺氧等环境因素。

矿难发生后矿工机体处于应激状态，应激引发的神经内分泌反应及细胞因子、脂质过氧化物的释放，使蛋白质、糖类、脂类、维生素、水及无机盐的代谢均出现一系列变化，最终导致代谢失衡或紊乱。高代谢反应是导致受伤矿工特别是大面积烧伤矿工死亡率增高的主要原因。这种超高代谢常伴随着蛋白质分解加速、体重下降，机体处于负氮平衡状态，必将迫使内源性组织蛋白质储备动员加速，才能满足异常增高的能量需求。同时被困矿工面临饥饿、寒冷、饮水困难等问题，针对这种高分解、低合成的代谢特点，合理、有力的营养支持是提高受伤矿工治愈率的关键和成功救治的基础，也是整体治疗中一个重要的组成部分。

第一节　应急情况下机体的代谢变化

不管是健康人还是患者，随时都有可能受到应激反应的作用。气温或气压的变化、环境污染、精神因素的刺激、自然灾害、感染、体力劳动或脑力劳动负荷的增加、过敏甚至进食过多或饥饿等，都可以成为机体发生应激反应的诱因，超负荷应激导致机体发生多系统和多器官的病理性损伤。应激反应是否会损害健康或引起疾病，不仅取决于应激原的强度和持续时间，也取决于机体自身的状况。预防医学的重要使命就在于减少应激原的损害，并采取营养支持、心理疏导等措施，提高机体的应激适应能力，避免或减少应激性疾病的发生。

一、矿难突发应急情况下机体的代谢变化

（一）应激的生理反应

矿难发生后机体引起应激的生理反应过程是通过神经系统、内分泌系统和免疫系统相互联系和

调节作用实现的。整个调节过程从以下 3 个方面进行[1]。

1．交感神经 - 肾上腺髓质系统调节 当矿难发生时，机体可能会出现严重脱水、失血、暴冷暴热及缺氧窒息等应激状态，交感神经系统兴奋性提高，反应灵敏；血液重新分配，内脏血管收缩，肌肉血液增多，心率加快，心排血量增加；肝糖原及脂肪分解，使血糖升高，游离脂肪酸增加，为机体适应和应对紧急情况或应激反应提供充足的能量。如果应激反应过于强烈或持续时间太长，可造成副交感神经活动相对增强或紊乱，使心率变慢，心排血量减少，血压下降，血糖降低，进而引起眩晕或休克。

2．下丘脑 - 腺垂体 - 肾上腺皮质系统调节 腺垂体和肾上腺皮质都属于人体重要的内分泌腺。在应激状态下，促肾上腺皮质激素和糖皮质激素分泌量大大增加，以增强机体对有害刺激的耐受力。糖皮质激素有抗炎、抗过敏、抗休克和抗毒素等作用，能提高机体很多组织对神经和内分泌调节因素的反应能力。

3．神经、内分泌、免疫系统的相互调节作用 神经系统、内分泌系统和免疫系统之间存在着密切联系。一方面，神经系统直接支配胸腺、淋巴结、骨髓、脾等免疫器官，通过 5- 羟色胺等递质作用于免疫细胞上的受体；另一方面，促肾上腺皮质激素等也可通过与淋巴细胞表面的受体结合发挥调节作用。研究发现，温和而短暂的应激反应不影响或可略增强免疫功能，而强烈持久的应激过程影响下丘脑的正常功能发挥，使皮质激素分泌过多，导致胸腺和淋巴组织退化或萎缩，巨噬细胞活动能力减弱，机体的免疫功能下降。而机体免疫功能下降会导致各种疾病发生，反过来影响神经系统和内分泌系统功能调节的正常发挥。

（二）应激的心理和行为反应

通常矿难发生后，个体对应激的心理反应存在积极和消极两个方面。积极的心理反应即大脑皮质觉醒水平提高，情绪紧张而亢奋、意识清醒、注意力集中、思维清晰、反应敏捷、行动果断，机体处于一种被唤起的状态，这可使机体集中注意力，能够准确地评定应激原的性质，产生积极的思维和动机调整，提高机体的应对能力，做出符合理智的判断和决定；消极的心理反应表现为过度焦虑、紧张，意识不清醒，认识水平降低，情绪波动比较大，思维混乱，在一定程度上失去了判断和决策能力。

1．应激状态下心理反应过程与人们的身心健康密切联系，主要是情绪的反应和变化。较常见的心理反应有以下几种。

（1）焦虑：是指机体对环境中一些即将来临的、预期会造成危险和灾难等不良后果的事件进行适应时，主观上出现的紧张、不愉快的情绪反应，其典型表现是出现紧张不安的期待情绪、心神不宁，严重者可能伴有生理性症状，如恶心、厌食、多汗、胸闷、失眠等。

（2）抑郁：常由灾难性或重大负性生活事件引起，此时机体情绪低落、心境悲观、自身感觉不良、对生活丧失信心、自我评价低、有自卑和自责倾向。社会调查资料显示，长期的不良处境与随后发生的抑郁症之间存在肯定关系。而各种慢性应激动物模型所表现出的兴趣丧失、求食行为抑制、木僵状态和记忆障碍等也与抑郁症临床表现极为相似。

（3）认知能力低下：是由于应激状态下机体情绪被过度唤起，导致机体的观察、分析、判断、推理能力下降。

（4）恐惧：是机体在应对即将到来的危险或伤害时出现的负性情绪反应。恐惧者通常能意识到危险的存在，并且知道恐惧的原因，但是缺乏战胜危险的能力和信心。

（5）愤怒：当活动目的受阻，特别是一再受到阻碍时，个体为了排除阻碍和恢复自尊而出现的一种情绪反应。愤怒发生时，机体交感神经系统兴奋，心率加快，肾上腺分泌活动增强，易激惹、有攻击性倾向，有时会“借题发挥”，借他人或他物发泄自己的愤怒情绪。

2．在出现生理和心理反应的同时，机体通常还会出现一些异常的行为表现，如焦躁不安、攻击性行为或寡言少语、唉声叹气等表现。应激状态下的行为反应主要表现在以下几个方面。

（1）敌对与攻击：敌对是指个体表现出来的不友好、憎恨、怒目而视等情绪；攻击是指个体的行为举止对他人构成威胁和侵犯，如嘲笑、辱骂别人、动手打人、毁损财物等。攻击对象可以是人或物，可以针对别人，也可以针对自己。一般说来，对引起愤怒的应激原发泄的称为直接攻击，而由于种种原因不能对直接的应激原发泄的，则把攻击矛头转向易于宣泄的人或物，称为转向攻击。这是矿难发生时受困矿工最常出现的行为表现。

（2）无助和自我放弃：无助是指面对应激情境无法控制的局面，个体表现出的无能为力、听天由命、被动挨打的行为状态；自我放弃是指面对应激，个体多次努力应对，在无法奏效的情况下表现出不再力争的行为状态。有自我放弃行为的个体在态度上表现为冷漠，对应激情境熟视无睹、漠不关心。在行为上表现为转移注意力，从事一些能够寄托自己情感和精神方面的活动，以逃避现实。当长时间得不到救助时，受困矿工就会表现出悲观、失望、无助、听天由命的状态，对救援工作不积极、不配合，这种行为不利于矿难应急救援的顺利实施。

二、机体对应激反应的调节和适应

大量研究证明，机体处于应激状态时，可以引起体内多个系统发生一系列的生理、生化改变，影响机体内环境的平衡（内稳态），导致器官功能改变，甚至产生结构上的异常[2]。由应激反应发展到应激性损伤，甚至疾病发生，与机体内各系统稳态的改变程度密切相关。在应激反应引起的诸多变化中，内分泌系统、消化系统、抗氧化系统、免疫系统、循环系统、消化系统等，均是对应激敏感的系统。

（一）神经系统

应激反应对中枢神经系统的影响在应激反应引起疾病的机制研究中，应激导致中枢神经系统的变化引起人们的特别重视。相应地，如何免除或减弱神经元在应激时遭受损坏，以维持其正常功能，在应激损伤防护中显得尤为关键。

机体对应激的调节和适应，主要是以对交感神经 - 肾上腺髓质系统（SAS）和下丘脑 - 垂体 - 肾上腺皮质系统（HPA）两条轴分泌的应激激素的调节为核心来完成的。应激引起 HPA 轴和 SAS 轴发生变化，使糖皮质激素（GCs）和儿茶酚胺的分泌增加，进而引起广泛的全身反应。如紧张、焦虑、恐惧时心率加快；体表及部分内脏小动脉收缩，使外周阻力增大，血压上升；兴奋时呼吸加深加快，抑制时则减慢等。机体出现应激适应或适应不良，甚至发生疾病，都与这两条轴的功能失调密切相关。

一氧化氮（NO）是由 L- 精氨酸在一氧化氮合酶（NOS）的作用下合成的产物。作为一种特殊的小分子神经传导因子，在近年的神经生理研究领域受到特别的重视。研究发现，紧张反应可增加肾上腺和 HPA 轴的 NOS 表达，NOS 抑制剂也能刺激促皮质素释放因子（CRF）和促肾上腺皮质激素（ACTH）的释放。动物实验也证实了紧张可使 L- 精氨酸过多地消耗。

在应激反应中，海马是介导应激反应的最重要脑区之一，不仅是高位调节中枢，更是应激反应作用的主要靶区。海马富含各种信使受体，尤其是皮质激素、兴奋性氨基酸和血清素受体。研究证实[3]，慢性应激可以使中枢兴奋性氨基酸大量释放，造成海马兴奋毒性，从而使海马 CA3 区的锥体细胞萎缩和丢失。许多慢性应激相关疾病，如疲劳综合征、抑郁症等患者的海马均呈萎缩状态。同时，HPA 轴的持续亢进也使得 GCs 分泌增高，高水平的 GCs 不仅可以直接损伤海马，而且可促进脑内兴奋性氨基酸释放，造成海马乃至全脑兴奋性毒性，使海马中 GCs 受体数量减少，负反馈环路不能建立，从而无法控制应激反应。

严重应激反应或长期慢性应激可对中枢神经系统，特别是对海马组织造成损伤，由此影响神经系统的正常生理功能。应激对神经系统的损伤导致的主要后果为广泛的情绪反应及认知障碍。前者表现为不适当的焦虑、恐惧、抑郁、狂躁，还可能进一步导致多种形式的精神疾病和心理障碍。而认知障碍则以学习记忆能力的降低为主要特征。研究表明，短时、适度的应激可易化小鼠的学习记忆功能，而随着应激时间的延长，小鼠的学习记忆能力则明显下降。可见，不同程度的应激反应对学习记忆具有改善和损伤双重作用。

（二）消化系统

胃肠道是对应激特别是心理应激最敏感的器官之一，心理应激在胃肠动力紊乱发病中的作用越来越引起胃肠病学家的注意。在井下作业的矿工，反流性胃食管疾病和功能性消化不良（functional dyspepsia，FD）的发病率很高。流行病学资料表明[4-5]，87% 的 FD 患者有精神病学方面的诊断，其中大多数为焦虑，此外还有抑郁、疑病症等。在非特异性食管动力疾病患者中，有精神病学诊断者达 84%。精神病学诊断的出现频率、免疫和内分泌的改变作用于胃肠上皮导致黏膜屏障功能的改变及损伤。矿难发生后，被成功救助的矿工体检时往往发现存在严重的应激性消化道溃疡，其导致的侵蚀性大血管出血往往是导致重症者死亡的主要原因。

关于胃肠道黏膜发生应激性损伤的机制，已经有很多文献报道。一些研究证实，肥大细胞与神经、内分泌、免疫系统关系密切，是中枢神经系统调节肠系膜功能的桥梁。在应激状态下，肥大细胞通过脱颗粒释放多种炎症介质和细胞因子影响屏障功能。有学者对缓解期的肠易激综合征患者进行持续性的冷加压刺激，病理检查发现结肠黏膜上皮细胞线粒体明显损伤，同时结肠黏膜固有层和黏膜下层激活的肥大细胞数量明显增加。

（三）心血管系统

国内外对应激反应与心血管疾病的关系已经进行了大量研究，高血压和冠心病的发生除生物学因素以外，心理社会因素已引起注意。

影响血压的应激因素有情绪异常、工作压力、社会环境、种族歧视等，这些应激因素使血压反复升高而最终导致高血压病。交感神经活动增加是原发性高血压发病机制中的重要环节。临界高血压患者中枢和外周交感神经活动性都较血压正常者高。对高血压患者进行 A 型行为与血浆儿茶酚胺水平变化的观察，结果发现，患者组的 A 型评分不仅高于对照组，而且随病情加剧其分值亦逐渐升高。儿茶酚胺是原发性高血压发病机制中的重要体液因素，某些高血压病患者，尤其是青年患者血浆儿茶酚胺含量显著高于正常人，去甲肾上腺素的升高较肾上腺素更明显。儿茶酚胺可以加快心率，增强心肌收缩力，增加心排血量，收缩外周血管，从而升高血压。对冠心病的研究也表明，A 型特征越明显，冠心病病变程度越重，其脂代谢异常及血液黏度升高。有学者归纳应激反应引起心血管系统发生的病理改变，认为应激诱导儿茶酚胺和 GCs 升高，肾素 - 血管紧张素系统发生改变，血脂水平异常，HDL-C 水平下降，而 VLDL-C 水平上升，同时心血管系统过氧化反应增强，结果高血压和缺血性心脏病危险性增加。

（四）免疫系统

应激对免疫系统的影响取决于刺激的性质、强度、时间和频率等。初期或适度的应激一般可以增强机体的免疫功能。应激反应可使机体组织细胞产生多种具有神经内分泌样作用的细胞因子，如肿瘤坏死因子 TNF、干扰素等，这些因子不仅可以在局部产生显著的生理或病理作用，而且可进入循环系统产生相应的内分泌激素样作用。应激原还可以通过下丘脑及由它控制分泌的激素影响机体的免疫功能，使淋巴细胞转化反应下降，B 细胞和 T 细胞及 T 细胞亚群减少，胸腺退化，影响 T 淋巴细胞的成熟，降低巨噬细胞的活化能力，产生免疫抑制因子，抑制球蛋白形成等。应激的急性反应阶段，甚至抵抗阶段，均可发现外周血中吞噬细胞数目增多，活性增强，补体、C 反应蛋白等含量升高，免疫功能快速而短期增强。但持续而高强度的应激可造成免疫系统的功能抑制或功能紊乱，从而易诱发多种免疫性疾病，如系统性红斑狼疮、变应性湿疹等。不同的应激对体液免疫反应的不同影响还与性别有关，所以应激原诱导的免疫效应除与本身的特性有关外，还与机体的生物学和社会影响的特性有关。

应激诱导的淋巴细胞反应的抑制作用可能与心理状态有关，动物实验中发现[6]，如果给予的电刺激是不能回避和控制的，则可造成大鼠淋巴细胞转化功能降低；如果刺激可被大鼠自行回避，则对淋巴细胞的抑制效应不明显，说明大鼠对刺激的应付能力可改变应激效应。精神性刺激因素在人类的反应更为突出。大量研究表明，心理应激可以引起淋巴细胞转化反应下降，使 B 细胞、T 细胞及 T 细胞亚群减少，还可产生免疫抑制因子。总之，心理应激通过对免疫功能的多方面影响使机体对疾病的易感性增加。当实验动物产生“绝望”和“恐惧”心理应激时，可见其血浆皮质醇上升的同时，中性粒细胞黏附性和凝集度（LAA）增加，但单核和淋巴细胞百分比下降。在临床患者中也可观察到心理应激引起中性粒细胞减少以及感染、败血症发生率增加的现象。

（五）氧化损伤

慢性应激可对机体的抗氧化防御体系产生影响，导致许多组织和细胞发生氧化损伤。在应激状态下，许多组织和细胞的代谢活动和生理功能增强，从而增加了对许多微量营养素的需要量。多数微量营养素在体内不能合成，必须通过食物供给。而机体在应激状态下，常常食欲缺乏，进食量不足。因此，长期的应激状态会导致多数营养素因消耗增加和摄入不足而出现缺乏，其中具有抗氧化效应的维生素 A、C、E 和微量元素锌、硒等的缺乏和不足，必然削弱机体的抗氧化能力。自由基的破坏作用取决于自由基产生和自由基清除间的平衡。持久应激状态下，氧化活动增强和抗氧化能力减弱使自由基产生远大于自由基消除。此时，自由基直接攻击多种生物分子，激发脂质过氧化作用，并由此扩大自由基的连锁反应，同时产生有毒的脂质过氧化物。活性氧自由基和脂质过氧化物从各个水平破坏细胞的结构和功能，可引起膜通透性增加、蛋白质交联、酶失活、DNA 碱基变性，甚至细胞坏死，总体表现为器官和系统功能紊乱，甚至发生疾病。

值得注意的是，应激反应同时也诱导体内抗氧化物质的产生，金属硫蛋白（MT）就是近年很受注意的一种抗氧化应激蛋白。

第二节　矿难发生后饥饿引起的应变和恢复措施

我国是工农业大国，矿产资源丰富，在矿产资源开发带来巨大经济效益的同时，也导致事故频发，如矿山透水事故是其中一种较为常见的事故。矿难发生后，被困井下矿工由于作业区或通道被阻，长久得不到救援，造成其食物、饮水的短缺，导致机体饥饿、脱水，这种情况下机体发生了一系列复杂的病理、生理改变及其引起的急性心理应激反应，使机体代谢水平发生改变，严重时危及生命。因此，通过检测有关脏器、组织代谢指标变化，对存在高危因素者及时予以处理，对防止饥饿后再进食过程中导致严重电解质紊乱、肝肾功能不全，甚至恶性心律失常等无疑具有重要的意义。

一、饥饿时的代谢改变

（一）短期（24 ~ 72 h）

1．首先应用储存的糖原，但仅能维持 12 ~ 24 h。大部分葡萄糖为中枢神经系统，特别是脑及肾髓质、白细胞等所用，能完全氧化成 CO_2 与 H_2O。其余部分分解为丙酮酸与乳酸，后者在肝再合成为葡萄糖。

2．24 h 后，机体从骨骼肌分解出的氨基酸经糖异生而获得糖原。肌动蛋白（actin）与肌球蛋白（myosin）分解后在尿中排出 3- 甲基组氨酸（3-methyl histidine，3-MH），蛋白质的分解使尿中的排氮量突增至 15 ~ 20 g/24 h。

3．脂肪分解成甘油与脂肪酸。部分脂肪酸直接被应用，部分转运到肝形成酮体。酮体成为燃料的一个重要来源。但是，随着尿氮的排出量增加，说明蛋白质仍是早期饥饿时血糖的主要来源。

4．组织中葡萄糖的利用降低。由于心肌、骨骼肌、肾皮质等组织摄取和氧化脂肪酸和酮体增多，可减少对葡萄糖的摄取和利用。

（二）长期（5 ~ 7 天后）

1．机体分解储备的脂肪作为能量的主要来源。有关内分泌的分泌量下降，与短期饥饿时的改变有所不同。而肾上腺素和去甲肾上腺素分泌增加，促使肝糖原和肌糖原迅速分解。胰高血糖素和皮质醇分泌增多，随之肌蛋白分解和肝中糖异生作用加速，以不断补充血糖。蛋白异化作用亢进，呈负氮平衡。

2．肌肉蛋白质继续分解为氨基酸，并在肝内脱氨转变为葡萄糖，为脑提供能量，因此，尿氮排出量降低到 8 ~ 12 g/d。肌肉释出的谷氨酰胺进入肠黏膜的数量减少，被肾摄取的量增多，并通过糖异生作用而合成葡萄糖。

3．游离脂肪酸的 25% 在肝氧化产生酮体，为周围组织提供能量，其后，脑也以酮体作为能量，故酮体的产生是适应长期饥饿的重要环节。三酰甘油水解为游离脂肪酸与甘油，后者的大部分转化为葡萄糖，为脑供给能量，血清酮体随之增加。血中酮体增高还可减少肌肉蛋白质的分解。因为酮体可减少肌肉中支链氨基酸的分解，使肌肉释出的氨基酸减少，从而乳酸和丙酮酸成为肝中糖异生的主要原料。

4．脂肪酸是手术或创伤后的主要燃料。儿茶酚胺、促肾上腺皮质激素、生长激素和胰高血糖素等激素水平的增高且在皮质醇的协同作用下，脂肪水解加速。生成的脂肪酸一部分被组织氧化，一部分进入肝，合成脂蛋白或酮体后输出，被外周组织利用，因而脂肪清除加快。

二、膳食营养与提高机体应激适应能力

人体良好的营养状况不仅是正常情况下维护生理功能的物质基础，也是应激反应条件下保持内稳态的决定性因素之一。近年国内外大量研究表明，膳食营养对于增强应激适应能力具有不可忽视的意义。如在临床营养领域，传统的肠内营养（EN）主要目标是提供充足的能量和底物，近年提出应用含特殊营养物质的免疫增强型 EN 制剂，以便改善应激状态时机体的代谢反应，有效减轻创伤等应激后机体的分解代谢、炎性反应过程和免疫功能损害，从而改善患者的预后。近年来的研究资料表明，应激反应引起的许多生理和病理改变均与机体的营养状况密切相关。营养是一切生命过程的物质基础，在机体脑发育、脑功能和各种慢性应激性疾病预防方面起着重要的作用。目前有关营养因素调节脑功能、提高机体应激适应能力的研究也得到了迅速发展。许多研究证实，改善机体的营

养状况可增加人体对应激的适应能力，从而有效提高或维持正常的生理功能和作业效率，并减少各种应激性损伤或应激性疾病的发生。

在应激状态下，机体的代谢情况会发生明显的变化，这种改变又随应激的方式、强度及持续时间的不同而异。研究证明，在应激发生时，由于食欲缺乏、进食量减少、代谢紊乱、机体消耗和对某些营养素需要量的增加，容易发生营养缺乏症；另外，在同样不利的条件下，营养不良的人往往较营养状况良好的人更容易受到有害因素的损伤。例如，多种有害刺激影响酶的活性，导致代谢紊乱、组织蛋白质及多种维生素的损耗量增加，可以导致继发性营养不良的发生。反过来，营养不良可使机体对多种有害刺激的敏感性增加，机体的调控系统（如脑、肝、肾、造血器官等）更易受到损害，而合理的饮食营养能提高机体对有害刺激的抵抗。因此，膳食营养对提高机体应激适应能力具有重要意义。

（一）蛋白质和氨基酸

蛋白质是保证应激适应最重要的营养成分之一。在应激适应过程中，中枢神经系统起着决定性的调节作用，保持应激时正常的脑功能。除保证脑血流供氧、供能量外，保证神经递质的合成、抗脂质过氧化、消除分解代谢产生的氨都需要有适量的蛋白质和氨基酸。

1．精氨酸 是一种半必需氨基酸，在饥饿、创伤、应激状态下可成为必需氨基酸，其代谢产物具有促生长与维持机体平衡的作用。精氨酸能够降低血液胆固醇水平，提高高密度脂蛋白与低密度脂蛋白的比值，这有助于减轻应激反应引起的胆固醇升高现象。大剂量的精氨酸能非常有效地减轻或消除应激反应引起的胸腺受损。动物摄入精氨酸后淋巴细胞分裂反应增强，对于寒冷和高压氧的耐受能力均得到明显提高。

2．谷氨酰胺 是人体最丰富的游离氨基酸，也是蛋白质代谢的重要调节因子。谷氨酰胺是淋巴细胞、巨噬细胞、中性粒细胞等的重要能量来源，在创伤、烧伤、大手术等应激状态下，谷氨酰胺可被不同免疫组织利用，致使机体对其需要量明显增加。由于应激反应引起肌肉和血浆谷氨酰胺浓度的显著下降，体内快速增殖的细胞对谷氨酰胺具有很高的摄取率，如肠系膜细胞、免疫细胞、成纤维细胞等。谷氨酰胺还可能在 B 细胞转化过程中提供能源或蛋白质合成原料，也能刺激 T 细胞产生细胞因子，因而在应激反应条件下对于维护肠道免疫起着重要的作用。

3．色氨酸 是各种蛋白质中含量较少的必需氨基酸，但它能促进肝细胞合成蛋白质，又是 5- 羟色胺（5-HT）的前体，5-HT 能提高机体对电离辐射的耐受力。补充色氨酸可以选择性地提高脑组织中的色氨酸含量，使 5-HT 水平升高，从而可缓解应激导致的紧张情绪。

4．酪氨酸 在身心应激状态下，补充酪氨酸能减轻应激的急性期反应。应激反应时，脑内儿茶酚胺类神经递质去甲肾上腺素和多巴胺大量消耗，而且这种消耗，尤其是去甲肾上腺素的消耗与应激导致的作业能力下降密切相关。酪氨酸是儿茶酚胺类神经递质合成的前体物质，给应激动物喂饲酪氨酸不仅可以缓解脑内儿茶酚胺的消耗，还可以减轻应激诱导的认知能力降低。对人体补充酪氨酸也可以减轻应激诱导的神经系统中去甲肾上腺素含量的下降，并提高各种应激状态下的作业效率。

（二）脂肪和脂肪酸

脂肪和脂肪酸在应激反应中的作用需要从两个方面认识：一方面应激反应与心血管疾病、肿瘤和心理异常密切相关，为预防这些疾病的发生，应减少膳食脂肪的摄入量，特别是动物脂肪和饱和脂肪酸。但另一方面研究显示，某些脂类在应激反应中对机体具有积极的保护作用，如膜磷脂所含的脂肪酸是许多生物活性物质的储存池，如前列腺素、白三烯、血小板活化因子及其他活性脂类。受体参与的许多信号传递过程，都涉及生物膜上磷脂的分解和这些活性成分的释放。

近年来，多不饱和脂肪酸（PUFA）在应激反应中的有益作用日益受到关注。研究表明[7]，顺

式 γ- 亚麻酸能有效调整应激反应引起的脂质代谢紊乱，其降低血液胆固醇的作用比亚油酸强 700 倍。PUFA 对炎症反应也具有抑制作用，可减少因内毒素刺激而产生的白细胞介素和 TNF-α 的含量。ω1 ~ 6 脂肪酸和亚麻酸，是前列腺素、前列腺环素、血栓素和白三烯等花生四烯酸代谢产物的前体，它们均是细胞膜磷脂的主要成分。实验证明，ω-6 和亚油酸能促进促炎性反应因子，如 IL-1、IL-6 和 TNF-α 的释放；而 ω1 ~ 3 正好相反，它可抑制亚麻酸转变成花生四烯酸，并且 ω1 ~ 3 可取代细胞膜磷脂中的 ω-6，减少前列腺素、白三烯的形成，从而降低促炎因子的产生，增强机体免疫能力，减少内毒素移位等，因此 ω1 ~ 3 是免疫营养剂中的关键成分。动物实验和人体干预研究证实，补充 ω1 ~ 3 脂肪酸有利于提高应激反应机体的免疫功能。

（三）维生素

在躯体发生应激反应或在精神高度紧张的情况下，机体生理功能处于极度活跃状态。由于生理代谢增强，而许多酶促反应都需要维生素的参与，因此机体对多种维生素的需要量增加，如维生素 A、C、E 和 B 族维生素等。

1．B 族维生素 机体应激反应时能量代谢发生急剧变化，涉及许多 B 族维生素的参与。例如，丙酮酸向乙酰辅酶 A 的转化过程是影响糖代谢功能和脂肪、蛋白质合成的重要环节，需要烟酸、硫胺素、泛酸、生物素等的参与。维生素 B_2 参与生长激素、ACTH 及胰岛素的合成；泛酸参与可的松、生长激素和乙酰胆碱的合成；儿茶酚胺的合成也需要叶酸作为酶的辅因子；烟酸参与合成生长激素、胰岛素，而且应激状态下，烟酸的消耗量增大，应充分补充烟酸，体内合成 1 mg 烟酸需消耗 60 mg 色氨酸，所以，补充烟酸可节约色氨酸的用量。另外，维生素 B_{12} 和叶酸缺乏，不仅可影响造血系统的功能，还可导致记忆力下降、智商减退、情绪和性格改变等。因此，适当补充 B 族维生素有助于增强应激时机体内分泌系统的适应性。

2．维生素 C 在应激反应中具有特殊的意义。它不仅参与酪氨酸和色氨酸的代谢，保证肾上腺和卵巢正常分泌激素，而且在胶原合成、维持毛细血管完整性、清除体内毒素、激活噬菌活性及促进胆固醇转化为胆酸等过程中均发挥着重要的作用。在机体的抗氧化功能方面，维生素 C 能使被氧化的维生素 E 还原，使其重新具有抗氧自由基的作用。

3．抗氧化维生素 主要有维生素 A、E、C 及胡萝卜素等，它们与微量元素硒、铜、锌、铁等构成机体主要的抗脂质过氧化防御系统，它们对于减轻应激反应诱发的氧化损伤，保护组织细胞的正常功能具有重要作用。

（四）微量元素

微量元素与机体的心理行为和作业能力有密切关系。锌缺乏可导致成人出现情感行为异常，如抑郁、精神分裂症、心理应激适应能力降低及运动行为改变如运动失调、运动作业评分下降等。应激反应时机体的免疫功能受到抑制，而微量元素供应不足常常会加剧这种抑制作用。缺铁可使 IL-1 的生成减少，中性粒细胞中的含铁酶——髓过氧化物酶活性降低；铁缺乏时 T 细胞分化受限，胸腺素分泌量下降；缺硒和缺铜则使中性粒细胞的灭菌活性受到抑制。

氧化损伤与抗氧化功能是影响应激反应结果的重要因素。多种微量元素与机体的抗氧化功能有关，它们与其生物配体组成了机体抗氧化防御系统的重要部分。在微量元素中，铁、铜、硒、锌在清除自由基和抗脂质过氧化方面最引人关注。铁、铜与金属硫蛋白、铜蓝蛋白、过氧化氢酶、超氧化物歧化酶等金属酶及维生素 E 都有抗脂质过氧化的功能；锌对生物膜有重要的保护作用，机体缺锌不仅减少金属硫蛋白的合成，而且能促进内源性自由基的产生，使大鼠肝脂质过氧化增加，线粒体发生脂质过氧化。

（五）植物化学物

在近年的应激反应研究中，不少学者发现植物性食物中的一些成分能够调节生理功能，有效提高机体的应激适应能力。研究较多的食物成分有植物黄酮、原花青素、多糖等，统称植物化学物（phytochemicals）。这些植物成分通过调节神经内分泌活动、增强免疫功能或提高抗氧化能力等机制协助机体维护内稳态，减少应激损伤。

三、矿难发生后饥饿的恢复措施

井下突发事件发生后，受困矿工被解困之前可能需要等待很长时间，在恶劣的井下环境中，无论对其心理还是生理都是挑战。毋庸置疑，食物和水分是生命的基础，机体处于饥饿状态时，产生一系列变化，除了消瘦、低血糖、高血尿酮症、脱水、抵抗力下降等变化以外，还会产生孤独感、易暴躁、其他感觉临界值、高傲综合征、头痛、士气低落、焦虑、个人调节能力、注意力下降及精神运动迟缓等问题，最终因并发症或机体耗竭而死亡。饥饿情况下，为了成功地生存下去，应尽可能减少体力活动，以减少能量消耗，节约体内的能源物质，并且保证饮水量，以促进体内代谢产物的排泄。因遇险而遭受饥饿的人员应树立坚强的信心，尽可能减轻饥饿反应，寻找一切可食之物，等待营救人员的到来。

为了应对突发事件和应急救生的需要，许多国家或煤矿研制了应急救生食品或限制性口粮，其特点为体积小，能量密度大，储存时间长，一般含有丰富的脂肪和适量的蛋白质，可食用 7 ~ 15 天，短期内保持一定的工作能力。动物限食实验证明 [8]，在维持营养状态和体能方面，高脂食品优于高糖和高蛋白食品。此类食品或口粮尽管不能完全满足机体的营养需要，但是，短期内对机体不会产生不可逆的损害，恢复正常膳食后，机体所产生的生理生化变化将迅速得到恢复。为了改善不全饥饿状态下的脂肪代谢，尤其是食用高脂食品时，补充 L- 肉碱将有利于机体充分利用体内外脂肪。

饥饿人员得到营救后，应根据情况采取不同的恢复措施。遭受短期饥饿的人员得到营救后，由于消化吸收功能尚可，可立即给予正常膳食，机体将得到迅速恢复。遭受较长期饥饿的人员得到营救后，由于消化吸收功能显著下降，应首先考虑肠外营养即静脉营养的方法，提供机体所需的能量和营养素，纠正水和电解质平衡紊乱，控制感染，继而逐渐过渡到肠内营养和正常膳食，以避免发生腹泻等不良反应。

第三节　矿难时的营养保障

矿难发生对人的生命与健康构成直接或间接的威胁与伤害，从历史上数次大的灾难爆发看，及时的医学快速反应能力和应急能力可有效缓解或降低受灾人群的生命危险 [9]。对灾难突发事件的医疗救护处理是否及时和得当，对降低病死率和伤残率、维护社会的稳定有重要作用 [10-11]。

一、矿难发生后的营养保障

在矿难发生后，多数情况下，被困井下的矿工往往不能进食，仅靠矿井中的水勉强维持生命，因而极易出现低钠性脱水。长期处于黑暗、潮湿、恐惧的状态下，机体处于应激状态，动员肝糖原分解以提供能量，随后消耗体内储存脂肪，继之消耗肌肉增加蛋白质分解以提供能量，因此极易出现严重营养不良。被困矿工多表现为极度虚弱、精神差、消瘦、体重下降、尿少、血压低、脉率缓慢、皮下脂肪菲薄、肾血流灌注不足，出现负氮平衡和尿素氮增高。体内储备的能源物质主要包括糖原、脂肪和蛋白质，还有部分葡萄糖、三酰甘油、脂肪酸和氨基酸。饥饿开始后，血糖水平下降，此时体内胰岛素分泌较少，儿茶酚胺、胰高血糖素、生长激素等分泌增加，糖异生增加。体内脂肪、蛋白质开始动员分解，体重下降。体内矿物质和维生素也在不断减少，硫胺素在体内储存最少，饥饿后几天内就可以耗竭。而硫胺素是糖代谢过程中关键的辅酶因子，体内缺乏时可影响正常的糖代谢。

在矿难发生时，如何及时制订严密而有效的营养保障方案，以确保矿难获救人员的生命安全至关重要。像这种耗时较长的救援工作，最大的难点就是如何为井下人员提供氧气、水和食物。矿井发生坍塌之后，内部的空间很小，缺乏这些生存必需品很难支撑长久的时间。在救援成功之前，为了给井下矿工输送水和食物，通常会在离被困矿工最近的地方打通投送食物的小口径救生孔，救援人员会为井下被困人员投放了一些物品，包括摄像头、营养液、药品、电话等。为矿工投放食品时应注意投放食物的可保存性及性状，如 2015 年 12 月山东平邑发生矿难后投放的食物为煎饼和矿泉水。煎饼的配料包括小米、高粱、花生米等，卷成筒状后通过此前打通的生命通道送到被困矿工手中。而当一般矿难人员升井获救后需及时进行以下营养支持措施。

1．补液、扩容，纠正低血压，维持循环稳定。人禁食后可以存活 3 周，但如果禁水则至多存活 3 天，当人体失水达到 11% 时就无法吞咽，处于高度危险状态[12]。据报道，矿难发生人员获救后经补液、扩容，纠正低血压，维持循环稳定，一般在入院第 4 天时会进入多尿期，肾小管浓缩功能减退，出现尿渗透浓度低，尿钠、尿钾和尿钙低。

2．胃肠营养从少量米汤开始缓慢过渡到流质、半流质和软食，逐步恢复胃肠黏膜功能和免疫功能，避免胃肠黏膜和屏障功能损害加重。静脉高营养的总能量、蛋白质、脂肪和糖类从基本生理需要量逐步过渡到正常生理需要量。避免渗透性利尿和加重心、肝、肾负荷。

3．静脉滴注丙氨酰谷氨酰胺保护胃肠黏膜功能；在未进食第 25 天时，胃肠黏膜免疫功能下降，胃肠动力下降，消化道分泌功能下降。同时饮用不洁矿井中的水，可致肠道菌群失调，导致消化功能下降。

4．纠正水、电解质、酸碱平衡紊乱，按正常生理需要量经胃肠和静脉补充水、电解质。

5．按正常生理需要量补充水溶性维生素及微量元素。

6．提高免疫功能，输免疫球蛋白及白蛋白。

7．口服双歧杆菌，防止肠道菌群移位。

二、再喂养综合征

再喂养综合征是指机体经过长期饥饿或营养不良，重新摄入营养物质后出现以低磷为特征的电解质代谢紊乱及由此产生的一系列症状[13]。脂肪是饥饿时继糖原后较早被动员的能源物质，又称之为三酰甘油（triglyeride，TG）。饥饿后再进食及应激时体内血脂代谢水平的变化的相关研究不多，有研究提示[14]，TG 先有一过性降低随后逐渐升高，可能原因如下：再进食初期能量、营养逐渐增加满足机体需求能量，体内脂肪氧化分解供能减少，脂肪出现一过性下降。随着进食量增多，肠内营养增加，外源性脂肪摄入过多，体内 TG 增多，工人体重在出院时有所增加。饥饿期间，胰岛素分泌减少且伴随胰岛素抵抗，胰高血糖素分泌增加，细胞内糖原分解、脂肪和蛋白质分解以提供能量并参与糖异生。这一分解代谢过程导致机体磷、钾、镁和维生素等微量营养素的消耗，然而此时血清磷、钾、镁浓度可能正常。重新开始营养治疗，特别是补充大量糖类物质后，血糖升高，使得胰岛素分泌恢复，糖酵解、氧化磷酸化重新成为主要供能途径。胰岛素作用于机体各组织，导致钾、磷、镁转移入细胞内，形成低磷血症、低钾血症、低镁血症；糖代谢和蛋白质合成的增强还消耗维生素 B_1。再喂养综合征（RFS）的这种代谢特征，通常在营养治疗后 3 ~ 4 天发生。再喂养综合征是这种条件下具有潜在危害性的需积极预防的一种临床综合征。其基本特征是血清钾、磷、镁水平的迅速下降、水钠潴留所致的体液过剩，并影响多个器官的功能。症状和体征常表现为肌无力、感觉异常、麻痹、共济失调、心律失常、高血压、手足抽搐。病理生理改变有横纹肌溶解、心肌收缩力下降、血小板和白细胞功能障碍、腹泻等。磷代谢的改变是再喂养综合征产生的中心环节。低磷血症可以在很短的时间内发生并可以引起死亡。它可以引起很多症状、体征和一些病理生理改变。在本组患者的治疗过程中均及时补充了磷制剂，故未见明显的低磷血症患者，但血磷水平较入院时有降低趋势，随着再进食时间的延长，血磷水平渐趋于稳态。所以额外补充磷制剂可减少低磷血症的发生，减轻磷代谢紊乱对机体的影响。

有研究表明，20% 的获救者入院时存在不同程度的低钾血症，获救后第 2 天出现血钾降低，之后血钾逐步恢复至正常。低钾血症是 RFS 致死的主要原因。K^+ 是细胞内主要的阳离子，维持细胞膜电位。细胞内钾离子浓度下降；营养治疗期间胰岛素和 Na^+-K^+-ATP 酶摄钾能力降低，ATP 增强 Na^+-K^+-ATP 酶的转移，使细胞内钾浓度升高，细胞外钾浓度降低，导致细胞超极化，抑制神经纤维电传导，使神经系统和肌肉肌无力症状；消化道出现肠麻痹、便秘症状：细胞释放钾受抑制，导致肌肉细胞收缩而出现瘫痪、麻痹、呼吸抑制、扩张和供血不足，出现横纹肌溶解；心肌细胞短期超极化表现为心电图 Q-T 间期延长，心率和血压下降，长期超极化则诱发心律失常，表现窦性心动过速、房性期前收缩或室性期前收缩，甚至出现心搏骤停而导致患者死亡。低钾血症常合并代谢性碱中毒，进一步加重呼吸抑制。

《欧洲临床营养杂志》曾发表的指南及其他文献报道中指出，在营养治疗前纠正电解质紊乱，经验性补充磷、钾、镁、B 族维生素、复合维生素等，可以降低再喂养综合征的发生率。建议营养治疗第 1 ~ 3 天为液体复苏期，能量供应由 42 kJ/(kg·d) 逐渐增加至 63 kJ/(kg·d)。每 24 ~ 48 h 总能量增加 836 kJ。第 46 天为代谢异常恢复期，能量供给为 63 ~ 84 kJ/(kg·d)。第 7 ~ 10 天能量供给为 84 ~ 125 kJ/(kg·d)。据报道[15]，矿难发生后救治的 20 例矿工从入院即开始针对性地纠正电解质紊乱，补充各种维生素及无机盐，并于第 3 天开始口服多种维生素及微量元素片剂，营养补充遵循了先少后多，先慢后快，先盐后糖，多菜少饭，逐步过渡的原则，但能量的供给总量及增加的速度均超出了以上范围，20 例矿工均未出现再喂养综合征。

第四节　食物与营养支持方法

营养支持属于临床营养学的研究范畴，其任务是根据营养学原理，通过治疗膳食，治疗或缓解疾病，增强其他治疗措施的临床效果，加速患者康复，又称治疗营养。临床营养在治疗疾病的过程中起着重要作用，患者营养状况的好坏直接影响着创伤的愈合与疾病的恢复，营养状况良好可延缓某些疾病的发生和发展，营养也可作为某些疾病的一种治疗手段。临床营养学是营养学的重要组成成分，而且随着临床医学与营养科学的迅速发展，使这两个领域的联系更为密切，临床营养学不只是营养缺乏病的防治，也不仅限于疾病的营养治疗，其内涵发生了新的变化，它覆盖了营养因素在发病过程中的机制，营养与机体对疾病抵抗力的关系及营养在预防、防治、治疗、康复和保健中的作用诸方面。

一、概念

1．营养支持（nutrition support） 是在不能正常进食的情况下，通过消化道或静脉将特殊制备的营养物质送入患者体内的营养治疗方法。它是现代临床综合治疗方法的一个重要组成部分，有提高免疫力、纠正异常代谢状态，缩短病程，促进患者康复的作用。目前临床上包括肠内营养（enteral nutrition，EN）和肠外营养（parenteral nutrition，PN）。

2．营养不足（undernutrition） 通常是指蛋白质 - 能量营养不良（protein-energy malnutrition，PEM），是指能量或蛋白质摄入不足或吸收障碍者，造成特异性的营养缺乏症状[7]。

3．营养不良（malnutrition） 因能量、蛋白质及其他营养素缺乏或过度，导致机体功能乃至临床结局发生不良影响[16]。

4．营养评定（nutritional assessment） 由营养专业人员对患者的营养代谢、机体功能等进行全面检查和评估，用于制订营养支持计划，注意考虑适应证和可能的不良反应[17-18]。

二、营养支持分类

1．肠内营养 也称经肠营养，是最符合生理要求的营养支持途径。营养素经胃肠道消化吸收后经肝代谢和转化，有利于内脏蛋白质的合成和人体新陈代谢的调节。胃肠功能存在是采用此途径的首要条件。肠内营养包括经口营养和管喂营养两种方式。

2．肠外营养 是经静脉为无法经胃肠道摄取和利用营养物的患者提供包括氨基酸、脂肪、糖类、维生素及矿物质在内的营养素，以抑制催化代谢，促进合成代谢并维持结构蛋白的功能，又称全肠外营养（total parenteral nutrition，TPN）。当患者胃肠功能不良，不能或不允许经肠营养的情况下，肠外营养是唯一的营养支持途径，分为中心静脉和周围静脉两种方式。

（1）氨基酸：是机体合成蛋白质及其他生物活性物质的底物。其中 8 种氨基酸人体自身无法合成，必须由体外补充。因此，每天必须补充一定量的外源性氮。健康成人的氨基酸基本需要量是 0.8 ~ 1 g/(kg·d)，但在严重分解代谢、明显的蛋白质丢失或重度营养不良时需要增加补充量。此外，在有些特殊情况下，一些氨基酸成为条件必需氨基酸（如精氨酸、谷氨酰胺、组氨酸、半胱氨酸）。

目前市场上有不同浓度、不同配方的氨基酸溶液。市售的成人“平衡”氨基酸溶液中含 13 ~ 20 种氨基酸，包括所有必需氨基酸。目前缺乏有效证据确定最佳氨基酸组成配方。尽管如此，由于需要肠外营养支持的患者无法通过其他途径获得必需氨基酸用于机体功能性蛋白的合成，以维持生命功能。因此，如果没有特殊代谢限制的话，应尽可能选用所含氨基酸种类完整的平衡氨基酸溶液，以补充必需氨基酸。

谷氨酰胺是人体内最丰富的氨基酸，约占全身游离总氨基酸的 60%。从分子结构上看，它有两个氨基，是蛋白质、核苷合成的前体物质，肝糖异生的底物，也是快速增殖细胞如肠黏膜上皮细胞、免疫细胞等十分重要的燃料。谷氨酰胺是一种条件必需氨基酸，在分解代谢疾病过程中它是一种营养必需氨基酸。几乎体内所有的细胞都具有谷氨酰胺合成酶，但只有少数几种组织能产生谷氨酰胺供给肌体的其他器官，骨骼肌是产生内源性谷氨酰胺的主要组织。

（2）脂肪乳：是肠外营养时机体的能量来源之一，于 20 世纪 60 年代开始在临床中使用。从最初的长链脂肪乳到最近出现的鱼油脂肪乳已经有多种类型的制剂在国内使用。除供能外，脂肪乳尚可提供必需脂肪酸。

肠外营养是为无法经肠内营养的患者提供一种替代性的支持手段，节氮并减轻负氮平衡是改善临床结局的机制之一。糖类和脂肪乳作为肠外营养的两个能量来源，其节氮效应在不同的疾病条件下是不同的。最近的一个多中心随机对照研究，对不同的葡萄糖 / 长链脂肪乳供能比例的节氮效应做了比较。该研究纳入的是 ICU 患者，结果表明，在等氮等能量条件下，总能量中长链脂肪乳供能占较低比例（20%）的患者有更好的节氮效应[19]。同时，有研究表明，长链脂肪乳中亚油酸介导的炎性反应与蛋白质分解增加相关[20]。因此，降低长链脂肪乳的摄入，也就降低了亚油酸介导的过度炎性反应，从而促进了氮平衡的改善。然而，减少脂肪乳供应，势必增加葡萄糖的摄入量。在危重症患者，过高的葡萄糖摄入将加重已经存在的应急高血糖，前述 Boultreau 研究中已发现，低脂肪乳高葡萄糖配方组患者出现了明显的高血糖。后者已被证明直接与患者的不良结局相关[19]。由于已有的对比不同长链脂肪乳供能比例的随机对照研究均未报道临床结局，因此对于长链脂肪乳在危重症患者肠外营养中适宜的供能比例，目前尚不能做出结论。综合考虑普通长链脂肪乳与炎性反应、血糖与临床不良结局等关联后，可能的选择是总脂肪供能的比例不宜过低，可用鱼油脂肪乳替代部分普通长链脂肪乳及使用中长链脂肪乳，或可避免过多由葡萄糖供能导致的不良结局。

三、营养支持方案的选择

在选择营养支持的方法时，应考虑下列条件：①是否可应用胃肠道营养，包括经鼻胃管、胃造口等；②需要进行营养支持时间的长短；③是否能经周围静脉输注营养物质。

选择肠内营养、肠外营养或两者联合应用，在很大程度上取决于患者胃肠道功能和对营养供给方式的耐受程度。通常是根据疾病的性质、患者的状态及主管医生的判断而定。一般按下述原则选择营养支持方法：①胃肠内营养与胃肠外营养之间应优先选用胃肠内营养。②周围静脉与中心静脉两者间应优先选用周围静脉。③胃肠营养不足时，可用肠外营养加强。④需要的营养量较高或期望在较短时间内改善营养状况时，可用胃肠外营养。实际上，从临床患者的需要，肠内与肠外两条营养支持的途径缺一不可，具有相辅相成的作用，故又称“全面营养”。

如果患者心肺功能不稳定，胃肠道吸收功能大部分丧失或营养代谢失衡而急需补偿时，应选择肠外营养；如果患者胃肠道有功能或有部分功能，则应选用安全有效的肠内营养。肠内营养是符合生理性的给养途径，既避免了中心静脉插管可能带来的风险，又可以帮助恢复肠道功能。其优点是简便安全、经济高效、符合生理功能、有多种不同的肠道营养剂。但是，对于患有胃肠疾病的患者来说，选择合适的时间、安全可行的途径给予肠内营养并不十分容易，而且有潜在加剧原发病的可能。某些临床症状如恶心、饱胀感、腹痛和体征如腹泻、肠鸣音减低、腹胀气等，均限制了肠内营养的应用。另外，如患者不能容忍鼻胃管置入，鼻胃管置管不顺利或食管、胃手术后原解剖位置不能置管的患者，也会限制肠内营养的应用。同时，肠内营养也会出现并发症，包括气管误吸、恶心、腹泻及肠管血供障碍等。所以当患者心功能处于边缘状态或血流动力学不稳定时，不应给予肠内营养；肠内营养效果不佳的患者，应及时转换补给的方式，以免延误营养治疗治疗。总之，肠内营养最关键和最重要的原则是严格控制适应证，精确计算营养治疗的量和持续时间，合理选择营养治疗的途径。

肠外营养几乎对任何经口摄食不足、不合适或不可能的消化系统疾病都有积极有效的辅助治疗作用，是人类在对疾病的治疗过程中的重要进步。这种疗法已经给了患有营养不良和胃肠道功能障碍等消化系统疾病的患者带来巨大的好处。由于肠外营养能产生饱感综合征而使胃蠕动抑制，故主张在向肠内过渡前，先使之轻度饥饿数日，静脉仅输注保持水、电解质平衡的液体，以便刺激胃肠活动，同时利用条件反射，借助菜肴的色、香、味以引起食欲，或与家人共餐以获得愉快感等。通过管饲与经口摄食的适当配合，有助于从肠外过渡到肠内营养。从长期管饲过渡到经口摄食正常肠内营养，也应遵循这个原则。

长期进行肠外营养，可导致胃肠道功能衰退。所以，从肠外营养过渡到肠内营养必须逐渐进行，不能骤然停止，否则将会加重肠道的负担而不利于恢复。这种过渡大致可分为4个阶段：①肠外营养与管饲结合；②单纯管饲；③管饲与经口摄食结合；④正常肠内营养。即应逐渐过渡到肠内营养，以使肠道慢慢适应。当能耐受肠内喂养时，先采用低浓度，缓速输注要素肠内营养制剂或非要素肠内营养制剂，监测水、电解质平衡及营养素摄入量（包括肠外与肠内），以后逐渐增加肠内量而降低肠外营养量，直至肠内营养能满足代谢需要时，才完全撤去肠外营养，进而将管饲与经口摄食结合，最后至正常肠内营养。

四、获救矿工营养支持方案

（一）应激状态的营养支持

1．应激状态的营养支持 矿难发生时，多数矿工会出现明显的应激状态，在创伤后的最初阶段以代谢减少为特征的“退潮期”后，分解代谢激素（胰高血糖素、儿茶酚胺和肾上腺皮质激素）分泌增加，出现胰岛素抵抗及细胞因子、氧自由基和其他局部介质增加等。矿难发生后往往因无法自主进食，机体组织必需消耗自身能量储存以满足能量需要。但不同于饥饿所致的自身消耗，营养支持只能通过减少负能量——蛋白质平衡，起到一定的补偿作用，却无法扭转机体的分解代谢状态。因此，对于应激状态的患者，营养支持的目的是提供细胞、酶等代谢所需要的能量与营养底物，维持组织器官结构与功能。只有在恢复阶段，才能够逆转负蛋白质平衡。此外，某些特殊物质可能有助于调节代谢紊乱与免疫功能、增强机体抗病能力，改善预后。

2．营养支持时机 对于矿难患者来说，维持机体水、电解质平衡属于救命治疗。而营养支持不是急诊治疗，必须在血流动力学稳定（包括药物等治疗措施控制下）的情况下才能进行。2002年，Kondrup等的Meta分析表明，常见重症如大手术后、重症急性胰腺炎、重度创伤、APACHE Ⅱ＞10的住院患者即存在重度营养不良的风险[20]。危重病患者应激期内的代谢反应可导致瘦体组织（lean body mass，LBM）的急剧消耗，引起内脏功能受损和修复功能与免疫功能显著下降[21]。严重应激后机体代谢率明显增高，体重丢失平均为0.5～1.0 kg/d，发生营养不良（体重丢失≥10%）。多个RCT研究及系统评价证明，早期营养支持有助于改善危重病患者的临床结局，在入住ICU后24～48 h开始[22]。对重症颅脑损伤患者早期营养支持可能提高生存率，减少致残率[23]。临床研究资料表明，延迟的营养支持将导致危重病患者迅速出现营养不良，并难以为之后的营养支持所纠正[24]。营养支持不足及蛋白质能量负平衡，将直接导致营养不良发生，并与血源性感染相关，影响ICU患者预后[25]。因此，连续5～7天无法经口摄食达到营养需要量的危重病患者，应及时给予营养支持[18]。而当早期肠内营养不能改善营养不良时，即可于3～5天起添加肠外营养[26]。

3．营养支持方式的选择 有关营养支持的临床研究显示，早期肠内营养使感染性并发症发生率降低，缩短住院时间[27]。危重病患者应首先考虑肠内营养，因为它可在获得肠外营养相似的临床营养效果，而且在全身性感染等并发症发生及费用方面优于肠外营养[28]。危重病患者胃肠结构与功能可耐受肠内营养时应该选择肠内营养。应该指出的是，危重病患者肠内营养不耐受的发生率高于普通患者，有回顾性调查（MICU）显示，仅50%左右接受肠内营养的危重患者可达到目标喂养量[25 kcal/(kg·d)]，系统评价的结论为合并肠功能障碍的危重病患者，肠外营养是其综合治疗的重要组成部分[29]。研究显示，不能给予肠内营养且合并营养不良的危重病患者，如不给予有效的肠外营养治疗，死亡危险将增加3倍[30]。那些存在营养不良风险的患者接受静脉营养可能有益。肠内营养不充分并存在营养不良风险患者需要肠外营养支持。如果经肠内营养途径无法摄入足够的营养素，应考虑加用部分肠外营养。但近来关于肠外营养的Meta分析指出，对于那些严重营养不良、高代谢状态、连续几周时间不能进行肠内营养的患者，实施静脉营养的有效性尚不确定。

4．营养支持部位（胃、肠道） 比较危重病患者早期经胃或经十二指肠营养支持的多项研究表明，胃饲是一种简单可行的方法，临床转归与经十二指肠营养支持患者相似，并且胃肠道营养支持可以比十二指肠营养支持更迅速和容易建立，因此胃内营养支持是值得首先选择的营养支持方式。对那些能耐受肠内营养且能达到近乎目标值的患者，避免给予附加的肠外营养，通过肠内营养不能充分进食的患者应补充给予肠外营养，对于不能耐受肠内营养的患者认为谨慎地给予同样浓度（能量）肠外营养是有效的，但是不能超过患者的营养需要，提供低能量营养支持可能有效[31]。

对于病程较长、合并感染和创伤的危重病患者，在应激与代谢状态稳定后能量补充需要适当的增加，目标喂养可达30～35 kcal/(kg·d)，否则将难以纠正患者的低蛋白血症[32-33]。多中心研究证明，切实可行的营养治疗管理方案，有助于使更多的患者达到目标能量供给，提高肠内营养所占的比例及保证肠内营养的有效实施[34]。

（二）外伤性脑损伤的营养支持

被营救后合并有创伤、感染、烧伤时的患者早期以肠外营养为主，胃肠功能恢复后，改用经口营养合并管喂营养的支持方法。由于创伤、烧伤或感染时，糖耐量下降，蛋白质与脂肪分解增加，清除率增加，尿素生成率亦随之增加。因此，应增加氮量、减少能量、降低热氮比，不能给予高能量，以免增加肺、肝的负担。一般可按以下原则：能量30～35 kcal/(kg·d)，其中40%由脂肪供给，蛋白质1.5～2.0 g/(kg·d)，热氮比为99.8：1。这种营养支持量是为了保证应激患者的最低营养需要量而又不增加机体的负担，称之代谢支持。然而，在应激的情况下，分解代谢激素明显增加，抗体处于高分解代谢状况，即使降低了能量的给予，但仍不能为机体所利用。为此，用营养支持加代谢调理的方法，用药物或激素类制剂如生长抑素、胰岛素等，以促进合成代谢或降低分解代谢。

2005年一份Cochrane系统分析，为外伤性脑损伤什么时间开始营养支持和通过什么途径给予营养支持提供了证据[23]。两个问题均以结局，如死亡、残疾（disability）和并发症作为临床终点判定。首先是外伤性脑损伤早期（7天内）营养支持还是延迟（7天后）营养支持的分析，结果7个随机对照研究的284名患者早期营养支持的死亡相对危险度（relative risk，RR）为0.67，95%CI为0.41～1.07；其中3个随机对照研究早期营养支持的死亡和残疾RR为0.75，95% CI为0.50～1.11。从而提示早期营养支持可提高外伤性脑损伤患者的生存率，降低残疾率。另一个是外伤性脑损伤给予肠外营养还是肠内营养支持的分析，结果5个随机对照研究的207名患者肠外营养支持的死亡RR为0.66，95% CI为0.41～1.07。2个随机对照研究肠外营养支持死亡和残疾的RR为0.69，95%CI为0.40～1.19。以上数据提示，早期肠外营养支持有提高外伤性脑损伤患者生存率，降低残疾率的趋势。

（三）营养支持方案举例

在营养干预治疗中应遵循循序渐进的原则，少量多餐、先流后干、营养全面、蛋白量宽，切忌暴饮暴食。对不能进食和不愿进食者，要设法保证患者的营养需要，只要其胃肠有消化吸收功能，就应首选胃肠作为营养治疗的途径。

1．单纯的饥饿状态而没有其他创伤 采用口服 + 管喂营养的支持方法。

（1）被困 7 天以上者给予低脂、高糖、高蛋白流质饮料，采取少食多餐的原则，每 10 ～ 20 min 1 次，每次 20 ～ 50 ml。

（2）3 ～ 7 天后逐渐增加口服营养液的量，并适当补充各种维生素（给予输液者需酌量）、蔬菜汤、水果泥或果羹。每 30 ～ 60 min 1 次，每次 50 ～ 100 ml。

（3）24 h 以内按国家营养学会对膳食的标准给予。

为避免患者胃肠黏膜和屏障功能损害加重，患者的饮食需从少量米汤缓慢过渡到流质、半流质和软食，直至普食，逐步恢复胃肠黏膜、屏障功能和免疫功能。入院当日经胃管注入少量葡萄糖水，并给予静脉高营养（总能量为 83.68 kJ，其中糖类 60%、脂肪 20%、蛋白质 20%），按机体最低需要量补充水分、电解质及水溶性维生素、微量元素；给予丙氨酰谷氨酰胺口服保护胃黏膜；同时，口服双歧杆菌防治肠道菌群失调。入院 2 h，进食少许米汤和葡萄糖水，口服量 1500 ml。静脉补充免疫球蛋白，5 g/d，连续应用 5 天，以提高免疫功能。保证每日总入量 4000 ml，尿量为 3100 ml 左右。入院 3 ～ 4 天胃肠营养仍以黏稠米汤和稀饭为主并逐加量，加服菜汁；入院 5 天加服整蛋白型肠内营养剂 55.8 g/d；6 天半流质饮食、蒸鸡蛋等；8 天进软食。9 天时停用静脉高营养，胃肠营养为普食，直至出院。随着病情好转，患者食欲改善，饮食量增大，仍要求其进食细嚼慢咽，防止胃肠功能不适应。

2．案例分析

（1）案例 1[35]：2010 年 3 月 28 日王家岭透水事故中 20 名矿工被困井底 181 h 获救。

20 名矿工被困井底等待获救的 8 天内，机体长期处于饥饿、失水、焦虑、紧张等应激状态，使机体消化系统胃酸分泌减少，肠胃黏膜谷氨酰胺降低，获救后虽然主诉都有强烈的饥饿感，但必须遵循“先少后多，先慢后快，先盐后糖，多菜少饭，逐步过渡”的原则，防止再喂养综合征。营养师根据不同患者的病情制订了个体化营养治疗方案，科学安排，循序渐进地进行营养支持，最初以肠外营养为主，逐渐过渡为肠内营养，具体营养方案如下：第 1 天：米汤，每次 50 ml，每日 6 次；第 2 天，米汤 + 百普力（短肽类肠内营养液），每次 100 ml，每日 6 次；第 3 天，米汤 + 百普力，每次 150 ~ 200 ml，每日 6 次；第 4 天，半流食，如鸡蛋羹、面条汤、蛋糕；然后逐步过渡到普通饮食，但仍然采取少量多餐的原则。每日三餐给予高能量、高蛋白、高维生素饮食，如豆浆、牛奶、鱼汤、排骨汤、鸡蛋、蔬菜等，除此之外，两餐间、睡前补充糖水、香蕉、苹果、果汁、面包、酸奶。此外，除供给比例合适的产能营养素外，还给予具有免疫功能和药理作用的维生素 A、E、C，补充维生素能促进蛋白质和脂肪合成，促进能量代谢，加速组织修复，促进血细胞生长，增加抗感染能力；并补充复合维生素 B、B_1、甲钴胺片，以提高患者食欲，促进神经系统功能的恢复；同时予 L- 谷氨酰胺颗粒口服，谷氨酰胺除了具有合成蛋白质的功能外，还提供肠道黏膜细胞代谢的能源，对维持肠黏膜结构的完整性，减少肠源性细菌感染，增强肠黏膜的免疫功能，发挥肠黏膜的屏障功能，降低机体的能量代谢起着重要作用。经过科学、合理的营养治疗，20 例患者均未出现再喂养综合征。

（2）案例 2[36]：2009 年 6 月 17 日贵州省晴隆县新桥煤矿发生透水事故，3 名矿工被困井下 25 天后获救。

3 名矿工被困矿井下，25 天未进食，饥饿情况下，机体处于应激状态，由于内环境的严重紊乱，使体内交感 - 儿茶酚胺分泌增加，导致胃肠黏膜血管强烈收缩，局部血流量锐减，胃肠黏膜细胞缺血缺氧，屏障作用受到严重损害。患者 25 天未进食，胃肠动力下降，消化道腺体分泌功能降低，导致消化功能下降，肠黏膜屏障受损，可能存在肠道菌群失调。在疾病状态下，尽早采用胃肠内营养对恢复和维持胃肠道的生理功能较静脉营养有益。在认识到 3 名患者肠内营养的重要性后，医院救治小组的医师、护师和营养师为患者制订了详细、缜密的营养支持计划。在计划中既考虑到患者胃肠功能的安全恢复，又考虑了整个机体康复所需要的能量和营养要素。营养师先根据每个患者情况制定每日总能量。然后，根据患者肠道恢复情况将饮食分为静脉高营养和静脉外营养。静脉外营养从少量米汤开始缓慢过渡到流质饮食、半流质饮食、软食和普食共 4 个阶段，并对患者的饮食进行全程、全方位的管理。

静脉高营养的原则：根据 3 名患者的具体情况，静脉高营养的原则为静脉高营养的总能量、蛋白质、脂肪和糖类从基本生理需要量逐步过渡到正常需要量。避免渗透性利尿和加重心、肝、肾负荷。静脉滴注丙氨酰谷氨酰胺保护胃肠黏膜功能。纠正水、电解质、酸碱平衡紊乱，按正常生理需要量经胃肠和静脉补充水、电解质。按正常生理需要量补充水溶性维生素及微量元素。为纠正低钠性脱水，补充生理盐水。为提高机体免疫力，给予静脉输注免疫球蛋白。

肠内营养支持和流质饮食阶段第 1 天：患者因未进食时间较长，胃肠黏膜受损，胃肠动力下降，消化道分泌功能下降，所以不宜口服。救护组给予 3 名患者肠内营养支持，肠内营养可改善和维持肠道黏膜细胞结构与功能的完善性，有防止肠道菌群失调的作用。每日能量的补充按机体基本需要量给予：糖类每日摄入不超过 7 g/kg，脂肪每日摄入不超过 2 g/kg，蛋白质每日摄入不超过 0.8 ～ 1.0 g/kg，相当于氮量 0.5 ～ 0.15 g/kg，同时每日保证葡萄糖 2510.4 kJ，平衡型复合氨基酸 836.8 kJ，维生素、电解质及微量元素等。

第 2 天，患者有了饥饿感，肠道功能逐渐恢复，按流质原则先给予少量饮水，每次不超过 50 ml。患者无恶心、呕吐、肠痉挛、腹胀等症状时，给予进食少量清淡流质。从清米汤 50 ml 缓慢过渡到浓米汤至 100 ml，每 2 h 一餐，每日 6 餐。日间患者无恶心、呕吐、腹胀或腹痛等反应，为保证机体需要，患者睡前再增加一餐。流质饮食温度为 32 ～ 36℃，手背测试不烫为合适。为保证食物的新鲜，营养室每餐现做现送。为了防止食物反流至肺部出现并发症，进食时给予患者低坡卧位，进食后 30 min 至 1 h 再降为平卧位。为避免腹胀发生，未给予牛奶等产气流质食品。每餐前先听患者肠鸣音，有肠鸣音才给予米汤。如无肠鸣音时，即使患者前一天已从清米汤 50 ml 缓慢过渡到浓米汤至 100 ml，第 2 天也要从清米汤 50 ml 开始缓慢过渡。

半流质饮食阶段第 3 天：上午给予少量无油的蒸蛋羹，患者无恶心、呕吐、腹胀或腹痛等反应。下午给予带少量食用油的蒸蛋羹，馒头浸泡在米汤内食用。

第 4 ～ 5 天：患者在进流质饮食 1 ～ 2 天后，无腹胀、恶心、呕吐等情况，按计划给予高蛋白、高维生素易消化的糊状均浆膳、半流质饮食，每次 150 ～ 200 ml，每日 6 次左右，不引起腹胀不适为宜。同时给肠内高营养多聚合剂粉（荷兰生产，主要含有麦芽糊精、酪蛋白、植物油、矿物质、维生素和微量元素等），用所附的小匙，取 4 平匙，溶于 50 ml 温水中充分混合，待完全溶解后，加温开水至 200 ml 调制为半流质服用，每日 1 次。

软食和普食阶段第 6 天后，患者进半流质饮食一段时间无不良反应，将半流饮食改为软食，给予稀饭、馒头、蒸蛋羹加青菜、豆腐等，经 2 天适应后，可增加优质蛋白，给予肉类、豆制品类等易消化普食，并补充维生素、新鲜蔬菜和水果。但不能给辛辣、冷、酸食物。在恢复期间，注意逐渐增加饮食量，给予少量多餐，最终恢复到正常的饮食。

其他治疗：在患者饮食恢复的过程中，给予患者口服双歧杆菌，以防止肠道菌群失调。禁用损害肾功能和肝功能的药物，并保护各脏器的功能。减少探视，防止交叉感染发生。以上这些均可对患者的康复起到积极的作用。

（朱骄锋）

参考文献

[1] 顾景范，郭长江．特殊营养学．北京：科学出版社，2009：437.

[2] 程义勇．膳食营养因素对心身疾病的预防作用．达能营养中心第六届学术研讨会会议论文集，2003：30.

[3] 李琦．不同应激方式时程对大鼠应激损伤保护效应的实验研究．济南：山东大学硕士学位论文集，2004：2-3.

[4] Soo S，Forman D，Delaney BC，et al. A systematic review of psychological therapies for nonulcer dyspepsia. Am J Gastroenterol，2004，99（9）：1817-1822.

[5] 张勤锋，田明萍，路英智 . 功能性消化不良患者的心理检测与治疗．健康心理学杂志，2002，10（2）：86-88.

[6] 马秀玲，耿战辉，李树田，等．应激对缺锌大鼠免疫功能的影响．中国公共卫生，2003，19（1）：135-137.

[7] 胡冰，金大勋．多不饱和脂肪酸与血浆胆固醇．国外医学（卫生学分册），1986，（6）：321-323.

[8] 柯雪琴，范雪瑾，杨敏．食物不同营养素配比与限食对大鼠营养状况的影响．中国学校卫生，2002，23（2）：103-104.

[9] 赵炜，赵美娟．从灾难医学的发展看医学的本质．中国危重病急救医学，2005，17（3）：129-130.

[10] 李宗浩，金辉．论中国救援医学的创立及其在国家突发公共事件中的地位．中华医学杂志，2005，85（22）：1519-1520.

[11] Saliba D，Buchanan J，Kington RS．Function and response of nursing facilitiesduring community disaster．Am J Public Health，2004，94（8）：1436-1441．

[12] 雷·米尔斯．野外生存基本技能（全球野外生存技能手册）．未名千语，译．重庆：重庆出版社，2006：1-195．

[13] 石汉平，孙冠青．重视再喂养综合征的诊断与治疗．新医学，2009，40（10）：631-632．

[14] 靳小宁．矿难获救人群饥饿后再进食代谢指标变化．太原：山西医科大学硕士学位论文，2013.

[15] 柳洁，薛文郁．矿难透水事故后低血糖病例的救治体会及探讨．杭州：《中华急诊医学杂志》第十届组稿会暨第三届急诊医学青年论坛，2011.

[16] Lochs H，Allison SP，Meier R，et al. Introductory to the ESPEN guidelines on enteral nutrition：terminology，definitions and general topics. Clin Nutr，2006，25（2）：180-186.

[17] Kondrup J，Allison SP，Elia M，et al. ESPEN guidelines for nutrition screening 2002. Clin Nutr，2003，22（4）：415-421.

[18] Sobotka L. 临床营养基础（ESPEN 教育资料）．蔡威，主译．2 版．上海：复旦大学出版社，2002：18.

[19] Boultreau P，Chassard D，Allaouchiche B，et al. Glucose-lipid ratio is a determinant of nitrogen balance during total parenteral nutrition in critically ill patients：a prospective，randomized，multicenter blind trial with an intention-to-treat analysis. Intensive Care Med，2005，31（10）：1394-1400.

[20] Kondrup J，Rasmussen H，Hamberg O，et al. Nutritional risk screening（NRS 2002）：a new method based on an analysis of controlled clinical trials. Clin Nutr，2003，22（3）：321-336.

[21] American Society for Parenteral and Enteral Nutrition. Guideline for the use of parenteral and enteral nutrition in adult and pediatric patients. JPEN，2002，26（2）：144.

[22] Kreymann KG，Berger MM，Deutz NEP，et al. ESPEN guidelines on enteral nutrition intensive care. Clinical Nurtion，2006，25（2）：210-223.

[23] Yanagawa T，Bunn F，Roberts I，et al. Nutritional support for head-injured patients. Cochrane Database of Systematic Reviews（Online），2002（3）：CD001530.

[24] Simpson F，Doig GS. Parenteral *vs*. enteral nutrition in the critically ill patient：a meta-analysis of trials using the intention to treat principle. Intensive Care Med，2005，31（1）：12-23.

[25] Barr J，Hecht M，Flavin KE，et al. Outcomes in critically ill patients before and after the implementation of an evidence-based nutritional management protocol. Chest，2004，125（4）：1446-1457.

[26] Gail Cresci. Nutrition Support for the Critically Ⅲ Patient. Nutrition in Clinical Practice，2005，21（5）：536.

[27] Moore FA，Feliciano DV，Andrassy RJ，et al. Early enteral feeding compared with parenteral，reduces postoperative septic complications：the results of a meta-analysis.Ann Surg，1992，216（2）：172-183.

[28] Griffiths RD. Nutrition support in critically ill septic patients. Current Opinion in Clinical Nutrition& Metabolic Care，2003，6（2）：203-210.

[29] Heyland DK，Dhaliwal R，Drover JW，et al. Canadian clinical practice guidelines for nutrition support in mechanically ventilated，critically ill adult patients. JPEN，2003，27（5）：355-373.

[30] Booth CM，Heyland DK，Paterson WG. Gastrointestinal promotility drugs in the critical care setting：a systematic review of the evidence. Critical Care Medicine，2002，30（7）：1429-1435.

[31] Rubinson L，Diette GB，Song X，et al. Low caloric intake is associated with nosocomial bloodstream infections in patients in the medical intensive care unit. Crit Care Med，2004，32（2）：350-357.

[32] Krishnan JA，Parce PB，Marinex A，et al. Calorie intake in medical ICU patients：consistency of care with guidelines and relationship to clinical outcomes. Chest，2003，124（1）：297-305.

[33] Uehara M，Plank LD，Hill GL. Components of energy expenditure in patients with severe sepsis and major trauma：a basis for clinical care. Crit Care Med，1999，27（7）：1295-1302.

[34] Martin CM，Doig GS，Heyland DK，et al. Multicentre，cluster-randomized clinical trail of algorithms for critical-care enteral and parenteral therapy（ACCEPT）. CMAJ，2004；170（2）：197-204.

[35] 石贞仙，杜巧. 20 例被困井底 181 h 矿工获救后的护理. 中华现代护理杂志，2011，17（17）：2063-2066.

[36] 杨国辉，王春艳，周力，等. 贵州晴隆矿难事故 3 名矿工被困 25 d 生还的救治体会. 中国危重病急救医学，2010，22（1）：54-55.

中英文专业词汇对照索引

G

H

J

K

L

M

N

P

Q

R

S

T

W

X

Y

Z